迄今为止，《伯恩斯新情绪疗法》已销售500多万本。在最新的一项全国性调查中，调查人员要求受访者从1000多本自助书中选出最有帮助的一本，《伯恩斯新情绪疗法》名列榜首。与此同时，《伯恩斯新情绪疗法》也是美国心理医生向抑郁患者推荐得最多的一本书。伯恩斯博士的《伯恩斯新情绪疗法Ⅱ》在此次调查中名列第二。尽管自助类书籍存在着很大的争议，但在过去的10年里，陆续发表在专业科学杂志上的5篇研究报告证明，4周内读完《伯恩斯新情绪疗法》的患者中有70%的人不采用其他任何治疗就可以好转。而且，在长达3年的跟踪调查中，这些患者仍能保持疗效。令人惊奇的是，在重度抑郁症治疗方面，阅读《伯恩斯新情绪疗法》的疗效居然不输于抗抑郁药物或心理疗法！虽然伯恩斯博士从不推荐自助类书籍来代替专业治疗，但抑郁症患者或焦虑症患者读一下《伯恩斯新情绪疗法》，应该会获益良多。

《伯恩斯新情绪疗法》，一本让你快乐的书！
你应该让自己快乐！

"我个人认为，戴维·伯恩斯的《伯恩斯新情绪疗法》是20世纪后30年出版的最伟大的书之一。"

——戴维·马斯（大使大学英文教授）

本书献给亚伦·贝克（医学博士），
他学识渊博，极富创新精神。
贝克博士耐心指导我，给了我很大的支持和鼓励，
我在此向他表示感谢。

DAVID D.BURNS,M.D.

伯恩斯

全球畅销逾500万册 超过20国文字出版

临床验证确切有效的非药物治愈抑郁症疗法

新情绪疗法

[美]戴维·伯恩斯/著

李亚萍/译

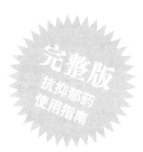

完整版
抗抑郁药
使用指南

天津出版传媒集团

天津科学技术出版社

著作权合同登记号：图字02-2020-164号

图书在版编目（CIP）数据

伯恩斯新情绪疗法 / （美）戴维·伯恩斯著 ； 李亚
萍译. — 天津 ： 天津科学技术出版社，2020.8
　　书名原文：FEELING GOOD: The New Mood Therapy
　　ISBN 978-7-5576-8287-3

　　Ⅰ. ①伯… Ⅱ. ①戴… ②李… Ⅲ. ①抑郁症—精神
疗法 Ⅳ. ①R749.405

中国版本图书馆CIP数据核字(2020)第112189号

伯恩斯新情绪疗法
BOENSI XIN QINGXU LIAOFA

责任编辑：刘丽燕

责任印制：兰　毅

出　　版：天津出版传媒集团
　　　　　天津科学技术出版社

地　　址：天津市西康路35号

邮　　编：300051

电　　话：(022) 23332490

网　　址：www.tjkjcbs.com.cn

发　　行：新华书店经销

印　　刷：固安兰星球彩色印刷有限公司

开本710×1000　1/16　印张33.5　字数430 000
2020年8月第1版第1次印刷
定价：55.00元

目录

第三部分　"现实"抑郁

致 谢

在此，我首先要感谢我的妻子梅勒妮，为了这本书的顺利出版，许多个晚上和周末她都不眠不休，牺牲了宝贵的个人时间协助我编写这本书，给予了我极大的支持和鼓励。在此我也要感谢帮助我打印手稿的玛丽·洛弗尔小姐，她对工作积极热情，打字非常专业。

认知疗法凝聚了许多天才的集体智慧。早在20世纪30年代，亚伯拉罕·洛威（Abraham Lowe）医生为情绪障碍症患者发起了一项免费的心理自助活动，这项活动的名称叫"康复协会"，时至今日它仍然存在。亚伯拉罕·洛威是第一位强调思维心态决定情绪和行为的医生。虽然许多人都没听说过他，但许多心理疗法的理念之所以长盛不衰，洛威医生功不可没，他是当之无愧的创始人。

20世纪50年代，纽约著名的心理学家阿尔伯特·埃利斯（Albert Ellis）吸取了洛威医生的理论并自创了一种新型的心理疗法，它叫"理性情绪疗法"。埃利斯博士认为，许多情绪问题都是因为消极的自我对话（例如"应该"和"应当"）和非理性思维（例如"我必须完美"）引起的，为此他写了50多本书来强调他的观点。和洛威医生一样，埃利斯博士的贡献似乎也没有得到学术研究人员和学者的充分认可。事实上，我在写《伯恩斯新情绪疗法》第一版时，我都没怎么读过埃利斯博士的书，而且根本没意识到他的贡献是如此的伟大。在此我要向埃利斯博士道歉！

20世纪60年代，我在宾夕法尼亚大学医学院的同事亚伦·贝克（Aaron Beck）博士，在抑郁症临床治疗中终于应用了这些理念和治疗方法。他认为，抑郁患者对自己、对世界乃至于对未来的看法都很消极。因此，他提出了一种治疗抑郁症的新型"思维疗法"，这就是"认知疗法"。认知疗法的目的是帮助抑郁患者改变消极的思维模式。贝克博士在这方面作出了巨大的贡献，他和洛威医生以及埃利斯博士一样伟大。贝克博士于1964年发布了他的"贝克抑郁程度自量表"（简称BDI），这使得临床医生和研究人员第一次能够衡量抑郁程度。这份量表具有革命性的意义。从此以后，我们不仅能了解患者的抑郁症有多严重，而且还能跟踪记录患者的治疗进展状况。此外，贝克博士还强调，系统性的量化研究是至关重要的，只有这样，我们才能客观地评价不同心理疗法的实际疗效，才能将它的疗效和抗抑郁药物疗法做对比。

在这3位先驱的倡导下，世界各地掀起了这种新疗法的研究热潮，这方面才华卓绝的研究人员和临床医生多达几百名。事实上，目前出版的有关认知疗法的研究报告很可能比其他任何类型的心理疗法研究报告都要多（行为疗法可能例外）。由于篇幅所限，我在此无法列出对认知疗法的发展作出重大贡献的每一个人。不过，在认知疗法发展的早期，我曾在宾夕法尼亚大学医学院和一些贡献卓著的同事一起共事，他们参与创建的许多疗法在今天仍然非常流行。这些同事分别是约翰·拉什博士、玛丽亚·科瓦克斯博士、布莱恩·肖博士、加里·埃默里博士、史蒂夫·霍朗博士、里奇·贝德罗西安博士、鲁思·格林伯格博士、艾拉·赫尔曼博士、杰弗·杨博士、阿特·弗里曼博士、荣·科尔曼博士、杰姬·帕森斯博士和罗伯特·莱希博士。

我在本书中详细引用了一些学者的著作，并征得了他们的许可。这些学者分别是雷蒙德·诺瓦克博士、阿琳·威斯曼博士和马克·德斯坦博士等人，在此我向他们致以诚挚的谢意。

此外，我还要特别感谢本书的编辑玛丽亚·加拉斯切利，她为本书注入了无限的生机和活力，这对我来说是一种极大的鼓舞。

为了编写本书，我曾参加过相关的培训和研究，在这一期间，我加入了精神病学研究基金会。在此我要感谢基金会的支持，正是他们大力支持，本书才得以顺利出版。

在此我也要感谢美国心理健康学会前会长弗雷德里克·古德温先生（医学博士）。在编写生物因素和抗抑郁药物在治疗情绪障碍症中的作用时，他给了我许多宝贵的指导和建议。另外我还在感谢我的两位同事，他们是斯坦福大学的乔·贝勒诺夫博士和格雷格·塔拉索夫博士，我在编写新增的药物章节时，他们给我提出了许多有用的反馈意见。

本书亦离不开阿瑟·斯瓦兹先生的鼓励和支持，在此我要向他表示感谢。我还要感谢Avon出版社的安·麦凯·索罗曼小姐，她帮助我编辑了本书新增的精神药理学章节。

最后，我要感谢我的女儿西格妮·伯恩斯，我在修订本书（即1999年版）时，她不仅给我提出了许多有用的建议，而且还一丝不苟地帮我编辑了一些新材料。

序 言
抗抑郁突破性新疗法

　　我很高兴戴维·伯恩斯能面向普通大众介绍调节情绪的方法，在精神健康领域，已有许多专业人员对他介绍的这种方法表示出极大的兴趣和关注。多年以来，伯恩斯博士一直在宾夕法尼亚大学研究抑郁症的根源和治疗方法，他在本书中深入浅出地介绍了一些专业的自助疗法，几乎每一个字都凝聚了他多年的研究心血。如果你希望能够深入地了解自己的情绪并能自如地控制自己的情绪，这本书就是你的理想选择。

　　《伯恩斯新情绪疗法》的读者也许希望我能谈谈认知疗法的来龙去脉，那我就介绍一下吧。我以前曾热衷于学习传统的精神分析精神病学，后来从事了这方面的研究工作。之后，我很快就开始研究弗洛伊德理论和抑郁症疗法，希望能从中找出实证支持。我找到了许多数据，虽然它们晦涩难懂，似乎站不住脚，但我却从中发现了一套崭新的实证性理论——正是这套理论揭开了情绪障碍症的根源。从研究结果来看，抑郁患者似乎会认为自己是个"失败者"，是个没有用的人，所以命中注定自己会沮丧苦恼、一无所有，只配得到羞辱和失败。进一步的试验表明，抑郁患者的自我评价、对未来的期望过低，可他的实际成就却相当高，这两者之间几乎有天壤之别。所以我的结论是：抑郁患者在看待自己、自己的环境以及未来时会有古怪消极的想法。这种悲观的思维定式会影响他的情绪、动力乃至于人际关系，使他的身心痛苦不堪，于是各种各样典型的抑郁症状就随之而来了。

目前，我们搜集了大量的研究数据和临床案例，它们足以证明，痛苦的情绪波动和自毁行为都是可以控制的，只要我们掌握一些相对简单的原则和方法并加以运用即可。我们的调查结果表明，认知疗法具有神奇的疗效，这引起了精神病医师、心理学家和其他心理健康从业人员的兴趣。许多学者认为，无论是从心理疗法科学研究还是从个人成长的角度来看，我们的发现都是一项重大突破。我们研究的基础——即情绪障碍症的演变理论——现在已经成为调查项目的主题，全球有无数家学术机构都在深入研究这一课题。

伯恩斯博士用通俗易懂的语言介绍了我们在抑郁症研究这方面的进展。为了帮助读者消除痛苦的抑郁情绪和有害的焦虑情绪，他提供了许多独特而行之有效的方法。这些原则和方法都是伯恩斯博士在治疗患者时总结出来的，它们虽然比较新，但仍属于"常识"型技巧。我希望读者能用它们来解决自己的问题。虽然严重抑郁症患者需要心理医生的帮助，但抑郁症不太严重的患者可以采用伯恩斯博士介绍的自助疗法。总而言之，对于希望能自我调节情绪的患者来说，《伯恩斯新情绪疗法》是一本绝佳的渐进式指导书，它会让你获益终身。

最后我要讲的是，这本书展现了作者独特的个人魅力。无论是对患者还是对同事，伯恩斯博士一直热情有加，始终如一地奉献他的创新能力。这也正是他的魅力之所在。

宾夕法尼亚大学医学院精神病学教授
亚伦·贝克

简 介
思维决定情绪——改变认知，战胜抑郁
（1999年再版）

自《伯恩斯新情绪疗法》于1980年出版后，引起了各方对行为认知疗法的极大兴趣，这让我深感意外。在这之前，很少有人听说过认知疗法。但自《伯恩斯新情绪疗法》问世后，认知疗法成为了心理健康专业人士乃至于普通大众关注的焦点。事实上，认知疗法已成为全球应用最广、参与研究人数最多的心理疗法之一。

为什么这种特殊的心理疗法会如此大受欢迎呢？原因至少有三点：第一，认知疗法的基本理论非常实际，让人一接触就会产生共鸣。第二，无论是对于抑郁患者、焦虑患者还是对于遭遇其他常见生活问题的人士，认知疗法都很有帮助，这一点在许多研究报告中都得到了印证。事实上，认知疗法的疗效和最有效的抗抑郁药物（例如"百忧解"）相比，几乎有过之而无不及。第三，许多成功的自助类书籍（包括我的《伯恩斯新情绪疗法》）已在美国乃至于全世界掀起了认知疗法热潮。

在讲述抑郁症治疗的一些最新重大突破之前，我还是先简单地介绍一下认知疗法吧。认知是一种思维或心态。换而言之，你的认知就是你一贯（当然包括现在）看待事物的方式。这种思维会下意识钻入你的脑海，而且常常还会对你的感受造成相当大的影响。

举例来说，现在你很可能对这本书有一些想法和感受。你一直心情抑郁、灰心丧气，所以你翻开了这本书。你可能会用消极、自责的眼光看待事物，你会这样想："我是个废物，我又是哪根筋不对劲了？我一辈子都好不了的，读这种白痴一般的自助书有什么用呢？我的思维再正常不过了，我遇到的问题可是实实在在的。"如果你此时愤怒烦躁，你可能会想："伯恩斯这家伙只不过是个骗子罢了，他想发财想疯了，他很可能都不知道自己在胡扯些什么。"不过，如果你有乐观的心态并对这本书有兴趣的话，你还可能会这样想："嘿，这本书真有意思，我也许可以从中学到一些有用又好玩的东西。"上面的每一个例子都可以说明，思维决定情绪。

上面的例子生动地展现了一条有力的原则，它正是认知疗法的核心——情绪源于你自己的想法。事实上，在决定情绪的因素中，思维所占的比例甚至比实际生活问题的比例还要大。

这并不是什么新观点。大约在两千年以前，希腊哲学家埃皮克提图就曾经说过，人的烦恼并非来源于实际问题，而是来源于看待问题的方式。翻开《圣经·旧约》的《箴言篇》，你也可以看到这样一段，"因为他心怎样思量，他为人就是怎样"。甚至莎士比亚也表达过类似的想法，他说："世间本无好坏，只是想法使然。"（哈姆莱特，第2幕第2场。）

尽管这种观点已经流传了几千年，但大多数人并没有真正领会它的含义。心情抑郁的时候，你可能会认为坏心情都是因为一些倒霉的事所引起的。如果工作不顺利或者被心爱的人拒绝，你可能会以为这意味着你不如别人，所以命中注定会不快乐。你可能以为你的自卑感源于某些个人缺陷——你也许会固执地认为自己不聪明、事业不成功、缺乏魅力或者没什么天分，所以没法快乐，更无法满足。你或许会认为自己之所以不快乐，是因为童年缺乏爱或者受过创伤，或者是因为父母的遗传基因不好，或者是因为体内的某种化学物质或激素失衡。或者你还会认为自己的烦恼都是因他人而起，你会这样责怪："都怪那个弱智的司机，他太讨厌了，我开车上班他居然骂我。我今天的心情本来好得很，可都叫这个白痴给毁了！"几乎所有抑郁患者都认为，他们自己甚至乃至于这个世界正在面临某些棘手可怕的问题，他们的坏心情肯定是正当合理的，也是不可避免的。

当然，所有的想法肯定还是有一些真实的成分——不好的事当然会发生，我们大多数的人都会面临挫折。许多人都有损失惨重的时候，甚至还避免不了毁灭性的个人问题。我们的基因、激素以及童年的经历很可能会影响我们的思维和情绪，而且有时别人会对我们冷酷无情，让我们心烦。但是，所有这些坏情绪的根源在理论上似乎只会让我们以为自己是受害者——因为我们会认为坏心情是无法控制的。毕竟，上下班高峰时期，别人疯狂地开车固然让我们心烦，但这差不多是没法改变的；毕竟，我们小时候柔弱无助，也只能受人欺负；我们的基因或体内某种化学物质也差不多是没法改变的（吃药除外）。相比之下，认知疗法可以让我们学习改变心态，甚至还可以改变自己基本的价值观和信念。如果你能够这样做，你的心情往往会好起来，视野也更开阔，甚至工作起来也会更努力，它带给你的变化是巨大而持久的。这就是认知疗法的一切了。

这种理论太直截了当了，甚至还会让你觉得过于简单——不要轻易否决它，它不是什么时髦好玩的心理分析。我认为，认知疗法的神奇效果迟早会让你大吃一惊的——就算你刚开始学习时心存疑虑（我也是这样），你最后也会惊叹不已。我已亲自讲过3万多次认知疗法心理辅导课，我用认知疗法治愈的抑郁患者和焦虑症患者多达几百人。但是，这种疗法还是让我一直叹为观止，它太神奇太强大了。

在过去的20年里，世界各地的研究人员已针对认知疗法的疗效做过无数研究，结果证实了它的神奇功效。最近，内华达大学的戴维·安东努乔博士、威廉·丹顿博士和克里夫兰医疗中心的古兰德·德内尔斯凯博士合著一篇里程碑式的文章，文章的标题是"抑郁症治疗的心理疗法和药物疗法对比：挑战传统观念，用事实说话"。在文章中，作者回顾和梳理了全世界科学杂志上许多有关抑郁症治疗的权威研究资料，他们的任务是将抗抑郁药物疗法和心理疗法治疗抑郁症和焦虑症的效果进行对比。这篇回顾文章中包括了短期研究和长期跟踪研究的数据，最后作者得出了一些和传统观念截然不同的结论，让人颇为震惊：

> 尽管从传统观念来看，抑郁症是一种病，但研究结果表明，在导致抑郁症病因的因素中，遗传影响只占到16％的比例。对于许多患者来说，生活环境的影响似乎是最重要的因素。

> 在美国，药物疗法是治疗抑郁症最常见的方法。由于媒体的宣传，大多数人都相信药物疗法是最有效的方法。但从过去20年的许多权威性研究的结果来看，这种想法失之准确。这些研究表示，新型心理疗法——尤其是认知疗法——的疗效并不输于药物疗法，而且对许多患者来说，它的效果似乎更好。有些患者不愿意服用药物或是由于健康原因无法服用药物，对于他们来说，这无异于一大福音。对于服

用抗抑郁药多年，但没有效果仍在饱受抑郁症和焦虑症折磨的无数患者来说，这也是个好消息。

采用心理疗法治疗的抑郁患者在康复之后更容易保持疗效，他们的复发率比采用纯药物治疗的患者低得多。目前有许多抑郁患者在康复后会复发，尤其是采用纯药物治疗没有进行任何"谈话治疗"的患者更是如此。这一问题已逐渐凸显出来，所以心理疗法的优势更加突出。

根据这些发现，安东努乔博士和几位合著作者得出结论：心理疗法不是二流疗法，相反，它往往还应该是抑郁症治疗的首选疗法。除此之外，他们还反复强调认知疗法可能是最有效的治疗抑郁症的心理疗法之一，甚至有可能是最有效的心理疗法。

当然，对于某些患者来说，药物还是很有帮助的，甚至可以起到救命的作用。药物也可以配合心理治疗，这样可以起到最佳的治疗效果，在治疗严重抑郁患者时尤其有效。我们应该知道我们有了对付抑郁症的新式武器，它非常强大；我们也应该知道一些无需药物的疗法（例如认知疗法）具有神奇的疗效，这非常重要。

最近的研究表明心理疗法不仅可以治疗轻微的抑郁症，也可以治疗严重抑郁症。在这之前，人们普遍认为"谈话治疗"只对有轻微抑郁症的患者有用，而严重抑郁患者则必须采用药物治疗。这一发现却颠覆了时下的观念。

尽管我们以前一直认为抑郁症可能是因为大脑化学物质失衡所引起的，但最近有研究表明，认知行为疗法也许真的可以改变大脑化学物质。加州大学洛杉矶分校医学院的刘易斯·巴克斯特博士、小杰弗里·施瓦茨博士、肯尼思·伯格曼博士和他们的同事在最近的一些研究中使用了正电子发射断层扫描（PET扫描），这样做的目的是观察两组患者大脑的新陈代谢情况在治疗前后是否有任何变化。这两组患者一组只接受认知行为疗法（不服药），另一组则只接受抗抑郁药物治疗（不接受心理疗法）。

你可能已经猜到了，药物治疗组中的患者在好转后，研究人员发现他们大脑的化学物质产生了变化。种种迹象表明他们大脑的新陈代谢情况减缓了——换而言之，大脑某个部位的神经似乎放松了。可令人颇为震惊的是，认知行为疗法组中的患者在成功康复后其大脑也产生了同样的变化，但不同的是这些患者没有服药。此外，药物治疗组和心理疗法治疗组的大脑变化情况没有明显区别，这两种疗法的疗效也差不多。面对这些研究和类似研究的结果，调查人员第一次开始相信认知行为疗法（即本书介绍的疗法）可能真的可以治疗患者，它真的可以改变人脑的化学物质和结构！

虽然这世上没有包治百病的灵丹妙药，但最近有研究表明，认知疗法除了治疗抑郁症之外，还可以治疗许多情绪障碍症。例如，根据几项研究报告，有恐慌症的患者在不服药的情况下仅采用认知疗法，恢复的情况很不错。因此，许多专家现在都开始认为单一的认知疗法是治疗这种障碍症的最佳疗法。认知疗法也可以用来治疗许多其他类型的焦虑症——例如慢性焦虑症、恐惧症、强迫症和创伤后压力心理障碍症。此外，它治疗一些人格障碍症（例如边缘人格障碍症）也很有效。

在治疗其他障碍症方面，认知疗法也越来越流行。在1998年的斯坦福精神药理学大会上，斯图亚特·阿格拉斯的讲话引起了我的极大兴趣。阿格拉斯博士是我在斯坦福大学的一位同事，他是进食障碍症（例如暴食症、神经性厌食症和贪食症）方面的著名专家。阿格拉斯博士介绍了最近一些有关抗抑郁药物和心理疗法治疗进食障碍症疗效对比的研究结果。根据这些研究，认知行为疗法在治疗进食障碍症方面是最有效的——它的效果比任何已知的药物或其他任何类型的心理疗法都要好❶。

与此同时，我们对认知疗法的作用原理也开始有了更多的认识。其中一个重要的发现就是：自助的态度似乎是康复的关键，无论你是否接受了治疗，只要愿意帮助自己，就有可能康复。阿拉巴马大学的福瑞斯特·斯科金博士和其同事在著名期刊《咨询心理学与临床心理学杂志》和《老年医学》上发表了一系列的研究报告，它共分为5篇，每篇都很精彩。斯科金博士及其同事研究了只读一本优秀的自助书（例如《伯恩斯新情绪疗法》）、不服用任何药物的效果——这种新疗法的名称是"阅读疗法"。他们发现阅读疗法（阅读《伯恩斯新情绪疗法》）的效果可能和全套心理治疗或药物治疗（服用最好的抗抑郁药物）一样好。这种疗法可以减少大量的治疗费用，一本《伯恩斯新情绪疗法》的花费比两片"百忧解"的药片还要少，这实在是太划算了——而且似乎还不会产生任何让人不适的副作用！

在最近的一项研究中，斯科金博士和同事克里斯廷·杰米森博士将80位重度抑郁症发作需要治疗的患者随机分为两组。研究人员给第一组患者每人发了一本我写的《伯恩斯新情绪疗法》，并鼓励患者在4周内读完这本书。他们称这一组为"即时阅读组"。这一组的患者每人还收到了一本小册子，里面有书中的自助表格，全是空白的，患者可以根据书中建议的练习自行填写表格。

研究人员告诉第二组患者，他们得等4周才能开始治疗。他们称这组患者为"延迟阅读组"，这是因为第二组的患者必须要等4周才能拿到《伯恩斯新情绪疗法》。这样，"延迟阅读组"的患者就能起到对照的作用。如果"即时阅读组"中的患者好转了，研究人员可以确定他们的好转不是因为过了4周就自行好转的。

开始评估的时候，研究人员要求所有患者做了两种抑郁状况测试。第一种是"贝克抑郁程度自量表"（简称BDI）测试。BDI表是久经时间考验的权威性自测表，患者只需自行填写即可。第二种是"汉密尔顿抑郁程度测量表"（简称HRSD）测试。HRSD需要专业的抑郁症研究人员填写。从图1中可以看出，最初评估时这两组患者的抑郁程度没有什么区别。你从中也可以看出，"即时阅读组"和"延迟阅读组"的患者最初使用BDI表和HRSD表评估时平均得分都在20分左右。在大多数发表的抗抑郁药物或心理疗法研究报告中，患者的抑郁程度也差不多是20分。事实上，在20世纪80年代末期，我在费城的诊所治疗了近500名求诊的患者，他们的BDI得分平均也差不多是20分。

研究助理每周都会给两组患者打电话，要求他们填写BDI表。"即时阅读组"中的患者看书时如有不懂的问题，研究助理会帮忙解答，同时也会督促这组患者在4周内把书看完。研究助理必须将通话时间控制在10分钟之内，且不得提供任何心理辅导服务。

4周结束后，研究人员开始对比两组患者的情况。在图1中可以看出，"即时阅读组"的患者有了明显的好转。事实上，他们的BDI和HRSD平均得分都在10分左右甚至低于10分，这表示他们的情绪已经正常。抑郁患者的变化非常明显。你从图中也可以看出，这些患者在3周后也仍能保持疗效，他们没有复发。事实上，这些患者在读书治疗结束后还在继续好转；他们3个月之后做了两种抑郁程度测试，得分实际上还降低了。

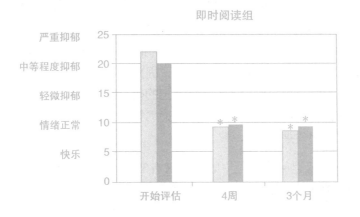

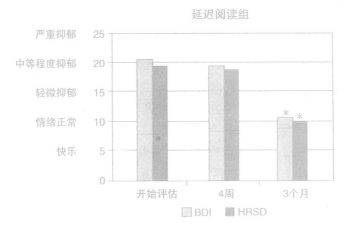

图1 "即时阅读组"（上图）中的患者在开始评估时就可以拿到《伯恩斯新情绪疗法》，而"延迟阅读组"（下图）中的患者在4周后评估时才能拿到书。BDI=贝克抑郁程度自量表；HRSD=汉密尔顿抑郁程度测量表

　　相比之下，图1中"延迟阅读组"中的患者就没什么变化了，他们在4周后评估时得分仍然在20分左右。这表示患者好转是因为读了《伯恩斯新情绪疗法》，而不是因为过了4周而自行好转的。然后，杰米森博士和斯科金博士又给"延迟阅读组"的患者每人发了一本《伯恩斯新情绪疗法》并要求他们在4周内看完。过了4周后，第二组患者的病情好转了，他们好转的程度和第一组患者看了4周的书时差不多。从图1中可以看出，两组患者都能保持疗效，在3个月后评估时都没有复发。

这项研究的结果表明，《伯恩斯新情绪疗法》似乎具有一定的抗抑郁效果。"即时阅读组"的患者在看完 4 周的书后，根据美国精神病学协会官方《精神疾病诊断与统计手册》（DSM）中制定的重度抑郁症诊断标准，有 70% 的人都摆脱了重度抑郁症。阅读疗法的效果非常好，因此大多数患者甚至没有必要去诊所做任何其他治疗。据我所知，斯科金博士的研究是第一份公之于众、证明阅读疗法有效的科学研究报告，它证明了自助书籍在治疗重度抑郁患者方面确实具有明显的抗抑郁效果。

另一方面，"延迟阅读组"中的患者仅有3%在前4周有所好转。换而言之，这些没有阅读《伯恩斯新情绪疗法》的患者没有好转。但是，在3个月后评估时，也就是说在两组患者都读了《伯恩斯新情绪疗法》之后，"即时阅读组"中有75%的患者、"延迟阅读组"中有73%的患者都摆脱了重度抑郁症（根据《精神疾病诊断与统计手册》的诊断标准）。

那么，和抗抑郁药物治疗或心理治疗或药物/心理结合治疗的效果相比，阅读疗法的效果到底如何呢？研究人员将研究结果和其他疗法的公开性研究结果作了一番比较。美国国立精神卫生研究院曾在全面范围内做过研究，结果表明患者在接受专业心理医生提供的为期12周的认知疗法治疗后，HRSD测试的得分平均会下降11.6分。这和阅读疗法的效果差不多，患者在读了4周的《伯恩斯新情绪疗法》后，HRSD测试得分会下降10.6分。而且，阅读疗法的疗效似乎要快得多。我个人的临床经验就可以印证这一点。在我执业行医的过程中，很少见过患者治疗不到4周就顺利康复的。

在采用阅读疗法的患者中，只有10%的人退出，这个退出率相当之低。另一方面，根据大多数发表的研究报告结果，在采用药物治疗或心理治疗的患者中，退出率一般在15%～50%，甚至还要超过50%。最后要提到的是，患者在读过《伯恩斯新情绪疗法》后，他们的心态和思维模式明显变得积极了许多。本书的宗旨也正在于此：这就是，改变导致抑郁的消极思维模式，战胜抑郁。

研究人员得出结论，阅读疗法不仅可以治疗抑郁症，而且还可以起到开启民智、宣传预防抑郁症的作用。在他们看来，阅读《伯恩斯新情绪疗法》这本书对于容易产生消极思维的人来说，也许可以起到预防严重抑郁症的作用。

最后，研究人员又提出另一个重要的问题：阅读《伯恩斯新情绪疗法》的抗抑郁效果能持久吗？煽动技巧高超的演讲家可以让一群人情绪高涨，对未来充满信心，但也只能维持一小段时间——这种短暂的情绪提升效果一般不会持续下去。抑郁治疗也有这种问题。许多患者采用药物或心理疗法成功康复后，都会觉得情绪好转了很多，但一段时间后又会抑郁起来。这种复发可能是毁灭性的，因为患者也许从此会一蹶不振。

1997年，距我上面介绍的研究项目已过了3年。此时，研究人员报告了3年后的跟踪结果。报告的作者是阿拉巴马大学的南希·史密斯博士、马克·佛洛伊德博士和福瑞斯特·斯科金博士以及塔斯基吉退伍军人事务部医疗中心的克里斯廷·杰米森博士。在患者阅读了《伯恩斯新情绪疗法》3年后，他们又联系了患者并要求他们再次做抑郁程度测试。此外，他们还就患者看完书后的近况问了一些问题。结果，研究人员发现患者在这3年里抑郁症没有复发，他们还能保持当初的疗效。事实上，他们3年后评估的抑郁程度得分比刚刚读完书时的得分还要稍微低一点。有一半的患者声称，他们在第一次看完书后情绪还会继续好转。

3年后评估的诊断结果可以证明72%的患者摆脱了重度抑郁症，70%的患者在这3年里没有寻求或接受任何进一步的心理治疗，也没有服用任何药物。尽管他们的情绪有时会起伏不定（这很正常，我们所有人都会这样），但他们中间有近一半的人表示，只要心情抑郁，他们就会打开《伯恩斯新情绪疗法》，找到对他们最有帮助的内容重新读一遍。研究人员认为这种提升情绪的自助疗法是非常重要的，它可以帮助患者在康复后继续保持积极的心态。在问及书中写得最好的是哪一部分时，40%的患者表示是可以帮助他们改变消极思维模式的那些内容，例如学习放弃完美主义、改变非此即彼思维。

当然，和所有的研究一样，这项研究也难免有其局限性。至少不是每位患者读了《伯恩斯新情绪疗法》都能康复。这世上没有万能灵药。许多患者阅读《伯恩斯新情绪疗法》似乎都很有效，这固然很让人为之鼓舞，但一些严重抑郁症或慢性抑郁症患者当然还是需要看心理医生，而且可能还需要服用抗抑郁药。这是非常正常的，因为治疗方法也是因人而异的。我们现在有了3种治疗抑郁症的方法——抗抑郁药物、个人/小组心理疗法和阅读疗法，这让患者有了更多选择。

请记住，即使你采用的是心理疗法，你做完心理治疗后也可以使用认知阅读疗法，这样可以加快康复的进程。事实上，我在第一次写《伯恩斯新情绪疗法》时就希望我的书能起到这种作用。我希望我的书能成为患者的辅助工具，我只希望患者在上完心理辅导课后能够看上几页以加快康复进程。我从来都不认为有朝一日患者只凭读书就能治疗抑郁症。

目前，越来越多的心理医生都开始让患者在上完心理辅导课后看书，看书似乎成为了一种"心理治疗"作业。1994年，《自助书权威指南》中发表了一项全国性调查结果，它的内容和精神健康专家采用阅读疗法有关，参与这次调查的人有德州大学（达拉斯）的约翰·桑特罗克博士、安·明奈特博士和研究专员芭芭拉·坎贝尔。这3位研究者调查了全美50个州的500名精神健康专业人士，研究者询问他们是否要求患者在上完心理辅导课后阅读自助书以加快康复进程。受访的心理医生中有70%的人表示，他们在去年至少向患者推荐了3本自助书；还有86%的受访者表示这些书对患者有好处。此外，研究者还列出了一份包含1000种自助书的书单，他们询问心理医生给患者推荐的最多的书是哪几种。我的《伯恩斯新情绪疗法》名列第一，它是患者读得最多的；名列第二的是我的《伯恩斯新情绪疗法Ⅱ》（1989年Plume出版公司出版的平装版）。

桑特罗克博士他们在做这项调查的时候我毫不知情。因此，当我得知调查结果的时候简直惊呆了。我写《伯恩斯新情绪疗法》的目的之一就是让我的患者在上完心理辅导课后阅读使用，以便加快学习进度，加速康复的进程。可我万万没有想到，我的想法居然会这么流行！

你觉得看完《伯恩斯新情绪疗法》后病情应该好转吗？甚至应该完全康复吗？不，这是不合理的。研究结果清楚地表明，虽然有许多患者读了《伯恩斯新情绪疗法》后病情有所好转，但还有一些人仍然需要看心理医生。我已经收到了许多的读者来信，很可能超过10000封。他们在看过《伯恩斯新情绪疗法》后，许多人都对这本书的神奇功效溢满赞美之辞，尤其是一些经过多年药物治疗甚至电疗，但仍然不见好转的患者则更是如此。还有一些读者则表示：他们虽然觉得《伯恩斯新情绪疗法》中的理念很吸引人，但仍觉得有必要咨询本地的专业心理医生，不然他们不相信这些理念会对他们有用。这种想法是可以理解的——我们每个人都是不一样的，没有任何一本书或任何一种疗法可以适用于所有人，这根本不可能。

抑郁症是最痛苦的折磨之一，它会让你羞愧不堪，自卑绝望，整天闷闷不乐。抑郁症可能比晚期癌症还可怕，毕竟大多数癌症患者还是会觉得自己有人爱，他们往往还是有信心和自尊心的。事实上，许多抑郁患者告诉我，他们恨不得去死，他们每晚都祈祷自己能得癌症，因为得癌症死了就比较有尊严，而且也不用自杀。

不过，不管你的抑郁症或焦虑症有多严重，康复的可能性还是很高的。你可能断定自己的病情糟透了，已经无药可救只能等死。你觉得你这辈子都好不了，不管怎么治都没用。不过，总会有一天，你头顶上的乌云会消散，天空突然明亮起来，阳光又开始灿烂明媚。届时，你胸中的郁闷会一扫而空，满心欢喜。这一蜕变并不遥远，无论你多么沮丧，多么自卑，心情有多么抑郁，只要你努力反击，我相信你终究会迎来这一天。

好了，我们该开始看第一章了，让我们共同努力吧。希望你在读书时心情愉快，也希望书中的理念和方法对你有帮助！

斯坦福大学医学院精神病学/行为科学临床副教授

戴维·伯恩斯医学博士

参考文献

1 Antonuccio D O,Danton W G,DeNelsky G Y. 抑郁症治疗的心理疗法和药物疗法对比：挑战传统观念，用事实说话. 专业专理学：研究与实践杂志, 1995, 26（6）:574 ~ 585

2 Baxter L R,Schwartz J M,Bergman K S,et al. 强迫症治疗：药物疗法和行为疗法引起的尾状核葡萄糖代谢率变化. 普通精神病学档案, 1992,49:681 ~ 689

3 Scogin F,Jamison C,Gochneaut K. 轻微抑郁症和中度抑郁症老年患者治疗：认知阅读疗法和行为阅读疗法疗效对比. 咨询心理学与临床心理学杂志, 1989,57:403 ~ 407

4 Scogin F,Hamblin D,Beutler L. 适用于老年抑郁患者的阅读疗法：新型自助疗法. 老年医学,1987,27:383 ~ 387

5 Scogin F,Jamison C,Davis N. 老年抑郁症患者采用阅读疗法两年后疗效跟踪调查. 咨询心理学与临床心理学杂志.1990,58:665 ~ 667

6 Scogin F,Jamison C. 抑郁患者采用认知阅读疗法的调查结果. 咨询心理学与临床心理学杂志,1995,63:644 ~ 650

7 Smith N M,Floyed M R,Jamison C,et al. 抑郁症治疗：阅读疗法 3 年跟踪调查. 咨询心理学与临床心理学杂志,1997,65（2）:324 ~ 327

注释:

❶ 目前还没有包治百病的疗法，认知疗法也不是万能灵药。现在出现了一种新型的短期疗法，即"人际疗法"，它似乎也可以治疗进食障碍症。不过，阿格拉斯医生和其同事进行的研究还是非常有价值的，以后类似于这样的研究肯定会帮助我们找到更有效、更有针对性的进食障碍症治疗方法。

第一部分

理论和研究

——认知疗法与情绪抑郁

▶ 1.情绪障碍症治疗的最新突破

▶ 2.诊断情绪：治疗的第一步

▶ 3.破解情绪：思维决定情绪

| 1 |
情绪障碍症治疗的最新突破

抑郁症一直是全球最致命的公共卫生问题。事实上，抑郁症的发病范围极广，几乎已成为精神病领域的流感，但抑郁和感冒之间却有一个残酷的差异——抑郁症会置人于死地。有研究显示，近年来自杀率不断上升，其程度令人震惊，甚至连儿童和青少年都未能幸免。尽管在过去的几十年里，抗抑郁药物和镇静剂的销量高达几十亿盒，但死亡率仍在节节攀升。

这听起来似乎让人非常沮丧。不过在你更沮丧之前，让我来告诉你一个好消息。抑郁是一种病，但它在健康生活中绝不是不可避免的。更重要的是，你可以学习一些简单的情绪调节方法来战胜它。而且，据美国宾夕法尼亚大学医学院的精神病专家和心理学家小组报告，他们在治疗和预防情绪障碍方面已有重大突破。这些专家不满于治疗抑郁症的传统疗法，因为它们见效慢，疗效也不显著。于是，他们针对抑郁症和其他一些情绪障碍症研究出了一种全新的方法，经过系统性地测试后，它的表现相当成功。最近一系列的研究证明，和传统的心理疗法或药物疗法相比，这种方法缓解抑郁症状的速度要快得多。这一革命性疗法就是"认知疗法"。

虽然我一直都是研究认知疗法的核心成员。但在这本书里，我也是首次将这种疗法公之于众。认知疗法作为临床治疗抑郁症的手段，其系统性应用和科学评估起源于阿尔伯特·埃利斯博士和亚伦·贝克博士的创新性研究成果。早在20世纪50年代中期到60年代初，他们开始改进这种独特的情绪调节方法❶。在过去的10年里，这一开创先河之举终于呈现出燎原之势，在美国本土和国外的学术机构，许多心理健康专家已开始从事这方面的研究，致力于改进认知疗法并加以评估。

认知疗法是一种易学易用的速效型情绪调节方法。它不仅可以消除抑郁症状，而且还能让你在心理上成熟起来。这样，在未来的日子里，你就可以消除抑郁情绪，并能在抑郁袭来时予以有力的反击。

认知疗法是一种简单有效的情绪控制方法，它可以帮助你：

(1) 快速改善症状：轻微抑郁患者一般只需 12 周左右的时间就能缓解症状。

(2) 了解自己：你可以非常清楚地知道自己为什么喜怒无常，以及调节异常情绪的方法。你还可以明白这种强烈情绪的根源是什么、如何区分"正常"和"非正常"情绪、如何诊断和评估这种烦躁情绪的严重程度等问题。

(3) 自我控制：你将学会一套安全有效的处理方法，这样，每每心烦意乱时，你都可以迅速地调节好心情。我会指导你制订一套简单实用、行之有效的渐进式自助方案。只要运用它，你就可以随心所欲地控制情绪了。

(4) 预防抑郁，"武装"心理：要想真正持久有效地预防以后可能出现的情绪波动，你需要审视自己的一些基本价值观和态度；你是否会患上沉重痛苦的抑郁症，关键全在于此。有些个人价值的假设前提误导性太强，接来下，我会告诉你应该如何质疑和重新评价它们。

学习认知疗法亦可帮助你解决和处理问题，它可以化解现代生活中的种种危机，从轻微的愤怒到严重的情绪崩溃，它无所不包。其范围不仅包括一些现实问题，例如离婚、死亡或失败，而且还包括一些说不清道不明，也没有明显外因的慢性问题，例如缺乏自信、挫败感、内疚感或冷漠。

现在你可能会问："这是否又只是一种时髦的自助心理学呢？"事实

上，认知疗法是首批经过严密的科学研究、接受过学术界苛刻的审查后证明有效的心理疗法。这种疗法经过了顶级学术机构的专业评估并获得认可，它是独一无二的。它不是普通的自助流行风，它是一项重大的研究成果，现已成为现代精神病学研究和治疗中的中流砥柱。认知疗法的学术基础牢固可靠，这使它的影响力不断增强，因而其生命力也将经久不衰。不过，不要因为认知疗法的专业地位而觉得高不可攀，它一点也不神秘虚幻，玄之又玄。相反，它深植于常识，实用可行，它可以为你所用。

认知疗法的第一个原则是：你所有的情绪都来源于"认知"或思维。认知即你看待事物的方式，也就是你的感性认识、心态和信念。它包括你理解事物的方式——即遇到某事或某人时，你会对自己说什么。简而言之，思维决定情绪。

我先举个例子。你读到这里会想什么呢？你可能这样想："认知疗法？说得天花乱坠似的，它对我可没什么用。"如果你沿这条思路想下去，你就会持怀疑态度甚至感到气馁。你为什么会这样想？你的思维！看到这本书时，你这样自言自语一番，然后，气馁感就随之而来了。

相反，你也可能会精神突然一振，因为你这样想："嘿，这个疗法好像不错，可能对我最终会有好处。"这种情绪反应的初始原因不是你正在阅读的句子，而是你的思维模式。此时，如果你相信头脑里一闪而过的念头，你的情绪就会迅速予以反应。事实证明，思维决定情绪。

第二个原则是：情绪消沉时，你的思维就会被无法摆脱的消极感所左右。你不仅用灰暗压抑的眼光审视自己，而且还用这种眼光来观察整个世界。更糟糕的是，你会开始深信现实和你想象的一样可怕。

如果你严重抑郁，你甚至会开始认为一切一直都是这么糟糕，将来也会永远这样。回忆过去时，你能记起的只是所有曾经的不快。展望未来时，你看到的只有虚空，无休无止的问题和烦恼。未来是如此的灰暗，于是，你感到绝望。这种感觉绝对是不合逻辑的，但它似乎又那么真实，你不得不确信这种无助感将永远挥之不去。

第三个原则是：达观的心态和治疗至关重要。我们的研究表明，在导致情绪起伏的负面思维中，几乎总会包含明显歪曲的内容。尽管这种思维貌似可靠，但它们却是非理性甚至是错得离谱的。这种扭曲的思想就是你痛苦的主要根源。

暗示是非常重要的。你的抑郁很可能并非基于对现实的准确感性认识，它常常是心理波动的产物。

假如你相信我说的是正确的，这对你会有什么好处呢？现在我们该讲解这种临床研究最为重要的结果了。如果掌握了这套方法，你就可以学习有效地调节情绪，从而找出导致你抑郁的歪曲思维并将它铲除。一旦你学会客观地思考，快乐也将随之而来了。

在治疗抑郁症方面，认知疗法和其他普遍应用的方法相比其效果如何？这样新疗法能让严重抑郁的患者不服药就好转吗？认知疗法的疗效到底有多快？它会不会复发？

几年以前，宾夕法尼亚大学医学院认知疗法中心组织了一个调查小组，他们中间包括约翰·拉什（John Rush）、亚伦·贝克（Aaron Beck）、玛丽亚·科瓦克斯（Maria Kovacs）和史蒂夫·霍朗（Steve Hollon）等博士。这个调查组的工作是开展试点研究，将认知疗法与市场上广泛使用而且疗效较好的一种抗抑郁药物——盐酸丙咪嗪——做比较。他们将40多位严重抑郁的患者随机分为两组，一组不服用药物，只接受认知疗法治疗；另一种只服用盐酸丙咪嗪，不接受其他治疗。之所以采取这种非此即彼的研究模式，是因为它能尽最大限度证明这两种疗法的对比效果。在那时之前，从疗效来看，还没有任何一种抑郁症心理疗法能和抗抑郁药物抗衡。因此，抗抑郁药物一直是媒体追捧的热点，甚至在过去的20年里，业内人士都认为抗抑郁药物是治疗严重抑郁症的最佳方案。

两组患者的疗程均为12周。在采取治疗前，所有患者都会接受多种心理测试并进行系统评估，而且治疗结束后，在1年之内每隔几个月还会测试评估一次。执行心理测试的医生并非患者的心理医生，因此，他们都能客观地评估每种治疗方式的优点。

患者的抑郁发作程度从中度到严重不等，其中大多数患者都曾在其他诊所接受过多位心理医生的治疗，不过收效甚微。在转诊时，3/4的患者有自杀倾向，所有患者饱受慢性或间歇性抑郁症折磨的平均时间甚至长达8年之久。许多患者都认为自己肯定无药可救，这种想法使得他们对生活感到绝望。你的情绪问题可能没有他们的严重。小组选择了这些棘手的重症病人，是为了在最苛刻、最具挑战性的条件下检验认知疗法。

研究结果出人意料的好，让人为之鼓舞——认知疗法的疗效和抗抑郁药物相差无几，甚至比它们更好。正如表1-1中的数据显示，在19位接受认知疗法的患者中，有15位在积极治疗12周后症状几乎完全消失●。另外有两位虽然有所改善，但仍然有轻微的抑郁症；只有一位患者退出治疗，另外还有一位在治疗周期结束时没有好转。相比之下，25位接受抗抑郁药物的患者中，只有5位在为期12周的疗程后完全康复，有8位患者因为药物治疗产生副作用而退出，还有12位没有丝毫好转或者收效甚微。

表1-1

44位严重抑郁症患者的状况（治疗后12周）

疗效统计	仅接受认知疗法的患者（19人）	仅接受抗抑郁药物治疗的患者（25人）
完全康复的患者*	15	5
极大程度改善但仍有轻微抑郁的患者	2	7
实际上没有改善的患者	1	5
退出治疗的患者	1	8

*统计数据清楚地表明，认知疗法的疗效更好

研究证明，许多采用认知疗法的患者康复得很快，其速度远快于采用药物成功治愈的患者，这一点尤其重要。在最初的一两周里，采用认知疗法的患者其自杀倾向大大减少。如果患者不想依赖药物提振精神，而是希望了解自己烦恼的根源并予以解决，认知疗法的疗效无疑会让他们看到曙光。

现在来关注一下那些12周治疗结束后仍未康复的患者，他们的情况又如何呢？和所有的治疗方法一样，认知疗法也不是万能的。根据临床经验，并非所有的患者都能迅速起效，但如果他们能长期坚持，大多数人还是会好转的。有时候需要的是恒心和毅力！最近，苏格兰爱丁堡大学医学研究委员会的艾维·布莱克本（Ivy Blackburn）博士和同事们进行了一项研究，对于几乎无可救药的严重抑郁症患者来说，这项研究无异于一项福音[3]。参与调查的学者发现，将抗抑郁药物与认知疗法相结合，其疗效比以上任何一种治疗方法都要好。根据我的经验，康复最关键的指标在于：你能否坚定积极地采取措施来帮助自己——态度决定成功。

疗效会持续多久？在治疗结束后的1年之内，调查组进行了跟踪调查，结果颇值得玩味。这一年内，尽管两组中的许多患者偶尔还是会情绪起伏不定，但从整体来看，他们还是能继续保持12周积极治疗结束时的疗效。

在跟踪调查期间，到底哪一组的效果更好？根据心理测试和患者的自述报告，认知疗法组患者的感觉越来越好，而且有统计数据可证明这一明显差异。在这一年里，认知疗法组的复发率不到药物治疗组的一半。这种明显差异足以证明，采用新疗法的患者康复情况更好。

这是否就意味着我能保证，你在采用认知疗法完全消除现有的抑郁症状后，就可以永远无忧无虑了呢？当然不是。那等于是在说，你每天坚持跑步，等到哪一天身体强壮了，就永远不会气喘吁吁。人之所以成为人，有一部分原因就是要体验一段又一段的烦恼，因此，我无法保证你会永远快乐幸福。换言之，如果你希望能永远控制情绪，就必须反复应用这些对你有益的方法。感觉好转和实际好转是有区别的。前者可能是自发产生；而后者，则是在你需要的时候，能系统地应用相应的方法来提振情绪。

那么，学术界对认知疗法又有什么看法呢？这些新发现在精神病医师、心理学家和其他心理健康专家中引起了极大的反响。自本章内容问世后，现在已过了20年。在20年里，为了弄清楚认知疗法治疗抑郁、焦虑和其他精神障碍症的疗效，以及它是否优于抗抑郁药物和其他心理疗法，各大科学杂志发表了无数对照良好的研究报告，其结果让人颇为振奋。我们一开始就认为，无论是从短期还是从长期疗效来看，认知疗法都不输于药物治疗，甚至往往还会略胜一筹。这些调查者的研究结果印证了我们的想法。

所有的这一切意味着什么呢？我们正处于现代精神病学和心理学发展的关键时期———一种充满希望的新方法诞生了。这种疗法经过严格验证，它可以帮助我们破解人类情绪。现在，许许多多的心理健康专家开始对这一方法产生极大兴趣，而这一热潮似乎才刚刚开始。

自1980年《伯恩斯新情绪疗法》首次出版以来，成千上万的抑郁患者已采用认知疗法并成功康复。一些人觉得自己已无药可救了，他们在自杀前抱着最后一线希望来找我们。还有许多人只是被日常生活中无休无止的紧张情绪所困扰，他们希望能更快乐一点。这本书是研究理论和实际的完美结合，它考虑到了方方面面的问题，它专门为你而写。

祝你好运！

注释：

❶　在过去的2500年里，许多哲学家一直认为思维模式会深刻地影响情绪。在近代，也有许多精神病专家和哲学家在著作中探讨情绪障碍的认知观，其中的代表人物包括阿尔弗雷德·阿德勒（Alfred Adler）、阿尔伯特·埃利斯（Albert Ellis）、卡伦·霍妮（Karen Horney）和阿诺德·拉扎勒斯（Arnold Lazarus）。1962年，阿尔伯特·艾利斯在《心理治疗的理性与情感》中描述了这一运动的历史。这本书由纽约里尼（Lyle Stuart）图书公司出版。

❷　表1-1摘自1977年3月版《认知疗法与研究》第一卷编号为I的文章《认知疗法和药物疗法在治疗抑郁症患者时的疗效比较》，17～38页。该文由John Rush、Aaron Beck、Maria Kovacs 和Steve Hollon共同写作。

❸　资料来源：1981年1月版《英国精神病学杂志》第139卷《认知疗法治疗抑郁症的效果——认知疗法与药物相结合、单独使用认知疗法和药物疗法的治疗试验结果对比》，181～189页。该文由Blackburn,I.M.，Bishop,S.，Glen,A.I.M.，Whalley,L.J.和Christie J．E共同写作。

| 2 |
诊断情绪：治疗的第一步

你在想什么呢？是不是想知道自己到底有没有患上抑郁症？我们继续往前，来看看你现在的情况吧。伯恩斯抑郁状况自查表（简称BDC，见表2-1）是一项可靠的情绪测评工具，它不仅能测出你是否患上抑郁症，还能精确地测定其严重程度●。这种简单的调查问卷只需几分钟就可填完。你填完BDC表后，我会告诉你如何根据总分简单地评价其结果。这样，你立即就会知道自己是否真正患上抑郁症；如果是的话，你也可以立即知道严重程度。此外，我还会提供一些重要的指导，以便你确定自己是否能参考这本书安全有效地治疗抑郁。当然，你也可从中了解自己的情绪障碍症状是不是非常严重。如果真的很严重，除了采用自助疗法之外，你可能还需要专业疗法的介入。

在填写这份问卷时，请务必仔细阅读每一项，并根据你在过去几天之中的感受在框中画钩（√）。注意：这25项之中，每一项的答案只能选一个。

如有疑问，请尽量回忆推测，每一项问题都必须回答。无论结果如何，至少你已踏上了改善情绪的第一步。

表2-1

伯恩斯抑郁状况自查表

	0—完全没有	1—有一点	2—偶尔	3—经常	4—极其频繁
感想和感受					
1.是否感到悲伤或情绪低落					
2.是否觉得不快乐或忧伤					
3.是否动不动就哭或眼泪汪汪					
4.是否感到沮丧					
5.是否感到无助					
6.是否缺乏自尊					
7.是否觉得自己没用或无能					
8.是否有内疚感或羞耻感					
9.是否自责自怨					
10.是否优柔寡断					
活动和个人关系					
11.是否对家人、朋友或同事没兴趣					
12.是否感到孤独					
13.陪家人或朋友的时间是否很少					
14.是否失去动力					
15.是否对工作或其他活动都没兴趣					
16.是否逃避工作或其他活动					
17.是否觉得生活不快乐或不满足					

▶ 接上页表格

生理症状

18.是否感到疲倦				
19.是否失眠或总是昏昏欲睡				
20.是否食欲下降或上升				
21.是否失去"性"趣				
22.是否担心自己的健康情况				

自杀倾向

23.是否有任何自杀的念头				
24.是否想结束生命				
25.是否有自残计划				
请在此处填写项目1～25的总分→				

伯恩斯抑郁状况自查表得分说明

现在你已填完测试，请将25项中每一项的得分相加并填写总分。25个症状中每一项的最高分为4，因此最高的总分为100（这表示抑郁的程度最严重）。每一项的最低分为0，因此最低的总分为0（这表示完全没有抑郁症状）。

现在，你可以根据表2-2来评估你的抑郁状况。正如表中所示，总分越高，抑郁就越严重。相反，总分越低，你的感觉则越好。

尽管填写统计BDC表轻松又迅速，但不要因为它简单就小看它。要知道，你刚刚已掌握了一种高度先进的工具，现在可以准确地诊断自己是否有抑郁症以及其严重程度。研究结果表明BDC表的准确性和可靠性极高。研究者在多种场合（例如精神病急诊室）中展开过多项研究，事实证明，这种工具可迅速诊断出患者是否有抑郁症状，其速度远快于和经验丰富的临床医师正式面谈。

表2-2

伯恩斯抑郁状况自查表得分说明

总分	抑郁程度
0～5	无抑郁
6～10	正常程度，但情绪有点低落
11～25	轻微抑郁
26～50	中度抑郁
51～75	严重抑郁
76～100	极度抑郁

*总分如果一直为10分以上，则可能需要专业治疗。如有自杀倾向，则务必立即找心理健康专家就诊

现在，你可以放心地使用BDC表来随时查看你的情绪进展情况。我在临床工作时，一直都会坚持要求每位患者每次就诊后亲自填写测试表，下次一来就诊我就会要他们告诉我分数。这样，从分数的变化就能看出患者的病情是在改善、在恶化还是保持不变。

你在采用本书中介绍的多种自助方法时，请定期填写BDC测试表，以便客观地评估情绪进展情况。我建议一周至少测试一次，这和节食减肥需要定期称体重是一个道理。请务必注意，本书中不同的章节针对的是不同的抑郁症状；在学习如何克服这些症状时，你的总分可能会开始下降——这表示你正在好转。总分低于10时，你就进入了正常的范围；低于5时，你的心情就会特别好。从理论上来说，我非常希望你的分数一般会低于5，这正是治疗的目标之一。

抑郁患者是否可以通过本书中的原则和方法帮助自己？这样是否安全可靠？答案是——"当然是"！因为，无论你的情绪障碍症有多严重，只要你愿意自救，就等于迈出了关键的一步，顺利康复与否在此一举。

在什么样的情况下才需要专业医师的介入呢？通常，如果总分介于0和5之间，你的情绪已经很好了。这是正常范围，大多数总分这么低的人都会感到快乐满足。

如果总分介于6和10之间，你仍处于正常范围，不过很可能会有一点不快。你的情绪有待提高，如果愿意的话可以提升一点点。本书中的认知疗法在这种情况下往往非常有效。我们所有人都会被日常生活中的问题所困扰，改变心态很可能会使你的心情大为改观。

如果总分介于11和25之间，你至少在测试时有轻微的抑郁，但还不足以拉响警报。毫无疑问，你肯定想解决这个问题，也许这时尝试一下自我治疗就可以顺利康复。你不仅需要采用本书中的系统性自助方法，而且还应该经常和知心好友坦诚交流，这些对病情的恢复大有好处。不过，如果总分仍在这一范围内达数周之久，你可能需要考虑专业治疗。心理医生或抗抑郁药物也许会帮助你顺利康复。

根据我的经验，一些总分处于轻微范围的抑郁患者实际上是最难治疗的。这些患者往往几年，甚至大半生都无法摆脱轻微抑郁。现在，我们把轻微的慢性抑郁症称为"心境恶劣障碍症（dysthymic disorder）"。尽管这个词听起来专业而复杂，它的意思其实再简单不过了。它的全部意思就是："这个人几乎总是阴郁得可怕，满脑子消极的念头。"你很可能认识这样的人，或许你自己就陷入了这样的悲观情绪。值得庆幸的是，本书中的方法经过证明，不仅对治疗严重抑郁症非常有效，对轻微的慢性抑郁症也同样有效。

如果BDC自查表总分介于26和50之间，这表示你有中度抑郁。不过，请不要被"中度"这个词所蒙蔽，得分在这个范围内足以说明你的痛苦已非常深重。我们大多数人只会暂时情绪低落，一般很快就能摆脱。如果你的得分在这个范围内超过2周，请务必考虑专业治疗。

如果总分超过50，你的抑郁情况已非常严重甚至极端严重了。在这个程度，痛苦已让人无法承受，总分超过75则更是如此。你的情绪容易狂躁不安，这很可能会非常危险，因为人在绝望无助的时候往往会有自杀的冲动。

庆幸的是，治疗成功的希望还是很大的。事实上，有时候抑郁最严重的患者反而恢复得最快。不过我不建议严重抑郁患者采取自助疗法——专业的心理治疗必不可少，请务必选择专业可靠的心理顾问。

如果你已采取了心理疗法或抗抑郁药物治疗，你肯定还是能从我教导的方法中获益良多。我的研究已足以证明，自助精神可大幅度加快康复进程，即使患者采取专业治疗也亦如此。

除了评估BDC自查表的总分之外，请特别注意第23、24和25项，这几项的问题分别涉及自杀情绪、自杀冲动和自杀计划。如果这几项中有任何一项的得分偏高，我都强烈建议你立即采取专业治疗。

许多抑郁患者第23项的得分偏高，但24和25项的得分为零。这表示他们只有自杀的念头（例如"我最好还是死了算了"），但一般都没有真正实施自杀的目的或计划。这种情况非常普遍。但是，如果24或25项的得分偏高，请务必警惕，立即采取专业治疗！

在后面的章节中，我会提供一些有效的方法帮助你评估自杀冲动并打消这个念头。但是，如果自杀的念头充满诱惑、让人欲罢不能，请务必找专业的心理医生就诊。当你深陷绝望无法自拔时，你的选择应该是治疗而不是自杀。大多数严重抑郁患者都觉得他们已无可救药，绝无值得怀疑的余地。其实，这种消极的错觉只是一种症状，它绝非事实。只要你能感觉绝望无助，就足以证明事实并非如此！

此外，你还有必要查看第22项，它的问题是你最近是否担心自己的健康状态。你的身体是否无缘无故地疼痛起来或发烧？是否莫名其妙地消瘦或者有过其他医学症状？如果有，则有必要体检，体检内容包括询问病史、全身检查和化验。医生很有可能会给你出具一份健康证书，这可以证明身体不适的症状源于情绪。有时，抑郁的表现形式类似于许多疾病，因为人在情绪波动时，往往会引发许许多多莫名其妙的身体症状。举几个例子来说，这些症状有便秘、腹泻、疼痛、失眠（或犯困）、疲劳、性冷淡、眩晕、发抖和麻木。如果抑郁症好转，这些症状多半会随之消失。但请务必牢记，许多可以治疗的疾病一开始可能会伪装成抑郁症，因此有必要体检，以尽早诊断出本可以治愈的器质性异常（这也是救命之举）。

有许多症状都可以表示——但并不能证明——你有严重的情绪障碍症，这要求你除了采取本书中的自助型个人成长方案之外，还必须咨询心理健康专家并在必要时采取治疗。主要的一些症状包括：觉得有人对你图谋不轨，一心要伤害你或谋杀你；感觉怪诞之极，正常人无法理解；深信有某种外部力量在试图控制你的思想或身体；觉得别人能知道你的想法或念头；有幻听症状；产生幻觉；听广播或看电视节目时疯疯癫癫地搜寻个人留言❶。

这些症状并不能证明你有抑郁症，但它们可以说明你很可能有情绪障碍症，此时必须采取心理治疗。通常，有这些症状的患者都会觉得自己没事，如果建议他们考虑心理治疗，他们还会又疑又恨，百般拒绝。相反，如果你觉得自己濒临疯狂的边缘，为此惊恐不安；而且还时不时地恐慌，害怕自己会失控或走上绝路，这几乎可以肯定你还比较正常。这些只是普通的焦虑症状，还不足以构成严重的障碍症。

狂躁是情绪障碍症的一种特殊形式，这种病你应该听说过。狂躁症与抑郁症正好相反，它需要精神病医师立即采取介入治疗并开处方药——锂。锂可以稳定极度波动的情绪，使病人恢复正常生活。从情绪上来看，如果不治疗的话，狂躁症是具有毁灭性的。它的症状包括极端的喜怒无常，这种情况和毒品或酒精无关，而且至少会持续两天。狂躁症患者具有行为冲动鲁莽、几乎没有判断力（例如大肆花钱，挥霍无度）、自信心过度膨胀等特点。狂躁症的伴随行为还有纵欲或攻击性行为增加；身体动个不停，极度活跃；心神不宁；说话滔滔不绝，兴奋过度；对睡眠的需求减少。狂躁症患者会产生错觉。他们不但觉得自己才华卓绝，无所不能；而且还常常一再宣称自己马上就要取得某些哲学或科学上的突破性成果，或者马上就要想出利润丰厚的赚钱方案。许多著名的创新天才都患有狂躁症，他们需要用锂来控制情绪。不过，患上这种病之后，人的自我感觉实在太好了，患者第一次被击中后往往怎么也想不到居然还需要治疗。一开始时，产生的症状就让人心醉神迷，此时如果告诉患者，他们突如其来的自信和内心兴奋到极点的感觉其实不过是破坏性病症的表现形式，他们是万万无法接受的。

过一阵子后，狂喜的状态可能会升级为无法控制的谵妄❷，这时就需要强迫住院治疗了。有时，它也可能会突然转化为深深的抑郁，使你明显地变得顽固偏执，冷漠无情。你必须熟悉狂躁症状，因为有相当一部分患者本来只是抑郁症真正发作，但后来就产生了这些症状。发生这种情况时，饱受折磨的患者其性格会在数天或数周内出现巨大的转变。虽然心理治疗和自助方法非常有用，但如要达到理想的疗效，患者就必须采取配合治疗，谨遵医嘱服用锂。通过这些治疗手段，治愈狂躁症还是很有希望的。

让我们假设你还没有强烈的自杀冲动、幻觉或狂躁症状。你无须苦着脸，自怜自怨，现在你可以使用本书中的方法改善情绪。你可以享受生活，积极工作，省下伤心叹气的时间，活出旺盛的生命力和无限创意！

注释：

① 一些读者可能会记得1980年版的《伯恩斯新情绪疗法》中有一份"贝克抑郁程度自量表"（简称BDI）。"贝克抑郁程度自量表"由亚伦·贝克医生首创，在20世纪60年代早期，他因设计了BDI量表而赢得赞誉无数。BDI量表经历了时间的考验，迄今为止，已有上百个抑郁症研究项目使用过它。它是临床治疗和研究调查中应用较早的抑郁程度测评工具，我本人也非常感激贝克医生允许我在《伯恩斯新情绪疗法》早期版本中引用它。

② 如有自杀倾向，请务必向心理健康专业医师寻求帮助。

③ BDC表的各项心理测量学特性非常令人满意，这对心理健康专家来说应该是一个好消息。调查者在加利福尼亚州奥克兰的认知疗法中心将90位抑郁症门诊患者分为一组，又在乔治亚州亚特兰大的凯泽研究室将145位抑郁症门诊患者分为一组，他们在诊断时使用了这份分为25项的BDC表并评估了该表的可靠程度。在诊断两组患者时，BDC表的可靠性和一致性极高（克隆巴赫系数=95%）。在诊断奥克兰一组的患者时，BDC和BDI量表之间的相关性很高，r(68)=.88, p<.01，这表明这两份问卷评估的架构相似（不是完全一致）。如果使用结构等式模式方法去除这两种调查工具中评测错误，它们之间的相关性几乎等于1.0。在调查乔治亚州亚特兰大一组的患者时，调查者也将BDC与广泛使用的抑郁程度问卷《霍普金斯症状检查表-90》做对比。这两份问卷之间的相关性也极高，r(131)=.90, p<.01，这进一步验证了BDC表的可靠性。

此外，调查者还在多种场合的治疗中使用了BDC表，广泛的临床结果表明患者乐于接受这种表格。许多患者还表示，填写和统计BDC表轻松简单，可便于他们随时跟踪症状变化。我还设计了一种只有5项问题的精简版BDC表，它的心理测量学特性也很出色。这种精简版BDC表尤其适用于在每次心理治疗时诊断患者，因为患者不到1分钟就能填完表格。根据多项精神病学和医学调查，精简版BDC表在诊断成年人和青少年（包括加州司法系统最近抓捕的一批少年犯）时效果都令人满意。心理健康专家如想了解BDC评测工具以及许多其他可用于临床或研究的评测工具（包括患者测试电子模块），敬请访问我的网站www.FeelingGood.com。

④ 在战争期间，情报机构经常会通过广播或电视节目给情报人员发送留言。留言不是直白的，它们采用暗号形式。例如"今晚给我做沙拉""别忘了给孩子吃药"都是暗号，它们具有秘密含义。精神病患者容易产生幻觉，他们会聚精会神地听广播或看电视，尽力寻找其中的蛛丝马迹，例如把天气预报中的"大雨"当作是暗杀命令。——译者注

⑤ 谵妄是一种以兴奋性增高为主的高级神经中枢急性活动失调状态，患者在意识清晰度降低的同时，往往会表现出定向力障碍，包括时间、地点、人物、定向力及自身认识障碍。此外，患者还会产生大量的幻觉错觉。幻觉以幻视多见，内容多为生动、逼真而鲜明的形象，如看到昆虫、猛兽、鬼神、战争场面。在感知障碍的影响下，患者大多有紧张恐惧性情绪反应，这包括兴奋不安、行为冲动、杂乱无章、喃喃自语、或吼叫不休、对空搏斗、惊恐逃跑等；思维方面常表现为不连贯、难以理解，有时可出现片断妄想。——译者注

| 3 |
破解情绪：思维决定情绪

通过上一章，你应该已经知道抑郁症会给人带来一连串的打击——情绪开始低落，继而自信心崩溃，身体功能失调，意志力瘫痪，最终走上自毁之路。因此，你在抑郁时会沮丧之极。这一切的根源是什么呢？

从精神病学的历史来看，学者们一直认为抑郁症就是一种情绪障碍症，所以大多数思想流派的心理医生都极力强调，治疗的关键在于"破解"情绪。而我们的研究结果却出人意料：抑郁症和情绪障碍症完全是两码事！情绪的突然变化并非抑郁症的根源，正如感冒并非流鼻涕所致一样。所有的坏情绪均源于扭曲的消极思想。你所有的症状之所以能够持续恶化，其中大部分原因在于不合逻辑的悲观态度。

强烈的消极思想常常会伴随着抑郁发作，同时还会产生与之相关的痛苦情绪。烦闷的时候，你的思维很可能会完全不同于情绪正常时的思维。有一位即将获得博士学位的年轻女子这样描述自己：

　　　　每次抑郁袭来时，我都会觉得好像在刹那间被外太空的星球狠狠击中一般。于是，我开始以一种截然不同的眼光看待事物。这种变化可能不到一小时就产生了，我的思想开始变得消极悲观。回忆过去时，我会毫不怀疑地认为过去的所作所为都是徒劳无功，所有的快乐时光不过是泡影。所有的成就如同美国西部片的虚假布景一样，只是徒有其表而已。我偏执地认为真正的"我"就是个一文不值的废物。我失去自信，在工作和学习上束手束脚，无法继续前进。可我又坐立不安，因为这种痛苦让人无法忍受。

　　和这位年轻女子一样，你也会明白满脑子的消极思维才是自挫情绪的根源。这种消极思维让你整日郁郁寡欢，让你觉得自己一无是处。不过，消极思维或认知却是最容易被人忽略的抑郁症状。能否摆脱抑郁，关键全在于认知，因此，认知是至关重要的症状。

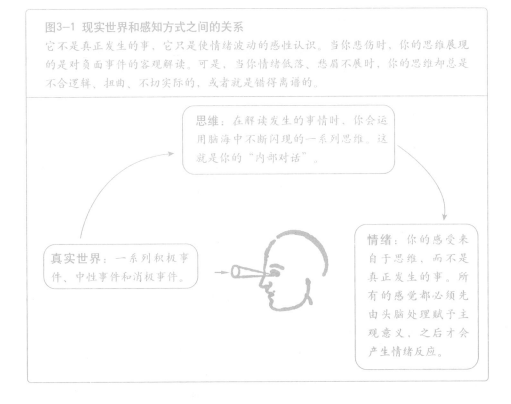

图3-1 现实世界和感知方式之间的关系

它不是真正发生的事，它只是使情绪波动的感性认识。当你悲伤时，你的思维展现的是对负面事件的客观解读。可是，当你情绪低落、愁眉不展时，你的思维却总是不合逻辑、扭曲、不切实际的，或者就是错得离谱的。

思维：在解读发生的事情时，你会运用脑海中不断闪现的一系列思维。这就是你的"内部对话"。

真实世界：一系列积极事件、中性事件和消极事件。

情绪：你的感受来自于思维，而不是真正发生的事。所有的感觉都必须先由头脑处理赋予主观意义，之后才会产生情绪反应。

当你为某事闷闷不乐时，请试着找一找，在抑郁前和抑郁期间是否有与之对应的消极思维。因为，这些思维就是坏心情的真正元凶。如能学会调整思维，你就可以改变心情。

你很可能不会相信这些，因为你的消极思维已经根深蒂固，都形成条件反射了。因此，我把这种消极思维称为"下意识思维"。它们会下意识钻进你的脑海，你对此毫无招架之力。对你来说，它们就像你拿叉子的动作一样，都是自然而然、毋庸置疑的。

图3-1详细说明了思维和情绪之间的关系。通过图表，你可以看到破解情绪的关键第一步：情绪完全源于你看待事物的方式。这是一个显而易见的神经学问题——在对感受任何事情之前，你都必须运用思维将它诠释一番，然后再下定义。对于所有正在发生的事，你必须先理解，然后才会产生相应的感觉。

如果你对现实世界的理解准确无误，你的情绪就会是正常的。如果认知在某种程度上有歪曲或曲解，你的情绪反应就是不正常的。抑郁则属于这一范畴，它始终都是心理"干扰"——曲解——的产物。

抑郁的情绪就好比收音机频道没调准时发出的刺耳音乐，问题不在于电子管或晶体管出故障，也不是因为电台频道的信号受天气影响而失真了。你只是需要调整一下调谐钮即可。如果学会调整情绪上的频道，清晰的音乐又会再次传出，抑郁的情绪将随之一扫而空。

有一些读者——很可能包括你——在读这一段时可能会绝望得要命。其实没必要苦恼，这一段应该只会给你带来希望。那么，在你阅读这段文字时，是什么使你的情绪突然低落呢？是你的思维。"其他人可能调整一下情绪频道就够了，可我是一台破收音机，早烂得没法修理了。我的晶体管破烂不堪。就算其他的一万名抑郁患者全都康复了，也不关我的事——我是个百分之百无可救药的人，这还用怀疑吗？"这样的话我每星期可以听到50次！几乎每个抑郁患者都莫名其妙地肯定自己就是不同于他人，就是彻底地无可救药。这种错觉反映出某种心理加工模式，而它正是抑郁症的症结！

有些魔术师制造幻觉的本领出神入化，让我痴迷得不能自拔。小时候，我经常在当地的图书馆看几个小时的魔术书。我每个星期六都会在魔术商店里待几个小时，看柜台后面的人用纸牌、丝绸和可以在空中随意漂浮的镀铬球制造出神奇的效果。我最快乐的童年记忆莫过于在科罗拉多州丹佛市欣赏"全球顶尖魔术师黑石"的表演，那时我才8岁，当时"黑石"请我和其他的几个孩子一起从观众席走上表演台。"黑石"要我们把手放在一个60厘米长、60厘米宽的鸟笼上面，里面装满了活蹦乱跳的白鸽，我们用手把笼子的上面、下面和四周都团团围住。"黑石"站在旁边说："盯紧笼子！"我照做了，我睁大双眼，一眨也不敢眨。接着他喊道："现在，我要鼓掌了。"然后他开始鼓掌，刹那间，鸟和笼子都不见了。我的手悬在半空中。这完全不可能！但却真的发生了！我当场傻眼。

现在，我发现上面那位有中度抑郁症的患者天赋异禀，他制造幻觉的本领绝不亚于魔术师。你也有这个本领。当你情绪低落时，你也能掌握一手出神入化的本领，让自己和他人对一些子虚乌有的东西信以为真。身为心理医生，我的工作就是戳穿你的幻觉，教你去认识镜子背后的真相。只有这样，你才不会自欺欺人。你甚至可以说我的目的是让你觉醒！但我想这个说法问题也不大吧。

下面我将列出10条认知扭曲，它们就是你所有抑郁情绪的罪魁祸首。来体会一下吧。这份列表是我精心总结出来的，它凝聚了我多年从事研究和临床工作的心血。你在阅读本书的指导部分时，可以反复参考这份列表。在你情绪低落时，这份表尤其珍贵，它会让你明白你不过是在欺骗自己。

10大认知扭曲

1.非此即彼思维

它表示你在评价自己的个人品质时，习惯于使用非黑即白的极端模式。例如，一位著名的政治家告诉我："我连州长竞选都输了，我算什么玩意儿？！"一位一直得A的学生不小心在一次考试中得了一个B，他说："现在我就是个废物。"非此即彼的思维是完美主义的根源，它会让你害怕任何错误或不完美之处。因为如果那样的话，你就会认定自己是个彻头彻尾的失败者、一无是处的废物。

这种评价事物的方式是不现实的，因为生活很少会极端的非此即彼。例如，没人会绝对的聪明或绝对的愚蠢。同样，也没人会百分之百的美丽或百分之百的丑陋。现在，看看房间的地面，它真的是绝对的一尘不染吗？那么，又是不是垃圾遍地呢？或者，它是否只是有一部分很干净？万事无绝对。如果硬要把自己逼进"绝对"的死胡同，那你就只有整天抑郁了，因为你的认知永远无法和现实一致。你会把目标设得过高，然后无休无止地贬低自己。因为，无论怎么做，你都无法实现不切实际的预期目标。这种认知错误的学术名称就是"两极化思维"。你认为任何事都是黑白分明的，中间的灰色阴影决不存在。

2.以偏概全

我11岁那年在亚利桑那州展会上买了一副变戏法用的扑克，就是那种长短牌，也叫"斯文加利"牌。这种把戏简单但却出神入化，你可能已经见过。它的玩法是：我给你一副牌（每张牌都是不一样的），你随便选一张。假设你选的是黑桃J，你不用告诉我你选的是哪张牌，只用再把它放回牌里面。现在我只用喊一声："斯文加利！"然后翻开牌，每一张牌都变成了黑桃J。

当你以偏概全时，你的心理方式就类似于长短牌把戏。你武断地认为，某件事如果在你身上发生过一次，就会反复再次发生，就像那张黑桃J一样不断增加。因为已发生的事总是令人不快的，你便心烦郁闷了。

一位情绪抑郁的销售员在他的车窗上发现了鸟粪，他这么想："这就是我的命！鸟总在我的车窗上拉屎！"这就是一个典型的以偏概全的例子。当我问及他过去的经历时，他不得不承认，在他20年的驾驶过程中，他不记得还有哪一次在车窗上发现过鸟粪。

被人拒绝后如果感到痛彻心扉，则几乎完全是因为以偏概全所致。如果没有以偏概全，你可能面子上过不去，只会失望一阵子，但不会为此心烦意乱。一个害羞的小伙子鼓起勇气约一位姑娘，但姑娘因为约了人只好礼貌地拒绝。这位小伙子便对自己说："我永远都约不到姑娘，没人想和我约会。我这辈子肯定就这么孤独以终老了。"根据他扭曲的认知，他断定这位姑娘只要拒绝他一次，以后就一直会拒绝；而且，所有的姑娘都是这德行，百分之百一样，这世界上所有心仪的姑娘都会一个接一个、不断地拒绝他。斯文加利！

3.心理过滤

你从任意一种情境中挑出一段消极的细节，专注地反复回味，然后就觉得这个世界就是消极的。例如，一位情绪抑郁的大学生听说有同学取笑她最好的朋友，她突然愤怒了，因为她这样想："这就是人类的本性——残酷无情！"此时，她完全忽略了在过去的几个月里，几乎没人对她残酷无情！还有一次，她考完了第一次期中考试后，很肯定100个问题中她大概有17题没答对。她对这17个问题耿耿于怀，觉得自己肯定会被学校劝退。终于等到试卷发下来了，她看见上面有一张便条，"100个问题里你答对83个，这是本学年所有学生中的最高分：A+"。

情绪抑郁时，你就好像戴上了一副有色眼镜，镜片会过滤掉任何正面的内容。你只允许负面内容进入脑海。你意识不到这种"过滤流程"，因此你觉得一切都是负面的。这种过滤流程的学术名称是"选择性失明"。这是一种坏习惯，它会让你承受不必要的痛苦。

4.否定正面思考

这是另外一个更离谱的心理错觉，它使一些抑郁患者固执地把中性甚至正面的体验转换为负面体验。你不是看不到正面体验，你只是狡猾而迅速地把它们转换成了噩梦般的负面体验。我把这称之为"反向炼金术"。在中世纪，炼金术士最大的梦想莫过于找到某种能将普通金属转化为黄金的方法。如果你情绪抑郁，你很可能已经练出了一门与之相反的绝技——你能在顷刻之间点金成铁，将快乐变为烦恼。不过，你不是有意而为之，你很可能都不知道自己在做什么。

一个常见的例子就是我们回应恭维的方式。有人赞美你的外表或工作时，你很可能会自然而然地这样想："这只是他们表示友好的方式。"电光石火间只需使出这么一招，你在心理上就将别人的赞美化解于无形。当你告诉他们"哦，这真的不算什么"时，也可以起到同样的化解作用。如果总是给自己的优点或成就泼冷水，你的生活不凄惨才怪。

否定正面思考是最具破坏性的一种认知扭曲形式。你就像偏执的科学家，总要极力搜集证据来支持一些心爱的假设。支配消极思维的假设有很多，"我很没用"就是它的常见版本之一。只要你有过负面体验，你就会纠缠于其中并断言："这足以证明我的假设是对的。"相反，如果你有正面体验，你又会说："这只是意外罢了，算不得数。"你得为这种习惯付出代价——你将遭受剧烈的痛苦，无法再欣赏美好的事物。

这种认知扭曲不仅很普遍，它会还引发一些极其严重、难以治疗的抑郁症。例如，一位年轻女子在严重抑郁症发作时住院治疗，她告诉我："我是个坏女人，没人会关心我。我寂寞得要死，这世上没一个人会搭理我。"当她出院时，医院的许多患者和员工都表示很喜欢她。你猜她会怎么否定这一切？她这样说："他们不算，因为他们根本没在现实世界里了解我。医院外面的人就一点都不关心我。"其实，她在医院外面有很多朋友和家人都很关心她。我问她这又作何解释，她答道："他们不算，因为他们不了解真正的我。伯恩斯医生，你应该知道，我这人坏透了。我是全世界最坏的人。没人会真正喜欢我，哪怕喜欢一秒钟都不可能！"只要继续这样否定正面体验，她就能一直维持那些完全不切实际、和现实生活相左的负面信念。

虽然，你的负面思维可能没她那么极端，但每天在你身边可能发生过一些真正正面的事，可你在不经意之间将它们全忽略了。生活中大部分的快乐就这样随之而去了——世上本无事，庸人自扰之。

5. 妄下结论

你不经过实际情况验证便迅速武断地得出负面结论。这样的例子有两个："读心术"和"先知错误"。

读心术。 你认为他人瞧不起你，对这一点你确信无疑，甚至懒得去查证。假设你正在演讲而且讲得非常精彩，此时你注意到前排有个人却在打盹。其实他前一晚纵情狂欢，几乎没睡什么觉，但显然你不知道。你可能会这样想，"这位听众觉得我烦。"假设你的朋友在街上与你擦身而过，没和你打招呼，其实他当时想事情想得太出神没看到你，但你可能会错误地下结论，"他对我视而不见，肯定是不喜欢我了。"某个夜晚，你爱人由于在工作中受到批评，郁闷得不想说话，此时他（或她）对你有些爱理不理。你的心情便开始下沉，于是对沉默做出这样的解释："他（或她）在生我的气，我哪里做错了？"

然后，由于这些想当然的负面反应，你可能会采取疏离态度或予以反击。这种自寻烦恼的行为模式可能会形成自证预言，使人际关系中出现负面交流，尽管在一开始其实什么事也没有。

先知错误。 这种情况好像你未卜先知，就是算准了自己会不幸。你总认为会有倒霉的事发生，尽管这种预言纯属子虚乌有，但你却信以为真。一所高中的图书管理员在忧虑袭来时，总是不断地告诉自己，"我要死了，我要疯了。"这些预言实在荒唐，因为她在一生中从来就没有死掉（或发疯），一次都没有。她也没有任何严重的症状表明自己有可能会发疯。在一次心理治疗时，一位严重抑郁的医生向我解释他放弃执业资格的原因，"我觉得我会一直抑郁下去。我的坏运气将永远跟随着我，我对此百分之百地肯定，任何治疗对我都没用。"他对康复情况的预言实在太过消极，这不免让他心生绝望。在采取心理治疗后，他的症状很快就有所改善，这足以证明他的预言实在是错得离谱。

你有没有像这样妄下结论过？假设你打电话给一位朋友，但过了相当长的一段时间，他却没回你的电话。然后你心烦意乱，你以为这位朋友很可能已收到留言，但就是不想回电话。这是误解吗？——读心术的结论。然后你更恼火，决定再不打电话给他，也不再追究真相，因为你对自己说："如果我再打电话给他，他会认为我纠缠不休。我可丢不起这个人。"由于这种消极的预言（先知错误），你便躲着你的朋友，并视之为奇耻大辱。三个星期后，你听说这位朋友其实从来就没收到你的留言。原来，所有的折磨都是自找的。这又是另一个心理魔术酿成的苦果！

6.放大和缩小

另一个你可能会陷入的思维陷阱是"放大"和"缩小"，不过我更愿意称它为"双目镜把戏"，因为你不是把事实不成比例地放大，就是把它们缩小。放大通常发生在你检视自身的错误、恐惧或不完美之处时，这时你会夸大它们的重要性："我的天！我居然犯了一个错误。这太可怕了！太糟糕了！马上就会人尽皆知，我的名声全毁了！"你是在用双目镜放大功能的一端查看自己的错误，因此错误显得巨大无比，怪诞异常。这种情况也可称作为"灾难化"，因为你将一件普通的负面事件当成了骇人的怪兽。

在你考虑自己的优点时，你的做法可能正好相反——从双目镜的反面看事物，因此它们显得渺小，无足轻重。如果你放大不完美之处，缩小优点，你肯定会感到自卑。但问题不在于你，而在于你用的镜头实在可恶！

7.情绪化推理

你把情绪当成了事实的依据。你的逻辑是："我觉得我是个废物，因此我肯定就是个废物。"这种推理是一种误导，因为你的感觉反映的只是你的想法和信念。如果它们是歪曲的（许多情况下都如此），你的情绪就失去了正确性。情绪化推理的例子包括"我感觉内疚，那我肯定是做了错事"；"我感觉崩溃绝望，那我的问题肯定是无法解决的"；"我觉得自卑，那我肯定是个没用的废物"；"我没心情做事，所以不如躺在床上发呆"，或者"我烦你了，这足以证明你对我很坏，一直想利用我"。

你每次心情低落时，几乎都有情绪化推理在使坏。在你看来，事情是这样的不顺心，实际肯定就是如此。你甚至没有想到去质疑导致这种感觉的假设是否正确。

情绪化推理的一个常见后果就是拖拉。你没有清理书桌，因为你告诉自己："一想到这乱糟糟的桌面我就烦得要死，看来清理是不可能的了。"6个月后，你终于有了一点动力，将它清理完毕。事实证明，清理书桌还是很轻松的，而且不费什么气力。你一直在欺骗自己，这是因为你习惯于让消极的感觉指引你的行为方式。

8. "应该"句式

为了鞭策自己，你总是这样对自己说"我应该做这个"或"我必须做那个"。这样只会使你感觉压力重重，继而心生怨恨。荒谬的是，最终你只会灰心丧气，意志消沉。阿尔伯特·埃利斯博士将这种认知扭曲称为"必须强迫症（musturbation）"。而我则把它称作"应该（shouldy）"生活法则。

通常，当你把"应该"句式强加于他人时，你只会感到沮丧。有一次因为有急事，我在接待一位新来的病人时迟到了5分钟，这位病人就想："他怎么这么自私这么不体谅人呢？他真不应该这样，他应该准时来的。"这种想法让她烦躁怨恨。

"应该"句式会给你的日常生活带来许多不必要的情绪波动。当你的实际表现低于预期标准时，你用"应该"或"不应该"就会使自己感到羞愧内疚，更加痛恨自己。如果其他人的道德行为低于你的预期（尽管这种事情有时无法避免），你会把自己当作正义的化身，继而愤愤不平。此时，你要么降低期望值，使之接近现实；要么就永远对人类的行为耿耿于怀。如果你发现自己有这种不好的"应该"习惯，可以参阅后面有关内疚和愤怒的章节，我在里面介绍了很多戒除"应该和不应该"的有效方法。

9.乱贴标签

　　给自己贴标签意味着用错误来树立一个完全负面的自我形象。它是一种极端的以偏概全的形式，其背后的理念就是"衡量一个人时，要以他的错误为尺度"。只要用开头为"我是个……"的句子描述你的错误，你就很可能会给自己贴标签。例如，你打18洞高尔夫球，最后一击失手。这时，你可能会说"我天生就是个废物"，你不会说"我这一杆失手了"。同样，你投资的股票不涨反跌，你可能会想"我是个没用的人"，而不是"我犯错误了"。

　　给自己贴标签不仅是自寻烦恼，而且还是荒谬愚蠢的。你的自我不能等同于你做的任何一件事。你的生活就像一条河流，各种错综复杂、千变万化的思维、情绪和行为在其中翻滚奔腾。换言之，你应该是一条河流，而不是一座雕像。不要再用负面标签来定义自己，这样太简单、太幼稚了。你会不会因为天天吃饭就认为自己只会吃饭？会不会因为你时时呼吸就认为你只会呼吸？这完全是谬论。不过，当你因为有不足之处而给自己贴标签的话，这种谬论就会让你头疼了。

　　你给别人贴标签时，难免会带有敌意。举一个常见的例子，秘书偶尔使小性子，老板就认为她是"不肯合作的贱人"，于是他讨厌秘书，一有机会就逮着她教训一通。反过来，秘书给老板贴上了"无情沙猪"的标签，她一有机会就抱怨他。这样经过几个回合后，他们相互扼住了对方的咽喉，死命盯住对方的每一个缺点或不足，然后认定对方一无是处。

　　乱贴标签会使你在描述事情时，使用不准确的字眼，而且过于感情用事。例如，一位正在减肥的女人吃了一碟冰激凌，然后这样想："我恨死自己了，我真是一头猪。"这种想法让她心烦，于是她把一升多的冰激凌都吃光了。

10.罪责归己

　　这种认知扭曲是"内疚之母"。你认为某个负面事件的罪责在于自己，尽管毫无根据也还是这样认为。即使某件事与你无关，你还是会武断地认为，事情之所以发生了，都是因为你的错，或者它证明了你的无能。例如，一位患者没有根据我的建议做自助治疗，我深感内疚，因为我这样想："我肯定是个没用的心理医生。她对自助治疗不积极，这一定是我的错。我有责任让她好转。"一位母亲看到孩子的成绩单上老师写的评语，得知孩子学习不认真。她立刻自责起来："我肯定是个糟糕的母亲。看看我有多失败。"

罪责归己会让你感到极端的内疚。你强大的责任感迫使你背负整个世界，令你不堪重负，无法动弹。你混淆了"影响他人"和"控制他人"的概念。无论你的身份是教师、顾问、家长，或者还是医生、销售员、管理人员，你肯定会影响身边的人。但是，没人会迫切地希望你控制他们。别人爱怎么做最终是别人的事，与你无关。要想克服这种习惯、将你的责任感控制在易于管理的现实范围之内，请参阅后面的章节。

这10种认知扭曲导致了你大多数甚至是全部的抑郁症状，47页的表3-1将它们进行了总结。请仔细阅读此表并掌握这些概念，最好能熟记其内容，就像将你的电话号码熟记于心一样。在学习各种情绪调节方法时，请反复参阅表3-1。如果能将这10大认知扭曲的形式记得滚瓜烂熟，你就能从中终身受益。

认知扭曲自评测试

我设计了一份简单的自评测试，你不仅可以用来测试你对10大认知扭曲的掌握程度，还可以巩固知识。阅读下面每一个简短的场景描述时，请假设你就是我描述的人物。如果在负面思维中发现一个或多个认知扭曲形式，请将其圈出来。我将解释第一个问题的答案，其他问题的答案请参阅本节末尾，但千万不要先看！回答第一题时，你肯定至少能找到一个认知扭曲形式——就从那里开始吧！

1.你是一位家庭主妇，你的丈夫只是不满地抱怨你把牛肉烧老了，可你的心却突然下沉，你这样想："我是个一无是处的废物！我再也受不了了！我总是什么事都做不好。我为他做牛做马，可看看这就是我所有的回报！这个混蛋！"这些想法让你悲愤交加。你的认知扭曲包括以下一项或多项：

a.非此即彼思维；　　　　　b.以偏概全；

c.放大；　　　　　　　　　d.乱贴标签；

e.以上皆是。

表3-1

认知扭曲的定义

1. **非此即彼思维**：你用非黑即白的思维模式看待整个世界。只要你的表现有一点不完美，你就宣告彻底失败

2. **以偏概全**：在你看来，只要发生一件负面事件，就表示失败会接踵而来，无休无止

3. **心理过滤**：你单单挑出一件负面细节反复回味，最后你眼中的整个现实世界都变得黑暗无光。这就像一滴墨水染黑了一整杯水

4. **否定正面思考**：你拒绝正面的体验，坚持以这样或者那样的理由暗示自己"它们不算"。虽然这种消极信念有悖于现实体验，但你却以这种方式固执地坚持

5. **妄下结论**：你喜欢用消极的理解方式下结论，即使没有确切的事实有力地证明也如此

   a. *读心术*。如果发现他人的行为不尽如人意，你就认为是针对你的，对此你也懒得去查证

   b. *先知错误*。你觉得事情只会越来越糟，对这一预言你深信不疑。在你看来，它就是铁板钉钉的事实

6. **放大和缩小**：对于你的错误或他人的成就等方面，你往往会夸大它们的重要性。但对于你的优点或他人的缺点等方面，你又会不理智地将它们缩小，把它们看得微不足道。我也将这种模式称为"双目镜把戏"

7. **情绪化推理**：你认为，只要有负面情绪，就足以证明事实确实非常糟糕，因为你这样想："我感觉得出来，所以肯定就是真的"

8. **"应该"句式**：你习惯于用"我应该做这个"和"我不应该做那个"来鞭策自己，好像你需要被皮鞭抽一顿之后才能好好干活一样。"必须"和"应当"这类句式也会让产生同样的抵触效果。这种句式带来的情绪后果就是内疚。当你把"应该"句式强加于他人时，你会产生愤怒、沮丧甚至仇恨的情绪

▶接上页表格

9.乱贴标签：这是一种极端的以偏概全的形式。此时，你不再描述自己的错误，而是给自己贴上消极的标签："我是个废物。"如果有人惹恼了你，你又会给他贴上消极的标签："他真是个讨厌鬼。"乱贴标签指的是用高度情绪化、充满感情色彩的语言来描述事物

10.罪责归己：即使某些外界消极事件你根本不需要负责，但你却认为自己是罪魁祸首

现在，我来谈谈这个问题的答案，以便你能及时得到反馈。不管你圈哪一项，你都是对的；所以只要圈了就对了！下面我来解释一下原因。当你告诉自己"我是个一无是处的废物"时，你就进入了非此即彼的思维模式。醒醒吧！牛肉只是煮老了一点，但这并不等于你一辈子都是个废物。当你认为"我总是什么事都做不好"时，你就犯了以偏概全的毛病。"总是"这样吗？得了吧！真的是"什么事都做不好"吗？当你告诉自己"我再也受不了了"的时候，你就是在放大痛苦。你夸大事实，因为你正在忍受痛苦，这就说明你能忍受。你丈夫的抱怨虽然不好听，但它却并不能反映你的价值。最后，你结案陈词"我为他做牛做马，可看看这就是我所有的回报！这个混蛋！"这时，你是在给你们两个人贴标签。他不是混蛋，他只是性子急没能体谅你而已。混蛋行径的确存在，但混蛋却是不存在的。同样，给自己贴上"牛马"的标签也是愚蠢的。不要让他的坏情绪毁了你整晚的心情。

好了，我们继续下面的测验。

2.我在这本书中要求你进行此次自评测验，你刚一读到这里心就猛地一沉："哦，不！不要又来什么测验！我最讨厌测验了。我得跳过书的这一部分。它只会让我心烦，所以对我没什么帮助。"你的认知扭曲包括：

a.妄下结论（先知错误）；　　b.以偏概全；

c.非此即彼思维；　　d.罪责归己；

e.情绪化推理。

3.你是宾夕法尼亚大学的精神病专家，你写了一份关于抑郁症的书稿。你约见过纽约的一位编辑后，准备修改一下书稿。尽管那位编辑对你非常热情，但你还是觉得紧张、自卑："他们怎么会选我的书呢？这真是大错特错了！我写不出好书。我永远都写不出生动有趣、引人入胜的好书。我的文笔单调乏味，又没什么思想闪光点。"你的认知扭曲包括：

a.非此即彼思维；　　　　　　b.妄下结论（消极预测）；

c.心理过滤；　　　　　　　　d.否定正面思考；

e.放大。

4.你很孤独，于是决定参加单身交友活动。刚一到那里，你就迫切地想离开，因为你觉得紧张不安，精神上不得不高度戒备。你这样想："这些人好像没什么意思，我为什么要迎合他们呢？他们不过是一群没人要的货色。对，肯定就是这样，因为我无聊死了。这个活动纯属浪费时间。"你的错误包括：

a.乱贴标签；　　　　　　　　b.放大；

c.妄下结论（先知错误和读心术）；　d.情绪化推理；

e.罪责归己。

5.你收到老板下达的解雇通知，不由得悲愤交加："看看这个，这世界都坏透了，从来就不让我消停一下。"你的认知扭曲包括：

a.非此即彼思维；　　　　　　b.否定正面思考；

c.心理过滤；　　　　　　　　d.罪责归己；

e."应该"句式。

6.你准备演讲了，突然之间心就狂跳起来。你觉得紧张不安："我的天哪！我好像忘了演讲词了。现在满脑子一片空白，这场演讲肯定会一团糟，这次丢人丢到家了。"你的思维错误包括：

a.非此即彼思维；　　　　　　b.否定正面思考；

c.妄下结论（先知错误）；　　　d.缩小；

e.乱贴标签。

7.你准备约会，可对方却在最后一刻打电话说她生病来不了了。你既生气又失望："她肯定是想甩了我。我是怎么把这事搞砸的？"你的思维错误包括：

    a.非此即彼思维；   b."应该"句式；

    c.妄下结论（读心术）；   d.罪责归己；

    e.以偏概全。

8.你的工作报告一直迟迟未能写完。每天晚上你都想写，不过总觉得难度太大，所以干脆看电视算了。于是，你开始感到不安内疚："我太懒了，这份报告我永远都写不出来。我没法写这该死的报告，这辈子我就跟它耗上了。我就是写不下去。"你的思维错误包括：

    a.妄下结论（先知错误）；   b.以偏概全；

    c.乱贴标签；   d.放大；

    e.情绪化推理。

9.你已读完了这本书，并且开始运用书中的方法，几周后你觉得好多了。你的BDC得分从26（中度抑郁）降到了11（轻微抑郁）。然后，你突然就觉得不对劲了，3天之内，你的得分反弹到28。你失望之极，信心全失，愤怒、绝望交织在一起，因为你这样想："我好不了了，这些方法对我一点没用，如果有用的话我现在早该好了。前段时间好转只是碰巧罢了。我原以为感觉好多了，其实都是自欺欺人。我永远都好不了。"你的认知扭曲包括：

    a.否定正面思考；   b."应该"句式；

    c.情绪化推理；   d.非此即彼思维；

    e.妄下结论（消极预测）。

10.你一直想减肥。这个周末你有点心神不宁，又加上无事可做，你开始一点一点地吃零食。吃完第4颗糖时，你告诉自己："我没法控制自己。好不容易跑步节食一星期，现在全泡汤了。我现在肯定肥得像肉球。我不应该吃这些东西。哦，我好烦，这个周末我得大吃特吃！"这时，你内疚之极，不知不觉中又把另一把糖塞进嘴里，只希望这样会感觉好受一点，不过没用。你的认知扭曲包括：

    a.非此即彼思维；   b.乱贴标签；

c.消极预测；　　　　　　d."应该"句式；

e.否定正面思考。

答案

1.ABCDE　　　　　　6.ACDE

2.ABCE　　　　　　　7.CD

3.ABDE　　　　　　　8.ABCDE

4.ABCD　　　　　　　9.ABCDE

5.AC　　　　　　　　10.ABCDE

感觉不是事实

此时，你可能会问自己："好吧，我懂了，我的抑郁情绪是消极思维引起的，因为我的人生观会随着情绪的波动而产生巨大变化。不过，如果我的消极思维扭曲得厉害，它又是如何不断愚弄我的呢？我怎么就觉得我的想法和别人一样切实可信呢？如果我的头脑不理性，那为什么感觉正确无比呢？"

即使你的抑郁思维可能有扭曲之处，然而它们却会营造出强大的幻象。让我用直白的方式来揭穿这个骗局吧——感觉不是事实！你的感觉不过是思维的镜子，除此之外，它什么也不是。如果你的感知没有意义，那么它创造的感觉也只会像游乐场哈哈镜中的人像一样滑稽可笑。但是，这些反常情绪带来的感觉和正常思维带来的感觉一样，都会让你觉得千真万确，牢不可破。因此，你就自然而然地把它们当成事实了，这也难怪抑郁情绪会成为一种强大的精神黑魔法。

只要你的认知扭曲形成惯性思维，抑郁情绪就会不请自来，你的感受和行为将相互作用，形成一个不断循环的恶性怪圈。只要你相信抑郁情绪带来的感受，不久你就会发现，你几乎对任何事情都感到消极。这种反应产生的速度不到千分之一秒，快得让你没法觉察。消极情绪感觉起来真实无比，反过来又会让你认为它营造的扭曲思维绝对可靠。这种循环不断地重复，最后你就陷入了精神牢狱。虽然，它只不过是你不经意之间营造的错觉或骗局，但它感觉很真实，所以你就相信它千真万确。

如何才能摆脱精神牢狱？钥匙是什么？答案很简单：思维决定情绪。因此，情绪无法证明思维的正确性。感觉不愉快只能说明你正在想消极的东西，而且对此深信不疑。你的情绪紧跟着思维亦步亦趋，就像小鸭子跟着妈妈似的。但是，小鸭子忠心耿耿地跟着鸭妈妈并不能证明鸭妈妈就知道前进的方向！

让我们来验证一下你的等式——"感觉=事实"。不单单只有抑郁患者才会坚信情绪反映的是不证自明的绝对真理，很多正常人也会这样认为。目前，大多数心理医生都一致认为，一个人如能了解他的感受并能开诚布公地表达，则表示着他在情绪上已完全成熟。这就意味着感觉反映的是更高程度的现实、个人品德和不容置疑的事实。

我的立场则完全不同。从本质上来说，感觉并无什么特别之处。实际上，就基于认知扭曲的消极情绪而言，它一般总是令人不快的。

我说过要你摆脱所有情绪吗？我说过要你变成机器人吗？没有，我只想教你远离基于认知扭曲的痛苦感觉，因为它们既不真实，也不能让人快乐。我认为，只要你学会客观地感受生活，你的情感生活就会更美好，忧伤和快乐不再有丝毫扭曲，它们将原原本本地呈现在你眼前。

本书的下一部分将教你如何将抑郁情绪的罪魁祸首——认知扭曲——纠正过来。与此同时，你还有机会重新评价某些不良的基本价值观和假设，正是它们使你的心理脆弱，从而能被破坏性情绪波动轻易攻陷。我已详细地列出了所需步骤。改变不合逻辑的思维模式不仅能对你的情绪产生深远的影响，而且还能提高你的思维能力，从而能够幸福快乐地生活。现在，让我们翻到下一部分学习解决问题的方法。

实际应用

｜4｜
从建立自尊开始

情绪低落时，你不可避免地会认为自己一无是处。抑郁的情况越严重，这种感觉就会越强烈。并不只是你一个人如此。亚伦·贝克博士开展过一项研究，结果表明80%以上的抑郁患者都有自厌情绪●。而且，贝克博士还发现，抑郁患者越是渴求一些优势，例如智慧、成就、声望、魅力、健康和力量，就越认为自己在这些方面极为匮乏。他认为，抑郁患者的自我形象可以用4个D来表示：一无所成（Defeated），一无是处（Defective），一无所依（Deserted），一无所有（Deprived）。

绝大部分的消极情绪反应之所以能形成破坏，其根源全在于缺乏自尊心。如果自我形象不佳，则相当于有了一面放大镜，它可以将小小的错误或缺陷放大成个人失败的最高象征。例如，法律系大一学生埃里克在课堂上感到慌张不安，他说："教授点我回答问题时，我很可能会出错的。"尽管埃里克最想解决的是对"出错"的恐惧，但通过和他交谈，我发现自卑感才是这一问题的真正根源：

戴　维　假设你在课堂上回答问题出错了。你为什么会特别难过？它的破坏性为什么就这么大？

埃里克　因为我会丢脸。

戴　维　假设你真的丢脸了。你又会为什么难过？

埃里克　因为别人都会看不起我。

戴　维　假设别人真的看不起你，那又如何？

埃里克　那我会觉得自己很惨。

戴　维　为什么？如果别人看不起你，你为什么就非得觉得自己很惨呢？

埃里克　嗯，如果那样就说明我一无是处，而且可能会毁了我的前途。我的分数会很差，这样我一辈子也当不上律师了。

戴　维　假设你没能成为律师。为了便于讨论，我们只是假设一下。假设你真的退学了，你为什么会特别难过？

埃里克　那意味着我没能得到我一辈子梦寐以求的东西。

戴　维　接下来这对你又意味着什么呢？

埃里克　生活就将是一片空虚。这将意味着我是失败者，毫无价值。

　　从这段简短的对话可以看出，埃里克认为得不到别人的肯定、犯错或失败都是灭顶之灾。他似乎一口认定，只要一个人看不起他，所有人都会看不起他。这就好像他脑门上突然刻上了"废物"两个字，人人一望便知似的。他似乎把自尊和他人的肯定和/或个人成功混为一谈，因此他没有自尊心。他衡量自己的标准是他人的评价和个人成就。如果埃里克既得不到他人的认同，也没取得什么成就，他就会认为自己毫无价值，因为他的价值缺乏真凭实据。

　　如果你认为埃里克对认同感和成就感的极致渴求完全不切实际，无异于自寻烦恼，那么你是对的。但对埃里克来说，这种追求却是合情合理的。如果你现在情绪抑郁，或者曾经抑郁过，你可能会很难认清这种不合逻辑的思维模式，尽管它就是你自轻自贱的根源。事实上，你很可能认定你真的一无是处，样样不如人；任何与之相反的看法似乎都有些言不由衷甚至过于愚蠢。

　　不幸的是，如果情绪抑郁，认定你没用的人可能不仅仅只有你一个。通常，你会不遗余力地说服自己不合逻辑地相信：你很没用，你一无是处。不仅如此，你可能还会引导你的朋友、家人甚至心理医生接受这一观点。多年以来，精神病医师对抑郁患者消极的自我评价体系一直都是"照单全收"，至于它是否真实可靠就懒得查证了。一位目光敏锐的哲学家西格蒙德·弗洛伊德，就在他的文章《悲悼与忧郁症》中描述了这个问题。这篇文章奠定了运用正统心理分析疗法治疗抑郁症的基础。弗洛伊德在这篇经典的论述中说道，如果患者说自己毫无建树、一无是处、卑鄙无耻，他肯定是对的。因此，心理医生不管说什么都没用。弗洛伊德认为，心理医生应该同意患者的看法，并且认为患者的确乏味无趣、不讨人喜欢、无耻下贱、自私自利、满嘴谎言。在弗洛伊德看来，这些特征才是人类的真正自我，而发病过程不过是让真相更加明显而已：

> 患者向我们展示了他的自我，他认为自己毫无建树、一无是处、卑鄙无耻；他之所以贬损自己、辱骂自己，是希望人们能排斥并惩罚他……在患者诋毁自己的人格时，如果从科学和治疗的角度驳斥他的观点，同样毫无用处。在某种意义上（强调我的观点），他肯定是对的，他描述的是一些在他认为千真万确的东西。事实上，我们必须立即毫无保留地肯定他的一些陈述。他真的如他所说的一样，对一切都兴致索然，失去了爱和奋斗的能力（强调我的观点）……在我们看来，他还证实了他给自己指控的一些其他罪名；这只是因为和其他的一些非抑郁患者相比，他的观察力更为敏锐而已（强调我的观点）。当他进行严厉的自我批评时，他认为自己卑鄙无耻、自私自利、奸诈狡猾、缺乏独立精神，一心只想掩饰自己人性的弱点。此时，我们可能已经知道，他差不多真正了解了自己（强调我的观点）。只是我们不明白，为什么一个人非得患上抑郁症才能接近这一真相。

> ——西格蒙德·弗洛伊德《悲悼与忧郁症》

从治疗的角度来看，心理医生处理患者自卑感的方式是至关重要的，因为抑郁的症结就是自卑感。这一问题和哲学有着千丝万缕的关系——人的性格天生就是有缺陷的吗？抑郁患者是否真正揭示了他们性格的最终真相？真正的自尊其来源到底是什么？在我看来，这些才是你要解决的最重要的问题。

首先，你的价值并不取决于你是否成功。成功可以使你满足，但并不能使你快乐。基于成功的自我价值其实是一种"伪自尊"，它不是货真价实的！我有许多事业有成的抑郁症病人，他们都会认同这一点。有效的自我价值感并不取决于相貌、才华、声望或财富。玛丽莲·梦露、马克·罗斯科、弗雷迪·普林兹以及许多自杀的名人都很成功，他们的死证明了这一残酷的真相。同样，爱情、赞美、友情或温情美好的人际关系也无法使自身价值增加一丝半点。绝大多数的抑郁患者事实上并不缺少爱，但这无济于事，因为他们缺乏自尊自爱。归根结底，只有你自己的自我价值感才能决定你的感受。

现在，你可能会愤怒地问我："那么，我如何才能获得自我价值感呢？你要知道，我自卑得厉害，我的的确确样样不如人。我觉得没有任何方法可以改变这种自卑感，因为这就是我的本质。"

认知疗法的一个主要作用就在于它可以强硬地抵制自卑感。在工作中，如果遇到患者的自我形象比较消极，我会引导他们重新系统地评价自我形象。我会反复问同样问题："你坚持认为自己是一个不折不扣的失败者，这样看法真的对吗？"

如果你坚持认为自己一文不值，首先就应该仔细分析你的自我评价。你要拿出证据来证明你一文不值，不过就一般情况来看（虽然不总是这样），这些证据都站不住脚。

这一观点来源于亚伦·贝克和戴维·布拉夫这两位博士最近的一项研究。研究结果表明，抑郁患者的思维在形式上确实有障碍。两位博士将抑郁患者、精神分裂症患者和正常人进行比较，观察他们对"防微杜渐"等一些谚语含义的理解能力。精神分裂症患者和抑郁患者不但犯了很多逻辑错误，而且还总结不出谚语的含义。他们太注重具体细节，反而无法准确地概括含义。尽管和精神分裂症患者相比，抑郁患者在这方面显然还不是那么严重，他们的理解也不会过于荒唐。但和正常人相比，他们就太不正常了。

这项研究实际上表明，在抑郁发作时，你会失去一些清晰思考的能力；你会无法从正常的角度理解事物。你的现实世界逐渐被消极事件一点一点地侵蚀，直到最后全部沦陷——你确实不知道你对事物的看法已经扭曲。在你看来，所有事物都真实无比，你一手营造的错觉令你心悦诚服。

你越伤心难过，你的思维就越扭曲。相反，如果你的心理不扭曲，你也不会自卑或抑郁了！

感觉自卑时，你犯的最多的思维错误一般是哪些类型的？此时，你最好查看一下第三章刚学的认知扭曲列表。当你看轻自己的时候，最容易产生的认知扭曲就是非此即彼思维。如果你只是简单地把生活分成这样的两种极端类别，你要么只会认为自己是优秀的，要么只会认为自己是糟糕透顶的——除此之外，别无任何商量余地。一位销售员就这样告诉我："我每个月至少必须完成销售目标的95%，这样才像个样。如果只是94%或者以下，那就等于彻底失败了。"

这种非此即彼的自我评估体系不但极不现实，容易挫伤自信，而且还会带来毁灭性的焦虑感，继而导致失望情绪频发。一位患上抑郁症的精神病专家转诊到我这里来，他说他有两星期情绪低落，一下子失去了"性"趣，甚至无法勃起。他的完美主义倾向不仅控制着他如日中天的事业，而且还支配着他的性生活。因此，在20年的婚姻生活中，他固定每隔一天和妻子做爱一次，精确到有条不紊。尽管性欲下降（性欲下降是抑郁症的一个常见症状），他还是告诉自己："我必须继续按计划做爱。"这种想法让他越来越焦虑，最后居然无法顺利勃起了。于是，他完美的做爱记录就这样被打破了。因此，现在他开始根据非此即彼的思维狠狠地打击自己。他这样总结道："我不再是个完美的爱人了。我是个失败的丈夫。我甚至连男人都算不上。我是个一文不值的废物。"尽管他是位优秀的精神病专家（有些人甚至还认为他卓越不凡），但他却眼泪汪汪地向我吐露心声："伯恩斯先生，我永远都无法再做爱了，你和我都无法否认这一点。"这位患者接受过多年的医疗培训，但他却实实在在地迷信这种思维。

克服无价值感

现在你可能会说："好吧，我终于明白了，原来自卑感背后隐藏着某种不合逻辑的思维。至少对于某些人来说是这样。但他们差不多都是成功人士，我和他们不一样。你治疗的对象好像都是一些著名的医生或成功的商人，他们说他们缺乏自尊当然不合逻辑了。但我是不折不扣的普通人，我真的一文不值。事实上，别人都长得比我好看，人缘也比我好，事业上还比我成功得多。我能做什么呢？什么也做不了，这就是答案！我的无价值感是实实在在的，它来源于现实。因此，少来安慰我，说什么要有点逻辑思维。我认为，要想赶走这些痛苦的感受，除了自欺欺人，别无他法，你和我都应该知道这一点。"好了，让我先告诉你一些时下流行的疗法，许多心理医生都用它们，但我认为它们消除自卑感的效果不尽如人意。然后，我会提供一些合理有用的疗法。

如果患者断定自己基本上一无是处，并深信这中间蕴含着某种真相，为了尊重这种想法，一些心理医生允许患者在治疗期间表达这种无价值感。毫无疑问，这样做可以让患者倾泻心声，一吐为快。这种宣泄式的释放可能会使情绪暂时好转，虽然并不总是这样，但一般情况下都是如此。但是，在你描述自我评价时，如果心理医生不能给出客观的反馈，你可能会认为他同意你的看法。而且你可能会认为你是对的！实际上，你不仅欺骗了他，你还欺骗了你自己！因此，你很有可能会更自卑。

治疗期间，如果双方长时间沉默，你可能会更不安，继而对内心的批评声更为痴迷——这颇像"感觉剥夺"实验③。心理医生如果采取这种不直接提问的疗法，他的角色就会比较被动，而且常常会使患者更焦虑更抑郁。即使你的心理医生能设身处地地为你着想，即使你将情绪释放后会舒服很多，但是，只要你的自我评价和生活方式没有重大转变，这种好转的感觉很可能只是暂时的。你的思维模式和行为模式都有自毁倾向，如果不能将它们完全扭转，则很可能还会再次堕入抑郁的深渊。

单纯的情绪宣泄通常不足以克服无价值感，自觉洞察和心理学解释同样也无济于事。例如，作家詹妮弗找我寻求治疗，因为她在小说出版前莫名地恐慌不安。在第一次治疗时，她对我这样说："我看过几位心理医生。他们说我的问题在于完美主义，在于不切实际的期望和对自己的要求过于苛刻。我还得知我的这些特点很可能是我母亲的遗传。我母亲有强迫症，事事追求完美。即使房间一尘不染，她也能挑出19处毛病。我一直都在设法取悦她，可是，不管我怎么出色都无法成功。心理医生还告诉我：'不要以为其他人都和你母亲一样！不要再追求完美了！'但是，我该怎样做呢？我想这样，我也希望这样，可是没人告诉我该如何去做。"

在治疗工作中，我几乎每天都能听到像詹妮弗这样的抱怨。心理医生找出问题的性质或根源后，你可能会恍然大悟，但这通常不会改变你的行为方式。这一点也不奇怪。多年以来，你已经养成了这种坏的心理习惯，它使你一直缺乏自尊心。你需要系统而持续的训练才能扭转乾坤。口吃的人会不会因为顿悟到他的发音错误就不再口吃？网球运动员会不会仅仅因为教练告诉他不要总把球打在网上就会提高球艺？

既然情感宣泄和自觉洞察这两种标准的主流心理疗法不起作用，那什么疗法能够起效呢？作为一名认知心理医生，我在解决无价值感方面有3个目标：迅速果断地改变你的思维方式、感知方式和行为方式。系统训练可以帮助你实现这3个目标，但你需要采用简单实际、可以持之以恒的训练方法。如果你愿意花一点时间和精力进行定期训练，就能够获得相应的回报。

你愿意吗？愿意的话，我们就开始吧。这将是提升情绪和自我形象的第一个关键步骤。

为提高价值感，我制订了许多详细明确、易于使用的方法。在阅读后面的内容时，首先请明确一点，仅凭阅读不一定就能提升自尊——起码不能长期有效。你需要努力钻研它，并按书中的要求做各种功课。坦白来说，我建议你每天花一点时间专门用于提升自我形象，因为只有这样你才能获得快速而持久的提升效果。

提升自尊的特效方法

1.反驳你的自我批评

无价值感源于你内心的自我批评。它是一种自己贬低自己的声音，例如"我一点也不好""我就是一坨屎""我样样不如人"等，它将绝望和自卑感深植于你的内心并让它们不断滋长。为了克服这种不良的思维习惯，你需要以下3个步骤：

a.进行相关训练，当自我批评的念头闪过脑海时，能识别它们并将它们记录下来；

b.找出这些思维扭曲的根源；

c.反驳它们，从而培养一种更客观的自我评估体系。

有一个有效的方法可以实现这一目标，它就是"三栏法"。你只需在一张纸的中心画两条线将纸分隔成3部分即可（见表4-1）。左边的一栏写上"下意识思维（自我批评）"，中间的一栏写上"认知扭曲"，右边的一栏写上"理性回应（自我辩护）"。当你自卑、鄙视自己的时候，请在左边一栏中写下脑海中闪过的所有伤害你的自我批评。

举例来说，假设你突然意识到你赶不上一场重要会议，你要迟到了，于是心里一沉，马上慌了神。这时应该问问你自己："现在我脑子里在想什么？我在对自己说什么？我为什么会这么紧张？"然后，在左栏中写下你的想法。

表4-1

心烦意乱时，"三栏法"可以改变你评价自己的思维方式。你在消极事件发生时，头脑中会下意识涌入一些不合逻辑的、苛刻的自我批评。"三栏法"的目标就是用更客观的理性思维来取代这些有害的自我批评

下意识思维 （自我批评）	认知扭曲	理性回应 （自我辩护）
1.我什么事都做不好	1.以偏概全	1.胡说！我有很多事都做得很好
2.我总是迟到	2.以偏概全	2.我没有总是迟到！真是荒谬！想想我准时的时候吧。如果我真的经常迟到，我会想办法改正，以后我会准时的
3.别人都看不起我	3.读心术 以偏概全 非此即彼思维 先知错误	3.也许有人会反感我迟到了，但这并不是世界末日。也许会议不会准时召开呢
4.这说明我是个混蛋	4.乱贴标签	4.拉倒吧，我不是混蛋
5.我会像个白痴一样丢人现眼	5.乱贴标签 先知错误	5.同样，我也不是什么白痴。迟到时我可能看起来会有点傻，但这并不能使我成为白痴。每个人都有迟到的时候

你的想法可能是"我什么事都做不好"和"我总是迟到"，在左栏中写下这些想法并给它们编号（见表4-1）。你的想法还可能是"别人都看不起我，这说明我是个混蛋"。脑子里一闪过这些念头时，就马上记下来。为什么要这样呢？因为它们就是你情绪紧张的根源，它们就是杀人不见血的软刀子。你肯定明白我的意思，因为你感觉得出来。

第二步是什么呢？在阅读第3章时，你就已经在开始准备这一步了。请对照10大认知扭曲列表（表3-1），分析一下你所有的消极下意识思维，你是否能找出其中的思维错误呢？例如，"我什么事都做不好"就是以偏概全。在中间一栏写下思维错误，然后参阅表4-1，继续寻找你其他下意识思维中的认知扭曲。

现在，你将进入情绪转变中最关键的一步——在右栏中写下理性客观的想法。提升情绪时，你不必写一些自圆其说的话；你不相信的事在客观上不可能是真实有效的。相反，请务必看清真相。如果你在"理性回应"中写的话不真实，连自己都不能相信，那对你就没有一点好处。反驳自我批评时，请一定要心口合一。你可以分析你的自我批评式下意识思维，将其中不合逻辑的错误写在"理性回应"栏中。

例如，回应"我什么事都做不好"时，你可以这样写道："拉倒吧！我做事有时好有时不好，和其他人没什么两样。我这次开会是迟到了，但也没糟糕到这么离谱吧。"

假设你在思考某个特定的消极思维时，就是想不出理性回应。这时，你可以把它放几天，以后再慢慢想。一般来说，你总会看到硬币的反面。只要在一两个月内每天练习三栏法15分钟，你就会越来越得心应手。如果你在某个混乱的思维上卡壳了，绞尽脑汁也想不出合适的理性回应，你可以要别人帮忙回答，不要觉得不好意思。

有一点必须注意：在"下意识思维"这一栏中，不要写描述情绪反应的句子，你只用写引起某种情绪的想法就可以了。例如，假设你发现车胎瘪了，此时不要写"我快烦死了"，因为你无法用理性回应来反驳这样的念头。你本来就很心烦，这是客观事实。你应该写下看到车胎瘪的那一刻脑海中下意识闪过的想法；例如，"我真是个大笨蛋，上个月我就该备个新胎。"或者"噢，该死！我就是个倒霉蛋！"然后，你可以把这种想法换成理性回应，例如"如果能备个新胎就好了，但我决不愚蠢。没有人可以准确地预测未来。"这一过程虽然不能给瘪胎充气，但至少不会让你的自尊心吃瘪。

消极思维日志

表4-2

情景	情绪	下意识思维	认知扭曲	理性回应	结果
简述导致不愉快情绪的实际事件	1. 指定不愉快情绪的种类表：伤心/焦急/愤怒等 2. 用1%~100%评价你情绪的程度	写下伴随不良情绪的下意识思维	确定每一个下意识思维中存在的认知扭曲	针对下意识思维写下相应的理性回应	指定理性回应后的情绪种类表，并使用1%~100%评价其程度
我打电话给我潜在的客户，向他们介绍我们最新的保险品种，但他却挂断了我的电话。他说："别来烦我了！"	愤怒：—99% 伤心：—50%	1. 我永远都卖不出一份保单 2. 我想掐死这个混蛋 3. 我肯定哪里说错话了	1. 以偏概全 2. 放大 乱贴标签 3. 妄下结论 罪责归己	1. 我已经卖出了很多保单 2. 他的确很没礼貌，不过我们每个人有时都会这样。我为什么会抓狂呢 3. 我平时联系新客户就是这个样子的，这次的措辞实在没有什么不同。为什么要为此烦心呢	愤怒：—50% 伤心：—10%

说明： 在产生不快情绪时，请记下可能导致这种情绪的事件。然后，记下与这种情绪相关的下意识思维。在评价情绪的程度时，1%=一点点，100%=最强烈的程度

尽管在"下意识思维"一栏中最好不要描述你的情绪，但在使用三栏法前后记一点"情绪账"还是很有用的，这样可以"计算"情绪实际改善了多少。记"情绪账"简单易行，你只需在找出下意识思维并予以回应后，用1%～100%来记录你的烦恼程度即可。就拿刚刚举过的例子来说，你可能这样记录：发现车胎瘪了，沮丧愤怒的程度为80%。在做完书面练习后，你可以马上记录烦恼减轻后的分值，比如40%左右。如果这个分值减少了，就说明"三栏法"对你有用。

亚伦·贝克博士设计了一种更为细致的表格，这种表格名为"消极思维日志"，它不仅要求你记录令你烦恼的想法，还要求你记录你的感受和导致这些感受的消极事件（见表4-2）。

例如，假设你在打电话给一位潜在客户推销保险，对方没等你说完就挂断了电话，他虽然没有激怒你，但你觉得受到了莫大的侮辱。此时，请将实际情况填写在"情景"一栏，而不要填在"下意识思维"栏中。然后，将你的感受和引起这些感受的扭曲式消极思维填写在相应的栏中。最后，反驳这些思维，记录"情绪账"。有些人更喜欢使用"消极思维日志"，因为这种表可以系统地分析消极的事件、思维和感受。选择情绪提升的方法时，请务必选择最适合你的一种。

写下消极思维并予以理性回应就会有效吗？你可能会觉得这过于天真、作用不大，甚至有点像骗人的把戏。有些患者一开始就拒绝这种方法，他们说："这是干什么的？不会有用的，因为我确实无可救药、一无是处。"你甚至会和他们感同身受。

这种态度只会成为一种自证预言。如果你不愿意把工具拿过来用，你就无法工作。开始时，请每天务必花15分钟写下你的下意识思维并予以理性回应。这样坚持两个星期，你就可以在"伯恩斯抑郁状况自查表"上看到你在情绪上的变化了。你可能会惊喜地发现，你正在开始成熟，你的自我形象也在朝着健康的方向转变。

盖尔就是一个明显的例子。盖尔是一位年轻的秘书，她缺乏自尊心，老是疑神疑鬼的，总觉得朋友们在指摘挑剔她。有一次她举办派对结束了，室友要她把房间打扫干净，她过于敏感，觉得室友对她有意见，继而觉得自己一无是处。一开始时，她悲观得要命，认为自己的情绪根本不可能好转，我好不容易才说服她试一下三栏法。后来她才勉强决定尝试，之后她惊喜地发现她的自尊心迅速提高了，情绪也好转了很多。她告诉我，把一天中脑海中闪过的许多消极思维记下来之后，她开始能客观地看待问题。她不再把那些消极思维当回事。盖尔通过每日的书面练习，她的情绪逐渐好转，她的人际关系也有了突飞猛进的改善。表4-3中的内容摘自盖尔的书面练习。

盖尔的经历不足为奇。每天用理性回应反击消极思维虽然只是一种简单

表4-3

本表摘自盖尔使用"三栏法"写的每日书面作业。在左栏中，她写了室友要她打扫房间时她脑海中下意识闪过的消极想法。在中间一栏中，她填写了她的认知扭曲种类；右栏中是她的理性回应。通过这种每日书面作业，盖尔迅速地成熟了起来，她的情绪也有了很大的改善

下意识思维 （自我批评）	认知扭曲	理性回应 （自我辩护）
1.所有人都知道我既邋遢又自私	妄下结论（读心术） 以偏概全	1.我有时很邋遢，不过有时我还是很整洁的。每个人对我的看法都不可能一模一样
2.我总是以自我为中心，从来不为别人着想。我真是一无是处	非此即彼思维 妄下结论（读心术）	2.我有时很自私，不过有时还是能为别人着想的。我有时很可能以自我为中心，有点过火。不过我会慢慢改正。我也许不完美，但并不是"一无是处"
3.我的室友可能很恨我。我一个真心朋友都没有	非此即彼思维	3.我和室友的友谊和别人的一样真挚。不过有时我听到批评，总以为是别人讨厌我盖尔这个人，其实他们一般并不讨厌我。他们只是对事不对人，而且事后他们还是接纳我

练习，但它却是认知方法的核心。而且对于改变情绪来说，它也是一种至关重要的方法。请务必写下你的下意识思维和理性回应，这一点非常关键；不要以为这一过程在头脑中完成就可以了。动动笔头可以强迫你更客观地看待事物，仅仅用大脑运转一下理性回应就远远达不到这一效果。这种方法还可以准确地找出让你痛苦的心理错误。三栏法不仅可以解决你的自卑问题，它还可以解决很多主要由扭曲思维导致的情绪问题。就算遇到以前视为灭顶之灾的问题，例如破产、离婚或严重心理疾病等，你也可以不再恐慌。最后，在"预防措施和个人成长"篇中，你将学习如何轻微地转化一下下意识思维，以找出导致情绪波动的精神点。这样，你心里最容易遭受抑郁侵袭的"死穴"就暴露了出来，你可以想办法改变它们。

2.心理生物反馈

这是第二个非常有效的方法，它需要你用高尔夫计数器来监控你的消极思维。你可以在体育用品店或高尔夫设备店买一个这样的计数器，它的样子和手表差不多，价格也不贵。每按一下按钮，表盘上的数字就会相应跳动。每当脑海中闪过一个贬低自己的消极念头时，就按一下按钮；这样可以持续地监控这类思维。晚上睡觉前，看看你一天的总分，然后把记在日志里。

一开始的时候，你可能会看到这个数字不断增加；这种情况会持续几天，这是因为你查找自我批评思维的水平越来越高了。很快，你就会发现每天的总分开始进入停滞期，这样会持续1周至10天左右。然后，总分就开始下降了。这表示你的有害思维正在减少，你的情绪正在好转。这种方法一般需要3周才能看到效果。

这种简单的方法为什么效果会如此惊人呢？虽然我们现在还不知道确切原因，但采取系统性的自我监控一般可以增进自控能力。只要你学会不再指责自己，你就会开始好转。

如果你决定使用高尔夫计数器，我需要强调一点：这并不意味着你就可以放弃每天10~15分钟的书面练习，你还是要按照前面所述的"三栏法"写下扭曲的消极思维并予以理性回应。你决不能逃避书面练习，因为它就像一面照妖镜，可以照出折磨你的消极思维，从而将它打回不合逻辑的原形。你在按时做书面练习时，也可以使用高尔夫计数器，这样就可以在不知不觉中将痛苦的认知扭曲扼杀在摇篮中。

3.行动起来，不要自怨自艾——自称是"坏妈妈"的女人

在阅读前面的内容时，你可能会有这样的异议："讲的都是些扭转思维的东西，如果我的思维是真实客观的，那该怎么办？我就算从另一个角度思考，又有什么用？我需要对付的缺点可都是真实存在的。"

34岁的南希是两个孩子的母亲，她就是这样想的。6年以前，她和第一任丈夫离婚，最近刚刚再婚。目前，她正在利用业余时间学习大学课程。南希的性格一直都很活泼开朗、热情积极，对家庭也尽职尽责。不过，多年以来，她一直不时地受到抑郁症的困扰。在情绪低迷的日子里，她对自己和他人都极为苛刻，而且总是缺乏自信和安全感。在一次抑郁发作时，她转诊来到我这里。

她自责的程度太过强烈，连我都被吓倒了。她儿子的老师给她写了一张便条，说孩子在学校有点问题。南希的第一反应就是闷闷不乐，继而自责起来。以下是治疗时她的一段话：

> **南 希** 我应该督促鲍比做家庭作业。这孩子做事没条理，又没心思上学。我和鲍比的老师谈过了，老师说鲍比缺乏自信，跟不上课。因此，他的作业做得一团糟。在和老师打过电话后，我有很多自责的念头，刹那间就沮丧起来。我告诉自己，好母亲就应该每晚陪孩子学习、娱乐。鲍比的行为不端，他撒谎，在学校不听话，这些我都脱不了干系。我只是不知道该拿他怎么办。我真是个坏妈妈。我开始觉得他太笨了，考试都不一定会及格，这些都是我的错。

我的第一个对策就是教她反驳自责语句——"我是个坏妈妈"。因为我认为这种自我批评很伤人，而且也不真实，它只会让人的内心痛苦得无法自拔，这对她帮助鲍比渡过难关没有任何好处。

> **戴 维** 好了，来看看这句话——"我是个坏妈妈"，这句话有什么毛病？
>
> **南 希** 嗯……
>
> **戴 维** "坏妈妈"真的存在吗？
>
> **南 希** 那还用说。
>
> **戴 维** 你认为"坏妈妈"的定义是什么？

南希 坏妈妈就是在教育子女方面不称职的女人。她不如其他的妈妈能干，所以孩子也不听话。这个问题太简单了吧？

戴维 你的意思是"坏妈妈"就是不会教育子女的母亲吗？这就是你的定义？

南希 有些母亲是缺乏教育子女的技巧的。

戴维 但是，所有母亲都或多或少地缺乏教育子女的技巧。

南希 真的？

戴维 这世上没有一位母亲在所有教育子女的技巧方面都十全十美。因此从某种意义上来说，她们都缺乏教育子女的技巧。从你的定义来看，所有母亲都是坏妈妈。

南希 我觉得我是坏妈妈，但并不是说每位母亲都是这样。

戴维 那好吧，请你重新定义，什么是"坏妈妈"。

南希 坏妈妈是不能理解孩子、连续犯致命错误的妈妈。我指的是那种很有杀伤力的错误。

戴维 从你的新定义来看，你不是"坏妈妈"。而且世上也没有"坏妈妈"，因为没人会连续不断地犯致命错误。

南希 真的没有吗？

戴维 你认为坏妈妈会连续不断地犯致命错误，但事实上没有人会一天24小时连续不断地犯致命错误。每位母亲都有她的长处。

南希 嗯，有的母亲会虐待孩子，总是惩罚孩子、打孩子，这样的故事你在报纸上应该看过。他们把孩子都打残了，这肯定是坏妈妈吧？

戴维 的确有虐待孩子的母亲。这些人应该改变一下行事方式，这样对他们自己和对孩子都有好处。但是，如果要说这种母亲不断地施暴，也是不现实的；给他们贴上"坏妈妈"的标签于事无补。这些人有暴力倾向，她们需要训练自控能力；不过如果硬要她们承认她们的问题性质很恶劣，只会适得其反。一般来说，她们已经觉得自己坏透了，也知道这就是问题所在。给她们贴上"坏妈妈"的标签是不准确的，也是不负责任的，这无异于火上浇油。

在这个问题上，我想让南希知道，她给自己贴上"坏妈妈"的标签只会伤害自己。我希望她能明白无论她怎么定义"坏妈妈"，这个定义都是不现实的。只要她消除这种破坏性倾向，不再自怨自责，不再认为自己一无是处，我们就能想出对策让她的孩子在学校提高成绩。

南 希 但我还是觉得我是"坏妈妈"。

戴 维 那好，再来一遍，你的定义是什么？

南 希 坏妈妈就是对孩子关心不够的母亲，我说的关心不是溺爱。我平常学习太忙，所以一有时间照顾孩子时，我对他们的爱好像又变成了溺爱。谁知道是不是这样呢？我的定义就是这样的。

戴 维 "坏妈妈"就是对孩子关心不够的母亲，这是你的定义吧。关心指的是什么？

南 希 就是培养出色的孩子。

戴 维 是在所有方面出色，还是在一些方面出色？

南 希 一些方面。没人可以在所有方面都出色。

戴 维 鲍比总有一些出色的地方吧？他就没有让你感到欣慰的优点吗？

南 希 当然有了。他有很多兴趣爱好，而且在这些方面也很优秀。

戴 维 那按你的定义来看，你就不是"坏妈妈"了，因为你的儿子在许多方面都很出色。

南 希 那我为什么老觉得自己是坏妈妈呢？

戴 维 在我看来，你给自己贴上"坏妈妈"的标签，是因为你想花更多时间陪孩子，是因为你有时感到力不从心，是因为你迫切地想和鲍比增进交流。但是，你只是机械地把自己称为"坏妈妈"，这样对解决问题没一点好处。你觉得我说的有道理吗？

南 希 如果我多关心他，多帮助他，他在学校的表现就会好一些，而且他会快乐得多。如果他的表现不好，我就觉得是我的错。

戴 维 因此他犯错你就怪罪自己吗？

南 希 是的，都是我的错。我是个坏妈妈。

戴 维 那如果他成绩好，你觉得是你的功劳吗？他幸福快乐也离不开你的付出吗？

南 希 不，那是他的功劳，不是我的。

戴 维 他有缺点是你的错，他有优点却和你无关。这样公平吗？

南 希 不公平。

戴 维 你明白我的意思吗？

南 希 明白。

戴 维 "坏妈妈"只是一个抽象概念，这世上没有真正的"坏妈妈"。

南 希 明白了。不过有的妈妈会做坏事。

戴 维 她们只是普通人，只要是人就会做各种各样的事，有好的、坏的、不好不坏的。"坏妈妈"只是虚构的形象，世上没有这种人。椅子是具体的，但"坏妈妈"却是抽象的。你明白吗？

南 希 明白了。不过有一些妈妈的确经验更丰富，也更能干。

戴 维 是的，在教育子女方面，母亲们的能力程度各不相同，但绝大多数人都有待提高。你要问的问题不是"我是个好妈妈还是个坏妈妈"，而是"我在这方面的优点和缺点是什么，我还有哪里需要改进"。

南 希 我明白了。这种方法更有意义，也会让我感觉更好。每次我给自己贴上"坏妈妈"的标签时，我就觉得自己很没用，然后心情郁闷起来，于是什么事都做不好。现在我终于明白了你的意思。只要我不再自责，我就会好起来，也许这样对鲍比更有用。

戴 维 这就对了！如果你能这样看待问题，你就找到解决之道了。例如，教育子女的技巧是什么？怎样才能提高这些技巧？现在，我要就如何照顾鲍比和你谈一下。不要再把自己看成是"坏妈妈"，这样会让你耗尽精力，使你分心，忘掉了自己的任务本来应该是提高教育孩子的技巧。这样是很不负责的。

南 希 对极了。如果我不再用那些话来打击自己，我就会好起来，也可以好好照顾鲍比了。只要我不认为自己是坏妈妈，我的感觉就会好多了。

戴 维 是的。不过，如果你又想说"我是个坏妈妈"，这时你会怎么反驳呢？

南 希 如果我发现鲍比有某个缺点，或者发现他在学校品行不端，这时我会对自己说，我不会因此而全盘否定自己。我会限定问题的界限，然后对准它集中火力，把它解决掉。

戴 维 这就对了。这就是积极的办法了，很不错。你终于用积极思维代替了消极思维。我很欣赏。

然后，她写了和鲍比的老师通话后的一些"下意识思维"，我们一起来做出理性回应（见表4-4）。南希在学会拒绝自责思维后，她的心情轻松了很多。她还针对鲍比的问题想出了一些特定的对策。

她处理方案的第一步是和鲍比谈谈，了解他在学校的困难，然后找出真正的问题。他的问题真的就如老师所说的那样吗？他对问题的看法如何？他是不是真的紧张自卑？最近他是不是觉得家庭作业很难？南希找到这些问题的答案、发现问题的症结后，她突然意识到她找到解决问题的对策了。例如，如果鲍比说他觉得某些课程特别难，她可以制订家庭奖励制度，鼓励鲍比做一些额外的作业。她还决定读一些子女教育方面的书。她和鲍比之间的关系改善了很多。很快，鲍比的成绩就提高了，在学校的表现也越来越好。

南希的错误在于一有问题就全盘否定自己，而且还从道德上将自己批判为一个"坏妈妈"。反过来，这种批评又使她更无能，因为这种批评会让她以为自己的错误大得可怕，性质极其恶劣，完全已经无药可救了。"坏妈妈"的标签让她心情沉重，再没精力去找问题的症结，更没心情把问题细化分解并采用适当的方法各个击破。如果她继续自怨自责，鲍比肯定还会继续变坏，然后恶性循环，她还会越来越无能。这是显而易见的。

南希的经验应该如何借鉴呢？当你看不起自己的时候，你可能会用"蠢货""骗子""傻瓜"等负面标签来定义真实的自我。此时，你要扪心自问，你的本意到底是什么？只有这样才有助于解决问题。一旦你撕下这些有害的标签，你会发现它们既武断又空洞。它们只会掩盖问题的本质，让你陷入混乱，绝望得无法自拔。一旦你摆脱它们之后，你就可以找出问题的症结去解决它们了。

总结

情绪抑郁时，你可能会告诉自己，你天生就没用或者就是"一无是处"。你越来越肯定你就是个坏胚子，一点好处都没用。你对这种想法深信不

表4-4

南希针对鲍比在学校的问题，写下了这份书面练习。这份练习和"三栏法"很相似，不过没有写下意识思维中的认知扭曲，因为南希觉得没必要

下意识思维 （自我批评）	理性回应 （自我辩护）
1.我对鲍比不关心	1.我其实花了很多时间陪他；我只是保护欲太强了
2.我应该帮他一起做家庭作业，看看他现在做事都没条理，也不想上学了	2.作业是他的任务，不是我的。我可以培养他有条有理的好习惯。我的任务是什么呢 a.检查作业 b.督促他按时完成作业 c.问他是否有不懂的地方 d.设定奖励制度
3.好妈妈每晚都会陪孩子学习、玩耍	3.不对。我总是尽量抽时间陪孩子，但不一定总有空。而且，鲍比应该自己安排时间
4.他的品行不端，在学校的表现也不好，我难辞其咎	4.我只能引导鲍比，剩下的就看他了
5.如果我多关心一下的话，他在学校也不会有这么多麻烦了。如果我早点监督他的作业，这个问题也不会发生了	5.也不尽然吧。有时就算你一直守着盯着，还是会出问题
6.我是个坏妈妈。他的问题都是我造成的	6.我不是坏妈妈；我已经尽力了，我无法掌控他生活的方方面面。也许我可以和他以及他的老师谈谈，找出帮助他的办法。为什么孩子一有问题我就要惩罚自己呢
7.别的妈妈都和孩子感情很好，可我就是不知道该如何和鲍比好好相处	7.以偏概全！你大错特错了。不要自怨自艾，快想办法解决问题吧

疑，于是，你产生了严重的情绪反应，你开始感到绝望，越来越憎恨自己。你甚至会觉得不如死了算了，因为你把自己贬得太低，觉得活着太痛苦了。你还可能会自闭封锁自己，既害怕也不愿意投入正常的生活。

由于有害思维对你的情绪和行为都产生了负面影响，所以第一步就是停止有害思维——不要再说自己一无是处了。然而，你很可能做不到，因为你事先必须百分之百地说服自己：这些想法一点都不客观，全是胡说八道。

如何才能说服自己呢？首先，你必须了解人生是一个不断变化的过程，你的身体会随着发育和衰老而不断变化，你的思想、感受和行为也会在瞬息之间千变万化。因此，你的人生就是一个不断渐进的过程，像河水一样流动不息。你不是一个固定的什么东西；因此任何标签都有其局限性，都大而化之而失之准确。像"一无是处"或"不如别人"这样的抽象标签起不到任何沟通作用，它们没有任何意义。

不过，你可能还是断定你就是低人一等的。你的根据是什么呢？你可能会这样理论："我觉得我不如别人，因此，我肯定就比别人差。不然的话我为什么会有这么多痛苦的情绪呢？"你的错误在于情绪化推理。你的感受不能决定你的价值，它决定的只是你感觉好或不好的这种相对状态。即使你有糟糕透顶、悲惨可怜的内在感受，这也并不能证明你是个糟糕透顶、悲惨可怜的人，它只能证明你是这样想而已；因为你不过是暂时情绪低落，对自己难免会有一些不合逻辑、不讲道理的看法。

你觉得你的情绪好、心情愉快，是不是就能证明你了不起、值得尊敬呢？还是只能证明你现在感觉比较好？

你的价值不取决于你的感受，也不取决于你的思想或行为。一些思想或行为可能是正面积极的，它们极富创造力，自信上进；不过绝大多数都是中性的。还有一些思想或行为毫无理性，只会让你自作自受，与环境格格不入。如果你愿意努力，这些都可以改变。你要知道，它们完全不能证明你一点也不好，世上根本就没有一无是处的人。

这时你可能要问："那我怎样才能建立自尊呢？"答案就是——没这个必要！你不需要刻意去做任何有价值的事来建立或获得自尊；你只需要屏蔽内心中的批评指责声即可。为什么？因为它大错特错！你内心的自责源于不合逻辑的、扭曲的思维。你的自卑感毫无根据，它只是抑郁症病灶部位的脓疮。

以下是情绪抑郁时的三步法，请务必牢记：

1. 找准消极的下意识思维，将它们一一写下。不要让它们在你的头脑中嗡嗡作响；要把它们诱捕到纸上——歼灭！

2. 回头看一遍10大认知扭曲列表，想明白你的思维是怎么扭曲的，又是怎么失之客观的。

3. 找出让你自卑的谎言，然后用更客观的想法来取代它。这样做你的感觉会好很多。所以你无须提升自尊，无价值感（当然还有抑郁感）就会无影无踪。

注释：

❶ 摘自亚伦·贝克《抑郁症的临床、实验和理论研究》。该书1967年由纽约哈珀出版社出版（1972年由费城大学出版社重新出版，书名改为《抑郁症的根源和治疗》，请参阅17～23页）。

❷ 西格蒙德·弗洛伊德《弗洛伊德全集》，1917年。英文翻译版本4卷第8章《悲悼与忧郁症》，第155～156页，Hogarth出版社1952年出版。

❸ 1954年，加拿大麦克吉尔大学的心理学家首先进行了"感觉剥夺"实验：实验中给被试者戴上半透明的护目镜，使其难以产生视觉；用空气调节器发出的单调声音限制其听觉；手臂戴上纸筒套袖和手套，腿脚用夹板固定，限制其触觉。被试者单独待在实验室里，几小时后开始感到恐慌，进而产生幻觉……在实验室连续待了34天后，被试者会产生许多病理心理现象：出现错觉幻觉；注意力涣散，思维迟钝；紧张、焦虑、恐惧等，实验后需数日方能恢复正常。这个实验（当然这种非人道的实验现在已经被禁止了）表明：大脑的发育……人的成长成熟是建立在与外界环境广泛接触的基础之上的。 ——译者注

| 5 |
战胜无为主义

在上一章里我们了解到改变情绪的方法在于改变思想。不过除此之外，还有一种重要的方法也可以快速有效地提升情绪。人不仅仅是思想者，他们还是行动者，因此行事方式一旦改变，思维方式也会随之产生极大的转变，这一点也不奇怪。这里只有一个问题——情绪抑郁时，你可能什么也不想做。

抑郁症的撒手锏之一就是麻痹人的意志。抑郁程度极其轻微时，你可能只是把一些日复一日的无聊工作推迟一下。随着动力越来越少，几乎做任何事你都会觉得困难重重，于是你崩溃了，什么也不想做。由于你越来越一事无成，你的感觉就越来越糟糕了。你不仅切断了自己正常的动力和快乐之源，而且你的懒散还让你更加憎恨自己。这样恶性循环，你会越来越孤立，越来越无能。

如果你意识不到自己已陷入了情绪牢狱，这种情况还会持续几星期、几个月或者甚至几年。如果你曾经一度生机勃勃并引以为豪的话，现在的懒散会让你触景生情，徒增无限悲伤。此外，你的无为主义还会影响到你的家人朋友，他们和你一样，也对你的行为非常不解。他们可能会说你的抑郁肯定是有意而为之，不然你为什么不振作起来去干点正事呢？这种话只会让你更痛苦更麻木。

无为主义是一大"人性悖论"。一些人能自然而然地以饱满的热情投入生活，而另外一些人则总是畏缩不前，他们在每一个转折点都会百般地阻拦自己，好像前面有人谋害他们似的。你有没有想过这是为什么呢？

如果一个人把自己封闭几个月，切断一切正常的活动和人际交往，真正的抑郁就会随之而来了。如果把小猴子关在狭窄的笼子里，不让他们和同伴接触，它们也会变得笨拙孤僻。你为什么会心甘情愿地用同样的方式来惩罚自己呢？你想受这种苦吗？使用认知方法，你会发现使你失去动力的确切原因。

我治疗过很多转诊到我这里的患者，我发现他们当中的绝大多数如果愿意帮助自己，都能真正好起来。有时，只要你有自救的态度，无论你做什么似乎都不重要。我举两个貌似"无可救药"的病例，这两位患者只是在纸上做些记号就大有起色。其中一位患者是艺术家，多年以来他一直断定自己连一条直线都画不好。所以，他甚至懒得试着画一下。他的心理医生建议他验证一下他的结论，只需真正地动手画一条线即可。结果线画得非常直，他又接着画了一条，很快他的症状就消失了！然而，许许多多的抑郁患者都会经历一个顽固不化的过程，他们固执地拒绝通过做任何事来帮助自己。事实上，只要能够解决关键的动力问题，抑郁症状一般都会开始消失。我们的许多研究都致力于找出意志力麻痹的根源，其原因也正在于此。通过这一理论，我们已制订出了一些具有针对性的方法，它们可以帮助你治疗拖延症。

我最近治疗了两位非常棘手的患者，我谈谈他们的情况吧。也许你会认为他们的无为主义过于极端，并会错误地认为他们肯定有神经病，因为你几乎没这些毛病。事实上，我觉得他们的问题在于态度，这和你差不多，因此不要轻易否定他们。

患者A，一位28岁的女人。为了了解她的情绪和各种活动之间的波动关系，她做了一个试验。结果表明，当她把列表上的所有事几乎都做完时，她感觉好多了。在这张可以使她有效提升情绪的列表上，活动的内容有很多，其中包括打扫房间、打网球、上班、弹吉他、买菜等。只有一件事会使她郁闷，就是这件事几乎总让她痛苦到极点。你猜得出来是什么吗？无为——整天躺在床上，盯着天花板，消极思维一个接一个地不请自来。猜她周末会做什么？对了，她周六早上会在床上翻来覆去，一点一点地陷入内心的炼狱。你觉得她真的是自讨苦吃吗？

患者B，一位医生，在治疗的早期她就向我清楚明白地传达了她的想法。她说她知道康复的速度取决于她在心理治疗期间是否愿意做功课，她坚决认为自己迫切地想好转，这对她来说这比什么都重要，因为她已被抑郁症折磨了16年。此外，她还强调说，她很乐意来这里做心理治疗，不过我决不能要求她自己帮助自己，哪怕要她动一根手指头都不行。她说如果我强迫她花5分钟做自助功课，她就去自杀。她还在她们医院的手术室精心设计了自杀方案。当她向我详细描述自杀方案时，我不禁毛骨悚然。很显然，她已经病入膏肓了。为什么她非要这么决绝地自寻死路？

我知道你的毛病很可能没这么严重，而且只涉及一些小事，比如付账单、看牙医等。或者你在写报告时遇到了麻烦，虽然这份报告相对比较简单，但它关系到你的职业生涯，你觉得很难。不过，这个令人困惑的问题是一样的——你做事为什么总不考虑你自己的利益呢？

拖延行为和自毁行为似乎是可笑、可叹、可怒或可悲的，或者是令人迷惑的，这要看你怎么看待了。我认为它们是人类的共性，我们每个人几乎每天都会撞上它们。在漫长的历史中，作家、哲学家和研究人性的专家都一直都在尝试用系统的方法来阐明自毁行为，著名的理论有：

1. 你的本质就是懒惰；它就是你的"本性"。

2. 你想伤害自己，承受痛苦。你要么喜欢抑郁，要么就是活得不耐烦了产生自毁倾向。

3. 你有被动攻击型人格障碍，你就是想什么事也不做，逼得身边的人发疯。

4. 你要么什么事也不做，要么做事拖拉，你肯定从中获得了某种好处。例如，你在抑郁时得到了全方位的关注，这个让你很受用。

这些著名的理论每一条都代表一种不同的心理学理论，但它们都失之准确！第一种为"特性"模式；它认为你的懒散源于"懒惰成性"，是一种固定的人格特质。这一理论的问题在于它不加以解释就乱贴标签。给自己贴上"懒惰"的标签是毫无益处的，无异于自作自受，因为这样你就会错误地认为，你对什么都觉得没劲是无法改变的，它已经是你身体中的先天因素了。这种想法不能成为有效的科学理论，不过它倒是认知扭曲（乱贴标签）的一个绝好例子。

第二种理论表示你喜欢自作自受，因为你在拖拉懒散时还是能享受到某种乐趣或满足的。这种理论太荒谬了，要不是它的流毒甚广，又获得了相当一部分心理治疗师的强烈支持，我都不好意思把它列进来。如果你觉得你自己或其他的什么人就是喜欢成天忧郁个没完，什么事也不做，那么请提醒你自己：抑郁是人类所有苦难中最痛苦的一种。请告诉我，它到底有什么乐趣？我从来就没有遇到过一个病人会真正享受这种痛苦。

如果你还不相信，还认为你真的很享受痛苦和折磨，那么就用夹子试一下吧。打开夹子，把你的指甲塞进去。然后夹子越夹越紧，你可能会觉得越来越疼。现在问问你自己，真的很舒服吗？我真的就喜欢受折磨吗？

第三种理论是一种假设——你有"被动攻击型人格障碍"。它代表了许多治疗师的想法，这些治疗师都认为抑郁行为源于"压抑型愤怒"。在他们看来，你的拖延行为是内心的愤怒受压抑后的外在表现，因为你的不作为总会激怒身边的人。这种理论有一个问题：大多数抑郁患者或拖拉懒散的人根本没有特别愤怒的感觉。愤怒有时会让人对什么都提不起劲，但它一般不会成为问题的症结。尽管你的抑郁情绪可能会使家人痛心疾首，但你很可能不是有意而为之。事实上，你很可能是怕他们不高兴。所以不要相信你为了激怒家人故意什么都不做的理论，这种说法纯属不实污蔑之辞，它只会让你感觉更糟。

最后一种理论认为你肯定因为拖拉行为得到了某种"好处"，它反映了新近出现的一种基于行为的心理学理论。从这种理论来看，你的情绪和行为源于外部环境对你的奖惩。如果你情绪抑郁，什么也不做，那你肯定是得到了某种形式的奖赏。

这种理论还是有几分真实性可言的，抑郁患者有时因为有人帮助，的确得到了不少支持和安慰。不过，抑郁患者很少会享受这种关爱，因为他们很可能认为自己不配享受。如果你情绪抑郁，此时有人告诉你他喜欢你，你很可能会想："他压根都不知道我有多坏，我哪配得上这种赞美？"事实上，抑郁和沮丧换不来什么真正的奖赏。我们完全可以把第四种理论和其他三种理论一起枪毙掉。

那么，如何才能找到动力缺失的真正原因呢？情绪障碍症的研究为我们提供了一个独一无二的机会，使我们能够看到各种层次的个人动力在短时间内产生的显著变化。一个平时乐观开朗、极富创新精神的人一旦抑郁发作，可能会愁容满面，甚至卧床不起。通过跟踪这些极具戏剧性的情绪波动，我们收集到了很多宝贵的线索，许多人类动力的谜团就此解开了。你只需问你自己："一想到任务还没完成，我的脑子里立刻浮现的是什么念头？"然后请在纸上写下这些念头。你所写的内容不仅能够反映你的心态不端，它还反映了很多错觉和错误假设。你会发现，冷漠、焦虑和崩溃等一些使你缺乏动力的感受不过是思维扭曲的结果而已。

图5-1展示了一种典型的"懒散病"恶性循环。患者的思维非常消极，他对自己说："不管做什么事都没意义，因为我天生就没用，因此我注定会失败。"在情绪抑郁的时候，这种思维似乎很有说明力，它会让你懒散乏力，让你觉得自卑崩溃，自己憎恨自己，继而陷入绝望。然后，你会认为这种消极情绪正好证明了你的悲观情绪绝非捕风捉影，于是你开始改变生活方式。你确信你做什么事都会搞砸，所以就懒得尝试，不如整天躺在床上算了。你懒懒地靠着床头，盯着天花板，希望能慢慢睡去；但是，你总是痛苦地意识到，你的事业正每况愈下，你的公司濒临破产。你害怕听到坏消息，所以你可能会不听电话；生活充满无趣、焦虑和痛苦，越来越单调乏味。如果你没有办法打破这种恶性循环，它将永远无休无止。

正如图5-1中所示，思维、感受和行为这三者之间的关系是相互作用的——所有的情绪和行为都源于思维和态度。反过来，感受和行为模式又会通过多种途径影响认知。根据该图，我们可以得出结论如下：所有情绪变化归根到底都是由认知引起的；更改行为模式时，如果能对思维模式施加正面影响，你会更加自信。因此，要想改变自毁的心理定式，你必须在更改行为模式的同时对自毁态度予以强烈反击，这样动力问题的症结也就迎刃而解了。同样，如果你改变了思维模式，你做事就会更有干劲，反过来它又会对你的思维模式产生更强烈的积极影响。这样的话，你就可以将"懒散无力"的恶性循环转化为"勤奋努力"的良性循环了。

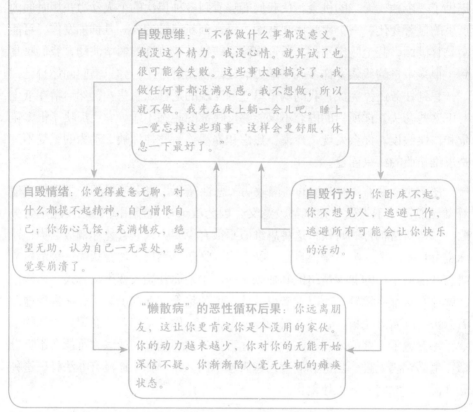

图5-1 "懒散病" 恶性循环

你的自毁式消极思维使你感觉更糟。痛苦的情绪反过来会让你确信：那些扭曲的悲观思维都是真实可靠的。就这样，自毁思维和行为相互作用，不断循环。无为主义的恶果使你的问题越来越严重。

自毁思维："不管做什么事都没意义。我没这个精力。我没心情。就算试了也很可能会失败。这些事太难搞定了。我做任何事都没满足感。我不想做，所以就不做。我先在床上躺一会儿吧。睡上一觉忘掉这些琐事，这样会更舒服，休息一下最好了。"

自毁情绪：你觉得疲惫无聊，对什么都提不起精神，自己憎恨自己；你伤心气馁，充满愧疚，绝望无助，认为自己一无是处，感觉要崩溃了。

自毁行为：你卧床不起。你不想见人，逃避工作，逃避所有可能会让你快乐的活动。

"懒散病"的恶性循环后果：你远离朋友，这让你更肯定你是个没用的家伙。你的动力越来越少，你对你的无能开始深信不疑。你渐渐陷入毫无生机的瘫痪状态。

13种思维定式

以下是最可能导致懒散行为和无为主义的几种思维定式。你可能会在其中的一项或多项中看到自己的影子。

1.绝望

情绪抑郁时，你会在当前的那一刻深陷痛苦而无法自拔。虽然过去曾经快乐过，但你已全然忘记；你甚至觉得自己将来永远都不可能积极乐观。因此，不管做任何事，你都会觉得没有意义，因为你确信你将永远缺失动力，而且这种压抑感将永远存在，这一切将无休无止，再无回旋余地。从这个角度来看，建议你采取自救措施似乎是滑稽可笑的，你也听不进去，因为这和叫一个快死的人振作起来一样可笑。

2.无助

你几乎不会做任何让自己高兴的事，因为你深信决定情绪的因素是你无法控制的，这些因素包括命运、荷尔蒙周期、饮食因素、运气和他人对你的评价。

3.击败自己

有几种方法可以把自己击败，直至陷入无为状态。你可以把一项任务无限放大，最后觉得它难得没法处理。你也可以假设自己不能把每项工作分成零散、易于管理的小部分，不能一次只完成一个小步骤，你必须一下子就把有事情都做完。你还可以一边做某件事，一边又心烦地想着其他没完没了还没来得及处理的事，这样你就在不经意之间没法专注于手头的工作了。这种方式毫无理性可言，就好像每次你一坐下来准备吃饭，突然就会想到你在一生中必须要吃的所有食物。想象一下，在你面前成吨的肉、蔬菜、冰激凌堆得老高，还有数千升的饮料！你在生命终结之前必须把它们吃得精光！现在，假设你在每顿饭之前都会对自己说："这顿饭不过是沧海一粟而已。我怎么吃得光所有食物呢？今晚吃这么一点点汉堡包又有什么意义呢？"于是，你感到恶心反胃，食欲尽失，满肚子翻江倒海。当你一心想着所有没做完的事情时，其实就是在犯同样的错误，只是你没意识到罢了。

4.妄下结论

你觉得你很无能，没法采取有效的措施取得满意的效果，因为你习惯于对自己说"我不行"或"我倒是愿意，不过……"因此，当我建议一位情绪抑郁的女人去烤苹果派时，她回答说："我什么吃的都不会做。"其实，她真正想说的是："我觉得我讨厌做东西吃，这些事情好像麻烦得要命。"为了验证这些假设，她烤了一个派试试，结果她惊喜地发现味道好得不得了，而且做起来一点也不麻烦。

5.给自己贴标签

你越懒散，就会越觉得自己没用，这就进一步降低了你的自信心。如果你给自己贴上"拖拉的家伙"或"懒鬼"的标签，问题就更加复杂了。这样只会让你认为懒散是你的"本质"，因此你就会下意识降低对自己的期望，甚至完全不抱任何期望。

6.轻视回报

情绪抑郁时，你可能不会做任何有意义的事，这不仅仅是因为你觉得所有的事都困难重重，而且还因为你觉得回报太低，不值得付出。

快感缺乏（Anhedonia）是一个专业术语，它表示丧失体验满足和快乐的能力。这一问题的根源可能就是一个常见的思维错误——"否定正面思维"。你还记得这种思维错误是什么吗？

一位商人向我抱怨说，他一天到晚不管做什么都不高兴。他告诉我，他早上准备给客户回电话，但却发现占线了。他挂上电话，自忖道："真是浪费时间。"在这天早上，他随后又成功达成了一项重要的商务谈判。此时他又自忖道："我们公司随便找个人都可以把这件事搞定，甚至比我做得还好。这个问题很好解决，因此我的工作一点都不重要。"他之所以缺乏满足感，是因为他总有一套办法可以把自己的努力贬得一钱不值。在他的口头禅"这不算什么"面前，任何成就感都会破坏殆尽。

7.完美主义

你用过高的目标和标准来打击自己。无论做什么，只要有一点瑕疵，你都坚决不依不饶。因此到最后，你往往只有一个选择——什么事也不做。

8.害怕失败

另一个麻痹你的思维定式是害怕失败。在你看来，付出努力仍无法成功就是一种天大的失败，所以你什么也不敢尝试。有几种思维错误都和害怕失败有关，最常见的一种是以偏概全。你为自己辩解："如果在这件事上我失败了，那就意味着我以后无论做什么都会失败。"这肯定是不可能的，没有人会不管做什么都通通失败。我们所有人都是有胜有负。虽然胜利的滋味肯定甜蜜无比，而失败却总是充满苦涩，但做任何事即使都失败也不一定就会要你的命，苦涩的感觉不会永远驻留。

导致害怕失败的第二个思维定势是评判表现时只看结果不问过程。这是不合逻辑的，它反映的是"唯结果论"，而不是"唯过程论"。为讲清楚这个问题，我先举一个个人例子。作为一名心理治疗医师，我只能控制我对每位患者所说的话，以及我与他们互动的方式。至于在某个治疗周期内，某位特定的患者能否对我的治疗给予积极响应，就不属于我控制的范围了。我说的话以及我的互动方式就是"过程"；而患者响应的方式则是"结果"。不管哪一天，都会有几位患者告诉我他们通过这一天的治疗获益良多。而与此同时，也总会有一两位患者说这一天的治疗并没什么特别的帮助。如果我评价工作只看结果或成果的话，那么患者反应良好我就欣喜若狂；他们一反应消极我就开始意志消沉并开始自卑。这样一来，我的情绪就会像坐过山车一样疯狂起伏，我的自尊也会一天到晚毫无规律地时上时下，让我筋疲力尽。但是，如果我告诉自己，在整个治疗过程中，我所能控制的只有输入，那么不管哪一个特定疗程的结果如何，只要我的工作能够一直保持良好状态，我都会引以为豪。如果能学会根据过程而不是结果来评判工作，这本身就是一个巨大的胜利。如果患者交给我一份负面报告，我只会从中总结教训。如果我的确有错，我会纠正它，我没必要为此去跳楼。

9.害怕成功

你缺乏自信，所以在你看来，成功似乎比失败还危险，因为你认为成功全凭运气。因此，你深信胜利的果实是不可能永远保存的，而且成功还会让他人对你期望过高。于是，当有一天可怕的真相终于败露，人们发现你根本就是一个"废物"的时候，随之而来的失望、排斥和痛苦情绪会比以往更为强烈。既然你确信自己必然会从悬崖上掉下来，那么根本不往山上爬似乎更安全。

害怕成功的另一个原因还有可能是你担心别人会对你要求更高。你觉得你必须满足他们的期望，但你又深信自己做不来，所以成功只会把你逼入绝境，左右为难。因此，为了不让自己失控，你不得不逃避任何责任，甚至拒绝参与任何事务。

10.害怕反对和批评

你觉得只要尝试新鲜事物，有任何错误或失误都会招来强烈的反对和批评，因为只要你表现出平凡或不完美之处，你所在乎的人就无法接受。被人反对排挤实在可怕之极，为了保护自己，你尽可能地采取低调态度。如果什么都不做，就铁定不会犯错。

11. 强迫和怨恨

动力的一个死敌就是强迫感。你觉得有一种强大的压力迫使你去做某事，这种压力源于内部和外部环境。当你用具有说教性质的"应该"和"应当"字眼督促自己时，这种强迫感就产生了。你告诉自己："我应该做这个……我应该做那个……"然后你就觉得无法推脱、压力重重、紧张不安，继而心生怨恨，最后心虚内疚。你觉得自己活像一个少年犯，老被专横的监护官管头管脚。不管哪一项任务，都逃不掉这种不快，你不敢再正视它们。然后，你做事开始拖拉，你不得不宣告自己是一个懒惰迟钝、一无是处的废物。就这样，你越来越无精打采。

12. 抗挫折能力低

你认为你应该有能力解决问题，并能轻松迅速地完成目标。所以，只要在生活中一遇到挫折，你就会抓狂，又惊又怒。当事情变得棘手时，你不会耐心地坚持一段时间，相反，你只会用一种方式来对抗这所有的"不公"——完全放弃。我也把这种思维定式称作"理所当然综合征"。因为根据你的感受和行事方式，你似乎认为你应该获得成功、爱情、赞美、健康、快乐等，而且好像这一切都是理所当然的一样。

你之所以会沮丧，是因为你习惯于将现实与头脑中的理想世界相提并论。如果这二者不对等，你就会谴责现实。其实，改变期望值比抱怨现实要简单得多，只是你想不到罢了。

这种沮丧情绪的导火索往往是"应该"句式。你在跑步时，可能会埋怨道："跑了这么远，现在我的身材应该更好。"真是如此吗？你凭什么就应该如此？你可能会错误地认为，这种严厉苛刻的句式会迫使你更加努力，付出更多精力。不过，这种办法很少会奏效。它只会让你沮丧，使你越发地觉得自己无能，然后更迫切地想放弃，撒手不管。

13. 内疚与自责

如果你固执地认为你一点也不好，总会让别人失望，那么你自然就会失去动力，日常生活就会随之陷入混乱。我最近治疗过一位孤独的老妇人，虽然购物、做饭、和朋友交流会让她情绪好转，但她偏偏却整天躺在床上。为什么？这位和蔼的老妇人总觉得女儿5年前离婚是她的责任。她解释道："我去他们家的时候，我应该坐下来和女婿好好聊聊，我应该关心一下他的近况。我也许应该帮点忙。其实我也想这么来着，只是没找着机会。现在，我觉得是我害了他们。"我们一起分析了这种思维中不合逻辑的地方，然后她很快就好了，又重新积极地面对生活。因为她是人而不是神，她没法预测未来，也没法明确地知道该如何干预，所以她不必自责。

现在你可能会这样想："那又如何？我早就知道我的懒散是自暴自弃不合逻辑的，我也知道你说的几种思维定式我都有。我也想走出来，可脚似乎被粘住了，就是迈不开步子。我就是无法前进。你可能会说我的压抑感全是态度引起的，但我现在感到有千钧重。你说我该怎么办呢？"

为什么几乎每一种有意义的活动都很可能会提升情绪？你知道原因吗？如果什么都不做，你会满脑子里都充斥着消极的有害念头？如果你能够做点什么的话，你可能会暂时转移注意力，不再不断地在内心里贬低自己。更重要的是，你会体验到一种掌控感，许多一开始就使你情绪抑郁的扭曲思维都会被这种感觉反驳得体无完肤。

以下是一些自我推动（self-activation）的方法，学习时可以选择你最喜欢的几种，然后坚持练习两三个星期。请记住，你不需要掌握全部的方法！甲之蜜糖、乙之砒霜的道理就在于此。请针对你特定的拖延症使用最适合你的方法。

每日活动计划表

"每日活动计划表"（见表5-2）简单而有效，它可以帮助你有条不紊地对付缺乏动力、懒散冷漠的问题。该计划表分为两部分。在"目标"栏中，你可以以小时为单位填写每天的行动计划。这一方法非常简单，它只不过是制订每天的行动计划而已。但是，即使你可能只会真正执行其中的一部分，它也会带来意想不到的收获。你每次只需在每个时间栏中填写几个字，写明你的行动计划即可，例如"穿衣服""吃饭""写简历"等。填写时间连5分钟都不到。

晚上请填写"结果"栏，在每个时间栏中记下你在这一天中实际做了什

表5-2

每日活动计划表·

	目标	结果
	一早上开始计划你一天的活动，要以小时为单位	一天结束时，记下你在这一天中实际做了什么，给每项活动分类打分。分类标记为字母M和P，M表示掌控型（mastery）活动，P则表示休闲（pleasure）活动*
日期		
时间		
上午:8～9		
9～10		
10～11		
11～12		
下午:12～1		
1～2		
2～3		
3～4		
4～5		
5～6		
6～7		
晚上:7～8		
8～9		
9～12		

*掌控型活动和休闲活动的分数必须是0～5之间的数字；数字越高，满足感越大

么。它和你的计划可能相吻合，也可能有差异。但不管怎样，就算你只是盯着墙壁发呆，也请如实地记下这一行为。此外，请给每项活动打上字母M和P的

标记；M表示掌控型活动，P表示休闲活动。掌控型活动表示能给你带来掌控感的活动，例如刷牙、做饭、开车上班等。休闲活动则可能包括看书、吃饭、看电影等。给每项活动标上字母M和P之后，请估计一下任务的快乐程度或难度，然后用0~5的数字标出来。例如，如果你执行的每项任务只是像穿衣服这样极其简单，你打的分数则可以是M-1。如果任务有点难，还具有一点挑战性，例如强迫自己节食或者应聘，则可以打出M-4或M-5的分数。至于休闲活动，你也可以用类似的方式打分。如果某些活动在过去你不抑郁的时候可以让你快乐，但这一天让你觉得无趣或者兴趣索然，你可以打出P-1/2或P-0的分数。像做饭这样的一些活动其标记类别可以是M+P。

为什么这种简单的活动计划表有可能会起到帮助作用呢？首先，如果你习惯于无休止地纠缠于各种活动的价值，常常为是否应该做某事而无谓地在心底斗争个没完，那么该计划表就可以铲除你的坏习惯。而且，你即使只完成了部分计划，也很有可能会感到满足，从而抵消抑郁情绪。

在安排每天的计划时，请注意要劳逸结合，休闲娱乐活动和工作之间要保持平衡。在抑郁的时候，你可能会渴望轻松片刻，就算你觉得娱乐活动并不能像往常一样使你快乐，但它却是必不可少的。你也许对自己要求太高，身心疲倦不堪，最后你的"投入和回报"体系终于失去了平衡。如果是这样，请给自己放上几天假，只做自己喜欢的事。

只要坚持使用这个计划表，你就会发现你的动力不断增强。一旦你开始做事情，你就会质疑你的愚蠢念头："为什么我会觉得自己拖拉懒散呢？"有一位拖延症的人这样说："我开始制订每日计划，并将目标和结果进行对比，这样我就心里有数，知道时间是怎么用的了。通过计划，我得以重新掌控生活。我终于明白，只要我愿意，我就可以控制自己。"

请坚持使用"每日活动计划表"，至少要一个星期。一个星期后，当你回头再看过去一周参加的活动，你会发现有些活动可以带给你极大的掌控感和快乐，因为它们的得分很高。然后，你在继续安排以后每天的计划时，就可以利用这些信息，将类似的活动多安排一些。至于那些没给你带来什么满足感的活动，就可以尽量少安排。

"每日活动计划表"非常有用，它对于一种我称之为"周末/节假日抑郁症"的常见综合征尤其有效。单身人士最容易患这种抑郁症，因为他们在寂寞时最容易产生情绪问题。如果你正好属于此类，你很可能会认为寂寞的时候本来就是很难熬的，因此你干脆什么都不做，当然就不会精心安排生活了。一到周末，你就盯着墙壁发呆，闷闷不乐，或者整天躺在床上；在情绪好的时候，你可能会还看乏味的电视节目，饿了就勉强对付一下，你只在三明治上涂点花生酱，再冲一杯速溶咖啡。怪不得周末的生活会这么清苦！你不仅一个人在家闷闷不乐，而且你还折磨自己。你会不会这样虐待别人？

这种周末抑郁症的克星就是"每日活动计划表"。在周五的晚上，你可以以小时为单位安排周六的活动。你可能会忍不住说："这样有什么意义呢？一个人有什么好安排的？"事实上，正因为你是一个人，所以才更有必要安排计划。为什么就觉得你本该惨兮兮的呢？小心这种推测迟早会成为自证预言！你可以试着把时间安排得满一点。为了起到一定的效果，你的计划不必过于精细。你的计划安排可以是理发、购物、参观博物馆、读书或在公园散步。只要安排好每一天的计划并严格执行这些简单计划，你就会发现你的情绪将好转很多。如果你愿意好好打理自己，也许突然有一天，你会发现你也能赢得别人的目光！谁知道呢。

每天上床睡觉前，请记录你在这一天的每一个小时里都具体做了什么，然后用字母M和P给每项活动评级，然后制订第二天的新计划。这一程度虽然简单，但它可能是迈向自尊和真正自立的第一步。

反拖延症表

表5-3这种表格非常有用，我发现它可以有效地打破拖延的坏习惯。你可能想逃避某项特定的活动，因为你根据推测认为它可能会很难，而且也不值得一做。通过使用这份"反拖延症表"，你可以训练自己去验证这些消极预测。每一天，你都要在相应的栏中记下你一直拖延的一项或多项任务。某项任务如果需要投入相当多的时间和精力，最好把它分解成一系列的小步骤，以每个小步骤不到15分钟即可完成为佳。现在，预测一下每一个步骤的难度，然后在下一栏中用0~100%之间的数值记下来。如果你觉得任务很简单，你可以写下一个比较低的预测值，例如10%~20%之间的数字；任务难度大的话，可以填80%~90%之间的数字。然后，在下一栏中，写下完成任务的每一个阶段后预期的满足程度，还是要填写百分比数值。记录好这些预测值后，你马上开始执

行任务的第一步。完成每一个步骤后，都要记下它的实际难度，以及你实际感受到的满足程度。最后，还是用百分比数值在最后两栏中记下这些信息。

表5-3是一位大学教授填写的。他想在另外一所大学谋一份教书的工作，但迟迟没写求职信，都拖了几个月了。根据这张表，我们可以了解这位教授克服拖延症的全过程。正如你所看到的，这位教授估计求职信不好写，而且也不值得一做。不过，在他记下这些悲观的预测后，他的好奇心就来了。于是，他列出大纲，写好了草稿，一心想弄明白写求职信是不是真的就如他所想的那样既无聊又没效果。结果，他惊奇地发现这事一点也不难，而且写完后他还很满足。最后他干脆一鼓作气，写完了这封信。他把自己的感受记录在表5-3的最

表5-3

反拖延症表

有位教授想写一封信，但拖了几个月都没动笔。他觉得写信不仅很难，而且也不值得做。最后，他决定把这项任务分成几个小步骤，然后预测每个步骤的难度和满足程度，并用0～100%之间的数值表示（见相应栏）。在完成每个小步骤后，这位教授写下了任务的实际难度和满足程度。他很惊讶地发现：原来他的消极预测实在错得离谱

在执行任务前请写下预期的难度和满足程度；完成每一个小步骤后再写下实际的难度和满足程度

日期	活动 （请将每项任务分解成 几个小步骤）	预计难度 （0～100%）	预计的 满足程度 （0～100%）	实际难度 （0～100%）	实际的 满足程度 （0～100%）
1999/6/10	1.列出信的大纲	90	10	10	60
	2.写草稿	90	10	10	75
	3.打印终稿	75	10	5	80
	4.填写信封，寄信	50	5	0	95

后两栏中。这些数据让他大为震惊，因此他以后在生活的其他方面也用上了这份"反拖延症表"。之后，奇迹发生了：他越来越勤奋，越来越自信，抑郁症状也彻底消失了。

消极思维日志

我们在第4章已经介绍过这种记录方法。当你懒惰的思想占上风，什么也不想做时，这份记录就会很有用。一想到某项特定的任务，你的脑子里会有什么念头，只用把它写下来即可，这样你的问题症结顿时就一目了然了。然后，再写下相应的理性回应，驳斥这些消极想法的不实之处。之后，你的积极性立刻调动起来了，马上就可以迈出艰难的第一步。只要这样做，你就会充满干劲，勇往直前。

表 5-4 举例说明了使用这种方法的方式。安妮特是一位年轻迷人的单身女子，她有一家服饰店，在她的精心经营下，小店的生意十分红火（她就是本书第 76 页介绍的患者 A）。在平常的日子里，她在店里忙得不可开交，因此情绪还不错。但一到周末，只要没有排得满满的社交活动，她就在猫在床上不起来。她垂头丧气地躺在床上，还声称她无法下床，实在是无能为力。在一个星期天的晚上，安妮特写下了她的下意识思维（见表 5-4），然后问题的症结就一目了然了：她总要等到有心情、有兴趣和有精神的时候才去做事；她认为一个人做什么都没意思；由于她懒得不想动，自然就不会照顾自己，甚至还会折磨自己。

当安妮特逐一反驳了她的下意识思维后，她说她的情绪好多了，因此她开始起床、洗澡、梳妆打扮。然后，她的心情就更好了，于是她约了一位朋友一起吃饭、看电影。正如她在"理性回应"栏中所预料的一样，她做的事越多，心情就越开朗。

如果你决定使用此方法，请务必将困扰你的想法写在纸上。如果你只在头脑中将它们过一遍，那么你可能会一无所获，因为这些折磨你的念头错综复杂，转瞬即逝。当你准备一一反驳它们时，它们会从四面八方迅猛地涌过来围攻你，你还没弄清是什么回事，就被它们群殴了一顿。但是，如果你能将它们写下来，它们就会在理性之光的照射下无处遁形。这样你就能够反思，从而找出认知扭曲并想出一些有用的解决方法。

消极思维日志

表5-4

日期	情景	情绪	下意识思维	理性回应	结果
1999/7/15	星期天我整天都待在床上——时醒时睡——没兴趣也没力气起床，更没法做积极地做任何事	抑郁 疲惫不堪 内疚 痛恨自己 孤独	我没心情做任何事 我没力气起床 我做人真正失败 我对什么都没真正的兴趣 我总是以自我为中心，因为我对身边的任何人或事都漠不关心 别人都在外面快快乐乐的 我一点都不快乐 我总是无精打采的 我不想和任何人聊天，也不想见任何人	那是因为我什么都没做。记住有行动才会有动力 我可以起床，我又不是残废 只要我愿意，我就能成功。无所事事会让人烦闷无聊，但这并不意味着"我做人很失败"，因为这世上没有真正失败的人 我当然有兴趣，不过无所事事时自然就没有了。如果我开始做事，我很可能会有兴趣 其实我心情好时还是很关心别人的。不过在情绪抑郁时难免会有点冷漠 这和有关系吗？只要我愿意，我也可以这样 情绪好的时候我也是很快乐的。只要我动手就能快乐起来，不过我现在在躺在床上就似乎不可能了 这一说法毫无根据。我现在就做点事，看看结果如何。我情绪好的时候精神是很足的 如果我有可做的话，劲头就更足了 哦，得了吧，又没人逼着我非亲天不可，所以我决定自己做点事，至少我现在可以起床	感觉轻松很多，然后决定起床，至少先洗个澡

快乐预测表

安妮特认为一个人的时候，积极地做任何事都没有意义，她的自毁态度之一就在于此。由于她有这种想法，她干脆什么事都不做，一个人自叹自怜。而这种感觉又让她愈发地认为孤独是很可怕的。

解决方法：既然你认为做任何事都没有意义，那就使用"快乐预测表"（见表5-5）测试一下吧。想想有什么活动可能有助于修身养性或让你快乐满足，然后在几个星期里给自己安排这些活动。其中一些你可以亲自去完成，还有一些则可以和别人一起完成。如果某项活动是和别人一起完成的，请在相应的栏中记下他们的名字。你需要预测每项活动带给你的快乐程度，用0～100%之间的数值表示出来。然后就可以放手去做了。最后，在"实际快乐程度"栏目中，请写下每项活动实际的快乐程度。你或许会惊奇地发现，亲自动手所获得的快乐程度可能远远超乎你的想象。

在将自己独立完成的活动和与他人一起完成的活动做对比时，请务必注意两者在性质上必须对等，否则比较结果会无效。例如，如果你只是一个人一边看电视一边凑合着吃顿饭，就不要拿这顿饭和请朋友吃的法国大餐相提并论！

表5-5是一位年轻人的活动清单。这位小伙子的女朋友住在300千米以外的地方，现已有了新欢，从此不愿再见他。小伙子得知这一情况后，他没有自怨自怜、唉声叹气，反而更积极地投入生活。在表的最后一栏，你可以看到：他从独自完成的活动中所获得的快乐程度高达60%～90%，在与他人完成的活动中所获得的快乐程度却只有30%～90%。这一结果增强了他的自信，因为他开始意识到，失去女友并不等于失去快乐，而且他也不需要依靠他人来寻找快乐。

你可以使用"快乐预测表"，看看自己是否有一些可能会诱发拖延症的假设。这类假设包括：

1. 一个人的时候，不管玩什么都不开心。
2. 做任何事都没意义，因为在一些非常重要的方面我都失败了（例如，我没得到我心仪的工作和升职机会）。
3. 我没钱，事业不成功，又不出名，所以我无法彻底地享受生活。
4. 我又不是别人关注的焦点，我怎么能享受生活呢？

快乐预测表

表5-5

日期	活动类型（特指能使你产生成就感或快乐的活动）	陪你完成活动的人（如果是独自一人，请写明"我自己"）	预计快乐程度（0～100%，活动开始前填写）	实际快乐程度（0～100%，活动结束后填写）
1999/8/2	读书（1小时）	我自己	50%	60%
1999/8/3	和本一起吃晚饭泡吧	本	80%	90%
1999/8/4	参加苏珊的派对	我自己	80%	85%
1999/8/5	去纽约看海伦阿姨	爸爸、妈妈和奶奶	40%	30%
1999/8/5	去南希家	南希和乔艾	75%	65%
1999/8/6	在南希家吃饭	12位朋友	60%	80%
1999/8/6	参加露茜的派对	露茜和另外5位朋友	70%	70%
1999/8/7	跑步	我自己	60%	90%
1999/8/8	看电影	露茜	80%	70%
1999/8/9	去哈利家	哈利、杰克、本和吉姆	60%	85%
1999/8/10	跑步	我自己	70%	80%
1999/8/10	看"费城人"队的比赛	爸爸	50%	70%
1999/8/11	晚餐	苏珊和本	70%	70%
1999/8/12	参观艺术博物馆	我自己	60%	70%
1999/8/12	去皮柏迪俱乐部	佛端德	80%	85%
1999/8/13	跑步	我自己	70%	80%

5. 不管做什么事，如果做得不完美或不成功，我就不会有多大的快乐。

6. 如果只完成了工作的一部分，就没有什么好满足的。所以我今天必须把全部工作都做完。

以上所有的这些态度，如果你不测试一下它们的真伪，它们迟早会形成一连串的自证预言。但是，如果使用"快乐预测表"验证的话，你或许会惊讶地发现原来生活可以给你这么多的快乐和满足！救救你自己吧！

对于"快乐预测表"，你很可能会有这样一个问题："假设我安排了一些活动，最后我发现它们和我预料中的一样无趣，这又怎么办？"这种事情可能会发生。如果是这样，不妨留意一下你的消极想法，将它们一一记下来，然后在"消极思维日志"中予以反驳。例如，假设你一个人去餐厅，觉得有点紧张。此时你可能会这样想："我一个人来这里吃饭，别人可能会觉得我是个废物呢。"

你会如何反驳？你可能会提醒自己，别人的想法无法撼动你的情绪分毫。我曾向患者证明过这一点。我告诉他们，我会对他们持两种想法，每种想法会持续15秒。一种想法是非常积极的，另一种则极为消极甚至构成了人身攻击。他们需要告诉我，我的每一种想法对他们造成了何种程度的影响。我闭上眼睛，开始想："这里的杰克是个好人，我喜欢他。"然后我又换了另外一种想法："杰克是宾夕法尼亚州最无耻的混蛋。"由于杰克不知道我的想法到底是哪一种，所以他根本不受影响！

你是不是认为这个小实验无关紧要呢？那么你错了，因为只有你的思维才会影响你。例如，如果你在一个人在餐厅觉得自己好可怜，其实这时你根本不知道别人的想法。使你情绪低落的只是你自己的想法，与他人无关。在这个世界上，能狠狠打击到你的只有你一个人。只不过是一个人在餐厅罢了，为什么非要给自己贴上"废物"的标签？你会不会对别人也如此残忍？不要再这样侮辱自己了！用理性回应反击这种下意识思维，你可以辩护："一个人去餐厅并不意味着我就是废物。和所有其他人一样，我也有权来这里。如果有人不喜欢，那又怎样？只要我懂得自尊，我不必理会别人的想法。"

如何摆脱"但是"——反驳"但是"

"但是"可能是积极行动的最大障碍。你正在考虑积极地做某件事，突然你就用"但是"给自己找了许多借口。比如，"我今天应该出去跑步，但是……"

（1）我真的好累；

（2）我本来就是个懒鬼；

（3）我没心情。

诸如此类。

还有另外一个"我应该戒烟，但是……"例子：

（1）我没那种自制力；

（2）我不喜欢突然就戒掉，也许应该慢慢来，这样痛苦也少些；

（3）我最近压力很大。

如果你真的想给自己一点动力，你得学会摆脱"但是"。有一种方法可以帮助你，这就是表5-6中的"反驳'但是'法"。假设现在是星期六，你准备今天修剪草坪。这件事你已经拖了3个星期，现在杂草丛生，乱得不成样子。你告诉自己："我真的应该修剪一下了，但是我现在没心情。"在"但是"栏中记下这一想法，然后在"反驳'但是'"栏中予以反击："只要一开始动手我就会慢慢有心情了。等把事情做完，那种成就感太棒了。"接下来，你很可能会出于条件反射，又继续编造新的反对理由："但是现在草长得太高了，一辈子都剪不完。"现在用新的反驳论点来反击（如表5-6所示），然后一直继续，直到没有借口可找为止。

学会认同自己

你是不是经常告诉自己你所做的其实都不算数？如果你有这种坏习惯，你会自然而然地认为：无论做什么都不值得。不管你是诺贝尔奖获得者还是园丁，这对你都没什么区别——生活将变得空虚无聊，因为你心态不好，它夺去

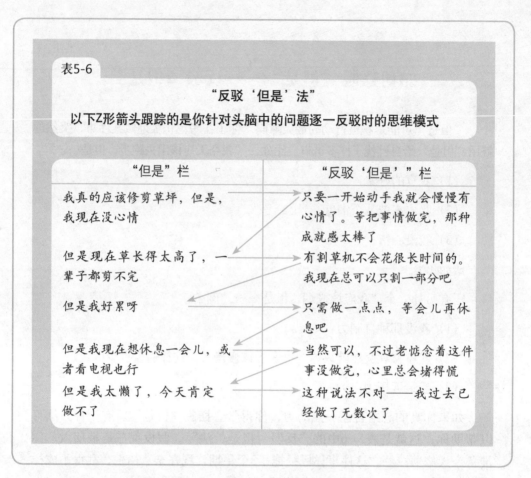

表5-6

"反驳'但是'法"

以下Z形箭头跟踪的是你针对头脑中的问题逐一反驳时的思维模式

"但是"栏	"反驳'但是'"栏
我真的应该修剪草坪，但是，我现在没心情	只要一开始动手我就会慢慢有心情了。等把事情做完，那种成就感太棒了
但是现在草长得太高了，一辈子都剪不完	有割草机不会花很长时间的。我现在总可以只割一部分吧
但是我好累呀	只需做一点点，等会儿再休息吧
但是我现在想休息一会儿，或者看电视也行	当然可以，不过老惦念着这件事没做完，心里总会堵得慌
但是我太懒了，今天肯定做不了	这种说法不对——我过去已经做了无数次了

了你奋斗的乐趣，甚至在你还没来得及努力之前就将你一举击败。这也难怪你会没一点上进心！

要想扭转这种不良习惯，第一步得查明到底是什么样的自贬思维让你一开始就这样想。然后，反驳这些思维，用一些更客观、更能认同自己的思维来取代它们。表5-7中就有这样的一些例子。一旦掌握了其中的诀窍，你就可以整天有意识地练习认同自己。无论你做的事情多么的微不足道，你都要认同自己。或许在开始的时候，你的情绪不会有明显的好转，但你必须坚持练习，尽管这似乎有些机械死板。几天之后，你的情绪会好转起来，你会为自己做的事而自豪。

你可能会反对："为什么不管做什么事，我都要拍一下自己的马屁呢？家人、朋友和同事才是应该欣赏我的人。"这里有几个严重的问题。首先，即使别人忽视了你的付出，你也不应该犯同样的错误，你不能忽视自己，而且生闷气并不能解决问题。

即使有人真的赞美你，如果你不相信，这种赞美你也是听不进去的，因为它需要你确认无误真心接受。由于情绪上的不信任，多少发自内心的赞美都被你当成了耳边风？如果你不能对别人的赞美给予积极回应，别人终将会失望。他们才懒得帮你纠正你的自贬习惯，这是肯定的。这样到最后，你怎么看待你做的事，你就会有什么样的情绪。

你每天只需把做过的事列在纸上或记在心里，这样会非常有用。然后，你要在精神上为自己所做的每一件事夸奖自己，不管这些事有多么渺小，你都要这么做。这样，你才能把注意力转移到已经做完的事情的上面，而不会惦记着那些没做的事。虽然听起来很简单，但它真的很有用！

表5-7

自贬的说法	自我认同的说法
谁都能洗盘子	如果这是件枯燥无聊的工作，那么我做这件事就应当得到额外的夸奖
洗这些盘子毫无意义。它们总会再变脏的	关键不在于此。当我们需要这些盘子时，它们会干干净净的
房间整理得不算干净，我应该做得更好	这世上任何东西都不完美，但我至少把这间乱糟糟的房间清理得有模有样了
我的演讲虽然成功了，但这不过是运气好罢了	这和运气无关。我准备得很充分，演讲时吐词清晰流利。我做得的确很出色
我给车打过蜡了，不过还是没邻居家的新车漂亮	我的车比以前漂亮多了。我喜欢开着它兜风

TIC-TOC法

如果你只是对某个特定的任务有拖拉行为，那么请记下你对这项任务的看法。TIC意为任务干扰型认知（Task-Interfering Cognition），而TOC则为任务导向型认知（Task-Oriented Cognition）。如果你使用双栏法，将TIC一一记下，然后再用更理性的TOC来取代TIC，你受的干扰就会少很多。表5-8中有很多这样的例子。在填写TIC-TOC表时，请务必找出阻挠你的认知扭曲并将它记录在TIC中。也许你会发现，你最大的敌人是"非此即彼思维"或"否定正面思考"，或者你有妄作消极预测的坏习惯。一旦你能对这些老是困扰你的认知扭曲类型有所警觉，你就能把它们扭正过来。这样，你的拖延症和浪费时间的坏习惯将自动离开，而果断行事的作风和创新能力则将随之而来。

除了将这一方法应用于思维以外，你还可以将它应用于心理意象和幻想。你在逃避一项任务时，你或许总会下意识地用消极的眼光来看待它，从而使自己的意志消磨殆尽。这会造成不必要的紧张和焦虑，你的表现也会大打折扣，甚至你最害怕的结果还可能真的会发生。

例如，你要向同事们演讲了，可在演讲前你或许会忐忑不安，忧心忡忡。因为透过心灵的眼睛，你仿佛看到自己忘了演讲词，或者又看到自己在回答听众的尖锐问题时狼狈不堪。等到演讲的时候，你的行为就真的会受这种方式的引导。结果你真的紧张得一塌糊涂，演讲确实和你想象中的一样糟！

如果你有勇气改变的话，这里有一个办法：每晚在睡觉前，练习幻想自己成功演讲的画面，大约练习10分钟。想象你从容自信地走上讲台，抑扬顿挫地讲解资料；之后回答听众的所有提问时，你都能表现得热情而不失专业。通过这种简单的练习，你的情绪可能会大为改观。你不再用悲观地眼光来看待任务，这可能会让你惊喜不已。虽然我肯定不能保证你想象的事就一定会发生，但你的期望和情绪却会深深影响你的实际表现，这一点毫无疑问。

表5-8

TIC–TOC法

如果你不想完成某项特定的任务，请在左栏中写下使你失去动力的思维。然后，找出这种思维中的认知扭曲，将它们写在右栏中，并用更客观、更能激发积极性的态度来取代认知扭曲

TIC（任务干扰型认知）	TOC（任务导向型认知）
家庭主妇： 车库里的垃圾都堆了几年了，我这辈子都清理不完	以偏概全；非此即彼思维 只用动手做一点点就好了。我又不用今天就把它全部清理完
银行职员： 我的工作一点都不重要，没劲死了	否定正面思考 这份工作对我来说似乎有些枯燥，不过对银行的客户来说却是很重要的。我在情绪好的时候，还是会觉得这份工作很有意思。许多人的工作都很枯燥，但这并不意味着他们就一点都不重要。也许我下班后可以调剂一下生活
学生： 写这份学期论文没一点意思。论文的题目好无聊	非此即彼思维 这是你的例行作业，又不是要你写出千古流芳的杰作。也许我能从中学点什么呢，也许我做完后还会很有成就感
秘书： 这份稿子我很可能会打得一塌糊涂，说不定会有一大堆的打印错误。然后老板又要吼我了	先知错误 打印稿子没必要追求极致的完美。我可以更正错误。如果老板过于挑剔，我可以消除他的敌意，或者还可以告诉他：如果他多些支持，少些挑剔，我会做得更好

▶接上页表格

TIC（任务干扰型认知）	TOC（任务导向型认知）
政客： 竞选州长我落选了，我会成为别人的笑柄	先知错误；乱贴标签 竞选落败又不是什么丢人的事。许多人都很敬重我，因为我努力过，因为我在一些重要的问题方面都保持了诚实的立场。不幸的是，最优秀的人往往都得不到胜利。但无论当选与否，我都对自己充满信心
保险业务员： 给这个家伙回电有什么用？他好像对保险不感兴趣	读心术 我没法知道他的想法，就试一下吧。最起码他要我回电。有些人对保险还是很感兴趣的，所以我有必要筛选一下客户。即使被人拒绝，我也一样会有成就感。因为平均来看，我每被5个人拒绝，就会卖出一份保单。所以，拒绝我的人越多，情况对我就越有利，我就可以卖出更多保单
羞涩的单身男人： 如果我打电话给漂亮的女孩子，她说不定会拒绝我的，所以为什么要打呢？我还是等女孩子对我明确示爱吧，这样就不用这么冒失了	先知错误；以偏概全 不是所有的女孩都会拒绝我，试一下不丢人。就算被拒绝了，我还可以总结教训。我需要提升一下气质风度，现在就应该开始练习了，试一下吧！第一次高台跳水需要勇气，我曾经这样跳过，而且也没死掉。这次我也能行
作家： 这一章必须写精彩点，可我的创造力贫乏得很	非此即彼思维 只用写一份还过得去的草稿就行，我以后可以锤炼一下
运动员： 我总是约束不了自己。我缺乏自制力。我永远都练不出肌肉	否定正面思考；非此即彼思维 我肯定有自制力，因为我一向都训练得不错。只用锻炼一会儿，等筋疲力尽了再休息

化整为零

有一种简单有效的自我推动法，这就是学会把既定任务分解成若干零散部分。这样，你就不会因为老想着全部的任务而把自己吓倒了。

假设你的工作需要你出席多场会议，但你焦虑不安，情绪低落，动不动就发呆走神，注意力很难集中。你之所以无法有效地集中注意力，是因为你这样想："我本该理解这个问题，可我却弄不明白了。天哪，这个太枯燥了。我现在情愿和老婆亲热一下，或者去钓鱼。"

有一种方法可以帮你改变枯燥情绪，克服走神的毛病，让你更容易集中注意力。这就是：将任务分解成若干零散部分！比方说，开会时决定只听3分钟，然后花1分钟给心情放个假专门用于发呆。在假期结束后，再听3分钟，而且在这短短的3分钟内不得分心走神。之后又可以给自己放1分钟的假用来发呆。

这种方法可以使你有效地集中全部注意力。只要允许自己分心一会儿，你就可以克服走神的毛病。不久之后，那些让你走神的念头就显得十分可笑了。

将一项任务分解成若干个易于管理的部分时，如果要将它的效用发挥到极致，你需要限定时间。决定你将花多少时间用于某个特定的任务。然后，规定的时间一到，不管有没有完成，你都要立刻停止再去做一些更有意思的事。这种方法听起来很简单，不过效果却非常神奇。我举一个例子。有一位政界要人的妻子多年以来一直对丈夫心存不满。她觉得丈夫的事业成功辉煌，可她的生活却沉重不堪，照顾孩子和做家务这些事总也做不完。由于她有强迫倾向，所以总觉得那些无聊的家务活永远都干不完。她患上了抑郁症，十多年以来，她看过无数的知名心理医生，但都以失败告终。这是因为她没有找到幸福之门的神秘钥匙。

在经过我的同事（亚伦·贝克博士）心理辅导两次后，这位女士迅速走出了抑郁低潮（贝克博士妙手回春的绝招从来都让我叹为观止）。这真是一个天大的奇迹！他是怎么完成的？简单！他告诉这位女士，她之所以患上抑郁症，一部分原因在于她不相信自己，不敢追求自己喜欢的目标。她不愿承认自己不敢冒险，也不愿克服这种恐惧，反而怪罪丈夫让自己失去方向目标，让自己有一大堆做不完的家务活。

第一步需要确定她觉得自己每天应该花多少时间做家务；即使屋子没收拾好，她也不能再为此多花一分钟。此外，她还要计划分配剩余的时间用来做一些自己喜欢的事。她觉得做一小时的家务比较合适；她报了研究生课程准备深造，这给她带来了一种自由的感觉。奇迹发生了，她的抑郁症状连同她对丈夫的怨气都一同消失了。

我并不是让你以为，抑郁症状一般就是这么容易消除的。即使是在上面的病例中，这位患者很可能也要和卷土重来的抑郁症大战好几个回合。她或许有时也会暂时性地重新陷入强迫症的怪圈，强迫自己做很多事，然后责怪别人，最后终于崩溃。接下来她可能还得再次用同样的方法。不过，重要的是她已经找到了适合她的方法。

同样的方法或者也适合你。你是不是总恨不得"一口吃出个大胖子"？要敢于限定任务的时间！要在任务未完成时有勇气抽身离开！也许你会惊奇地发现，你的工作效率和情绪将产生奇迹般的变化，你的拖延症也许会成为历史。

自我推动，拒绝强迫

你之所以有拖延症，原因之一可能在于你的自我推动机制错误。你可能本想用许许多多的"应该""应当"和"必须"来鞭策自己，可却在不经意之间把自己的积极性全毁掉了，以至于你不想再前进一步。你扼杀了自己前进的动力，这也难怪你会毁掉自己！阿尔伯特·埃利斯博士将这种心理陷阱称为"必须强迫症"（musturbation）。

要想改造你的暗示方式，你就应该将这些强迫性的字眼从你的字典中清除。例如，如果你想在清晨要求自己起床，你可以换一种方式对自己说："尽管开头有点难，不过起床会让我神清气爽。虽说我没必要这样，但如果能自觉地起来，我还是会为自己高兴的。另一方面，如果我真休息好了，那最好还是起床享受一下清晨的美好时光。"如果你能把"我应该"换成"我想要"，你就学会了尊重自己。这会为你带来自由选择的感觉，同时也肯定了你的个人尊严。你会发现这种推动机制比鞭策的效果更好，也更持久。问问你自己："我要自己怎么做？什么样的措施最符合我的利益？"我想你会发现，如果换这种方式来看待事物，你的积极性会提高很多。

如果你还是想赖在床上闷闷不乐，而且对自己是否真的想起床持怀疑态度，那么就列一份赖床的好处和坏处对比列表吧。举例来说，一位会计师在临近报税期之前还有一大堆的工作没做完，他每天早上老是起不来。客户开始抱怨他懒散拖拉，他害怕尴尬地面对客户，于是选择了逃避。他几个星期都赖在床上，甚至连电话都不接。最后损失了很多客户，业务开始一落千丈。

表5-9

赖床的好处	赖床的坏处
1.简单易行	1.虽然看似简单，但时间久了就会无聊痛苦得要命。事实上，躺在这里什么都不做，只会让我郁闷，只会让我不断地责备自己，干这事可一点都不轻松
2.我什么都不用做，也不用面对一大堆的问题	2.就算我起床了，我也没必要做任何事，不过起床会让我神清气爽。我这样逃避问题，问题也不会自动解决，相反它们只会恶化，到时就更难搞定了。长痛不如短痛，我要面对它们，而不是赖在床上永远地痛苦下去
3.我可以睡大觉，逃避一切	3.我永远都睡不着。我一天都睡了差不多16小时，实在再也睡不着了。如果我起床活动一下手脚，也许会感觉精神很多，像个废人似的躺在这里，手脚迟早会烂的

他的错误就在于告诉自己："我知道我应该去上班，但我就是不想去。而且我也没这个必要！那么我就不去了！"最重要的是"应该"这个词让他产生错觉，以为自己起床的唯一目的就是为了讨好一大堆怒气冲冲、牢骚满腹的客户。这让他反感之极，所以免不了心生抗拒。当他列出了一份赖床的好处和坏处对比列表时（见表5-9），他的行为是否荒谬就一目了然了。填完这份表后，他意识到起床对自己有利。于是，他渐渐地对工作越来越积极了。虽然在这段赖床的日子里他损失了很多客户，但他的情绪很快就好转了。

解除戒备法

如果家人和朋友老是喜欢对你使出威逼利诱的手段，你就会越发地麻木不仁。他们动不动就把"你应该"这几个字挂在嘴边，种种屈辱的想法本来已经占据了你的头脑，现在它们更变本加厉了。为什么这种步步紧逼的方法注定会失败呢？根据基本的物理原理，每一个作用力都有一个相等的反作用力。只要你觉得有人推你，无论这个人是否在用手真正地推你的胸口，还是他只是对你颐指气使，为了保持身体的平衡，你总会出于本能绷紧神经，进入警备状态。所以，如果有人强迫你做事，很可能会激起你的自卫意识，你会为了保留尊严而一口回绝。可这却是一个矛盾问题——你往往会伤害自己。

当别人硬逼着你做的事其实对你有利的时候，这就很让人为难了。你将陷入两难境地，你要是回绝别人吧，结果是除了为难他们之外，你得不到一点好处。可是如果乖乖照办吧，你又不甘心。因为只要你屈从于这些强迫性的命令，你就会觉得受制于人，颜面尽失。没人喜欢被胁迫。

举例来说，玛丽是个十七八岁的姑娘，她患上抑郁症已有多年，后来她父母介绍她来我这里。玛丽是个不折不扣的"宅女"，有段时间她可以一连几个月一个人待在家里看电视肥皂剧。究其原因，部分在于她错误地认为，如果自己走到公共场合，人们会把她当怪物一样看；另外一部分原因还在于她有一个专制蛮横的母亲，这让她产生了被胁迫的感觉。母亲老命令玛丽出去做点事，玛丽承认做事有益于身心健康，但这却意味着向母亲屈服。所以，母亲越强迫她，玛丽的逆反心理就越强烈。

你越觉得别人强迫你做事，你就越不想做，这真是人性的一个悲剧。不过幸运的是，要想对付那些老是在你耳边唠叨责备个没完、一心想控制你的人，还是很容易的。就假设你是玛丽吧，你经过一番前思后想后，终于决定还是做点事比较好。你刚刚做好决定，母亲却正好闯进你的卧室，她大声嚷着："别老赖在床上！你这是在白白地浪费生命。快起来！看看和你同龄的人是怎么生活的，还不学着点！"尽管在这一刻，你本已决定振作起来，但突然就开始对这个决定厌恶之极！

解除戒备法是一种颇有些霸气的方法，它可以解决你的问题（下一章将描述使用这种文字游戏的其他例子）。解除戒备法的关键在于同意你母亲的意见，但你得告诉她，你听她的话只是因为你先做了同样的决定，并不是因为屈从于她的命令。因此，你可以这样回答："是的，妈妈，我刚刚把我的情况想清楚了；我觉得做点事对我有好处。这是我自己的决定，所以我才准备这样去做。"现在，你就开始做事了，而且也不会不甘心。如果你想在话里夹枪带棒的话，也可以这样说："是的，妈妈，我已经决定准备起床了，你用不着再多嘴！"

视觉化成功

这是一种效果极好的自我推动法，如果你由于缺乏自制力，一直逃避某项任务，在采取这种方法时，你首先需要列出积极执行这项任务的好处。这样的一张表可以让你看到事情积极的一面。只有人才有趋利避害的本能。而且在一般情况下，要想让自己采取有效的措施，大棒子可没肥美香甜的胡萝卜管用。

假设你想戒烟，你可能会警告自己，吸烟会引发癌症以及许许多多其他的疾病。这种恐惧战术会让你紧张不已，于是马上又去拿一根烟，戒烟以失败告终。下面有一种三步法，它的效果就好得多。

第一步需要列出戒烟的好处，把你能够想得到的好处全都列出来，包括：

（1）身体更健康。

（2）我会更尊重自己。

(3) 我会更自律。重新恢复自信后，我也许可以把许多拖延了很久的事都解决完。

(4) 我跑步跳舞会更有劲了，而且还会觉得自己更有活力，精力和干劲都会增加很多。

(5) 我的心肺会更强壮，血压也会降下去。

(6) 口气会很清新。

(7) 我可以省些钱。

(8) 我的寿命会更长。

(9) 我周围的空气会更干净。

(10) 我能自豪地告诉别人我戒烟了。

一写完列表，你就可以开始第二步。每晚睡觉前，你可以视觉化你身处在你最喜欢的地方——秋高气爽的日子里，你在山间的林荫中漫步；或者在湛蓝的海边躺在无人的沙滩上，阳光暖暖地拥着你的身体。无论你视觉化什么，你都要尽量地将每一个细节生动逼真地展现在脑海中，然后放松身体，忘掉一切。舒缓身体的每一寸肌肉，让压力从手脚悄悄地流走，离开你的身体。请慢慢地感受你的肌肉是怎么放松的，心情又是如何恢复平静的。现在，你可以开始第三步了。

视觉化自己还是在那片怡人的风景中，你现在已经戒烟了。将那份戒烟的好处列表重新温习一遍，然后把每一条都对自己这样重复一遍："现在我的身体更健康了，我喜欢这样。我可以在海滩上奔跑，我需要这样。我周围的空气清新纯净，这种感觉太好了。我开始尊重自己。现在我的自制力很强，只要愿意，我可以迎接其他的挑战。我还可以省好多钱。"就按这种方式继续。

这种培养习惯的方法利用了积极暗示的力量，它的效果非常神奇。我有许多病人只用一个疗程就戒烟了。你也可以轻松地这样做，你会发现，你的努力终将会获得回报。它可以用来提升自己，让你自觉地减肥、修剪草坪、早上按时起床、坚持跑步，帮助你自觉地做任何改变自己的事。

记录积极的一面

有一个叫史蒂威的3岁男孩站在儿童泳池的边上，怎么也不敢往下跳。他的母亲坐在他前边的水里，催他快往下跳。史蒂威往后退缩；母亲继续哄他。他们就这样对峙了半个小时。最后，他跳水了。水的感觉很好。跳水也不难，事实上没一点可怕之处。但是，他母亲的做法让他产生逆反心理。史蒂威的意识里产生了一种错误的信息："我非要被逼着才敢冒险。我不敢像其他的孩子那样自动往水里跳。"他的父母对此观点一致，他们都这样想："要是没我们，史蒂威永远都不敢跳水。如果没我们催促，他自己什么事也做不了。要养大这个孩子简直就是一场长期而艰苦的战斗啊！"

可以肯定，在史蒂威成长的过程中，这一场景会反复发生。他非得被父母哄着逼着才能去上学、去参加棒球队、去参加派对等。他几乎很少按自己的愿意去做事。到我这里就诊的时候，他已经21岁了。这时他严重抑郁，和父母生活在一起，一点都不独立。他仍然总要等着别人来指挥他，可这时父母已经受够了，他们不想再管教他了。

史蒂威每次接受完心理辅导离开办公室时，他总是雄心万丈，一心要认真完成我们讨论过的所有自助功课。例如，有一个星期他的功课是迈出第一小步，走出"孤立"的困境，他需要对3个陌生人微笑或打招呼。但是，下个星期他却垂头丧气、局促不安地来到我的办公室，我知道他"忘了"对别人打招呼。又有一个星期，他的功课是读一篇指导未婚男士如何排遣寂寞的文章，这是我写给单身杂志的一篇文章，只有3页纸。等到下一个星期，史蒂威来了，他告诉我他还没来得及读就把手稿给弄丢了。每个星期他在离开时，总不免心潮澎湃，恨不得马上采取自救措施。可是，等他一进电梯，他的内心深处就开始"意识"到不管这个星期的功课有多简单，对他都是难以完成的！

这是史蒂威的问题吗？要回答这一问题，我们还是得回到游泳池边的那一天。他脑子里仍然有这样一种根深蒂固的惯性思维："我一个人真的什么事也做不了，我这种人就是要别人推一下才能动一下。"他从来就没有想到去怀疑这种思维，所以这种思维总是会不断地成为自证预言。此外，史蒂威患拖延症的时间至少有15年，他的病因也要追溯到他的思维——他认为自己"就是"

这种人。

解决办法是什么呢？首先，史蒂威必须得了解他的问题症结所在——两个思维错误：心理过滤和乱贴标签。他满脑子里老想着几件他拖延着没做的事，却忽略了他每个星期不要别人催都会做几百件事。

我们讨论完这个问题后，史蒂威说："你说的都很有道理。你似乎已经分析了我的问题，而且正切中要害。但是，我怎么才能改变现状呢？"

解决方法比他想象的简单得多。我建议他买一个高尔夫计数器（上一章介绍过），每天只要他不需要别人催促或激励而自觉地完成一件事时，就可以按一下计数按钮。一天结束时，他可以记下总数，不过每天都需要这样记录。

几个星期之后，他开始发现他每天的总数增加了。每次他按一下计数器，都会提醒自己他可以掌控生活。通过这种方式，他慢慢意识到自己是可以独立做事的。史蒂威开始信心大增，他第一次发现自己原来还是一个很有能力的人。

这听起来是不是很简单？当然！可对你是否有用呢？你很可能会说"没用"。但是，为什么不试一下呢？如果你反应消极，认定高尔夫计数器对你没用，为什么就不试验一下？看看你的悲观预测是不是真的准确？学会记录生活中积极的一面；结果可能会让你惊叹不已！

验证你的"不行"

如果你总是不看好自己的能力和表现，要想成功地激励自己，则必须掌握一个关键的秘诀——你需要学会用科学的态度来看待你的消极预测。如果你能测试一下这些悲观的想法，就会看清事实的本来面目。

有一种常见的自毁思维，这就是当你情绪低落或者做事拖拉时，只要一想到自己应该做点有用的事，你就会说"我不行"。也许这是因为你什么事都不做，担心自己迟早会受到责备。为了挽回一点面子，于是你制造出一种错觉，认为自己很没用，差劲得要命，连一件事都做不好。如果要这样为自己的懒病辩护，问题就来了——你可能会真的开始相信你就是这种人！如果你经常反复地说"我不行"，只要次数够多，它就会产生催眠暗示作用。不久之后，你会百分之百地相信自己就是个一无是处的废物，你真的什么事都不能做。典型的"不行"想法包括："我不会做饭""我不会动""我不能工作""我无法集中注意力""我看不进去书""我起不来"和"我不会打扫房间"。

这样的想法不仅会打击你，而且还会毁了你和家人朋友们之间的关系，因为他们讨厌你说"我不行"，而且会觉得这全是牢骚话。虽然你真的觉得自己什么都做不了，但他们对此永远都无法理解。他们会对你唠叨个没完，动不动就指手画脚，让你非常沮丧。

有一种认知疗法极其成功，这就是真正地验证一下你的消极预测。举例来说，假设你一直暗示自己："我心情不好，无法集中注意力，什么书都看不进去。"要想验证一下这个假设，你可以拿份当天的报纸坐下来，先读一个句子，然后看自己是不是能大声地概括出大意。接下来，你可能还会预测："但如果要看整段文字的话，我是没法读进去的，更谈不上理解了。"然后，再把这个预测验证一遍，读一段文字概括大意。这种方法的威力势不可挡，许多严重的慢性抑郁症都这样治愈了。

"不能输"方法

要验证你的"不行"时，你可能会很犹豫，因为你不想冒失败的险。只要不冒险，你至少还可以在心底里暗暗佩服自己，觉得自己有能力决定暂时不蹚这趟浑水。可殊不知在这种超然淡定的态度背后，却隐藏着强烈的自卑感和对失败的恐惧。

"不能输"方法可帮助你战胜这种恐惧。假设你冒险后真的输了，列出失败后需要处理的种种负面后果。然后，找出使你恐惧的认知扭曲；同时考虑一下如果你真的失败了，你会如何有效地收拾残局。

你一直不敢冒的风险可能会是经济风险、人身风险或教育风险。但请记住：塞翁失马，焉知非福。毕竟，这是一个学习历练的过程。你肯定不可能尚在襁褓中就能从摇篮中一跃而下，然后又马上在房间里优雅地跳起华尔兹来。蹒跚学步时你得摔个鼻青脸肿，一次又一次地站起来再走。你以为你会突然之间就无所不知、不再犯任何错误吗？事实上不管你活多少岁都不可能！如能在逆境中自尊自爱，你将会获得许许多多的机会和新鲜体验，恐惧也会随之消失。有关如何运用"不能输"方法的具体示例，请参见表5-10。

表5-10

"不能输"方法
一位家庭主妇本来害怕应征兼职工作，但她使用这种方法战胜了恐惧

面试被拒的负面后果	正面思维和处理办法
1.这意味着我永远都找不到工作	1.以偏概全。这不太可能，不信的话可以验证一下。我还可以应征许多其他的工作，我一定会全力以赴。就等着瞧吧
2.我丈夫会看不起我	2.先知错误。去问他，也许他会同情我
3.如果他不同情怎么办呢？他也许会说我不是做职业女性的料，只配一辈子待在厨房里	3.告诉他我尽力了，他这种狗眼看人低的态度对我不起作用。还告诉他我虽然很失望，但会因为自己敢于尝试而自豪
4.但我们快破产了。我们需要钱	4.我们现在还活得好好的，还没到断炊的地步
5.如果我找不到工作，我会没钱给孩子买几件像样的新校服。他们会很寒酸的	5.我过些时候就弄几件衣服来。我们得学会珍惜现在所拥有的东西。快乐源于自尊，它和衣服无关
6.我的许多朋友都有工作。他们会认为我离开厨房就玩不转了	6.他们也不是都有工作。而且有工作的人很可能也有失业的时候。目前为止，他们还没有任何看轻我的意思

要分清先后顺序

动力从何而来？我敢打赌你很可能还不能肯定地回答出来。在你看来，是先有动力还是先有行动？

如果你回答先有动力，你的逻辑很清晰。但很不幸，你错了。应该是先有行动，而不是先有动力！你先得给泵注满水，然后你才会产生动力，这样水才能自动地流出来。

有拖延症的患者常常会弄不清楚"动力"和"行动"的先后顺序。你总是傻傻地等着，非要等有了心情才做事。既然你没心情做，当然就会一拖再拖了。

你之所以犯这个错误，是因为你认为应该先有动力，有了动力才会产生行动，才会成功。可事实往往正好相反：行动必须在先，动力必须在后。

就拿这一章的内容举例来说吧。这一章的初稿又臭又长，结构笨重，文字枯燥乏味，真正的拖延症患者可没毅力读下去。修稿的工作对我来说无异于穿着铅鞋游泳。到了原定的修稿的那一天，我强迫自己坐下来开始工作。我的动力大约只有1%，可我想逃避工作的冲动却高达99%。我是多么讨厌这份工作啊！

在进入状态后，我的积极性就高度调动起来了，工作也变得简单了。写作还是很有意思的！整个过程是这样的：

第一：行动
第二：动力 ←
第三：更多行动

如果你有拖延症，你很可能没意识到这一点，因此你老躺在床上等着灵光突现。如果有人建议你做点事，你会抱怨道："可我没心情呀。"拉倒吧，谁说过非得要有心情不可？如果你要等心情，恐怕这辈子都等不到！

下表总结了各种各样的自我推动方法，你可以从中选择最适合你的方法。

表5-11

自我推动方法小结

靶症状	自我推动方法	方法的目标
1.你思绪混乱，觉得无事可做。周末一个人既孤独又无聊	1.每日活动计划表	1.以1小时为单位计划你的活动，并在完成后记录下你所获得的掌控感和快乐程度。差不多做任何事都会使你心情好一点，总好过赖在床上不起来，而且它们都可以减轻你的自卑感
2.你有拖延症，因为你觉得所有任务都很难，而且做了也没满足感	2.反拖延症表	2.你可以验证一下你的消极预测
3.你什么都不想做	3.消极思维日志	3.找出麻痹你的消极思维。你应该知道，行动在先，动力在后，别把顺序弄反了
4.你觉得独自一人做什么都没劲	4.快乐预测表	4.安排一些有助于修身养性或让你快乐的活动，然后预测一下它们带给你的快乐程度。最后将独自一人时获得的实际满足程度和与他人在一起获得的实际满足程度做对比
5.你为自己找逃避任务的借口	5.反驳"但是"法	5.用实际的反驳论点来驳斥你的"但是"，让自己没借口可找

▶接上页表格

靶症状	自我推动方法	方法的目标
6.你觉得自己不管做什么事都算不得什么	6.自我认同	6.写下自贬想法，一一反驳它们。找出其中的认知扭曲形式，例如"以偏概全"等。列出你每天做完的事情
7.你用消极的眼光来看待任务	7.TIC-TOC法	7.用任务导向型认知（TOC）取代任务干扰型认知（TIC）
8.你觉得自己必须一下子把所有事都做完，可事情太多，你被吓倒了	8.化整为零	8.将任务分解成若干零散部分，一次只完成一个步骤
9.你觉得非得完成任务不可，于是压力重重，心里充满内疚	9.自我推动，拒绝强迫	9.a.要求自己做事时不用"应该""应当"和"必须"等字眼。b.列出执行任务的好处和坏处，这样你就可以考虑"你想做什么"，而不是考虑"你必须做什么"
10.有人唠叨指责你，你觉得压力更大，反而产生抵触情绪，干脆什么事也不做了	10.解除戒备法	10.你同意他们，但要固执地告诉他们，你不用他们提醒也会去做
11.你很难改掉坏习惯，例如戒烟	11.视觉化成功	11.列出改掉坏习惯之后的好处。然后彻底放松身心，逐条地想象这些好处
12.你觉得没别人催你什么事都做不了，因为你有拖延症	12.记录积极的一面	12.用高尔夫计数器统计一下你每天自觉做了多少件事。这可以让你不再习惯性地老盯着自己的不足之处
13.你觉得自己一无是处，什么也做不了，因为你说"我不行"	13.验证你的"不行"	13.你可以验证一下你的消极预测，看自己是不是真的"不行"
14.你害怕失败，因此不敢冒任何险	14."不能输"方法	14.写下失败的任何后果，然后事先制订对策

┃ 6 ┃
语言柔道
——学会反驳自我批评

　　无价值感从何而来？我要告诉你，它源于没完没了的自我批评。它使你内心突然一紧，所以你开始不断地用不切实际的苛刻言语来训斥甚至折磨自己。一般来说，内心自我批评是由于他人的言语过于刻薄所致。你之所以害怕批评，很可能只是因为你从来就不知道该如何有效地处理它们。要想在不丧失自尊的条件下温和地处理语言暴力和语言冲突，这是一门艺术。在此我想强调一下掌握这门艺术的重要性，因为它相对比较容易。

　　许多抑郁症之所以复发，都是因为外部批评。甚至精神病专家——本应是专业处理语言暴力的专家——都会对批评反应过激。有位名叫阿特的精神科住院医生收到了主管的反馈信息；一位患者抱怨阿特在心理辅导时几次说话都很冲。虽然这一信息本来对阿特有帮助，但因为它是负面的，阿特一听就惶恐不安，情绪顿时低落起来。他忐忑不安地想着："哦，天哪！我的糗事被捅出来了！甚至连患者都知道我是多么的没用、多么的无情。他们不仅很可能会把我踢出住院部，而且还会把我赶出美国。"

为什么有些人觉得批评是极大的伤害，而另外一些人却能淡定地面对最难听的语言攻击？在这一章，你不仅会学到从容面对批评的秘诀；而且还会学习一些特定的具体步骤，它们可以帮助你克服和消除对批评的强烈恐惧。在阅读以下章节时，请牢记一点：要想克服对批评的恐惧，你需要适量的练习。不过，培养和掌握这种技巧并不难，而且它对自尊心的积极影响将是巨大而深远的。

受到批评时你是否会陷入内心崩溃的深渊？在向你指条出路之前，我先要告诉你，为什么批评会刺痛一些人，但对另外一些人则不然。首先，你必须知道，刺痛你的不是别人，也不是别人的批评。我重申一遍，在你一生中，别人的批评从来就没有伤害过你分毫。无论这些批评是多么的恶毒无情、多么的残忍尖刻，它们对你没有丝毫影响力，也不会让你产生哪怕一丁点的不适。

在读完上一段之后，你可能会觉得我脑子进水了，不然怎么会说一通极不现实的胡话。但我可以向你保证，我绝对没有疯，而且我还要告诉你：这世上没有一个人有能力把你打倒，除了你自己——只有你会伤害你自己！

道理是这样的。在别人批评你的时候，你头脑中的某些消极思维就自动活络起来了。事实上，使你产生情绪反应的不是别人说了什么，而是你想了什么。在困扰你的想法中，都不可避免地会包含第3章中介绍的思维错误类型：以偏概全、非此即彼思维、心理过滤、乱贴标签等。

举例来说，让我们看看阿特的想法吧。他之所以惶恐不安，因为他视批评为灭顶之灾，他这样想："这些批评足以证明我一无是处。"他犯了什么思维错误吗？首先，阿特犯了"妄下结论"的错误，因为他武断地认定患者的批评是正确合理的。事实上，这事有可能是真的，也有可能不是。第二，从实际来看，他对患者说的话也许不够圆滑老练，但他却夸大了这种话的杀伤力（放大）。而且，他认为自己无能为力，无法纠正自己行为中的任何错误（先知错误）。第三，他觉得自己对这一个患者犯下错误之后，就会对其他的患者无数次地反复再犯同样的错误，因此他错误地预测自己在事业上将处处碰壁，一败涂地（以偏概全）。第四，他只盯着自己的错处（心理过滤），对自己在治疗方面取得的许多其他成功都一概视而不见（否定正面思考）。第五，他把自己的错误行为与自身价值混为一谈，因此断定自己是个"没用、无情的人"（乱贴标签）。

要想克服对批评的恐惧，第一步就得了解你的思维过程：在受到批评时，你会产生什么消极思维？我们要学会把它们找出来，最好的办法莫过于使用前面两章中介绍的双栏法记下这些思维。这可以帮助你分析思维，找出思维中的不合逻辑或错误之处。最后，写下客观合理、不偏激的理性回应。

表6-1摘自阿特使用双栏法写的作业。当他学会用更理性的态度来考虑情况时，他就不再如临大敌，不再为此浪费而多余的想法和感情。相反，他还能够将精力用于解决问题，力求另觅蹊径，直达问题的症结。在仔细回想自己到底说了什么无礼的伤人话之后，他开始采取措施改进自己和患者之间的治疗沟通方式，以免将来再犯同样的错误。最后，他总结了这次的教训，治疗能力得到了提高，心理也更臻于成熟。他的自信大为提高，他不再害怕自己的不完美之处。

表6-1

摘自阿特使用双栏法写的作业

他的主管批评他，说他在处理一位比较棘手的患者时方法不当，阿特一听到之后顿时惊慌失措。在写下他的消极想法后，他才意识到这些批评并不客观。因此，他一下子轻松了许多

下意识思维（自我批评）	理性回应（自我辩护）
1.哦，天哪！我的糗事被捅出来了！甚至连患者都知道我是多么的没用、多么的无情	1.就一位患者投诉我，这不能证明我"没用、无情"。事实上，绝大多数的患者都喜欢我。我不能仅凭一个错误就全盘否定自己。每个人都有可能犯错误
2.他们不仅很可能会把我踢出住院部，而且还会把我赶出美国	2.这种想法太愚蠢了，因为它基于以下几种错误假设：(a)我做的事全是错的；(b)我永远都无法成熟。(a)和(b)都很荒谬，所以我在这里的工作肯定不会受到威胁，我的主管还表扬过我很多次呢

简单来说，别人批评你的话有可能是对的，也有可能是不对的。如果批评得不对，你完全没必要烦恼。把我的话好好想想，想一分钟也好！许多患者来找我的时候眼泪汪汪的，又气又急，因为他们所爱的人批评他们。其实这些批评的话失之准确欠考虑，他们没必要这么伤心。如果别人批评你的时候犯了不公平的错误，你为什么要心烦？你为什么要难过？你以为别人都是完美无缺的吗？再说了，如果批评是准确的，你也没理由感到崩溃。你本来就不是完美的。只要承认错误想办法改正就行了。听起来是不是很简单（事实上也是）？不过，要想将这种情绪感知转换为实实在在的理性情绪，可能还是得费点心思。

如果你觉得你的自我价值和幸福感均源于别人的爱和认同，那么你很可能会害怕批评。从这个角度来看，问题就在于你必须想方设法地取悦他人，因此你自顾无暇，生活既不精彩，也更谈不上丰富了。可矛盾的是，很多人可能还会觉得你枯燥死板，不好相处，比你那些自信的朋友差多了。

到目前为止，我所讲述的只是以前章节中介绍过的认知方法。问题的症结在于，只有你自己的想法才会让你烦恼；如果你能学会客观思考，你的烦恼就会少多了。现在，请写下你在受到批评时脑子里下意识蹦出来的消极思维。然后，找出其中的认知扭曲，并用更客观的理性回应予以反击。这可以让你平息愤怒，不再恐惧。

现在，我要教你一些语言技巧，虽然它们很简单，但可能需要相当多的练习。如果有人攻击你，你该说什么呢？要想提高掌控感和自信心，你该如何应付这种困难的局面？

步骤一：移情

如果有人批评你或攻击你，他（或她）可能是想帮助你，也有可能是想伤害你。所以，批评你的人说的话可能是对的，也有可能是错的，或者在对错之间。不过，一开始就纠缠对错是不明智的。你得问这个人一系列特定的问题，以了解他（或她）的真正意图。提问时不要轻易下结论，也不要急于辩护。相反，你应该不断地提问，问得越详细越好，想办法从批评你的人的角度来看问题。如果这个人只是用含糊不清、乱贴标签侮辱人的方式攻击你，就应该让他（或她）说详细点，要对方指出他（或她）到底反感你哪一点。执行这第一步，你需要花点精力才能摆脱批评者的无理纠缠。不过这样可以将"攻击–防守"型的交流转化为相互尊重的合作关系。

我在做心理辅导的时候常常演示这一方法，演示的时候需要和患者进行角色扮演模拟批评情境，以便示范这种特殊的技巧。我可以教你如何进行角色扮演；提高这一技巧对你大有用处。在以下的对话中，你需要想象自己是一个愤怒的批评者，你得对我说一些尖酸刻薄的话，说得越难听越好。话的内容可以是真实客观的，也可以是捏造臆想的，也可以是真假参半的。我将使用"移情法"回应你的每一次攻击。

你 （扮演愤怒的批评者）伯恩斯医生，你是一坨没用的臭狗屎。

戴维 我哪里像狗屎了？

你 你所有的言行都是狗屎。你冷漠无情，自私自利，简直就是个无能的废物。

戴维 我们一条一条地说。请你说清楚一点。很显然，我可能有些言行不当之处冒犯了你。我说过什么让你觉得我冷漠无情？你又凭什么认为我自私自利？我的无能之处到底在哪里？

你 有一天我打电话说要另约时间，你的声音又急又躁，对我爱理不理的，好像忙得不得了似的。

戴维 好吧，我那次接电话碰巧是有点急躁，态度很冷漠。我还有什么其他的地方冒犯了你？

你 你在心理辅导快结束时总是急着要赶我走似的——好像这里是一条捞钱的大规模生产线。

戴维 知道了，你还觉得我在心理辅导时也很急躁。我可能给你留下了只爱钱不关心人的印象。我还做了什么错事吗？请你想一想，我还有哪些方面让你抓狂？还有哪些方面冒犯了你？

我的做法很简单，就是问具体的问题。这样，你就不会完全否定我，你和我才能将注意力转移到我们需要处理的一些具体实事上来。而且，我也给了你控诉我的机会，我可以利用这一机会倾听你的看法，从你的角度理解问题。这种方法可以平息愤怒，消除敌意，让双方用解决问题的态度来代替谴责或争执。请记住规则——即使你觉得批评毫无公平可言，你也要用移情法问一些具体的问题。你要找出批评者的真正意图。如果批评者暴跳如雷，他（或她）可能会给你乱贴标签，甚至说些难听的话。不管怎么样，你都要了解更多信息。这些话是什么意思？为什么别人会说你是"一坨没用的臭狗屎"？你是怎么冒犯这个人了？你到底做了什么？你什么时候做错事的？你是不是经常干这种事？这个人还有哪方面看你不顺眼？你要找出你做错什么事冒犯他（或她）了，要从批评者的角度来看问题。就算对方是一头怒吼的狮子，你用这种方法一般也可以让他（或她）冷静下来，为你们的理性探讨打好基础。

步骤二：消除批评者的敌意

如果有人用枪指着你，你有三个选择：第一，站起来也用枪指着对方——这通常会同归于尽；第二，你可以逃跑，也可以躲避子弹——这一般会让你感到屈辱，自尊全失；或者第三种办法，你可以原地不动，运用技巧消除对方的敌意。到目前为止，我认为第三种方法最让人满意。只要你能平息对方的怒火，你就是胜者；而且在一般情况下，对方也会认为自己胜利了。

如何做到这一点呢？很简单。不管批评者说的是对还是错，一开始都要想方设法地认可他（或她）。我先来讲解最容易处理的情况吧，假设批评者说的话基本属实。在上一个例子中，你愤怒地指责我几次都表现得匆匆忙忙的，对你非常冷漠。我也许会接着话茬说："你说得完全正确。你打电话时我的确很匆忙。而且我的态度很可能的确有些冷淡。有时也有其他的人对我这么说过。我想强调的是，我并不是有意伤害你的。另外，我们几次心理辅导时我都有点匆忙，这话没说错。我应该弥补你的损失，以后几次的心理辅导你要多长时间都可以，只要我们事先说好，让我能够相应地调整工作安排就行了。也许我们可以把心理辅导多安排15～30分钟，这样你看是否要好一些？"

现在，假设批评你的人纯属人身攻击，你觉得他（或她）的批评既不真实，也无公平可言。如果无法改变这一切该怎么办呢？如果对方说的完全是胡说八道，你又该如何认可他（或她）呢？简单得很——你可以在原则上认同批评；或者你也可以在批评中发现一些真实的成分，然后予以认可；或者你也可以承认，从对方的角度来看，他（或她）的愤怒是可以理解的。要将这一步骤解释清楚，我最好还是继续角色扮演：这次你又攻击我，但你的批评基本上是错误的。有几条游戏规则：（1）不管你怎么批评我，我都必须想方设法地认同；（2）我不得挖苦你，也不得争辩；（3）我必须实事求是。你可以挖空心思批评我，无论你的批评多么荒谬多么尖刻，我保证我会恪守游戏规则！来过招吧！

你　（继续扮演愤怒的批评者）伯恩斯医生，你是一坨屎。

戴维　我有时也有这种感觉。我常常把事情搞砸。

你　这种认知疗法一点用都没有！

戴维　当然，我们有很多地方都需要提高。

你　你是个蠢货！

戴维　是的，有很多人都比我聪明。我肯定不是世界上最聪明的人。

你　你对病人根本没感情。你的治疗方法肤浅得很，都是骗人的把戏。

戴维　我不能时时刻刻都保持热情坦诚的态度吧，对这我也没办法。我的一些方法一开始可能看起来是挺像小把戏的。

你　你是个冒牌的精神病医生。这本书简直是垃圾。你不值得信赖，你也没能力治好我的病。

戴维　你认为我能力不足，对此我深表遗憾。你为此肯定很心烦。看来你是不信任我了，而且你也怀疑自己能否有效地配合治疗。如果我们缺乏相互尊重和合作精神，我们之间肯定是配合不好的。从这点来说，你当然是对的。

　　这时（或者很快），愤怒的批评者通常就会消气了。因为我没有反击，相反，我还想方设法地认同对方。这样，他（或她）的敌意很快就会消失了，只好乖乖地缴械投降。你可能会认为这种逃避的战术胜之不武。但是，当批评者开始冷静下来时，他（或她）就有真诚沟通的欲望了。

　　我在办公室向患者演示完这两步后，通常都会建议互换角色，以便患者有机会掌握这种方法。我们就这样开始吧。我马上会批评攻击你，你要练习移情法，自己想办法回答我。然后看看你的回答到底是对还是错。为了有效地运用以下对话，请先把对话中"你"方的回答遮住不看，用你自己的话回答着试试。答完后比照我提供的答案，看看两者是否差不多。请记住，你不仅要用"移情法"提问，而且还要用"消除敌意法"想出有效的办法来认可我的观点。

戴 维 （扮演愤怒的批评者）你到这里来可不是寻求治疗的，你只不过是寻求同情罢了。

你 （扮演受到攻击的患者）你凭什么认为我只是想寻求同情?

戴 维 每次心理辅导之后，你总是懒得做任何功课帮助自己。你只是想到这里抱怨发泄。

你 你要求的一些书面作业我的确没做，你说的没错。你觉得我在心理辅导时不应该发牢骚吗?

戴 维 你想做什么那是你的自由，你先承认你不关心自己的病情吧。

你 你的意思是，你觉得我不想让自己的病情好转吗? 或者你还有别的想法?

戴 维 你不是个好人!

你 我也是这么觉得的，都有好几年了。你认为我该怎么改变?

戴 维 我心服口服。你赢了。

你 没错，我确实是赢了。

我强烈建议你和朋友一起这样练习。角色扮演的方法可以帮助你掌握必要的技巧，等到真正有人批评你的时候，你就可以运用自如了。如果找不到合适的人和你一起有效地练习角色扮演，我还有一种比较好的方法，你可以想象有一个充满敌意的人批评你，参照你刚才读的对话写下你们之间的对话。回应每一条指责时，你都要使用移情法和消除敌意法，然后写下你的回答。一开始时可能有点困难，但我知道你很快就会掌握。一旦抓住要点，学起来就不费吹灰之力了。

你可能会发现，当你受到不公平的指责时，你会急于为自己辩解，这种冲动几乎无法控制。这是一个重大的错误! 如果你屈服于这种冲动，你会发现对方攻击你的火力更猛了! 每次你只要为自己辩解，就等于帮对方上子弹，这一点实在非常矛盾。例如，还是假设你是批评者，这次你的指责荒谬之极，我不得不为自己辩护。你将看到我们的交流不断升级，最终演变成全面战争。

你 （再次扮演批评者）伯恩斯医生，你根本不在乎病人。

戴 维 （自我辩护）不是这样的。你这样说太不公平了。你简直是胡说八道! 我辛辛苦苦地工作，我的病人都很敬重我。

你 是吗？这里就有一个病人就不敬重你！再见！（你扬长而去，心里已盘算好要炒我的鱿鱼。我的自辩彻底失败。）

相比之下，如果我用移情法回应你，继而消除你的敌意，你很可能会觉得我在认真倾听，而且也会觉得我很尊重你。结果你就不会再有战斗的欲望，只会慢慢冷静下来。这就为第三步——反馈和协商——铺平了道路。

不过，尽管你下定决心要使用这些方法，但如果真的有人批评你，一开始由于积习难改，你可能还是会被情绪所左右。你可能会怒火攻心，激烈地反驳对方以洗刷冤屈，你也可能会做出其他类似的行为。这都是可以理解的。因为你不可能一夜之间就能活学活用，而且你也不可能百战百胜。但是，事后总结经验教训是非常重要的，这样你才能按照我的思路进行反思，看看你的处理方法到底错在哪里。要想迅速提高，你最好能在事后找个朋友进行角色扮演，一起模拟让人尴尬的场景。你可以练习，用各种各样的方式回答对方，这样你最终总能掌握最适合自己的方法。

步骤三：反馈和协商

遭到批评时，只要使用移情法认真倾听，然后再想办法认同对方，消除对方的敌意，你就需要以机智而又不失坚定的方式解释你的立场和感受，同时还要探讨双方之间的任何认知差异。

我们先假设批评者是大错特错的。你如何才能以不伤害双方感情的方式指出这一点呢？很简单：你先承认你可能有错，然后再客观地表达你的看法。注意要对事不对人，不能攻击对方的人格或自尊心。不要给批评方贴上一通侮辱性的标签。请记住，即使对方有错，这并不能表示他（或她）愚蠢无能或低人一等。

举例来说，最近有位病人说她本来已经付了心理辅导的费用，可我又把账单寄给她了。她指责我："你的账是怎么记的？"我知道她弄错了，但我还是这样回答："我的记录可能真的有错。我好像记得你那天忘了把支票簿带过来，不过我可能记糊涂了。你和我有时都可能犯错误，为了双方能够合作愉快，我希望你能宽容一点。你可以查一下这笔账你是否有付讫凭据吗？我只是想让双方弄明真相，有错改之，无错加勉。"

在这个例子中，我的回答不偏不倚，给这位病人挽回了面子，所以我们之间不至于产生冲突，她的自尊心也不会受到威胁。尽管事实证明她是错的，但她后来告诉我，我承认我也会犯错时她松了一口气。这可以让她对我的印象更好一点，因为她是个完美主义者，老是苛求自己，她怕我和她一样。

有时，你和批评者之间的分歧不关事实，而只关乎各人的立场。只要你能灵活机智地陈述你的看法，你还是会取得胜利。再举一例，我发现无论我穿什么衣服，总会有一些病人欣赏不已，而另外一些病人则嗤之以鼻。我喜欢穿西装系领带，也喜欢穿休闲外套打领带。假设有位病人因为我穿得太正式而大肆批评，他把我说得像"诊所"的一件摆设似的，这让我大为光火。为进一步掌握更详细的信息，我可以问这位患者他认为我还有哪些方面不好，然后我会这样回答："这套西装的确过于正式了，我完全同意你的看法。如果我穿得随便点，你会感觉更亲切。不过我搭配过很多衣服，最后还是觉得穿高档西装或休闲外套比较好，绝大多数的病人和同事都觉得容易接受，所以我一直这样搭配。我相信你会理解这一点的。我也希望这个问题不会影响我们双方的继续合作。"

如果你能和批评者协商，你会有许多选择。如果他（或她）继续指责你，总是无休无止地纠缠于一点，你应该有礼有节地坚持重复你的回答，直到对方耗尽精力为止。例如，如果我的病人坚持批评我，指责我不该穿西装。我可以每次都这样回答："我完全理解你的观点，你说的也有几分道理。但不管怎样，我这次还是决定要穿正装。"

有时需要双方各退一步，此时就自然少不了协商和妥协。也许你得到一点甜头就会很满足了。但是，如果你能在一开始认真地运用移情法和消除敌意法，你得到的很可能比预料中的还要多。

不过在许多情况下，可能确实是你错了，而批评者是对的。遇上这种情况时，如果你能一口承认错误，感谢对方批评你，并对他（或她）可能造成的任何伤害表示歉意，批评者很可能会对你大为敬佩。这种理论好像已经过时了（事实上的确如此），不过它的效果却非常惊人。

现在你也许会说："难道别人批评我，我还没权利辩解吗？为什么我总得体谅别人的心情？不管怎么说，犯傻的人有可能是他（或她），而不是我。

难道身为人就不能发火撒气吗？为什么总要我息事宁人？"

嗯，你说的话确实有几分道理。只要你愿意，你的确有权为自己辩解，你也可以有力地反驳批评，你还可以想对谁发火就对谁发火。当你指出犯傻的人一般是批评者而不是你的时候，你可真是切中要害了。听说过"宁疯而狂，不悲而伤"的口号吗？这话说得还真对。毕竟，如果你要抛出"大混蛋"的帽子，为什么不把这顶帽子盖在别人头上呢？而且，在某些情况下，对别人发火的感觉实在很美妙。

许多心理医生在这个问题上都会认同你。弗洛伊德认为抑郁是"内在的愤怒"。换而言之，他认为抑郁症患者是因为向自己发脾气才会得病的。根据这一理论，许多心理医生都建议患者点燃自己的愤怒，时不时地向他人发泄一通。他们甚至可能会说本章中描述的一些方法无异于强迫自己乖乖认罪。

这是个伪命题。关键之处不在于你是否表达了你的感受，而在于你表达的方式。如果你表达的信息是"你批评我，我很生气，你是个大混蛋"，你会将你和对方之间的关系破坏殆尽。如果在为自己辩护时，你采取好斗报复的方式反驳对方的负面反馈，你会毁了你和批评者以后真诚交流的希望。因此，尽管暂时发泄一通怒火的感觉好极了，但从长期来看，你无异于自毁长城。你不仅多此一举，过早地把问题推向了极端，而且还失去了了解批评者真正意图的机会。更糟糕的是，由于你乱发脾气，你的抑郁症可能又会发作，够你难受好一阵子。

反驳质问法

本章中介绍的方法尤其适用于演讲或教学工作。我曾经在大学和职业团体组织演讲过现代抑郁症研究方面的问题，那时我就想出了"反驳质问法"。尽管我的演讲一般都很受人欢迎，但有一次还是在听众中发现有个人找我的茬。质问者的责难一般有几个特点：（1）极度挑剔，不过似乎都不正确，或者和我演讲的材料无关；（2）一般只有不受身边同龄人待见或尊重的人才会质问发难；（3）表达时会竭尽刻薄辱骂之所能。

因此，我不得不想出这种"反驳质问法"，这样我就可以用一种不得罪人的方式让质问者安静下来，同时也可以让其他的听众也有机会提问。我发现以下方法尤其有效：（1）马上感谢质问者提出的问题；（2）承认对方提出的问题非常重要；（3）强调自己需要了解更多知识才能回答质问，然后鼓励批评者就这个问题开展深度研究和调查。最后，我会邀请质问者在演讲结束后和我一起进一步探讨他（或她）的看法。

尽管任何一种言语方法都不能保证一定有效，但我使用这种乐观的方法却几乎从未失手过。事实上，这些质问我的人还常常会在演讲结束后来找我，称赞我言语宽厚并为此表示感谢。有时质问者会被我的演讲深深打动，他们会成为最欣赏我的人！

总结

图6-2总结了处理批评时须牢记的各种认知原则和语言原则。一般来说，如果有人侮辱你，你有三条路线可以选择——"悲伤"路线、"愤怒"路线和"乐观"路线。其中的每一条路线都是一种全面体验，它需要将你的思维、感受、行为、甚至肢体语言融为一体。

大多数有抑郁症的人都会选择"悲伤"路线。你会下意识断定批评者的话是对的。你不经过任何系统性的调查，就一口断定自己犯了错误，是过错方。然后，你会在一系列错误思维的引导下，将批评的重要性不断放大。你可能会犯以偏概全的毛病，此时你会错误地断定你除了犯下一连串的错误之外，这辈子都没干过什么对的事。或者你还会给自己贴上"百分百笨蛋"的标签。由于你有完美主义的倾向，你希望自己毫无瑕疵，你很可能会觉得你那所谓的错误足以证明你一无是处。正是因为这些错误思维，你的情绪开始低落，自尊心完全丧尽。这时，你用言语回敬对方时都是一副畏畏缩缩的样子，显得软弱不堪，没有一点魄力。

相比之下，你也可以选择"疯狂"路线。你会为自己辩解，这是因为害怕自己不完美，于是你极力地指责批评者，说他（或她）变态。你还会固执地拒绝承认任何错误，因为根据你的完美标准，这无异于承认你是只一文不值的虫豸。所以，根据以攻为守的策略，你将对方的指责又原样奉还给对方。当你处于备战状态时，你会心跳加速，血脉贲张。你咬紧牙关，浑身的肌肉都绷得紧紧的。你自以为是、愤愤不平地反击批评者，这时可能会感觉痛快淋漓。你让他（或她）明白了他（或她）不过是个笨蛋而已！可不幸的是，他（或她）并不赞成这一点；而且从长期来看，你的发泄只会损人不利己，因为你已

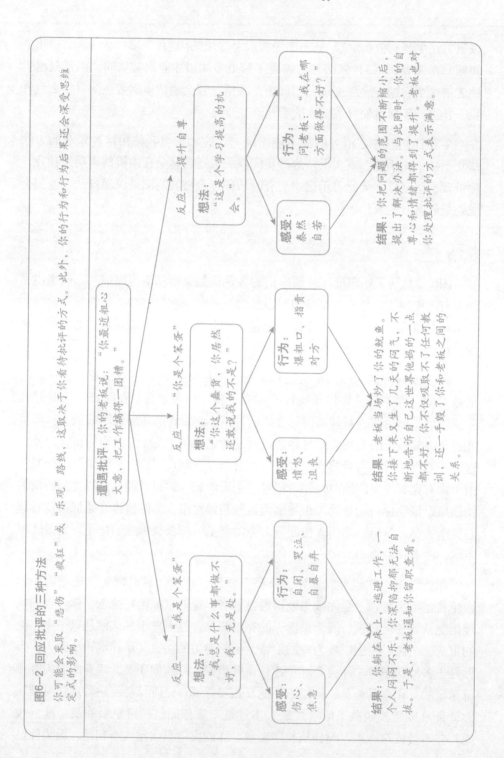

图6-2 回应批评的三种方法

你可能会采取"悲伤"或"乐观"路线,这取决于你看待批评的方式。此外,你的行为和行为后果还会深受这些模式的影响。

经毁了双方的友好关系。

要走第3条路线，你必须要有自尊心，或者至少能做出有自尊心的样子。这有一个前提：你是个有价值的人，你没必要完美无缺。有人批评你时，你的第一个反应就是反省。对方的批评是否有点道理？你做过什么冒犯别人的事？你真的做错了吗？

然后，你可以询问一系列不带个人感情色彩的问题，将问题的范围缩小，接下来就可以提出解决办法了。如果需要妥协，你可以和对方协商。如果明显是你的错，你可以予以承认。如果错的是批评者，你可以谨慎得体地指出这一点。不过，不管做错事的人是不是你，你都应该明白，你在人品方面是没什么错的。因为，你最后会知道，你的自尊心一开始就不是问题。

| 7 |

生气了吗

——你的"易怒商数"是多少

你的IQ是多少？我不是在问你有多聪明，因为你的智力和你获得快乐的能力几乎没什么关系。我想知道的是你的易怒商数（Irritability Quotient，简称IQ）。它指的是你在日常生活中所吸纳的愤怒情绪和恼怒情绪的数量。如果你的IQ特别高，这就对你十分不利。因为，它会使你心生怨恨，心情变得压抑沉重，老想和人吵架，生活毫无快乐可言，这样你会一点挫折和不幸都受不了。

以下是测算IQ的方法。列出了25个可能会让你生气的情景，请仔细阅读。你可以参考下述的简单评分标准，估算一下每种情形可能会惹恼或激怒你的程度，然后把分数填在每个情景后面的空格横线上。

0—你几乎不生气。

1—你有一点点恼火。

2—你有些生气。

3—你相当生气。

4—你极为愤怒。

按照下面的示例在每个问题后面标出答案：

你开车去机场接朋友，前面有辆很长的货运火车，你不得不等它先过。___2___

回答这个问题的人估计他的反应得分为2，因为他会有些生气；但火车开走了之后，他的怒气就全消了。在估算自己在一般情况下会对以下每项心烦之事如何反应时，请按常规情况做出最合理的估算。即使它们遗漏了许多可能发生的重要细节（例如当天的情形是怎么样的、事件里又涉及了哪些人等），你也要做出最合理的估算。

诺瓦克愤怒程度量表[1]

1. 你刚刚买了一件家电设备，可是打开包装箱接通电源后，发现它不运转。_____

2. 你迫于无奈，被维修工敲诈了一顿。_____

3. 你和其他人都犯了错误，可别人侥幸逃过，上司单单把你拎出来批评。_____

4. 开车时不小心陷入泥潭或雪窝中。_____

5. 你和别人说话，可对方不理不睬。_____

6. 有人欺骗你。_____

7. 你在咖啡馆拿着4杯咖啡，好不容易快走到桌前，可有人撞到你了，咖啡全洒了。_____

8. 你已经把衣服挂好了，可有人却把它们碰到地上，而且还不把它们捡起来。_____

9. 从你进商店的那一刻起，售货员就一直缠着你卖东西。_____

10. 你已经和人约好去某个地方碰头，可对方却在最后一刻爽约了，把你一个人晾在那里。_____

11. 被人取笑或愚弄。_____

12. 你的车停在红灯前，可后面的家伙却一个劲地猛按喇叭。_____

13. 你在停车场不小心进错了道。刚一下车，就有人朝你吼："你到底会不会开车？"_____

14. 有人做错了事反而还埋怨你。_____

15. 你想集中注意力，但旁边有个人总用脚敲地板响。_____

16. 你借给别人一本书或一件工具，后来对方不还了。_____

17. 你忙了一整天，可你的室友却开始埋怨你，说你把答应他（或她）的事给忘了。_____

18. 你想和爱人谈一件重要的事，可他（或她）就不让你说。_____

19. 有个人对某个问题本来知之甚少，可他（或她）还要固执地和你争论个没完。_____

20. 你正在与人争论，却有人过来多管闲事。_____

21. 你急着要去某个地方，可前面有辆车却以40千米/小时的速度缓慢前移，可这条路明明可以跑60千米/小时。此时你还不能超车。_____

22. 不小心踩到了一块嚼过的口香糖。_____

23. 经过一小群人身边时，听到他们在嘲笑你。_____

24. 本来要赶着去一个地方，可裤子被锋利的东西给划破了。这条裤子还很贵呢。_____

25. 你用身上的最后一枚硬币打电话，可是还没打完就断线了，而硬币也没有了。_____

现在，你已填完了"愤怒程度量表"，你可以计算你的易怒商数（即IQ）了。请检查确保自己没有遗漏其中的任何一项，然后将25个项目的分数相加。这次测试的最低分可能是0，这表示你每一项的得分都是0。得分这么低的人如果不是骗子，那肯定就是圣人了！最高分为100，它表示这25项中你的每项得分都是4，这意味着你一直处于沸点状态甚至有过之而无不及。

你可以参照以下分数标准，查看你的总分说明。

0~45：你通常几乎没什么脾气或烦恼。只有极少数的人才能在这次测验中得这么低的分，你就是其中的幸运儿之一！

46~55：基本上来说，你比一般人的情绪要平静一些。

56~75：面对生活挫折时，你的愤怒程度和一般人差不多。

76~85：你对生活中的许多挫折都愤愤不已。你的怨气实际上比一般人多。

86~100：你是货真价实的愤怒冠军，你动不动就有强烈的愤怒反应，而且还不会马上消失，这让你饱受折磨。在最初的羞辱过去之后，你很可能还是余怒未消。在认识你的人中间，你可能会有"炮仗"或"愣头青"之名。你可能会经常头痛欲裂，血压升高。而且你还可能总控制不住自己的脾气，常常头脑一发热，就将满腔怒火撒了出去，所以常常惹来麻烦。在成年人中间，只有极少数人才会像你一样反应过激。

现在你已经知道你的易怒商数了，我们来看看该如何改变现状吧。从传统意义上来说，心理医生（和普通大众）就处理愤怒的方式已经形成了惯性思维，他们有两个办法：(a)将愤怒"向内"发泄；(b)将愤怒"向外"发泄。第一种方法感觉有点"病态"——你强压怒火，打落门牙和血吞。最后，你憋出内伤，常常被内疚和抑郁所折磨。早期的心理学家（例如弗洛伊德）认为，强压怒火是抑郁症的根源。不过，目前还没有确凿的证据支持这一说法。

第二种方法据说是比较"健康"的——你可以表达你的愤怒，当你发泄一通后，你很可能会感觉好多了。不过这种简单的方法有一个问题：它有后患。如果你将满腔怒火随意发泄，别人马上就会把你当疯子看。与此同时，你也学不会心平气和地处理人际关系。

在这一章中，我将提供一些指导，以帮助你评估发怒的好处和坏处，这样你就可以根据自己的最佳利益决定是否应该发火。你火气大，总是愤愤不平，生活总是莫名其妙地被弄得痛苦不堪。如果你能够选择是否应该发火，你不仅可以慢慢摆脱这种折磨，而且还能逐渐地控制情绪。

谁惹你生气了

"别人！

我受够了！

我想远离人群！"

有一个女人深夜两点记下了这些想法。她当时睡不着，公寓楼里的狗为什么还在叫？邻居为什么还吵吵嚷嚷不为别人着想？我敢打赌，你和她一样也会认为是别人愚蠢自私的行为惹恼你了。

你认为是外部事件惹恼你了，这本无可厚非。当你生某人的气时，你会下意识地认为他（或她）就是导致你心情不好的罪魁祸首。你会这样说："你烦死我了！是你把我惹毛的！"如果你这样想，你就错了，因为别人事实上不可能让你生气。是的——你没听错。在电影院排队时，可能有冒失的少年在你前面插队。在古玩店里，可能有个骗子把假古币卖给了你。一个所谓的"朋友"可能在生意盈利分成时压榨你的那一份。你的男朋友可能明明知道你注重时间观念，可他约会时还是屡次迟到。不管你认为别人是多么的卑鄙无耻，他们都不可能惹你生气，在过去不可能，在将来也绝不可能。残酷的事实在于，你所感受到的每一丝每一毫的愤怒都是你自己引发的。

你觉得这是歪理邪说、胡说八道吗？如果你认为我在昧着良心说话，你可能会恨不得把这本书烧了，也可能厌恶得想把它一扔了之。如果是这样，我敢肯定你会继续读下去，因为——

和所有的情绪一样，愤怒也一样源于认知。图7-1分析了思维和愤怒情绪之间的关系。从图中可以看到，在任何事情激怒你之前，你必须先了解发生的事情，然后再用自己的思维解释一遍。你的感觉来源于你对事情的理解方式，而不是事情本身。

例如，假设你忙了一整天，到了晚上，你把两岁的儿子放在婴儿床上睡

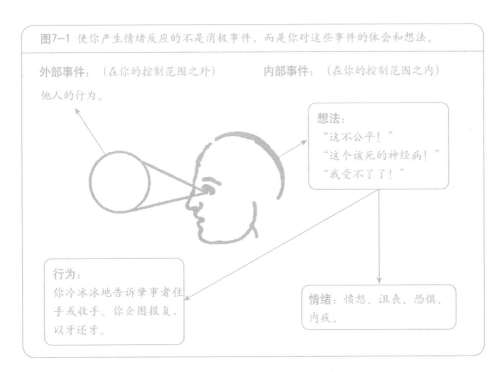

图7-1 使你产生情绪反应的不是消极事件，而是你对这些事件的体会和想法。

外部事件：（在你的控制范围之外）

他人的行为。

内部事件：（在你的控制范围之内）

想法：

"这不公平！"

"这个该死的神经病！"

"我受不了了！"

行为：

你冷冰冰地告诉肇事者住手或收手。你企图报复，以牙还牙。

情绪：愤怒、沮丧、恐惧、内疚。

觉。然后，你关上卧室的门，准备坐下来看电视放松一下。可是才看了两分钟，你的儿子就突然打开他的房门，咯咯笑着走了出来。你对这件事可能会有不同的反应，这就要看你怎么理解了。如果你生气的话，你很可能会这么想："该死！这孩子怎么老这么讨厌？他为什么就不能乖乖地躺在床上睡觉呢？他从来就不让我喘口气！"另一方面，你还有可能会很开心地看孩子从他的房间里跑出来，因为你这样想："太好了！这孩子能自己从婴儿床里爬出来，这是第一次呀！他长大了，越来越独立了。"这两种反应所针对的不过是同一件事。这说明，你的情绪反应完全取决于你对事情的理解。

我敢打赌，你现在肯定会这么想："这个孩子的例子不恰当。我生气的时候可都是有道理的。这世上真正残暴不公的事太多了。每天一想到这些破事我就恼火，你要我把闷气憋在心里，保持心平气和，这怎么可能呢？你是不是想给我做脑白质切除术，让我变成麻木不仁的白痴呀？不，谢谢！"

你当然是对的。的确，每天都会发生一大堆真正消极的事情，但是你对它们的感觉仍然起源于你的理解方式。一定要小心你的这些理解方式，因为愤怒可以是一把双刃剑。从长远来看，不计后果的发泄最终很可能会让你自毁长城。即使你真的被冤枉了，生气也可能会对你不利。你生气的话，自己也会痛苦心烦，这种打击或许会远远超过最初的羞辱。有位开餐馆的女人这样说道："当然，我有理由发火。有一天我发现厨师又忘了买火腿，尽管事先我还特意叮嘱过。因此我火冒三丈，气急败坏地把一锅热汤泼在厨房地面上。两分钟后，我才意识到，我做了一件愚蠢之极的事，但我却羞于承认。因此，在接下来的48小时里，我一直在费尽心思说服自己我有权当着20位员工的面犯傻！这太不值得了！"

在许多情况下，你的愤怒都是由不易察觉的认知扭曲引起的。和抑郁症的情况一样，你的许多认知都是扭曲片面的，甚至是错得离谱的。只要你学会用客观理性的思维来代替这些扭曲思维，你就不会这么容易激怒，自我控制能力也会随之提高了。

生气的时候，最容易产生什么样的认知扭曲呢？"乱贴标签"首当其冲。如果你用"混蛋"或"人渣"或"狗屎"来形容惹你生气的人，你就是在用完全消极的方式看待他（或她）。这种以偏概全的形式可以称为"扩大化"或"妖魔化"。有些人也许是真的辜负了你的信任，你对他们的所作所为感到愤慨，这毫无疑问是正确的。但是，当你给别人贴标签时，你就会产生错觉，认为他（或她）的人品很坏。这样你的愤怒就是对人不对事了。

如果你用这种方式否定别人，你就只会记住你看他们不顺眼的每一个细节（心理过滤），而他们的优点你会通通视而不见或予以否认（否定正面思维）。这样，你就为自己的愤怒找到了一个错误的发泄口。事实上，每个人都有优点、缺点和一些中性特质，他们都是复杂的混合体。

乱贴标签是一种扭曲的思维，它会给你带来不必要的愤怒情绪，使你产生荒谬的道德优越感。给他人贴完标签后，你会产生义愤，恨不得将他（或她）谴责一顿。你的报复之心使冲突进入白热化，结果惹你生气的人也会产生同样的消极态度和感受。最后，你贴的标签将不可避免地成为自证预言。这种树立自我形象的方法是具有毁灭性的。你用极端的方式对待别人，结果导致了人与人之间的恶战。

这场恶战究竟会何去何从呢？一般来说，你会为了自尊而战。你感到恐惧不安的原因有很多，可能是因为别人侮辱或批评你，也可能是因为别人不喜欢你，甚至还可能是因为别人不赞同你的意见。因此，你或许会决定为了荣誉而誓死战斗。可问题在于，无论你怎么一意孤行，别人也不完全就是可以让你随便捏的软柿子。而且，即使诋毁别人可以给你带来一时的快感，但这样会让你自己都瞧不起自己。最后，就如同第4章中所说的一样，消极的扭曲思维将带走你的自尊。这世上能威胁你自尊的人只有一个——那就是你自己。只有在你看轻自己的时候，你的价值感才会降低。要想真正地解决问题，你必须停止荒谬的腹诽。

另外还有一种认知扭曲和愤怒情绪有关，它就是"读心术"——你不明白别人所作所为的原因，于是凭空臆测"作案"动机。这种臆测往往都是错误的，因为它们都不是促使对方行事的真正想法和感受。由于你愤愤不平，你可能压根就没想到应该去查证一下自己的想法。

别人的行为惹你生气时，你可能会想当然地找理由解释，常见的解释有："他本来就是个卑鄙小人""她不是个正直的人""他就是那副德行""她是个笨蛋""他们都是坏小子"，等等。这些所谓的解释都有问题，因为它们只是你胡乱贴的标签，根本提供不了任何有效的信息。事实上，这完全就是误导。

这里有个例子。琼的丈夫说，他星期天想看电视上的足球比赛，不想和她一起去听音乐会。琼一听之后火冒三丈。她的火气越来越大，因为她告诉自己："他不爱我！他老是自行其是！这不公平！"

可问题是，琼的解释并不可靠。她的丈夫其实很爱她，他也并非总是自行其是，而且他也不是有意让她觉得"不公平"的。这个星期天具有特殊意义，这一天可是达拉斯牛仔队和匹兹堡铁人队对决的日子，他非常想看这场比赛！所以根本不想穿得一本正经地去听音乐会。

事实上这里只有一个问题，就是琼的丈夫不能陪她去听音乐会。可是，当琼用不合逻辑的方式猜度丈夫的动机时，她又惹出了另外一个问题：她硬要认为丈夫不爱她，给自己找气受。

第三种引发愤怒情绪的认知扭曲是"放大"。如果你夸大了消极事件的重要性，则情绪反应的强度和时间长度可能都会不成比例地膨胀。举个例子，如果你有一个非常重要的约会，可公共汽车却晚点了，你可能会告诉自己："我受不了了！"这是不是有点夸大？因为你正在忍受，你肯定可以忍受，为什么说你不能呢？公共汽车晚点已经够痛苦了，为什么还要用这种方式给自己找不快呢？你是不是真的想这样发火？

错误的"应该"和"不应该"句式是引发愤怒的第四种认知扭曲。如果别人的行为让你很反感，你会对自己说他们"不应该"那样做，或者他们本来"应该"如何如何做。例如，你在酒店登记入住，发现接待员把你的预订记录弄丢了，而且现在没有一间空房间。你暴跳如雷，对自己反复说："这种事'不应该'发生！这些愚蠢的接待员真该死！"

你生气真的是因为没房间了吗？不。没房间只会让你感到失落、失望或不方便。在你愤怒之前，你肯定不可避免地断定：这种情况下，你有权得到房间。所以，你认为他们漏掉了你的预订记录肯定是不公平的。正是这种想法让你生气。

那么，这到底错在哪里呢？当你说接待员"不应该"犯错时，你就让自己产生了不必要的沮丧情绪。你的预订被弄丢了，这固然很不幸，但是这里不可能有人存心对你不公，也不大可能是因为接待员愚蠢之极。但是，他们确实犯了一个错误。当你要求别人尽善尽美时，你只会让自己难受，无法跳脱出僵化思维。问题在于不管你怎么生气，你也不大可能给自己变出一间房来。你因为预订记录丢失而耿耿于怀几小时甚至几天很不划算。其实去找另外一家酒店远比这省事得多，起码不会让你气恨难平。

不理智的"应该"句式之所以出现，是因为你认为你任何时候都有权立即满足自己的要求。所以，只要你得不到想要的东西，你就会陷入恐慌或愤怒之中。你坚持认为，如果你得不到X，你就会死或者一辈子悲惨地生活下去，再无一丝快乐可言（X可以代表爱情、友情、地位、尊重、即时满足、完美、美好的事物等）。由于你一直坚持自己必须要风得风，要雨得雨，所以你活该自己找气受。容易发怒的人常常会用说教的方式表达他们的要求：如果我对别人好，别人就应该心存感激。

可是，别人都是具有自由意志的人，他们的想法和行为常常不会如你所愿。不管你怎么坚持他们必须服从你的意愿和愿望，他们都有可能不买你的账。事实往往正好相反。你老是怒气冲冲地指手画脚，想强迫别人屈服你，却只会让别人疏远你，让他们产生逆反心理，这样他们就更不愿意取悦你了。这是因为别人和你一样，都不喜欢受制于人。你的愤怒只会堵死有效解决问题的出路。

愤怒的绝大部分原因（如果不是全部原因）在于你认为别人对你不公平或不公正。事实上，我们可以将愤怒定义为——你认为自己被不公对待后产生的单一情绪。

现在，我们就该揭开真相了，你可以把它当苦药或启蒙教育。公平和公正的概念在这世上从来就没有一个统一的标准。公平永远都只是相对的，这正和爱因斯坦在时空相对论中指出的一样。爱因斯坦假定宇宙中没有标准的"绝对时间"（这一理论经过实验证明是有效的），有时时间过得飞快，有时它却漫长无比，这要看观察者从什么角度来看了。同样，"绝对的公平"是不存在的。公平对于观察者来说是相对的：对于同一件事，一个人可能认为是公平的，而另外一个人则认为是不公平的。甚至社会准则和道德要求在不同的文化中也是千差万别的。你可以抗议说这个例子不恰当，你还可以坚持说你自己的道德体系是通用的，但事实并非如此！

这里有一个证据：狮子吃绵羊公不公平？从绵羊的角度来看，这不公平：它没招惹狮子，可狮子却对它充满敌意，处心积虑地要把它吃掉。可是从狮子的角度来看呢？这事再公平不过了。它饿了，绵羊就是它每天要吃的"面包"，它有权吃。这事到底谁"对"呢？这个问题没有绝对或通用的答案，因为你无法"绝对公平"地解决这个问题。事实上，公平只是一种感性认识，它是抽象的，完全就是自造概念。在你吃牛肉汉堡包的时候，你怎么看呢？这事"不公平"吗？在你来说，这很公平。可从牛的角度来看，这当然不公平！到底谁"对"呢？这里没有绝对的"标准"答案。

尽管"绝对"公平并不存在，但个人和社会的道德标准还是很重要、很有用的。我并不是鼓动大家无法无天，我只是想说明道德标准以及对公平的判断只是一种约定，它不是客观事实。从本质上来说，社会道德体系，都不过是一个群体决定遵守的一套规则。这类体系的基础是群体中每位成员之间相互体谅的利益关系。如果你做事不考虑别人的感受和利益，你很可能会惹上麻烦。因为，别人一旦发现你在利用他们，他们迟早会让你吃不了兜着走。

一般来说，定义"公平"的体系会随着受众人数的变化而异。如果某种行为准则只为一个人所接受，其他人则可能认为这种行为为反常之举。这里有一个例子，我有个病人每天雷打不动地至少要洗50次手。她认为这样才"合常理"，不然的话她会焦虑不安，内疚得想死。如果某个准则几乎可以被所有人所接受，它可能会变成法律条文。不许杀人就是其中一例。但无论怎样，一种体系不管有多少人接受，它绝不可能在所有情况下对于所有人都是"绝对的"或"百分之百有效的"。

我们在日常生活中之所以会愤怒，大部分原因在于我们混淆了个人愿望和普遍的道德准则。在你生别人的气并指责对方做事"不公"时，事实上一般来说，如果采用不同于你的一套标准和观点来看，他们的行为再"公平"不过了。你认为他们行事"不公"，这只能说明你看待事物的方式更容易被大众所接受而已。如果你说别人"不公"别人就真的"不公"的话，那我们每个人就应该是一模一样的。可事实并非如此。我们每个人的想法都不同。如果你忽略了这一点，非要指责别人"不公"的话，你就是无事生非，迫使双方的交流走入极端，因为这样无异于侮辱和挑衅对方。接下来，双方就会为谁错谁对大打口水仗，争不出个所以然来。因为，争论围绕的论点是错误的，你们不该争论"绝对的公平"。

由于公平具有相对性，所以你的愤怒在逻辑上根本就是错误的。虽然你一口咬定别人行事不公，但你必须明白，他的行为不公只是相对于你的价值体系而言。可是，他行事需要参照的是他的价值体系，而不是你的。他的行为虽然让你反感，可在他看来却相当公平合理。因此，从他的角度来看（这也是他唯一可能的行事准则），他的行为"公平"得很。你希望别人行事公平吗？那你就应该让别人按自己的意愿行事，无论你再怎么反感都不要计较，因为从他的价值体系来看，他的行为往往是相当公平的！你可以尽力说服他改变思维，也许最后你还可以改变他的价值标准和行为。与此同时，你还可以让自己渐渐地不再为他的所作所为而恼火。但是，当你告诉自己"他行事不公"时，你就无异于自欺欺人，因为你所追逐的只能是泡影！

这是否就意味着你不应该愤怒呢？是否就意味着由于"公平"和"道德"的概念是相对的，所以就毫无用处呢？一些著名作家的确就给我们灌输过这种思想。韦恩·戴尔博士写道：

> 我们习惯于在生活中寻找公平，如果找不到它的踪影，我们会愤怒、焦虑甚至垂头丧气。事实上，这和寻找不老泉或一些类似的神话宝藏一样，都注定是白费力气。公平是不存在的。它不曾有过，将来也永远不会出现。世界并非这么简单。鲁滨孙把虫子吃了，这对虫子不公平……你只要看一下大自然，就知道这世上没有公平这回事。龙卷风、洪水、海啸、干旱都是不公平的⊙。

这一观点代表了另外一种极端，而且它犯了"非此即彼"的思维错误。这就好比你一听爱因斯坦说绝对时间不存在，就把手表和钟全扔了。虽然时间和公正的概念不能绝对化，但它们却还是具有社会意义的。

戴尔博士除了说公平是幻影之外，他似乎还认为愤怒是没有用的：

> 你可能会承认，愤怒是生活的一部分，但你知不知道它完全没有一点实用价值？……你没必要愤怒，如果你想成为一个快乐满足的人，愤怒对你来说一点用都没有。……可笑的是，不管你怎么愤怒，你都永远无法改变他人。……⊙

这次，他的观点似乎又一次犯了认知扭曲的毛病。如果说愤怒没用，那非此即彼的思维就错得更离谱了；此外，说"永远无法改变他人"还犯了以偏概全的毛病。事实上，在一些情况下，愤怒是有必要的，而且也是有用的。因此，真正的问题不是"我应不应该生气"，而是"我的底线应该在哪里"。

下面有两条指导原则，你可以根据它们确定什么时候生气有用、什么时候生气没用。这两条标准可以帮助你综合运用所学的知识，从而就愤怒这一问题形成一套有意义的个人哲学。

1. 让我愤怒的这个人伤害我是不是存心故意的？他（或她）是不是非得伤害我不可？

2. 我生气有用吗？它能帮我实现预期目标吗？还是只会打击我？

示例：你在打篮球，另一个队的队员用胳膊肘故意撞你的肚子，他想撞疼你，迫使你退出比赛。你可能会化愤怒为力量，打球越战越勇，最终夺取了比赛的胜利。到目前为止，你的愤怒是有必要的⊙。

但是，比赛一旦结束，你可能不再需要这种愤怒了。现在它就是没有必要的。

假设你3岁的儿子在街上乱跑，差点被车撞死。在这种情况下，他并非有意要惹你生气。但无论如何，你此时发脾气却可能是有必要的。你怒气冲冲的声音会传达出警告信息，可以让他明白事情的严重性。可是，如果你这时还冷静客观地教育他，他就不知道利害关系了。在这两个例子中，你选择了愤怒，而且愤怒的程度和发泄方式都在你的掌控之中。这种愤怒的效果是正面积极的，它和冲动失控、具有攻击性的憎恨有着本质区别。

假设你看到报纸上有一些愚昧无知的暴行，禁不住义愤填膺。这种暴行看起来的确是伤天害理的无耻行径。但就一般情况来看，如果你并不打算对此付诸任何行动的话，你的愤怒可能是没有必要的。相反，如果你选择帮助受害者或者准备以某种方式与恶势力做斗争，那么你的愤怒则可能还是很有必要的。

请牢记这两条标准。如果发怒对你没好处，那么该如何控制愤怒呢？下面我将教你一些方法。

激发欲望

愤怒也许是最难控制的情绪，因为你发怒时会变得像一头暴怒的牛头犬，要想拉住你不让你撕咬别人的大腿，可能比登天还难。事实上，你也不想摆脱这种感觉，因为复仇的火焰把你烧得失去了理智。

不管怎样，你的愤怒都是因为你所认为的不公之事引起的，所以它是一种道德情感，而且你也不愿意给这种正义之火泼冷水。你会一时冲动，忍不住用宗教般的狂热来维护你的愤怒，用种种理由来证明它的合理性。控制怒火需要极强的意志力，所以为什么要折磨自己呢？

第一步：用双栏法列出生气报复的好处和坏处，请务必考虑生气的短期和长期后果。然后从头看一遍列表，权衡一下利弊，问问你自己该如何选择。这种方法可以帮助你判断憎恨是否真的符合你的最佳利益。我们绝大多数人在本质上都是趋利避害的，所以这样做可以让我们的心情平静下来，从而有效地解决问题。

这里有一个例子。苏是一位31岁的女人，她有两个女儿，都是和前夫生

表7-2

发怒的利弊分析

发怒的好处	发怒的坏处
1.感觉很好	1.我会进一步毁了我和约翰之间的关系
2.约翰会知道我对他的不满	2.他会抗拒我
3.我有权发脾气,只要我愿意	3.我发完脾气后常常会内疚,而且还会痛恨自己
4.他会知道我不是好惹的	4.他很可能会顿时火冒三丈,然后报复我,因为他也不喜欢被人算计
5.我可以让他知道我不喜欢被他利用	5.我一开始之所以愤怒,是因为他冷落我。我为此发火于事无补,它只会分散我们的注意力,这样问题就总是无法解决
6.即使我得不到他的关心,我至少可以获得报复的快感。我可以让他和我一样愤怒痛苦,这样可以逼他就范	6.我喜怒无常,脾气暴躁,约翰和我身边的人总是无所适从。别人都给我贴上了"喜怒无常""任性暴躁""不成熟"的标签。他们认为我是个被宠坏的孩子
	7.我可能会把孩子们吓跑。等他们长大后,他们可能会恨我总是发脾气,而且他们会疏远我,有事也不敢找我
	8.约翰会受够了我的唠叨和抱怨,他可能会离开我
	9.我给自己找不快,这种感觉会让我很难受。生活从此会变得酸楚不堪,我以前极为看重的快乐和创造力都会一并失去了

的。现任丈夫约翰是一位勤奋的律师，他有个10多岁的女儿，是和前妻生的。由于约翰在家的时间少得可怜，苏觉得丈夫冷落了她，于是心生怨恨。她对我说，丈夫在婚姻中对她不公，因为他很少陪她，对她的关心也不够。在表7-2中苏列出了发怒的好处和坏处。

她还列出了消除怒气可能会带来的积极影响：（1）别人会更喜欢我，会更愿意接近我。（2）我不再让人难以琢磨。（3）我可以更好地控制情绪。（4）我会更放松。（5）我的心态会更平和。（6）别人不再觉得我消极武断、头脑容易发热。（7）我的行为会更成熟，再不会像个孩子似的任性使气了。（8）我可以更有效地影响别人。如果我要得到自己想要的东西，我可以和别人冷静、有理有据地协商，这样比发怒和命令的方式更有效。（9）孩子、丈夫和父母都会更尊重我。苏后来告诉我，经过这样的一番衡量，她认为发脾气弊大于利。

要控制你的愤怒，第一步就是要进行这样的分析，这一点至关重要。在列出发怒的好处和坏处后，问问你自己："这件让我愤怒的事如果一时改变不了，我是否愿意控制自己忍着不发脾气呢？"如果你的答案是"是"，那你显然愿意控制自己。你的内心很可能趋于平静，你会更尊重自己，生活会更有效率。如何选择，全在于你自己。

冷却愤怒想法

一旦你决定冷静，有个宝贵的方法就可以派得上用场了——那就是写下发怒时脑子里的各种"愤怒想法"。然后，使用双栏法（见表7-3）列出理性客观的"冷静想法"。用你的心灵去倾听那些"愤怒想法"，捕捉脑海中每一句怀有敌意的话，要将这种私密对话记录在纸上，不得加以任何审查筛选。你肯定会发现许许多多过激言语和报复念头，把它们全部记下来，然后用更客观、更平和的"冷静"想法取而代之。这样，你就不会怒不可遏、坐立不安了。

苏就用这种方法消除了她的受挫感。约翰的女儿珊迪总是使手段把约翰控制得死死的。苏要约翰硬气一点，不要温温吞吞的，但约翰总听不进去。相反，他还觉得苏唠叨，动不动就要自己听命于她。这更让他想躲着她，于是恶性循环就开始了。

表7-3

苏的继女不过十来岁，可老是自私地摆布苏的丈夫约翰，而约翰又总是任由她摆布。苏很愤怒，她写下了自己的"愤怒想法"。当她用平和的"冷静想法"取代"愤怒想法"时，她满腔的嫉妒和愤怒之火顿时消失了

愤怒想法	冷静想法
1.他居然敢不听我的话	1.这没什么。他没有听我指挥的义务。哦，我说错了，其实他还是在听的，只是因为我太过火了，让他产生了逆反心理
2.珊迪在撒谎。她说她在做功课，其实没有。她想让约翰帮她做	2.她天生就爱撒谎，又懒，学校一有作业就想找人代劳。她讨厌做作业，这是她的问题
3.约翰的空闲时间本来就不多，如果老帮珊迪做作业的话，他就没时间陪我了。可我还得自己照顾孩子	3.那又如何？我喜欢一个人待着。我也能照顾好自己的孩子。我不是那么没用，我能行。也许等我学会控制愤怒，他就会更愿意陪我
4.珊迪是在占用我的时间	4.说的没错。但我不是小孩子了。有时我可以忍受寂寞。如果他陪的是我的孩子，我也就不会这么心烦意乱了
5.约翰是个笨蛋。珊迪老是利用别人	5.他是个成年人了。如果他想帮她，当然可以。不要管这些事了，它和我无关
6.我受不了了	6.我受得了。这只是暂时的，比这更恼火的事我都忍过
7.我像个不懂事的孩子，我应该感到内疚	7.有时我的确没资格耍小孩脾气。但我不是个完美的人，我也没必要事事完美。没必要内疚，这没用

苏既妒忌又内疚，她写下了自己的"愤怒想法"（见表7-3）。当她用"冷静想法"取代"愤怒想法"时，她的感觉好多了。这成了她的一剂解毒良药，她不再迫切地想控制约翰了。尽管她仍然觉得约翰不该对珊迪百依百顺，但她觉得他有权宠爱女儿。因此，苏不再给约翰施加什么压力了，约翰开始轻松起来。他们互不干涉对方的自由，相互尊重，双方的关系改善了很多，感情越来越甜蜜。当然，苏和约翰的再婚生活之所以这么成功，并不仅仅只靠反驳"愤怒想法"。但是，这第一步却极其关键，它意义重大；没有它，双方很可能还会再次陷入僵局！

还有一种更详细一点的表格也可以用来控制愤怒，这就是"消极思维日志"（见表7-4）。你可以在表中填写让你生气的事，评估你在做功课前后的愤怒程度。在表7-4中，一位年轻女子打电话求职，可雇主却轻描淡写地打发了她。于是她填写这份表控制自己的愤怒。她报告说，她找出了自己的"愤怒想法"后发现它们荒谬之极，所以就可以轻松地将即将爆发的情绪扼杀在萌芽状态中。这使她不再像以前那样动不动就生一天的闷气。她告诉我："在做功课之前，我认为我的敌人就是电话那头的家伙。但后来我发现，我虐待自己的程度更甚他10倍。明白这个道理后，就很容易用冷静的想法取代愤怒的想法了。我突然感觉好多了，这太神奇了！"

想象替换法

在你生气时，满脑子会产生消极的"愤怒想法"，它们像放电影似的在你脑海中一幕幕闪过（一般是X限制级的）。你可否注意过屏幕上的画面？想象中的画面和情节都充满了报复和暴力，它们是如此的鲜明强烈！

如果你不审视自己的内心，也许会意识不到这些心理画面。我举例说明一下。假设我现在就要你想象棕色果篮中的红苹果。你可以睁着眼睛或闭着眼睛试着想象。就是这样了！你现在看得到吗？我的意思就是这个。我们绝大多数人一整天都会看到这种图像。它们属于正常意识，是我们思维的图像表现形式。现在，请试着想象记忆中一些生动的画面——高中毕业、初吻（你还记得吗）、某次远足等。你可以看得到吗？

这些图像具有强烈的影响作用，它们对你的影响可以是积极的，也可以是消极的，这一点和白日梦或噩梦一样。积极的图像会让你极度兴奋。例如，

表7-4

消极思维日志

气愤的事情	情绪	愤怒想法	冷静想法	结果
报纸上有招聘兼职医学速录员的广告。我打了电话应聘。广告上说明了需要有一点工作经验的人。一开始,那个我应伙的家伙甚至不告诉我公司的具体情况。然后,他以"我的工作经验不足"为由拒绝了我	愤怒憎恨气馁98%	1.真是个神经病!他以为他是谁!我的工作经验丰富得很 2.这可是这份报纸上最好的招聘广告,可我却搞砸了 3.我的父母会杀了我 4.我好想哭	1.我为什么要这么激动呢?总之,我不喜欢他说话的语气。因此他也不给我机会介绍我很优秀。我这份工作不是我的错,是他的错。除此之外,我有必要为这种工作吗 2.我把问题放大了。还有许多其他的工作可以选择呢 3.他们当然不会。至少我在尝试找工作 4.有这么夸张吗?别人怎么会愿意我哭?这不值得买——这才是我知道的价值是我最重要的	愤怒憎恨气馁15%

145

在去游乐场的路上，你脑海中可能会浮现第一次坐过山车尖叫着上下翻飞的画面，这时你可能会激动起来，连小腹都发热。事实上，这种幻想会让人产生快乐的期待心理。同样，消极的图像也会强烈地影响你的情绪。现在想象某个有时候会让你恨之入骨的人。你脑海中浮现出了什么画面？你是否看到自己一拳打扁了他的鼻子？是否看到自己把他往油锅里扔？

这些幻想只会让你在羞辱过去后还气恨难平。即使让你愤怒的事已经过去了，愤怒之火可能还会把你活活地烧几个小时、几天、几个月甚至几年。如果一直这样幻想，你的伤口将无法愈合。每次只要在脑海中回放羞辱，你的伤口又会重新流血。你就像一头不停咀嚼毒草的牛。

那么，又是谁让你这么愤怒呢？你自己！因为是你让这些画面在脑海中扎根的！你知道，让你生气的人可能住在爪哇国，或者现在早死了，因此你几乎惩罚不到他（或她）！现在，你才是这场电影的导演和制片人；更糟糕的是，你还是唯一的观众。是谁得憋着一肚子火看完电影？是你！你就是那个老是咬牙切齿、浑身发抖、血脉贲张的人。你就是那个血压升高的人。简而言之，你这是在伤害自己。你还想这样下去吗？

如果不想的话，那你可能会准备删除脑海中让人生气的画面。该怎么做呢？有一种办法很管用——用想象力将它们转换为让你不那么愤怒的图像。幽默就是一款功能强劲的利器，你可以加以运用。例如，不要想象找到惹你生气的人，一把掐住他的脖子。相反，你要想象他穿着纸尿裤在一家人潮汹涌的商店转悠。想象所有的细节：他的啤酒肚、纸尿裤上的别针还有他毛茸茸的腿。现在你还生气吗？你是不是咧嘴笑开了呢？

第二种方法是停止愤怒的想法。你可能已经发现，你的脑海每天都会放映许多画面，你可以告诉自己：你有权关掉放映机。你可以想点其他的事。你可以找朋友聊天、读本好书、烘焙面包、跑步。如果你不唤醒自己又去想那些激怒你的画面，它们回放的次数就会越来越少。不要再想那些烂事了，想想马上要发生的开心事吧，或者来点性幻想也行。如果不快的记忆老是挥之不去，你可以做一些像俯卧撑、快跑或游泳这样的剧烈运动。这样可以化愤怒为运动，而且对身体也有好处。

重写规则

有时你的懊恼情绪可能是自找的，这是因为你给个人关系设定了不切实际的规则，所以最终总会失望。苏之所以失望，主要原因就在于她认为约翰必须爱她，因为她的规则是"我是个善良、忠诚的妻子，我应该得到爱"。

正是由于这种天真的设想，苏总是觉得她的婚姻摇摇欲坠，只要约翰对她不够体贴关爱，她就认为这足以证明自己做得还不够。然后，为了不失去自尊心，她不得不战斗到底，不断地逼着约翰关心尊重自己。越想和他亲近，就越受伤，感觉就像缓缓坠入冰窖一般。怪不得她会把约翰控制得死死的，怪不得她只要觉得约翰不关心她就立即发飙。可是，约翰是否意识到妻子的生活危机重重呢？

苏这种所谓"爱"的规则不仅会招来约翰的强烈不满，而且从长期来看它还会适得其反。虽然从短期来看，苏使出这些手段的确可以让约翰给她一些她迫切需要的关爱。毕竟，她可以用发火来威胁约翰，用性冷淡来惩罚他；还可以唤醒他的内疚感，随意摆布他。

但是，苏付出的代价是惨重的——她得到的爱不再是发自内心的真爱。约翰会觉得妻子在设圈套控制他，他疲于应付。他心中的不满累积到一定限度总会爆发。等他不再买她的账，不再屈服于她的命令时，他就会一心想自由了，所以他迟早会爆发。这种所谓的爱会带来毁灭性的后果，无一例外！

如果你和别人之间也有这种高压专制的恶性循环关系，你最好重写规则。如果你的态度能够现实一点，你就能摆脱失望情绪。改变自己总比改变世界要容易得多。因此，苏决定重写"爱"的规则，她采取了这样的方式："如果我用积极的方式对待约翰，他的反应一般也会充满爱。就算他没有这样反应，我仍然可以自尊自爱，好好生活。"这种期望方式就现实多了，她的情绪和自尊也不用再受丈夫的支配了。

可是，有些规则虽然会让你陷入人际交往困境，但它们看起来却没什么害处。相反，它们往往好像还很高尚很人道似的。我最近治疗过一位名叫玛格丽特的女子，她的见解是："婚姻应该是等价交换，对方如何待你，你就应该如何对待对方。"她还将这一规则扩展到所有的人际关系——"如果我对别人好，别人就应该回报。"

那么，这种规则错在何处？诚然，它听起来非常"合理公平"，而且它来源于"黄金法则"●。但它的错误却在于：由于每个人都不一样，所以在人际关系（包括婚姻）中，别人很少会自然而然地回报你的付出。这一点无可否认。"回报"这种概念是短暂的，它在本质上并不可靠，只有通过不断的努力才能实现这一点，而且还只能在大体上实现。这需要双方相互认可、相互沟通、相互妥协、共同进步。双方必须协商，付出许多艰辛。

玛格丽特的问题在于她认识不到这一点，她以为自己生活在童话世界里，在那里，人与人之间必定会投桃报李。她对丈夫温柔贤惠，对旁人热心肠，总是做好事，然后一心等着他们回报。可不幸的是，这种单方面的合约总是无效，因为别人一般都不知道她需要回报。

例如，有家地方慈善机构登广告招聘一位带薪的副主管，几个月之内可以上任。玛格丽特对这一职位非常感兴趣，她提交了求职资料。然后，她花了大量时间为这家机构做义工，满以为其他的员工会向她"报"之以喜爱和尊重，主管会向她"报"之以副主管一职。可是在现实中，其他的员工对她并不热情。也许他们感觉得出来，玛格丽特的讨好和付出只不过是控制他们的手段罢了，这让他们心生厌恶。后来主管也选择了另一位候选人做副主管，玛格丽特的希望全落空了。她顿时恼羞成怒，怀恨在心，因为她"付出=回报"的规则居然被打破了！

由于这项规则总是带给她无穷无尽的烦恼和失望，所以她选择改变，她不再视付出为放债，而是将它看作是为自己做的事。以前她总希望别人能揣摩她的想法，按她的意愿行事，现在她放弃了这个念头。当她学会降低期望值时，她得到的回报反而却增加了！

如果你的"应该"或"不应该"规则总是让自己的希望屡次落空，备受打击，那么请用更现实的方法来重写它。表7-5中提供了一些示例，你可以参照着重写。你会注意到，成功的第一步就是替换一个词——把"应该"换成"如果……则会更好"。

表7-5

重写"应该"规则

自寻烦恼的"应该"规则	改写版本
1.如果我对别人好，别人应该心存感激	1.如果别人心存感激当然更好，可这不现实。他们一般会知道感恩，不过有时也可能不会
2.陌生人应该对我有礼貌	2.如果我改变行为方式，不再像别人欠我钱似的，大多数陌生人还是会对我很有礼貌的。不过有时有些混蛋的确很惹人厌，但我为什么要心烦呢？生命本短暂，浪费时间想这些破事不值得
3.如果我对别人付出，就应该有回报	3.这很荒谬。我不能事事称心如意，这一点谁都不能保证。我不完美，我也没必要完美
4.如果别人待我不公，我应该生气。我有权生气，这样才像个人样	4.所有人都有权生气，无论他们是否受到不公平的对待。可真正问题在于生气对我有好处吗？我喜欢生气吗？生气的好处和坏处是什么
5.我对别人这么好，他们也应该回报	5.无稽之谈。没有人必须按我的规则行事，为什么我总要强求别人呢？一般来说，我如何对别人，别人还是以同样的方式对我。但事无绝对

学会宽容

苏冷静下来后，不再对丈夫怀恨在心了，他们的关系越来越亲密，爱意越来越浓。但是，约翰的女儿珊迪吃醋了，她甚至使出更多手段来捣乱。她开始撒谎，借钱不还；她还溜进苏的睡房，翻遍抽屉偷走了苏的私人物品；她把厨房搞得乱糟糟的，诸如此类。这些行为果然有效地惹恼了苏，苏告诉自己："珊迪不应该这样无耻。她简直是疯了！这太不公平了！"苏之所以失望愤怒，是因为以下两个关键原因：

(1) 珊迪的无耻行径；

(2) 苏觉得珊迪不应该行事如此幼稚。

由于种种证据表明，珊迪并不打算改变。苏就只剩一条路可走了：她得摒弃自己不切实际的愿望，不再指望珊迪能变得成熟优雅一些。她给自己写下了一篇名为《珊迪的行为为什么会这么讨厌》的文字。

珊迪的行为为什么会这么讨厌

耍手段是珊迪的性格使然，因为她认为自己有权得到关爱。她认为得到关爱是关乎生死的大事；她觉得如果自己不能成为关爱的焦点，她情愿去死。因此，她认为缺少爱是不公平的，甚至对她的自尊心都是一种羞辱。

因为她觉得自己必须耍手段去争夺关爱，所以她就做出这些事了。因此，我应该可以预料得到，珊迪在转变之前，她还会一直这么做。从近期来看，她很可能不会有所改变了，她的这种行为还会持续一段时间。这是可想而知的。因此，我没必要沮丧，也没必要感到意外，因为她这样做只是性格使然。

此外，所有人（包括珊迪）对"公平"都有自己的概念，他们只会按他们的概念行事。珊迪认为她有权得到更多关爱。她之所以这么自私霸道，是因为她认为她有权这样。从她的角度来看，她这样做是相当公平的，这一点我应该谨记。

最后，虽然我控制不了她的情绪，但起码我可以控制自己的情绪。她的行为虽然"公平""无耻"，但我是不是就想被她激怒呢？不！因此，我可以开始改变我的反应：

1. 我可以理解她的偷窃行为，因为她认为自己"应该"这么做。

2. 我可以取笑她的种种手段，因为这太幼稚了。

3. 如果我觉得发脾气可以达到特定的目的，我就生气；否则，我会选择不生气。

4. 如果我因为珊迪耍手段就丧失去自尊的话，我可以问问自己："你愿意被一个孩子控制吗？"

这些改变的预期效果是什么呢？珊迪的挑衅行为很可能是故意使坏，她有意识地把矛头对准了苏，因为她内心充满怨恨和无助的挫败感。如果苏发怒的话，那正好会让珊迪如愿以偿！所以，苏只要改变一下她的期望，沮丧情绪也会随之大大减少。

明智的控制手段

如果你改变自己的期望，按下满腔怒火，这时你可能会害怕自己像个软蛋。你可能会觉得别人都会利用你的这一弱点。你之所以有这种担心，是因为你自卑，是因为你很可能没有学会用明智的方法来达到自己的目标。你很可能认为，如果你不对别人发号施令，你将一无所获。

那么，还有什么其他的选择？好，那我们就从马克·戈德斯坦博士的研究开始吧。戈德斯坦博士是一位心理学家，他就丈夫对妻子的行为反应方式做过临床研究，并在这方面取得了一些突破性的非凡成就。他和一些受丈夫冷落、愤愤不平的已婚妇女接触，发现他们控制丈夫的手段都无异于"杀敌一千，自损八百"。他不禁要问自己：我们在实验室里发现的可以有效影响所有生物（包括细菌、植物和老鼠）的科学方法是什么？我们可以把这些方法应用到任性暴虐的丈夫们身上吗？

这个问题的答案很简单——赏罚分明，表现好就赏，表现不好则罚。不过惩罚会招人反感怨恨，甚至会让别人对你唯恐避之不及。戈德斯坦博士接触过许多失宠受丈夫冷落的妻子，她们中间的大多数人都喜欢用惩罚的方式逼丈夫就范。这是错误的。他建议这些妻子启用奖励机制，即在丈夫表现好的时候给予更多关爱。结果，他发现了一些戏剧性的转变。

戈德斯坦博士接触的这几位已婚妇女并非特例。她们在日常婚姻中所面临的冲突和我们大多数人遇到的问题一模一样。这些妇女长期以来对丈夫要么无奖无罚，要么就差不多只有惩罚（只有几例这种情况）。因此，要想让不听话的丈夫听命于自己，就需要做出重大改变了。为了能够控制丈夫的反应行为，这些妇女开始用详细而科学的方法记下她们与丈夫之间相互交流的记录。

戈德斯坦博士的一位病人就使用了这种方法。妻子X说她和丈夫吵了几年的架，最后失去了丈夫。她的丈夫抛下她，另外找了个女人姘居。他和妻子X在一起的时候，主要的交流就是辱骂和冷战。表面上看起来，他好像并不在乎妻子。可是，他有时还是会打电话给她，这表示他对妻子还是有些感情的。这样，妻子X就有了两种选择：是培养这种感情，还是继续惩罚他、把剩下的感情全部毁掉？

妻子X确定了她的目标。她想试验一下，看能不能真的把丈夫抢回来。第一个关键步骤就是确定她在改变方针后，丈夫和她的接触频率是不是有效增加了。她详细地记录了丈夫每次给她打电话、每次回家的频率和时长，她把这些信息都记在冰箱门上的一张方格纸上。她的行为（即刺激）和丈夫的接触频率（即反应）之间的互动关系非常关键，所以她不得不细心评估。

她完全没有主动和丈夫联系，只是在丈夫打来电话时表现得非常积极友好。她的策略很简单，就是对丈夫所有的缺点过失不理也不管，只对丈夫的优点好处给予系统性的奖励即可。她给的奖励就是丈夫喜欢的一切东西——赞美、美食、性爱、爱恋等。

丈夫的电话一开始虽然很少，但她接电话时总是表现得很热情快乐，还经常表扬丈夫。她恭维他，鼓励他。她不再说任何批评指责的话，也不再发号施令或说气话。相反，她采用了第7章中的"消除敌意"法，总是想方设法地认同丈夫的话。一开始的时候，她每和丈夫聊5～10分钟就会结束通话，以免他们聊着聊着又会吵起来，而且丈夫也不会嫌她啰嗦。这种方法可以确保丈夫会喜欢和她聊天，对她不会有反感或排斥的反应。

她这样做过几次后，发现丈夫给她打电话的频率越来越高了，因为给妻子打电话让他觉得很快乐很满足。妻子X将通话频率增加这一情况记录在方格纸上，就好像科学家拿老鼠做实验，随时观察记录老鼠的行为一样。丈夫的电话越来越多了，她开始信心百倍，一些怨恨的情绪也随之消失了。

一天，丈夫终于回家了。她按计划对丈夫说："你能偶尔过来看看，我真高兴。我正好为你买了一盒上好的古巴雪茄，是新鲜货，还在冰箱里。这种雪茄很名贵，你肯定会喜欢的。"事实上，她早备好了一整箱雪茄，这样不管丈夫为什么回来，什么时候回来，只要他一回来，妻子X都可以给他拿雪茄。她注意到丈夫回家的次数明显增加了。

就这样，她继续用奖励办法代替高压政策来"改造"丈夫的行为。有一天，丈夫终于决定离开外面的女人，他问妻子自己能否回家和她长相厮守，这时妻子X才意识到这种方法是多么的成功。

我的意思是影响他人的有效方法只有这一种吗？当然不是！那样就太荒谬了。它只是讨人喜欢的调料而已，不是整套大餐，甚至也不是主菜。虽然它美味无比，让人无法抗拒，但却往往最容易被人忽略。我不能保证它一定会有用——有些情况可能是无法挽回的，你不可能总是如愿以偿。

但是，你至少可以试试这种乐观的奖励机制。这种秘密策略或许会发挥神奇的效果，让你惊喜不已。这种方法不仅可以使你心爱的人更愿意留在你身边，它还可以提升你的情绪，这是因为你学会了关注别人积极的一面，而不是老盯着他们的缺点。

减少"应该"

在许多使你愤怒的想法中，都有说教性的"应该"句式作祟，所以你得掌握一些清除"应该"句式的方法。其中一种方法就是使用双栏法，列出你认为别人"不应该"让你失望的所有理由。然后，质疑这些理由，找出它们荒谬、不现实的一面。

例如，假设你装修房子找了个木匠，你要他做橱柜，可他做事拖拉马虎。橱柜门都是歪的，关都关不严。你很恼火，因为你觉得这"不公平"。毕竟，你会按工会标准支付全额工资，因此你觉得你的橱柜就应该是一流工匠做出来的精品。你愤慨地对自己说："这个偷懒的家伙应该热爱他的工作。这世界到底是怎么了？"你在表7-6中列出了"应该"的理由以及反驳观点。

表7-6

他应该热爱工作的理由	反驳观点
1.因为我付了很多工钱	1.不管他是否热爱这份工作，他都应该拿这么多钱
2.因为拿了钱就应该好好工作	2.他很可能觉得他已经做得很不错了。镶板的做工就很好
3.因为他应该确保橱柜的做工能尽善尽美	3.他凭什么就应该保证呢
4.因为如果我是木匠的话，我就会热爱这份工作	4.但他不是我——他没必要满足我的标准
5.因为他应该在自己的作品上多下功夫	5.这没道理。有些木匠会精工细作，可对另外一些木匠来说，这只是一份工作
6.为什么我就必须忍受马虎的木匠呢	6.家里的所有装修工并不一定都做事马虎。你不能指望他们都是百分之百尽职尽责的。那样就太不现实了

清除"应该"句式的原理很简单：你不可能要风得风，要雨得雨，这不现实。你得协调解决。你可以打电话找木匠，指责他并坚决要求返工。但你不能一个人生闷气，给自己找不痛快。木匠不大可能有意伤害你，你的怒火可能只会丑化他，将他推到对立面。毕竟，在整个人类历史上的所有木匠（和心理医生、秘书、作家和牙医等）中，有一半之多都居于平均水平以下。你相信这一点吗？从定义来看，它千真万确，因为"平均"的定义就是中间点！如果因

为某个特定的木匠手艺"平庸"就愤怒地认为"不公平"，或者控诉他"不应该"这样，这样实在太荒谬了。

谈判策略

看到这里，你可能会火冒三丈，你这样想道："什么？简直是胡说八道！伯恩斯医生似乎在告诉我，我要想心里舒坦，就要认为这个懒惰没用的木匠'应该'手艺平常。这位'妙手神医'居然这么说，毕竟，平庸是天性。看这些鬼话有多气人！我可不愿意卑躬屈膝，任人践踏。那个家伙拿了我的钱，我决不能就这么放过他！"

冷静！没人要你任由木匠把你当猴耍。如果你不想一个人气出内伤的话，那就应该有效地发挥你的影响力，采取冷静坚定的措施一般效果最好。相反，说教性的"应该"不仅会惹恼你自己，还会将对方推到对立面，激起对方的敌对情绪。记住：正所谓打是亲，骂是爱，打架也是亲昵的一种形式。你真的想和这位木匠这么亲昵吗？你到底是想干上一架，还是想要做工精细的橱柜？

当你不再浪费精力生闷气时，你就能想办法达到自己的目的。下面的几条谈判在这种情况下会很有用：

1. 不要叫他"滚蛋"，相反，你要夸奖他做得好的地方。几乎没有人不爱听恭维话，即使这话听起来明显缺乏诚意也一样喜欢。人天性如此，无法改变。但是，既然你可以找到他的优点或者他做工好的地方，你的恭维就会显得很真诚了。接下来，你可以很巧妙地提出橱柜门的问题，然后冷静地解释你想要他返工的原因。
2. 如果他和你争执，你要消除他的敌意。不管他的话有多荒谬，你都要想方设法地认同他。这样可以让他无话可说。然后迅速地——
3. 再次冷静坚定地重申你的意见。

你可以一遍又一遍地重复以上这3个步骤（排列组合可以有所改动），直到木匠最终妥协，或者双方达成可以接受的折衷方案为止。不到万不得已，不要使用最后通牒和威胁这样的手段；如果真到了这一步，请务必拿出坚持到底的态度。根据总的原则，应该有技巧地向他表示你对他的工作很满意，避免给他贴侮辱性的标签，也不得在言语间流露出指责对方奸诈、无耻、恶毒等诸如此类的意思。如果你决定要告诉他你的不满，那就客观地说，不要夸大其词，言语也不要太冲。例如，"我不喜欢粗制滥造的东西，我觉得你有能力做出非常专业的活来"这句话就远比说"你这混蛋！你这橱柜是人做的吗"，效果好多了。

在下面的对话中，我将演示这套技巧中的每一个步骤。

你　有些地方的做工很出彩，我非常喜欢。我多希望所有的地方都完美无缺。你看这镶板的做工就特别精细。不过，我觉得橱柜有一点小问题。（恭维。）

木匠　哪里有问题？

你　门不够平整，很多把手都是歪的。

木匠　可是，做这些橱柜我已经尽力了。这些木板是流水线上的产品，做工本来就没法完美。

你　是啊，你说得也对。它们的做工是不如贵一点的木板。（消除敌意。）不过，这种样子是没法接受的。如果你能想办法把它们弄得漂亮一点，我就会更感激了。（巧妙地解释。）

木匠　这事你得找制造商或厂家。这和我无关。

你　我理解你的难处。（消除敌意。）但按我的要求打好橱柜是你的责任。这样子我没法接受。不仅做工粗糙，而且门还关不严。我知道这会让你很为难，但我今天就把话放在这里：如果不返工，这活就算没做完，我也不会付钱。（最后通牒。）从你其他方面的手艺来看，我知道你能把橱柜做好，只是要多花点时间。如果那样的话，我会非常满意，而且我也会向熟人推荐你。（恭维。）

和他人争执时，可以试一下这些谈判技巧。你会发现它们比发火更有效，而且你的心情也会更好。因为一般来说，你总可以达到你的目的。

准确地移情

移情是愤怒的终极克星。它是本书中顶级的魔法，它实用可行，可以产生神奇的效果。这种魔法可不需要哈哈镜。

我们来定义一下这个词。说到移情，我指的不是感同身受的能力，因为那只是同情。同情虽然备受推崇，但在我看来，它有点被人高估了。说到移情，我指的也不是关怀体谅，因为那是支持。支持也同样是个备受推崇但却被人高估的词。

那么，到底什么是移情呢？移情就是摸透他人确切想法和动机的能力，让别人不得不说："没错，我正是这样想的。"如果你掌握了这门了不起的学问，即使别人的做法你可能不喜欢，你也会理解并心平气和地接受。

记住，实际上使你愤怒的不是别人的行为，而是你的想法。移情的神奇之处在于：一旦你领会了别人的意图，它就会自动反驳惹你生气的想法。

你可能要问，如果用移情法就可以如此简单地平息怒火，那为什么每天都有这么多人互相吵个没完呢？究其原因，在于移情很难掌握。作为人，我们很容易陷入我们自己的感知怪圈，我们会下意识地以己度人。要学会将心比心，你需要付出艰辛的努力，而且许多人甚至不知道该如何着手。你知道吗？读完下面的几页内容，你就会学会这种方法。

开始先举个例子吧。有位商人最近找我帮忙，因为他经常发脾气，而且有暴力行为。如果家人或员工不按他的意思做事，他就暴跳如雷。他这招威胁的手段差不多总能奏效，而且他也很喜欢控制、羞辱别人。后来，他落下了"虐待狂"的恶名，这时他才意识到不计后果地乱发脾气终究会酿成恶果。

他向我讲述他有一次参加晚宴，可服务员忘了给他斟酒。他顿时火冒三丈，因为他这样想："服务员肯定没把我当回事。他以为他是谁？我要拧断这家伙的脖子。"

为了让他明白使他愤怒的念头是多么的不合逻辑和不切实际，我使用了移情法。我建议他配合我做一些角色扮演。他扮演服务员，我扮演服务员的朋友。他需要尽量如实地回答我的问题。我们的对话如下：

戴维	（扮演服务员的朋友）你没给那边的那位商人斟酒，我看到了。
患者	（扮演服务员）哦，我知道我没给他斟。
戴维	为什么不给他斟呢？你觉得他无足轻重吗？
患者	（停顿了一下）哦，不是这样。事实上，我也不知道他是个什么人。
戴维	难道你不给他斟酒，不是因为你觉得他不重要吗？
患者	（大笑）不，这不是我不斟酒的原因。
戴维	那你为什么不给他斟酒呢？
患者	（思考片刻）嗯，我当时想着晚上的约会，走神了。而且，我还盯着那一桌的一个漂亮妞儿。她穿着低胸裙，我只顾着看她，所以忘了给那位商人斟酒。

这种角色扮演让患者的心情轻松了不少，因为通过设身处地地为服务员着想，他可以看清楚自己所谓的"想当然"是多么的荒谬可笑。他犯了妄下结论（读心术）的认知错误。他武断地认为，服务员故意怠慢他，所以他必须反击才能保住面子。一旦他学会了一些移情法，他就能想明白，自己之所以义愤填膺，其实完全都是认知扭曲在使坏，这和服务员的行为无关。但是，人在愤怒的时候往往很难接受这一事实，因为人在这个时候会禁不住埋怨他人，恨不得将对方除之而后快。你是不是这样呢？如果我告诉你，许多使你愤怒的想法其实都很可笑，你会不会对此嗤之以鼻、深恶痛绝呢？

如果别人的行为是明显的恶意伤害，使用移情法也一样很有效。有位28岁的女人来找我帮忙，她叫梅莉莎，丈夫霍华德和她分居了。5年以前，梅莉莎发现丈夫有外遇，外遇的对象是一位漂亮的女秘书——安，她和霍华德在同一幢写字楼里上班。这一发现对梅莉莎来说无异于一次沉重的打击。可更糟糕的是，霍华德总舍不得干脆利落地和安分手，这样他们又纠缠了8个月。在这期间，梅莉莎备受羞辱，怀恨在心，她最终决定离开丈夫。她的想法如下：（1）他不应该这样做；（2）他太自私；（3）这不公平；（4）他是个坏透了的混蛋；（5）我是个不称职的妻子。

在做心理辅导时，我要求梅莉莎扮演霍华德的角色，然后我询问她，看她是否能准确地解释霍华德为什么要和安有染、为什么要这样做。后来梅莉莎告诉我，进行角色扮演时，她突然明白了霍华德的苦衷。那一刻，她对丈夫的恨意居然完全消失了。几年的积怨为什么会突然消失呢？心理辅导结束后，她写下了这段话：

> 霍华德说他要和安划清界限，可他还是不断地和她约会，他们之间仍然藕断丝连。我很痛苦。我觉得霍华德不尊重我，他太自私。我觉得如果他爱我的话，就不会这样折磨我。他明明知道我的痛苦，可他为什么还要继续见安呢？我真的很生霍华德的气，我也看不起自己。当我使用移情法扮演霍华德的角色时，我看到了问题的"全局"。我突然能从不同的角度看问题了。我想象自己是霍华德，终于明白了他的苦衷。站在他的位置，我可以看见他左右为难，他既爱妻子梅莉莎，也爱情人安。我突然明白，霍华德因为思维和感觉出现偏差陷入了"双输"境地。他爱我，但又抵抗不住安的魅力。虽然他想结束，但还是忍不住去见她。他对此非常内疚，但总是身不由己。他觉得离开安是失败，离开我也是失败。这两种失败中的任何一种都是他不愿意也不能接受的，所以他优柔寡断，迟迟不能下定决心。他之所以这样，不是因为我在哪里做错了。
>
> 对我来说，这一体验是一种全新的发现。我真的第一次看到了真相。我明白了霍华德并不是故意伤害我，他只是除此之外别无选择。我很高兴自己能看清并理解这一切。
>
> 后来和霍华德聊天时，我告诉了他我的体验。我们两个人都觉得好受多了。经过这次使用移情法后，我的情绪好转了。这真是不可思议，我居然可以看到以前从未发现的真相。

梅莉莎之所以产生积怨，其症结在于她怕失去自尊。尽管霍华德的行为的确是消极之极，但真正使她悲愤交加的却不是这些，而是她对这次出轨事件的曲解。她觉得自己是个"好妻子"，所以就应该"婚姻美满"。正是这种逻辑让她出现情绪问题：

前提：如果我是个贤惠称职的妻子，我的丈夫就应该爱我，就应该对我忠诚。

看到的事实：从种种行为来看，我的丈夫并不爱我，他也不忠诚。

结论：因此，要么是我不贤惠不称职；要么就是霍华德卑鄙无耻，因为他破坏了我的"规则"。

因此，梅莉莎的愤怒只是因为她想扭转颓势的无力挣扎罢了。根据她的一系列假设，要想不失去自尊，只有发怒一条路可走。但这种方法还是有几个问题：（1）她不能肯定地认为丈夫就是个"坏人"；（2）她真的不想这样否定丈夫，因为她还爱他；（3）她对丈夫的积怨越来越深，这种感觉很不好，看起来也没什么好处，只会把丈夫推得更远。

她觉得只要自己是个好妻子，丈夫就应该爱她。这种前提简直就是痴人说梦，可她从来就没有想过要去怀疑。而移情法可以让她摒弃这种不切实际的假设，从而将她的想法转化为健康有益的思维。霍华德出轨只是因为他有认知扭曲，而不是她不称职。因此，他左右为难都是他自己一手造成的，和她无关！

她就这么在电光石火间突然顿悟了。当她从他的角度看问题时，满腔怒火顿时消失了。她不再因为丈夫和身边其他人的过失而自责，她开始觉得自己没那么重要。不过也正是这个时候，她突然觉得自己的自尊增强了很多。

在进行第二次心理辅导时，我决定检验一下她的新想法。我找出最初激怒她的消极想法，一条一条地质问她，看她是否能成功地逐条反驳。

戴　维　霍华德早就不该见她了，他是在把你当傻子耍呢。

梅莉莎　不——他只是身不由己，因为他现在也很为难。他无法自拔，实在抵抗不住安的魅力。

戴　维　那他就应该和你分手，一心和那女人双宿双飞算了，省得老是折磨你。这才是唯一的正确做法。

梅莉莎　他没法离开我，因为他不仅爱我，而且他还觉得应该对我和孩子负责任。

戴　维　老让你这么吊着，真是太不厚道了。

梅莉莎　他不是故意这样的。只是事情正好就这么发生了。

戴　维　什么正好就这么发生了？！你怎么就这么傻呢？事实摆在眼前，他一开始就不应该陷进去。

梅莉莎　但事已至此。那时他觉得生活乏味沉重，安的出现让他兴奋骚动。有一天他终于受不了安的挑逗，他意志一不坚定就越过了

线。于是，外遇就这样开始了。

戴　维 唉，他这样背叛你，这对你是极大的羞辱，会让你觉得自卑。

梅莉莎 这和羞辱没关系。人又不是因为事事如意才会显得有价值的。

戴　维 但是，如果你是个称职的妻子的话，他肯定不会寻求婚外刺激。你不温柔，也不可爱。你比别人差，所以你的丈夫才有外遇。

梅莉莎 事实上，他最后还是选择了我，而不是安。但这并不能说明我就比安更好，不是吗？同理，他先前虽然选择逃避问题，但这并不能说明我不温柔不可爱。

很明显，我的攻势虽然很强，但梅莉莎不为所动，一点也不生气。这表明她已经走出了生命中这段灰暗的日子。她扔掉了愤怒，收获的却是快乐和自尊。移情是一把救赎的钥匙，将她从仇恨、自卑和绝望的炼狱中解救了出来。

整理思路：认知预演

生气的时候，你的情绪可能会迅速爆发，根本没法冷静客观地分析情况，更遑论运用本章中的各种方法了。这正是愤怒的特征之一。它和抑郁不同，抑郁往往是缓慢演变的，而愤怒则是临时爆发的。当你觉察到自己正在生气时，你很可能已经失控了。

"认知预演"是解决这一问题的灵丹妙药，它可以帮助你有效地综合使用本章中的种种方法。你可以提前学会控制怒火，以免真正被激怒时一发不可收拾。这样，当事情真的发生时，你就能从容不迫地应对了。

开始的时候，列出最容易让你恼火的一些事，然后按从低到高的顺序排列出"愤怒等级"。+1表示愤怒程度最低，+10表示愤怒程度最高，如表7-7中所示。这些恼火的事都应该是你很想有效解决的情况，因为它们会让你产生有害的不良愤怒情绪。

从等级列表中的第一项（即愤怒程度最低的一项）开始，尽可能生动地想象自己身临其境。然后描述脑海中"愤怒的想法"并将它们写下来。在表7-7中的示例中，你心烦意乱，因为你对自己说："这服务员真该死，他们是怎么做事的？这些偷懒的人怎么还不来呢？他们以为自己是个什么东西，拿份菜单和一杯水有这么难吗？他们是不是存心要饿死我呀？"

接下来想象你愤怒地斥责领班，气冲冲地夺门而出，将餐厅的门摔得"砰砰"响。现在，请记录你的愤怒程度，用0~100%的数值表示。

然后，重新进入相同的心理场景，但是要用理智一点的"冷静想法"取代愤怒的想法。想象你心平气和，心情放松，可以运用技巧坚定有效地解决问题。例如，你可能会告诉自己："服务员可能没注意到我。也许他们太忙了，

表7-7

愤怒等级表

+1——在餐厅坐了15分钟，还没看到服务员的影子

+2——我打电话给朋友，可他（或她）却不回电

+3——和客户约好了见面，可在最后一刻他（或她）却提出取消，连理由都不给一个

+4——和客户约好了见面，可他（或她）没通知我就直接爽约了

+5——被人恶意批评

+6——在电影院排队时，一群10多岁的孩子挤在我前面插队，讨厌死了

+7——我在报纸上看到有冷血的暴力事件，例如强奸

+8——我已经给客户送货了，可他（或她）却拒绝付款，而且还避而不见。我没法收款

+9——当地的小混混总在半夜撬我的信箱，这样都好几个月了。我不敢抓他们，也不敢叫他们住手

+10——我在电视上看到一则新闻——有人（好像是一群10多岁的孩子）半夜闯进动物园，用石头砸小鸟和小动物。可怜的小动物们死的死，伤的伤

没注意到我还没有菜单。这种事没必要发火。"

你找到领班，直截了当地向他说明情况，说明的时候须遵循以下原则：巧妙得体地提醒他你已经等了很久了；如果他说他们很忙，你就表示理解，以消除他的敌意；夸奖餐厅的生意好；然后坚定而不失亲切地重复你的要求——你需要更优质的服务。最后，想象领班给你派了一名服务员过来道歉，接下来你享受到了顶级的贵宾服务，终于可以开开心心地品尝美食了。

现在该说说练习了。每天晚上你都要把这个场景在脑海中过一遍，直到掌握了处理方法、可以冷静有效地处理为止。这种认知预演可以理顺你的思维，这样你在实战时就可以轻松顺利地搞定了。

也许你会对这种方法心存疑虑，你可能会觉得这种想象很不现实，难道想象皆大欢喜就能皆大欢喜吗？毕竟没人能保证在现实生活中服务员就一定能这么友好，更不能保证他一定能满足你的要求。这个问题的答案非常简单。同样，也没人能肯定他们就一定会对你非常粗鲁。但是，如果你觉得他们会对你态度不好的话，那他们对你不敬的可能性就会增大。因为，你的愤怒很可能会让这一切成为自证预言。相反，如果你认为结果会皆大欢喜并这样想象的话，你会采取乐观的方法，最后这一切也很可能会实现。

当然，你也可以使用认知预演法，以同样的方式想象坏的结局。你可以想象自己找到服务员，那家伙一脸傲慢，根本不把你当回事，服务差劲得要命。现在，记录你愤怒的想法，然后用冷静的想法取而代之。然后，参照前面的处理方法制订新的应对策略。

你可以拿出"愤怒等级表"，继续预演上面分值较高的场景，以便你在遭遇大多数这些容易激怒你的情形时能够冷静果断地思考、判断和处理问题。处理这些问题的方法可以灵活多变，而且不同的问题也许需要使用不同的应对措施。移情法可能适用于某种情形，使用坚定的语言可能适用于另一种情形，而降低期望值则可能最适合第3种情形。

在衡量你的愤怒程度是否减少时，请千万不要犯以偏概全的错误。这一点至关重要。因为，情绪好转是一个缓慢的过程，而控制愤怒则需要更多时间。如果在一般情况下，你对某个恼火事件的愤怒反应为99%，但下一次你发现你的反应减到了70%，你就应该把它看作是初战告捷。然后你应该使用认知预演法继续练习，看自己能否将这个数值减少到50%，然后继续再将它减少到

30%。最后，你可能会将它减少到0，或者至少也可以最大限度把它减少到一个可以接受的最低值。

请记住，遇到麻烦的时候，可以请朋友和同事帮忙，他们的智慧也许是取之不尽的宝藏。对于一些你想不通的问题，他们也许能提供更好的答案。找出使你感到沮丧、无助和愤怒的情形，问问他们会如何思考如何处理。他们会如何看待呢？他们在实际中又会如何处理呢？如果你勤于请教的话，则可以在短时间内突飞猛进，进步神速。

关于愤怒的10大须知

（1）这世上没有任何事可以使你愤怒，使你愤怒的只不过是你的"愤怒想法"。即便真的发生了让人恼火的事情，使你产生情绪反应的也只能是你对这件事的理解方式。

请相信，你应该为你的愤怒情绪负责，这种想法对你最终会有好处。因为，如果你这样想，你就能控制情绪，从而可以自由地选择发怒或不发怒。但如果你不这样想，你就没法控制情绪了；那么这世上的每桩外部事件都可以把你缠得死死的，其中的大多数你到最终都无法摆脱。

（2）一般来说，愤怒情绪毫无用处。它只会将你囚禁，让你深陷仇恨动弹不得，没法有效地解决问题。如果此时你能抛开愤怒，一门心思积极地去寻找有效的解决方法，你的感觉会好很多。你应该考虑如何才能解决问题，或者至少应该怎么做才能避免重蹈覆辙。你在无法有效地处理问题时，往往会被无助或沮丧的感觉所吞噬，而采取积极态度则可以在某种程度上消除这些消极感觉。

如果你的怒火无法控制，找不到任何有效的办法，此时你只会被仇恨折磨得几乎发疯。所以，你为什么还不摆脱愤怒呢？愤怒和快乐几乎不可能同时存在。如果你觉得愤怒的情绪太宝贵了，那就想一想生命中快乐的时刻吧。然后问问你自己："我愿意用多少分钟的平静或欢乐来换取沮丧和愤怒？"

（3）在使你愤怒的想法中，认知扭曲几乎无所不在。因此，纠正这些扭曲才能减少愤怒情绪。

（4）你之所以愤怒，归根到底是因为你认为别人对你不公或者某件事有失公道。你越觉得对方心存不良，有意为之，你就会越愤怒。

（5）如果你能学会从别人的角度看问题，你往往会惊讶地发现，别人的行为从他们的角度来看是很公平的。只有你会错误地认为不公平！如果你能放弃不现实的幻想，不再把自己所谓的真理、正义和公平概念强加给所有人，你心中一大半的愤恨和沮丧情绪都会消失殆尽。

（6）别人通常不会认为你有资格惩罚他们。因此，你如果报复他们，很可能对你们的关系没有任何好处。你的愤怒只会使你们的关系进一步恶化，最终走入死路；而且它还很可能会成为自证预言。即使你能暂时得到你想要的，但这种用暴力威胁换来的好处不过是短期的，而别人在被你威胁后产生的憎恨和报复情绪却是长期的，你很可能会得不偿失。没人喜欢被控制或被强迫，所以胡萝卜总比大棒管用。

（7）当别人批评你、反对你或没能按你的想法行事时，你所产生的愤怒情绪大半不过是为了维护自尊罢了。这种愤怒总归是错误的，因为只有你自己扭曲消极的思维才会使你失去自尊。当你责备别人让你感到自卑时，你永远都是在自欺欺人。

（8）沮丧源于期望落空。由于让你失望的事情是"现实"的一部分，因此它就是"现实的"。因此，你的沮丧情绪往往是因为期望不现实所导致的。你虽然可以尝试改变现实，使之符合你的期望；但这往往行不通，如果这些期望太过理想不符合别人的人性理念就更行不通了。所以，最简单的解决方法莫过于改变你的期望值。有很多不现实的期望都会使人沮丧。例如：

> a.如果我要某种东西（可以指爱情、快乐、升职等），我就有资格得到它。
>
> b.如果我在某个方面努力付出了，我就应该会成功。
>
> c.别人应该尽力遵循我的标准，他们应该认同我的"公平"概念。
>
> d.我应该能轻松迅速地解决任何问题。
>
> e.如果我是个好妻子，我的丈夫就应该爱我。
>
> f.别人思考和做事的方式应该和我一样。
>
> g.如果我对别人好，别人就应该回报。

（9）不要坚持认为你有权生气，这太幼稚了。你当然有权生气！生气并不违法。关键的问题在于——生气对你有好处吗？对这个世界有好处吗？你是不是真的能从愤怒中受益？

（10）人很少需要愤怒。不要以为没有愤怒，你就会变成麻木的机器人，这是不对的。事实上，一旦你扔掉了讨厌的愤怒情绪，你不仅会更热情更快乐，你的心情还会更平静，甚至做事的效率也会更高。你最终将收获自由和智慧。

注释：

❶ 这份量表由加利福尼亚大学欧文分校的雷蒙·史瓦克博士设计。史瓦克博士亦负责社会生态学项目，经他许可，本处只提供问卷的一部分。完整的问卷包含80项。

❷ 摘自韦恩·戴尔博士的作品《你的误区》（纽约Avon Books出版，1977年），173页。

❸ 韦恩·戴尔《你的误区》，218～220页。

❹ "有必要"指的是有用的、可以激励自己的；而"没有必要"则指的是没用的、无异于自我毁灭的。

❺ 黄金法则出自基督教《圣经·新约》中的一段话："你想人家怎样待你，你也要怎样待人。"这是一条做人的法则，又称为"为人法则"，几乎成了人类普遍遵循的处世原则。

| 8 |
战胜内疚的方法

任何一本有关抑郁症的书籍都至少会用一个章节来阐述内疚，否则它就是不完整的。那内疚到底有什么用？作家、精神领袖、心理学家和哲学家一直在苦苦思索这个问题。内疚到底从何而来？它是否源于"原罪"的理念？或者还是源于弗洛伊德假定的恋母情结型乱伦想法和其他禁忌？这种人生体验是否现实、是否有益？或者是否正如最近一些著名的心理学作家所建议的那样，内疚对于人类来说是一种没有反而更好的"无用情绪"？

在微积分问世以前，使用旧的数学方法很难解开运动和加速度问题。但现在，科学家们发现他们用微积分可以轻松地解决这些复杂的问题。认知理论也有类似的效果，它是一种"情绪微积分"，可以轻松地解决一些棘手的哲学问题和心理学问题。

来看看认知理论教给了我们什么知识吧。内疚是在你有以下想法的时候产生的情绪反应：

1. 我做了不该做的事（或者没做应该做的事），因为我的行为与我的道德标准不符，它违背了我的公平理念。

2. 这种"坏的行为"足以证明我是个坏人（或者证明我生性恶毒、自甘堕落或坏透顶了等）。

这种认为自己"坏"的理念就是内疚的根源。如果没有这类想法，即使你做了坏事，你也可能只会产生健康的后悔情绪，而不是内疚。当你意识到自己无事生非，故意伤害自己或他人时，你就会后悔，因为这种行为违背了你个人的道德标准。但是，后悔和内疚不同，它不是一种被扭曲的意识，因为它不会把你的过失和你本人混为一谈，也不会暗示你在本质上是个邪恶无耻的坏人。简而言之，后悔或悔恨对"事"，而内疚则对"人"。

除了内疚之外，如果你还有抑郁、羞耻或焦虑的感觉，你很可能会有以下假设：

1. 因为我有"坏的行为"，我肯定不如别人，或者一无是处（这种解释会导致抑郁）。

2. 如果我做的坏事被人发现，别人肯定会鄙视我（这种认知会引发羞耻感）。

3. 别人说不定会报复或惩罚我，我的处境很危险（这种想法会激发焦虑）。

以上想法所引发的情绪到底是有益还是有害呢？要想知道答案，最简单的方法莫过于判断它们是否包含10大认知扭曲的任何一项（见第3章）。如果有这些思维错误，那么你的内疚、焦虑、抑郁或耻辱感就是虚幻或不现实的。据我猜测，这类思维错误还可能会引发许多其他的消极情绪。

第一个引发内疚心理的思维扭曲可能是你认为自己做错事了。事实可能是这样，也可能不是这样。你如此严厉地谴责自己的实际行为，它真的就是这么可恶、无耻或过分吗？或者只是你夸大事实了呢？最近，有一位漂亮的医学化验师给了我一张密封好了的信封，她说里面有张纸，上面写了她干的坏事。这实在太丢人了，她没脸说出来。她哆哆嗦嗦地把信封递给我，还要我发誓不许读出声来，更不许笑她。里面的信是这样写的——"我抠鼻屎，还把它吃了！"看着她一脸的凝重，惊恐不安，再看看信上写的小事是多么的微不足道，这种对比让我觉得太可笑了。我再也无法保持我职业的冷静了，禁不住大笑起来。值得庆幸的是，她也捧腹大笑起来，情绪一下子就放松了。

我是不是在说你永远都不会做错事呢？不是。这又是另外一个极端，也是不现实的。我只是坚持认为，如果你把所谓的过失不成比例地放大，那么你的痛苦和自责就纯属是自找的。

第二个引发内疚心理的思维扭曲很可能是"乱贴标签"——因为你做了错事，所以你给自己贴上了"坏人"的标签。这简直就像害人的迷信思想。你可能做了坏事，的确惹恼或伤害了别人，但给自己贴上"坏人"或"烂人"的标签只会适得其反。因为，这只会让你一门心思地纠缠于旧事，自责个没完，而没法针对问题想出有效的解决对策。

另一个引发内疚心理的思维扭曲是"罪责归己"。某件事即使不是你的错，你也要把责任揽在自己身上。假设你给男友提了一条有建设性的批评意见，但他却产生了抵触情绪，还觉得很受伤。这时，你可能会怪罪自己不该惹他生气，甚至还会武断地认为自己说错话了。事实上，惹恼他的是他的消极思维，而不是你的批评。而且，他的那些思维很可能是扭曲的。他可能会以为，你批评他就意味着他是个坏人，还会因此断定你不尊重他。现在想一想，这种不合逻辑的想法是你硬塞进他大脑中的吗？当然不是。是他自己干的，因此你不必对此承担责任。

根据认知疗法的理论，只有你的思维才会引发你的感受，所以你也许会误以为你不管做什么也伤害不了别人，因此你就可以胡作非为了。所以，为什么不抛弃家人、欺骗妻子、骗光生意伙伴的钱呢？如果他们生气，那是他们的错，因为他们的思维有问题，是不是这个理？

大错特错！在这里，我们要再次强调认知扭曲概念的重要性。如果某个人痛苦是因为他的思维扭曲了，那么你可以说他是自作自受。所以，如果你因为别人痛苦而自责，那么你就犯了"罪责归己"的错误。相反，如果某个人的思维并没有扭曲，他的痛苦是由于真实有效的思维所引起的，那么这种痛苦就是真实的，很可能的确源于外部原因。例如，假设你踢我的肚子，我可能会这样想："我的肚子被人踢了！好疼！"在这个例子中，我肚子疼就是你的责任了。你伤害了我，这种想法无论如何也不可能是扭曲的，因为你的后悔、我的痛苦都是真实可靠的。

内疚的最后一个常见原因就是错误的"应该"句式。你之所以使用荒谬的

"应该"句式，是因为你觉得自己应该是全知全能的完美之神。在完美主义的"应该"句式中，让你感到挫败的生活规则比比皆是，因为它们过于严苛，你永远没法满足它们的期望。这里有一个例子——"我应该永远快乐。"这种规则的后果就是，只要你心烦，你就会认为自己失败了。任何人都不可能永远快乐，这是很显然很现实的，所以这一规则是不负责任的，只会让你自寻烦恼。

有一种"应该"句式的基础前提是你无所不知，它不仅假设你上知天文，下知地理，还假设你可以精确地预测未来。例如，你可能会想："这个周末我真不该去海滩玩，不然就不会得流感了。我真傻！看现在病了吧，我得在床上躺一个星期。"这样自责是很不现实的，因为事先你不可能预料得到去海滩会生病。如果你知道的话，你肯定就不会去了。你是人，所以决策失误很正常。

另一种"应该"句式的基础前提是你无所不能，它假设你就像上帝一样法力无边，你可以控制自己和别人，你可以要风得风，要雨得雨。你打网球时球没发出去，弹回来了，这时你惊呼道："我真不该连球都发不出去！"你凭什么不该？难道你的球技出神入化连一球都不能丢吗？

显然，这3种"应该"句式都会引发错误的内疚心理，因为它们的道德标准毫无理性可言。

除了认知扭曲之外，还有一些其他的标准也可以区分病态的内疚和健康的后悔（或悔恨）。这些标准包括消极情绪的强度、持续时长和影响效果。让我们用这些标准来判断贾尼斯的内疚情绪是否正常吧。贾尼斯是一位52岁的已婚妇女，现在在语法学校教书。贾尼斯身患严重抑郁症已有多年。她15岁曾在商店里偷过两次东西，多年以来，这两幕偷窃的场景总是萦绕在她心头。尽管自那以后，她一直小心翼翼地诚实做人，但还是无法摆脱这两幕场景。内疚的念头反复不停地折磨着她："我是个贼，我是个骗子，我是个坏人，我不诚实。"这种内疚让她痛苦不堪，每晚她都不得不祈祷，请求上帝让她在睡梦中死去。可每天早上醒来，她发现自己还是没死，于是越发地失望，她告诉自己："我太坏了，连天都不收我。"万般无奈之下，她在丈夫的手枪里装上子弹，对准自己的心脏扣动了扳机。手枪没有反应，子弹没射出来，因为她没扣好扳机。她觉得自己彻底失败了，她居然想死都死不了！她放下枪，绝望地哭了。

贾尼斯的内疚是错误的，这不仅因为她的认知明显扭曲，而且还因为她的消极感受和思想过于强烈、持续时间过久、后果过于严重。对于自己在商店偷窃的行为，她的感受不是健康的后悔（或悔恨），而是无休止地沉溺于过去，继而不负责任地贬低自己的自尊。对于任何实际的过失来说，这种惩罚都过于残忍了。她的内疚最终造成的后果颇具讽刺意味——她觉得自己坏透了，所以她决定自杀。这是一种伤害最大但却最没有意义的行为。

内疚怪圈

即使你的内疚是病态扭曲的，但只要你一旦有内疚的心理，你可能会产生错觉，无法看清这种内疚的荒谬之处。这类错觉具有极大的欺骗性。你的理由是：

（1）我觉得内疚，我觉得自己应该受到谴责。这意味着我是个坏人。

（2）因为我是个坏人，所以我应该痛苦。

所以，内疚会让你觉得自己很坏，使你更觉得内疚。这种"认知-情绪"链将你的思维和情绪联结在一起，使你最终陷入一种循环体系。我姑且把它称之为"内疚怪圈"。

而将你推入这一怪圈的是"情绪化推理"。你会下意识地认为，既然自己觉得内疚，那肯定是在某些方面犯错了，所以理应痛苦。你的理由是："我觉得我很坏，因此我肯定就是坏人。"这种想法毫无理性可言，因为你讨厌自己并不一定就能证明你做了坏事。你的内疚只能说明你认为自己做了坏事。这有可能是真的，但一般来说都只是错觉。例如，当父母疲倦烦躁时，他们常常会无缘无故地迁怒于孩子，导致孩子误以为自己的表现不好。在这种情况下，可怜的孩子虽然会内疚，但这显然不能证明他（或她）做错事了。

如果采取自我惩罚式的行为模式，则只会激化内疚怪圈的循环过程。你的内疚心理不仅不能让你采取任何有效的措施，反而还会让你误认为自己很坏。例如，有一位很容易内疚的神经科医生快要参加医药资格考试了，正在备考。她复习起来很吃力，于是就很内疚，因为她觉得自己没好好学习。所以，她每晚都把时间浪费在看电视上，一边看脑子里一边想着："我不该看电视，我应该准备考试。我太懒了，我不配当医生。我太自私，我应该受惩罚。"这些想法让她更内疚了，然后她又辩解道："我觉得内疚，这说明我多么懒多么没用啊！"就这样，她的自责想法和内疚心理不断相互刺激。

和许多容易内疚的人一样，她觉得自己必须狠狠地惩罚自己，只有这样才能完全摆脱内疚。可不幸的是，事实却往往正好相反。她的内疚会让她白费精力，越陷越深，硬要认定自己懒惰无能。她无比地痛恨自己，为了以示惩罚，她只有每晚强迫自己走到冰箱前，狼吞虎咽地吃下一堆冰激凌和花生酱。

图8-1是这位患者所陷入的恶性循环示意图。她消极的想法、情绪和行为相互作用，使她产生自毁性的残酷错觉——她觉得自己坏透了，完全无可救药。

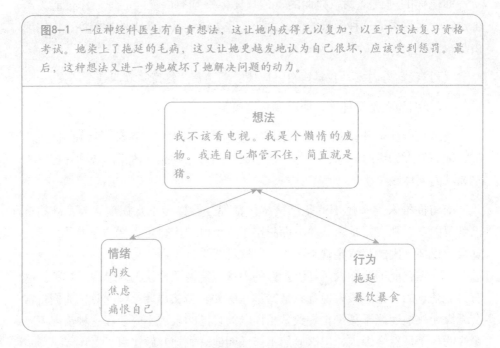

图8-1　一位神经科医生有自责想法，这让她内疚得无以复加，以至于没法复习资格考试。她染上了拖延的毛病，这又让她更越发地认为自己很坏，应该受到惩罚。最后，这种想法又进一步地破坏了她解决问题的动力。

想法
我不该看电视。我是个懒惰的废物。我连自己都管不住，简直就是猪。

情绪
内疚
焦虑
痛恨自己

行为
拖延
暴饮暴食

不负责任的内疚感

如果你的确做了错事或害人的事，那是否就意味着你应该痛苦呢？如果你觉得答案是"是"，那么请问问你自己："我必须痛苦多久？一天？一年？还是一辈子？"你准备给自己判处哪种刑罚？等到刑罚期满时，你是否愿意停止自我折磨、走出痛苦？这种惩罚方式至少是负责任的，因为它毕竟还有一个时间限制。不过，你为什么一开始就用内疚来惩罚自己呢？这样有什么意义？就算你确实犯了错，确实伤害了别人，你再怎么内疚也无法神奇地将过错一笔勾销。这样你非但不能吸取教训，而且还无法避免以后再犯同样的错误。你这样内疚自责并不能为自己赢得别人的好感和尊重。不仅如此，内疚还不能给你带来任何好处。所以，它到底有什么意义？

许多人可能会问："可如果没有内疚的话，我怎样才能改过自新不再肆意妄为呢？"这是一种强制监督式的生活方式。很明显，你觉得自己任性得无法无天，所以必须不断地责罚自己，严加管束。如果你无缘无故地伤害了别人，有一点痛苦的悔恨心理当然还是很好的，这样可以更有效地唤醒你的良知，总比毫无感情死板地承认自己做错事要好。但是，任何人都不应该把自己当坏人看，这样没任何好处。一般来说，认为自己坏的人迟早会干出点"坏"事。

要想以最快的速度吸取教训、改过自新，你必须满足两个条件：（1）承认错误已经发生；（2）制订改正错误的策略。采取自爱、放松的态度会对你有帮助，而内疚一般只会添乱。

例如，患者偶尔会批评我言语过于尖刻，把他们惹得火冒三丈。一般来说，这种批评如果不含真实成分的话，我是一点都不会伤心，更不会内疚的。如果我觉得内疚，硬要给自己贴上"坏蛋"的标签，我可能会产生抵触情绪。因为我会忍不住否认错误或者为自己辩解，甚至还可能反唇相讥，因为没人愿意承认自己是"坏蛋"。如果这样的话，我就更不愿意承认和改正错误了。相反，如果我不自责，不剥夺自己的自尊的话，承认错误就容易得多了。这样我就可以主动地改正错误并从中吸取教训。所以，内疚越少，改正错误就越有效。

因此，犯错之后你需要的是承认错误、吸取教训和改过自新。内疚可以起到这些作用吗？我觉得不可能。内疚非但不能帮助你承认错误，甚至还会迫使你采取逃避措施。你会掩住双耳，拒绝听任何批评。你无法承认自己的错误，因为这种感觉太糟糕了。因此，内疚只会适得其反。

你可能会抗议："如果我不内疚的话，我怎么知道自己错了？如果不内疚的话，我会不会肆意妄为，自私自利，从而失去控制最终酿成大祸呢？"

任何事都有可能，但我实在无法相信这种情况会发生。要想让自己的行为符合道德，你可以用一种更为明智的方法——移情——来取代内疚。移情是一种能力，它不仅可以让你看清自己行为的好处和坏处，还可以让你理解你的所作所为对自己和他人的影响。这样，你的情绪才会正常，才会真正地难过后悔，从而不至于给自己贴上坏胚子的标签。移情不仅可以使你免受内疚的鞭笞，而且还可以给你的心理和情绪提供必要的健康环境，使你的行为能根据道德规范实现自我完善。

要想轻松地判断你的感觉是健康正常的后悔还是病态扭曲的内疚，可以使用以下标准。你可以问自己：

(1) 我是否是故意使"坏"、对人"不公"或者无缘无故地伤人？或者还是我犯了不理智的毛病，总希望自己是完人、全知或全能的圣人？

(2) 我是否因为犯了错误就给自己贴上了"坏人"或"烂人"的标签？我的想法里包含其他的认知扭曲吗（例如放大、以偏概全等）？

(3) 我是否因为移情，意识到自己行为的不良影响而产生了正常的后悔或悔恨心理？我的痛苦感受其强度和持续时长是否和我的实际过错相称？

(4) 我的行为是吸取教训改过自新，还是闷闷不乐、无谓地纠缠于旧事或者甚至还是用破坏性的方式惩罚自己？

克服内疚6法

要想摆脱病态的内疚心理、尽量恢复自尊心，我们需要运用一些方法。现在来看看这些方法吧。

1.消极思维日志

在前面的章节里，我们已经介绍过可以用来提高自尊心、克服自卑心理的"消极思维日志"。这种方法可以有效地消除许多不健康的情绪，其中就包括内疚。你可以在"情景"栏中记录使你内疚的事件。你可以写"我对同事说话过于严厉"，或者"我不仅没有捐10美元，而且还把校友捐款倡议书扔进了废纸篓"。然后，你应该搜索脑海中专横的指责声，从中找出让你内疚的想法。最后，找出你的认知扭曲并写下比较客观的想法。这样你就会感觉轻松多了。

表8-2

情景	情绪	引起内疚的想法	认知扭曲	理性回应	结果
妈妈非常疲惫。由于她不了解火车班次的资料，我们上了一辆无餐车	极度内疚 沮丧 愤怒 自怜	1. 哦，妈妈陪着我在纽约奔波了一整天，可现在连一口水都喝不上。都怪我没有正确地说明班次表的内容。我应该告诉她错车上没有零食和饮料	1. 罪责归己 "应该"句式 心理过滤	1. 我真的很同情母亲——但这辆火车只用1.5个小时就能回到城。我认为我已经详细说明了一切。我们所有人都有把错误误认的时候	轻松了很多
		2. 现在我感觉糟糕透了——我太自私了	2. 情绪化推理	2. 我比妈妈更难受。错误已酿成，再埋怨也没用	
		3. 我为什么总会办错事呢	3. 以偏概全 罪责归己	3. 我并不是一件事都办不对。她听错话了，这不是我的错	
		4. 妈妈对我这么好，可我却这么卑鄙地对她	4. 乱贴标签 非此即彼思维	4. 一次差错又不能说明我卑鄙都无耻	

表8-2就是一个这样的例子。雪莉是一位容易激动的年轻女子，她喜欢演艺事业，于是决定去纽约谋求发展。她和母亲找房子找了一整天，几乎筋疲力尽，之后又坐火车回费城。可是上车后，她们发现搭错了车，这辆车不提供膳食服务，也没有贵宾车厢。雪莉的母亲开始抱怨车上没有鸡尾酒服务，这让雪莉的内心里充满了内疚和自责。她记录下了这些让她内疚的想法并予以反驳，然后就感觉轻松多了。她告诉我，她以前碰上这种情况总是会大动肝火，但自从克服了内疚心理后，她再也没有这样发火了。

2.消除"应该"法

这里有一些方法可以减少所有非理性的"应该"句式，使你不再受困扰。第一种方法就是问问你自己："谁说我应该了？又有哪个规定说我应该？"这样做的目的是让你知道你对自己过于苛刻。由于你是规则的最终制定者，所以只要你觉得某条规则没用，你就可以修改或者删除它。假设你告诉自己你应该让自己的爱人永远快乐，如果根据你的经验，这种想法既不现实也不可行，你可以将这条规则改写得更靠谱一点。你可能会说："我可以让我的爱人有时快乐，但无法让他（或她）永远快乐。因为是否快乐归根到底还是要取决于个人。我和他（或她）一样都不完美，所以我不指望他（或她）会感激我所做的一切。"

在判断某个特定的规则是否有益时，你最好问一下自己："制订这条规则对我来说有什么好处和坏处？""如果我认为我应该让我的爱人永远快乐，这样对我有什么好处？我又要付出什么代价？"你可以使用表8-3中的双栏法权衡利弊。

另一种摆脱"应该"句式的方法很简单，但却非常有效，它需要使用双栏法将"应该"替换成其他的字眼。你可以将"应该"替换为"如果……就好了"或者"我希望……"。这样的效果非常好，而且听起来会更实际，不会让人产生反感。例如，如果你想说"我应该让妻子快乐"，你可以把它改为"如果我现在能让妻子快乐就好了，她看起来不太开心。我可以问她原因，再看看我是否能为她做点什么"。或者，如果你想说"我不应该吃冰激凌"，你可以把它改为"如果我不吃冰激凌会更好，但是吃了天也不会塌下来"。

此外，还有一种减少"应该"句式的方法，那就是让自己明白"应该"句式不现实。例如，如果你说"我不应该做X事"。此时你会假定：（1）你

表8-3

权衡"我应该让妻子永远快乐"这一信条的利弊

好处	坏处
1.如果她高兴,我会认为自己不过是做了分内之事而已	1.如果她不高兴,我会内疚自责
2.我会更努力地取悦她,争取做个好丈夫	2.她会利用我的内疚来操控我。任何时候只要她想让我服从,就可以做出不高兴的样子,然后我就会内疚,马上妥协
	3.她总有不高兴的时候,这会让我觉得自己很没用。有时她不高兴并不是因为我。但也会让我白白地内疚一番
	4.我最终会心生怨恨,因为是我让她这样死死地控制我的,这太荒谬了

实际上不该做X事;(2)这样说对你有好处。但是,现实却可以让你吃惊地发现事实往往正好相反:(1)实际上,你本来就应该这样做;(2)"你不应该做X事"这样的句式会伤害你。

难以置信吗?那我证明给你看吧。假设你一直在节食,但还是吃了一点冰激凌。因此你会这样想:"我不应该吃冰激凌。"在下面的对话中,我要你说服我,要我相信你不应该吃冰激凌是完全正确的,然后我会反驳你的观点。以下是真实对话的模仿版本,我觉得它不但有趣,而且还对我很有帮助,我希望你也能这样认为:

戴 维 我知道你在节食,但还是吃了一点冰激凌。可我认为你本来就应该吃冰激凌。

177

你 噢，不。这绝不可能。我不该吃冰激凌，因为我在节食。你知道，我需要减肥。

戴维 不，我还是认为你本来就应该吃冰激凌。

你 伯恩斯医生，你脑子进水了吗？我不应该，因为我在减肥。你明不明白？吃冰激凌怎么能减肥呢？

戴维 但从事实来看，你的确吃了。

你 是的，问题就在这里。我不应该吃。现在你明白了吗？

戴维 你的意思是"事实本不应该这样"，这是显而易见的吧。可问题是，事实就是这个样子。事实之所以这样，终归有它的道理。你这样做的时候是怎么想的？你为什么吃冰激凌？

你 嗯，我当时心情不好，有点紧张。我真是一头猪。

戴维 好，你心情不好，有点紧张。你是不是习惯于在紧张不安的时候吃东西？

你 是的，就是这样。我老是控制不住自己。

戴维 所以，上个星期你心情不好，出于习惯吃了冰激凌。这不是很自然的一件事么？

你 是的。

戴维 因此，如果我说你因为长期的习惯应该这样做，我的话不是很有道理吗？

你 在我看来，你好像在说我应该一直吃冰激凌，直到吃成个大肥猪肥得流油为止。

戴维 我很少遇到像你这样的客户，你真是不可理喻！不管怎么说，我可没说要你像头猪一样，我也没劝你继续保持这种坏习惯，我没鼓动你一难过就暴食。我的意思是，本来只有一个问题，可你又凭空制造了另一个问题。第一个问题是你确实打破了节食计划，如果你想减肥，这种习惯会对你不利。第二个问题是你对自己过于苛刻，你责怪自己不该吃冰激凌。这第二个问题其实是多余的。

你 哦，原来你的意思是，既然我有心情不好就吃东西的坏习惯，所以可以预料得到我会一时积习难改。要想改掉这个坏习惯，我得学习一些方法。

戴 维 说得好！我真希望这话是我亲口说的！

你 因此，我本来就应该吃冰激凌，因为我还没有改掉坏习惯。只要这种习惯还在，我以后只要心情不好就会一直暴食。我明白你的意思了，现在感觉也好多了。不过，医生，我还有一个问题。我怎么才能停止暴食？我要制订什么样的措施才能有效地改掉这种坏习惯？

戴 维 你可以采用威逼利诱的方法，用大棒还是用胡萝卜随你的便。如果你整天对自己说"我应该这样做"或"我不应该那么做"，这种强迫性的生活方式就会将你击垮。你已经知道结果了吧，这就是情绪便秘。如果你想有效地改掉坏习惯，我建议你用奖励而不是惩罚的方法来激励自己。也许你会发现，奖励的效果会好得多。

我节食的时候，吃的是"香口豆和面包圈"减肥餐。梅森香口豆（一种口香糖）和油光闪闪的面包圈是我最爱的两种甜食。在我看来，最难管住嘴巴的时候莫过于晚上学习或看电视的时候。在那时，我会忍不住想吃冰激凌。因此，我对自己说如果我能控制这股冲动，我不仅会在第二天早上奖励自己吃一个又大又新鲜、油光闪闪的面包圈，并且还会在晚上奖励自己吃一盒梅森香口豆。这样一来，我就只会想着它们的美味，哪里还记得冰激凌呢？顺便说一下，我还有另外一个规则，这就是如果我控制不住冲动，还是吃了冰激凌，那我还是会奖励自己香口豆和面包圈。因为我努力过了，这也是对我重蹈覆辙表示同情。不管哪一种方法对我都很有用。我就这样减了二十多千克。

我还给自己找了以下3条理由：

（1）人节食总有控制不住自己的时候。

（2）我是人。

（3）因此，我可以有控制不住自己的时候。

这对我帮助很大，所以我周末放开肚皮吃，感觉好极了。一般来说，我周一到周五减去的体重总会大于周末增加的体重；从总体来看，我还是减肥成功了，而且美食照样不耽误。每一次没管住自己的嘴巴的时候，我都不会批评自己，也不会内疚。我把它称作"无限制暴食减肥餐"。这个名称太有趣了。甚至在最终达到理想的减肥效果时，我还觉得有点失望。事实上，自那之后我额外又减了4.5千克多，因为这种减肥餐太有意思了。在我看来，关键在于正确的态度和感受。只要它们正确，你连山都移得动——甚至是肥肉横溢的肉山。

要想改掉暴食、抽烟或酗酒这样的坏习惯，有一种想法你得特别小心，它会拖你的后腿，这就是你认为自己失去控制。失控的根源在于"应该"句式，它会让你灰心丧气。举例来说，假设你想忍着不吃冰激凌。此时，你正在看电视，你对自己说："哦，我真的应该去学习，我不该吃冰激凌。"现在问问你自己："说这些话的时候我有什么感觉？"我认为你可能已经知道答案了：你觉得内疚，紧张不安。然后你会怎么做呢？你会去拿冰激凌吃！问题就在这里。你之所以又吃上了冰激凌，是因为你对自己说"你不应该"！所以你就得用更多的食物来掩盖你的内疚和焦虑。

另外还有一种简单的方法可以减少"应该"句式，它就是使用高尔夫计数器。只要你肯定"应该"句式对你没好处，你就可以开始计数了。每次只要对自己说了一个"应该"这样的句式，就按一下按钮。如果你准备采用这种方法，请务必制订一个基于每日总数的奖励制度。你发现的"应该"句式越多，你应得的奖励也越多。这样经过几周后，每天统计的"应该"句式数量就会开始减少，你会发现你的内疚感越来越少了。

此外，还有一种减少"应该"句式的方法，它的原理是增加你对自己的信任。你可能会认为，如果没有这些"应该"句式你就会无法无天，你一冲动起来就会害人或杀人，或者甚至会狂吃冰激凌。要想知道这种想法正确与否，你可以问问自己："我在这一生中是否有某个时刻感到特别的快乐、特别的满足，而且内心充满了成就感和掌控感？"在往下读之前请想一想这个问题。现在再问问你自己："在生命中的那个时刻，我有没有用'应该'句式来鞭策自己？"我想你会说"没有"。现在，请你告诉我，你在那时有没有做疯狂可怕的事？我想你会明白，你那时没用"应该"句式也能把自己控制得好好的。这足以证明没有所有的这些"应该"句式，你也一样能拥有丰富多彩的快乐生活。

在随后的一两周里，你可以验证一下这个假设。你可以用以上这些方法来减少"应该"句式，然后看看你的情绪和自控能力有什么变化。我相信你会非常满意的。

还有一种方法，这就是第4章中的讲过的强迫性控制法。你需要每天3次、每次花2分钟时间大声说出你所有的"应该"句式和自我强迫性的句式，例如"我本应该在超市关门之前去一趟""我不应该在乡村俱乐部挖鼻孔""我是个烂人"等。你只需把所有能想象到的、最难听的自责性句子快速说出来，如果能把它们写下来或者用录音机录下来效果就更好了。随后你可以大声地把它们读出来，或者听录音机播出来。我想你会明白这些话是多么的可笑。你可以尽量限制"应该"句式，让自己只在这些规定的时间内使用它们，这样在它们在其他时候就不会干扰你了。

对抗"应该"句式还有一种方法，这就是了解你的知识的局限性。在我还很懵懂的时候，我常听人说："如果能学习接受你的局限性，你就能更快乐。"不过在那时没人给我解释这句话的含义，也没人告诉我该怎么做。而且，它听起来总有点消极，好像是在说："你其实就是个二流货色，认命吧。"

在现实中，它其实没那么糟糕。假设你常常一回想到过去，就对自己的错误耿耿于怀。例如，你读到报纸的财经版，你告诉自己："这只股票跌了两个点，我真不该买它。"要想走出这个怪圈，你可以问问自己："如果我知道它会跌，我会买它吗？"你肯定会说"不"。因此，你真正的意思是——如果你买股票时知道结果，你就不会买了。要想做到这一点，除非你有准确预测未来的本事。可是，你能准确地预测未来吗？这一次你的答案肯定也是"不"。所以，你有两个选择：第一，选择接受自己只是一个不完美的普通人，你的知识有限，你得明白你有时会犯错误；第二，你可以因此而憎恨自己。

还有一种方法对抗"应该"句式也很有效，那就是反问："我凭什么就应该了？"然后你可以质疑"应该"的理由，找出其中不合逻辑的地方。这样，你就能够认识到"应该"句式的荒谬之处。例如，你雇了一个人帮你打杂。他的工作可以是割草、刷漆或者是干任何杂活。他干完活把账单递给你，上面的价格似乎高出你的预算，但他噼里啪啦说了一大通之后，你只好屈服，乖乖付钱。你觉得被宰了。于是，你开始指责自己不够强硬。我们来做角色扮演吧，你可以扮演那个被宰了一顿的冤大头。

你 　昨天，我应该告诉那个家伙账单的价格太高了。

戴　维 　你应该告诉他，他小瞧你了？

你 　是的。我本来应该更强硬一些。

戴　维 　你凭什么就应该了？你应该维护自己的利益为自己说话，这一点我当然同意。你可以训练自己，让自己更有魄力，这样以后遇上这种事就不会被人欺负了。但问题的关键是：你昨天凭什么就应该强硬呢？

你 　嗯，因为我太软弱，总被人欺负。

戴　维 　好，我们来分析一下你的理由。"因为我太软弱，总被人欺负，所以我昨天应该更强硬一些。"现在，对于这句话你的理性回应是什么？你的话是不是有点不合逻辑？你的理由难道就没有可疑之处吗？

你 　嗯，让我想想。首先，"我太软弱，总被人欺负"这句话并不准确。它犯了以偏概全的毛病，我有时还是很霸道的。事实上，有时候我可是非常不好惹的。而且，如果"我太软弱，总被人欺负"这句话在某些情况下是正确的，那么如此说来，我昨天的行为本来就无可厚非，因为这是我的习惯。如果我掌握不了和别人打交道的新方法，这个问题可能还会继续存在。

戴　维 　说得好，精彩之极。"应该"句式这个问题我说了这么久，我看你现在终于悟透了！我希望所有的读者都能像你这样聪明认真。还有没有其他的理由让你认为你本来应该强硬一些？

你 　嗯，让我想想。这个理由怎么样——我本来应该强硬一点，因为这样的话，我就可以不用付那么多钱了？

戴　维 　很好。对于这个理由你的理性回应是什么？这个理由是不是有点不合逻辑？

你 　当然，因为我只是个凡人，不可能事事正确。

戴　维 　没错。事实上，接下来的三段论法可以帮助你。首要前提：是人就会犯错误，比如有时会付了不该付的钱。现在你会同意我的看法吗?

你	当然。
戴 维	那么, 你是什么人呢?
你	普通人。
戴 维	这样意味着什么呢?
你	我应该犯错误。
戴 维	非常正确。

　　对你来说, 消除"应该"句式的方法现在应该够用了吧。哦, 不好意思, 我也用了"应该"这个词! 我要说的是——只要你觉得这些方法有用, 它就是好的。我相信只要你消灭掉这种精神暴力, 你的感觉就会好起来, 因为这样的话你就不会再责骂自己了。当你不再内疚之后, 你就可以集中精力做些必要的改变, 以提高你的自控能力和行事效率。

3.学会坚持原则

　　容易内疚的人有一个极大的弱点, 那就是别人可以利用他们的内疚感操控他们。如果你觉得必须取悦所有人, 你的家人和朋友就能够把你控制得死死的, 他们可以强迫你做许多对你不利或不想做的事。举一个小例子。你为了不伤害别人感情, 半推半就地参加过多少应酬? 你很想说"不", 但还是说了"是"。但在这种情况下, 你付出的代价还不算大, 你最终只不过是浪费了一晚上而已。不过你还是有回报的, 你不会感到内疚, 而且你可以觉得自己是个相当不错的人。而且, 如果你想拒绝应酬的话, 主人失望之余可能会说: "但是, 我们都等着你呢。你真的想要我们这帮老朋友失望吗? 哦, 来吧。"然后, 你会说什么呢? 你会有什么感受?

　　当内疚心理可以左右你的决定时, 你会如坠深渊, 困苦不堪。这样你会总想取悦别人, 生活就更悲惨了。可是具有讽刺意味的是, 让别人利用内疚心理来操控你, 其结果往往会害人害己。尽管你迫于内疚而做出的行为往往是出于一片好心, 但妥协后却总是事与愿违。这是无法避免的。

　　例如, 玛格丽特是一位27岁的女人, 她的婚姻非常美满。可是她有一位肥头大耳的弟弟老爱赌博, 总想方设法占她的便宜。他只要手头没钱就找她借, 而且还总是"忘了还"。他在市内的时候(经常一住就是几个月), 总是心安理得地去玛格丽特家蹭饭，每晚都如此，还把她家的酒喝得精光，他其至还觉得自己有权随时用她家的新车。玛格丽特总是有求必应，她给自己找了个理由："如果我求他帮忙或者需要他的帮助，他也会像这样对我的。不管怎样，感情好的姐弟是应该互相帮助的。而且，如果我拒绝他的话，他会生气的，也许我就会失去他了。这样做太不明智了。"

与此同时，玛格丽特也看到了不断妥协的恶果：（1）她这是在助长他的依赖性和自暴自弃的生活方式，让他更沉迷于赌博；（2）她觉得这是个陷阱，自己被骗了；（3）这种关系的基础不是爱，而是勒索——她害怕他的暴虐和自己的内疚感，总是不得不答应他所有的要求。

为了学会巧妙而不失坚定地坚持自己的立场，勇敢地说"不"，玛格丽特和我做了一些角色扮演。我扮演玛格丽特，而她则扮演她的弟弟。

弟　弟　（由玛格丽特扮演）你今天晚上用不用车？

玛格丽特　（由我扮演）我现在还不知道。

弟　弟　那我等会儿可以借吗？

玛格丽特　你最好别借。

弟　弟　为什么不呢？你又没准备用，车放着也只是白白放着。

玛格丽特　你觉得我有义务借给你吗？

弟　弟　真是的，如果我有车的话，你一开口我就会借给你。

玛格丽特　我很高兴你能这样想。尽管我现在没准备用车，但是我得把它放在这里，也许我等会儿想出去逛逛。

弟　弟　但是，你现在还没准备用！爸爸妈妈没教过我们要互相帮助吗？

玛格丽特　当然，他们教过。但你不要以为我就非得对你有求必应。我们得相互为对方付出。你已经用过我的车很多次了；从现在开始，如果你能自己解决交通问题的话，我心里会更舒坦些。

弟　弟　我只准备用一小时而已，等你需要时我就还回来了。我有很重要的事，只用开几百米而已。你的车损耗不了多少，别担心。

玛格丽特　听起来你还真有重要的事。也许你可以想想别的办法。你就不能走那几百米吗？

弟　弟　好，好！如果你真这么想，以后要我帮忙可别找我。

| 玛格丽特 | 看看你气成什么样了？我只不过没满足你的要求罢了。你觉得我有义务答应你的要求吗？ |

| 弟　　弟 | 去你的！去你的那一套！一边去吧！我再也不想听这些废话了。（开始气冲冲地离开。） |

| 玛格丽特 | 那我们今天就不说了吧。也许过两天你会想谈谈的。我认为有些事我们必须讨论一下。 |

这次对话结束后，我们互换了角色，这样玛格丽特就可以练习如何更强硬一点。我扮演了她弟弟的角色，我尽量表现得很蛮横，以便让她学习如何对付我。这种练习使她勇气大增。在玛格丽特看来，当弟弟操控她时，有几条原则必须牢记。它们是：(1) 她可以提醒弟弟自己有权拒绝他的所有要求。(2) 她可以发现弟弟的意见也有合情合理之处（消除敌意法），这样就可以消除他的怒气，然后她可以回过头来强调她的立场——爱并不总是等于妥协。(3) 她可以尽可能地运用智慧，采取强硬坚定的立场，决不让步。(4) 当弟弟表现得像脆弱无能、永远都长不大的小孩时，她不吃那一套。(5) 如果弟弟发怒，她不必去理会，免得引火上身。这样，弟弟也不会更坚定地认为她是个冷酷自私的老巫婆，老是卑鄙地迫害他，害得他享受不到自己应有的权利。(6) 弟弟可能会拒绝和她说话或者拒绝考虑她的意见，甚至会暂时地疏远她让她伤心，但她得冒这个险。如果弟弟真这样的话，她可以让他怒气冲冲地离开。但是，她会让弟弟知道，她还有话要说，等他以后有心情交流时他们可以谈谈。

后来，玛格丽特真正地和弟弟产生了这样的冲突，她发现弟弟远没她想象中的粗暴。事实上，当她给他们之间的关系设置一些底线之后，他看起来还挺轻松，而且他的表现也开始慢慢成熟起来。

如果你准备采用这种方法，你必须下定决心坚持原则，以免别人还会想方设法地让你相信你不答应他们的要求就是要他们的命。请记住，如果你无视自己的最佳利益，长此以往所造成的伤害往往会大得多。

预先练习是成功的关键。一般来说，朋友都会乐于帮你做角色扮演，而且他们还会提供一些有用的反馈意见。但如果万一找不到人，或者你不好意思找人帮忙，你也可以按照上面的对话方式写出想象中的对话。但这得花点时间才能让你领悟其中的秘诀，不过等以后真正遇到这样的问题时，你就可以鼓起勇气，运用必要的技巧，委婉而不失坚定地说"不"。

4.反哭诉法

这是本书中最神奇、效果最理想的方法之一。当别人（通常是你爱的人）哭诉、抱怨和唠叨，使你感到无奈、内疚和无助时，这种方法无异于灵丹妙药。哭诉的典型模式如下：哭诉者向你抱怨某件事或某个人，于是你真心想帮助他（或她），然后你提出一个建议。但对方会迅速地否定你的建议，然后又继续抱怨。你开始紧张起来，觉得自己好无能，所以你绞尽脑汁，又提出了一个建议。结果这次又被否决了。每次只要你想从这种对话中逃脱出来，对方就会暗示你要抛弃他（或她），然后你的内心会充满了内疚。

芝子研究生毕业之后和母亲住在一起。她很爱母亲，但是母亲总在抱怨离婚后的种种不如意、钱不够用之类。芝子无法忍受，所以她找我治疗。第一次心理辅导时，我教给了她反哭诉法。方法如下：不管母亲说什么，芝子都要想方设法地认同（消除敌意法）；接下来，她不能提供建议，而是应该说些真心赞美的话。最初，芝子觉得这种方法太不可思议了，甚至还有点怪异，因为它完全不同于她经常使用的方法。为了演示这种方法，在下面的对话中，我要求芝子扮演她的母亲，而我则扮演芝子。

芝 子 （扮演她的母亲）在离婚诉讼的时候，你爸爸把他在公司的股份都卖光了，我却是最后一个知道的。你知道这事吗？

戴 维 我当然知道。爸爸真不该到了离婚时才告诉你，他这样对你的确不公平。

芝 子 可我不知道现在该怎么办。我们没钱了，我该怎么供你弟弟上大学呢？

戴 维 这是个问题啊，我们没钱了。

芝 子 这都是你爸爸干的好事。他的脑子进水了。

戴 维 他理财不行。你在这方面一直都比他强。

芝 子 他是个混蛋！我们现在朝不保夕，我要是病了怎么办？那我们就得住扶贫院了！

戴 维 你说得对。扶贫院的生活太苦了。我完全同意你的看法。

芝子告诉我，她在扮演母亲时，发现发牢骚一点都不好玩，因为我总是认同她。我们后来又转换了角色，这样她就可以掌握这种方法了。

事实上，当别人对你抱怨时，你越想好心相劝，他们越会絮絮叨叨地说个没完。可矛盾的是，如果你一旦对他们的悲叹表示认同，他们反倒很快就泄气了。这话听起来好像很难懂，也许我需要解释一下。人之所以牢骚满腹抱怨个没完，一般是因为他们烦躁不安，缺乏安全感。如果你试图帮助他们，他们会觉得你在批评他们，因为你的建议就意味着他们处理事情不当。相反，如果你认同他们并能加以赞赏的话，就无异于给他们注入了"强心剂"，于是他们往往就会释然并安静下来。

5.莫瑞反哭诉法

这种方法是"反哭诉法"的实用修改版本，它是由一位聪明的英国医学学生斯特灵·莫瑞提出的。1979年夏天，莫瑞在费城和我们研究组的人一同工作，在做心理辅导的时候，他和我坐在一起。他的病人是一位慢性重症抑郁患者。这位患者名叫哈里特，是一位52岁的雕刻家。她有一颗金子般的心。哈里特的问题是她的朋友老喜欢把她当"心理垃圾桶"，把一些个人问题都对她说。这些问题让哈里特深为苦恼，因为她的代入感太强了。她不知道该如何帮助朋友，所以她总是觉得压抑，老是愤愤不平，直到有一天她学会了"莫瑞反哭诉法"。斯特灵只是教她认同朋友的话，然后在朋友的牢骚中找出一些积极的方面并专门围绕这些方面说事，以分散朋友的注意力。下面就是几个例子。

1. **发牢骚的朋友**：噢，我到底该拿我女儿怎么办？我担心她又开始抽大麻了。

   回应：唉，这年头抽大麻的人确实越来越多了。你女儿做的艺术品很出色，她现在还在做吗？我听说她最近获得了一项大奖。

2. **发牢骚的朋友**：老板没给我升职，自1年以前升职后就再也没有动静了。我在这里干了20年，我认为我应该升职。

   回应：确实，你的资历摆在这里，而且你对公司的贡献很大。告诉我，20年前你最开始来这里上班时是什么样的。我敢打赌，那时和现在肯定大不一样。

3. **发牢骚的朋友**：我的丈夫似乎老是不回家。每天晚上他都出去玩，和那该死的保龄球社团厮混。

   回应：你最近不是也玩保龄球吗？我还听说你得了很高的分呢！

哈里特很快就学会了"莫瑞反哭诉法"，她说她的情绪和心态都有了很大的改变。因为这种方法简单有效，以前真实存在、让她头疼的问题现在都可以迎刃而解了。第二次心理辅导时哈里特又来了，她的情绪大为好转，折磨了她10多年的抑郁症也一扫而光了。她现在神采飞扬，心情愉快，一谈起斯特灵的方法就赞不绝口。如果你和母亲、继母或朋友之间也有相同的问题，可以试试"莫瑞反哭诉法"。你很快也会像哈里特一样快乐起来！

6.改变心态

在导致内疚心理的认知扭曲中，最常见的莫过于罪责归己——它会误导你，让你以为你最终必须为别人的感受和行为负责，甚至自然发生的事件你也难责其咎。有一个明显的例子，你们俱乐部的主席要退休，为了向他致敬，你组织了一个大型野餐会。可是野餐会这天突然下雨了，你开始感到内疚。在这种情况下，你很可能会轻而易举地甩掉这些荒谬的念头。因为你无法控制天气，这是显而易见的。

但是，如果有人痛苦万分，愁肠百结，一旦他（或她）坚持认为都是因为你才这样的，你想摆脱内疚就很不容易了。在这种情况下，划清你实际的责任范围是很有用的。对方的责任始于哪里？你的责任止于哪里？这种方法的术语是"责任划分"，但你也可称它为"客观地看待问题"。

举一个例子。杰德和特德是双胞胎兄弟，杰德是一位患有中度抑郁症的大学生，而特德也有抑郁症，但他是重症的。所以特德只得退学和父母住在一起，过着自闭的生活。杰德对特德的抑郁症深感内疚，为什么？杰德告诉我他总是比他的兄弟更出色、更努力。所以，从小时候开始，他的成绩就比特德高，朋友也比特德的多。根据杰德推断，正是因为自己在成绩和人缘方面都太出色，所以让特德感到自卑，让他觉得自己被人冷落了。所以，杰德认为是自己害特德得了抑郁症。

然后，他老琢磨着这条理由，最后走上极端，变得不可理喻。他猜测如果他自己也患上抑郁症的话，按一些逆向（或逆反）心理的解释，也许这样可以使特德不再感到压抑和自卑。所以，杰德放假回家时，他尽量贬低他的成绩，以前常参加的社交活动他都一一回绝，他还强调说自己感觉压抑极了。他确信，特德应该已经清楚地明白他也同样倒霉。

杰德非常认真地执行这个计划，等我教他控制情绪的方法时，他都有点不情愿用。事实上，他在开始时之所以态度勉强，全是因为他怕自己好转后会感到内疚；也担心自己一旦康复，可能会对特德造成毁灭性的打击。

杰德痛苦地误以为特德的抑郁症是他的错。和大多数"罪责归己"的错误一样，他的这种错觉也有一半真实成分，而且听起来很有道理。不管怎样，特德很可能从小就感到自卑无能，而且肯定会记恨杰特的成绩和人缘。但问题的关键在于这是不是就等于说杰德是导致他兄弟抑郁的元凶？如果杰德也让自己抑郁的话，他是不是就能有效地扭转这种局面？

为了让杰德学会客观地评价自己所起的作用，我建议他使用三栏法（见表8-4）。练习之后，他发现他的内疚心理毫无道理，纯粹是自作自受。经过思考，他认为特德之所以感到压抑和自卑，其根源在于特德的认知扭曲，这和自己的成绩或人缘无关。杰德认为他不该让自己也抑郁，这种解决问题的办法实在不合逻辑，简直无异于火上浇油。当杰德掌握这种方法后，他的内疚和压抑感很快就消失了，不久他恢复了以前的正常生活。

表8-4

下意识思维	认知扭曲	理性回应
1.特德患上抑郁症，我要负一部分责任，因为我们从小的关系就不和谐。我学习一直都比他努力，成绩也比他好	1.妄下结论（读心术）；罪责归己	1.特德患了抑郁症，其根源不在于我。他抑郁，是因为他的想法和心态都不合逻辑。但是，特德之所以会有消极扭曲的想法，有我的一点影响作用，这是我要负的唯一责任
2.特德一个人在家无所事事，如果我告诉他我在学校过得很开心，他心里会不舒服的	2.妄下结论（先知错误）	2.如果特德知道我的情绪好转了、过得很开心的话，他也许会看到一丝希望，从而能够振作起来。如果我像特德一样痛苦，也许只会让他更压抑，因为这会让他感到毫无希望
3.特德成天傻坐着无所事事，我应该有责任改变他	3.罪责归己	3.我可以鼓励他去做点事，但我不能强迫他。归根到底这是他的责任
4.我想帮助他，所以就应该继续痛苦。事实上，如果我也抑郁的话，他会感觉好过点	4.妄下结论（读心术）	4.我的行为和他的行为无关。我不应该以为我抑郁了他就会好受，这是不合逻辑的。他甚至已经告诉过我，他不想把我也拖下水。也许他看到我在好转才可能会真正地振作起来。我应该让他看见我很快乐，从而给他树立一个好的榜样。要想消除他的无能感，我就不能自暴自弃

第三部分

"现实"抑郁

| 9 |
悲伤不等于抑郁
——引致"现实抑郁"的5大迷思

"伯恩斯医生,看来你的意思是,认知扭曲就是抑郁症的唯一根源喽。可是,如果我的问题是真的,那该怎么办呢?"在演讲和参加研讨会讲述认知疗法时,听众往往最容易问到这个问题。许多患者在一开始治疗时也会问到它,他们还列出了一大堆他们确定会导致"现实抑郁"的"现实"问题。最常见的问题有:

破产或穷困潦倒;

年老体弱(一些人还认为婴儿期、儿童时期、青春期、青年期和中年期也是不可避免的危机时期);

永久性的生理残疾;

晚期疾病;

失去所爱的人，痛不欲生。

你肯定还能把这个列表继续往下列。但是，以上列表中的任何一项都不可能导致"现实抑郁"。事实上，没有任何问题可以导致"现实抑郁"！这里真正的问题是，如何在正常的消极感受和不正常的消极感受之间划一条界线？"健康的悲伤"和抑郁情绪之间的区别是什么？

区别很简单。悲伤是一种正常情绪，当你真真切切、实实在在地感知到像失落或失败这样的消极事件时，它就产生了。而抑郁却是一种病，它一般是由于某种形式的扭曲思维所引起的。例如，如果心爱的人去世了，你在正常情况下会想："我失去他（或她）了，我会想念我们在一起的美好时光，想念我们之间的浓浓爱意。"这种思维所引发的感受充满温情，它不仅是实实在在的，也是正常健康的。你的情绪会使你更有人情味，生命的意义也因此而变得更加厚重。你的情感在失落中得到了升华。

相比之下，如果你告诉自己："他（或她）死了，我再也快乐不起来了。这太不公平了！"你就会自怨自艾，陷入绝望。由于这些情绪完全基于认知扭曲，它们可以摧毁你。

当你投入全力、一心想实现一个对你个人非常重要的目标时，如果遭遇挫折或失败，则可能会出现抑郁或悲伤情绪。但是，悲伤是没有被扭曲的。它只是一种涌动的情绪，所以它会有一个时间限制。它永远不会减损你的自尊。而抑郁却是冻结不动的——你往往不知道它会持续多久，也不知道它是否会复发，而且它一般会损害你的自尊心。

在面对疾病、爱人去世或生意一落千丈等这样的极大压力时，如果产生了明显的抑郁情绪，我们往往把它称为"反应性抑郁症"。而有时候，抑郁症产生了但却很难找到引发它的外在原因。我们常把这种抑郁症称为"内源性抑郁症"，因为它的症状似乎完全是无缘无故产生的。不过，在这两种情况下，抑郁的病因却是一模一样的——扭曲的消极思维。无论如何，这种思维对你不会有任何好处，也不会产生任何积极作用，它只会给你带来深重的痛苦。它唯一的补偿就是你好转后会更成熟。

我的意思是：当真正的消极事件发生时，能左右你情绪的只有你的思维和感知。你的感受源于你对所发生事件的理解。你之所以痛苦，其中一大部分都要归因于你的思维扭曲。如能消除这些认知扭曲，你会发现，面对这些"现实问题"其实并没那么痛苦。

让我们来看看这个问题的来龙去脉。像恶性肿瘤这样的重病肯定是现实问题了。可不幸的是，患者的家人朋友常常会断定，患者因病而抑郁再正常不过了，所以他们不会去探求抑郁的根源。其实这种抑郁症是完全可以好转的；事实上，一些重症患者的抑郁症是最容易治疗的。你知道为什么吗？这些勇敢的人往往极其剽悍，他们从来就不会把自己的生活搞得惨兮兮的。相反，他们会想尽一切办法走出逆境。就算他们遇上的"现实"问题已成定局，他们也能创造机会超越自我，这种态度让他们几乎从未失手过。因此，我个人会对"现实抑郁"这一概念深恶痛绝。所以我觉得，不要认为抑郁在所难免，这种装可怜的态度极具破坏性，它一点也不人道。

迷思一：失去生命

内奥米做了X光胸透，从医生的报告上来看，她的胸部有一个肿块。那时，她才40多岁。她坚定地认为这事问医生无异于自找麻烦，所以她拖了几个月都没有去核实报告。后来她还是去找了医生，她最担心的事终于发生了：经过痛苦的穿刺活组织检查后，医生证实了她有恶性肿瘤，后来的肺切除手术还表明癌细胞已经扩散。

这一消息对内奥米和她的家人来说无异于晴天霹雳。几个月慢慢过去了，内奥米的身体每况愈下，她越来越绝望。为什么？这并不是因为疾病或者化疗使她感到非常痛苦，虽然这些因素的确会让人难受，但她的无助却是因为她放弃了曾经一度可以带给她归属感和骄傲的日常活动。她不再做家务（现在她的丈夫承担了大半家务），而且她辞去了她的两份兼职工作，其中一份是教盲人阅读的义工工作。

你可能会坚持说："内奥米的问题是真实存在的。她的痛苦和认知扭曲无关，她痛苦是因为她的确得了病。"

但是，她的抑郁是不是就无法避免呢？我问内奥米为什么无所事事会这么难受。我向她解释了"下意识思维"的概念。于是她写下了以下消极的认知扭曲：（1）我对社会没贡献；（2）我连自己分内的事都做不了；（3）我不能参加好玩的活动；（4）我只会拖累丈夫，让他白白耗费精力。这些想法让她产生了以下情绪：愤怒、悲伤、沮丧和内疚。

一看到她写的这些想法，我的心就兴奋地跳动起来！我每天上班遇到过许多身体健康的抑郁患者，他们的想法和内奥米的没什么不同。内奥米的抑郁症和恶性肿瘤无关，她抑郁是因为她的病态心理，她不该用她创造的价值来衡量自我价值！由于她总是把自我价值和个人成就混为一谈，所以对她来说癌症就意味着——"你不行了！你马上就会变成废物了！"不过正因为如此，我想出了一个干预的方法！

我建议她按自己从生到死这一生当中的个人"价值"画一幅坐标图（见图9-1）。她要把自我价值看成是一个常量，然后用0～100%的百分数来表示，她估计应该是85%，她还按照自己的设想画了坐标刻度。我还要她按同样的坐标刻度估算她在同一时期内的贡献。从她画的线条来看，她在婴儿时期的贡献很低，然后在成年时达到顶峰，最后在生命的晚期渐渐减少（见图9-1）。从目前来看还不错。就这样，她突然明白了两件事。第一，虽然疾病使她的贡献减少，但她还是为自己和家人做了许多事。虽然这些事微不足道，但它们非常重要，而且价值极高。只有非此即彼的思维才会全盘否定她的贡献，使其等于零。第二，更重要的是，她明白了她的个人价值是一个稳定的常量；这个数字是既定的，和她的贡献无关。这意味着她的个人价值不是挣来的；尽管她现在身患绝症，但她的价值不会减少分毫。她的脸上笑容重新绽放，在那一刻，她的抑郁全消失了。能创造并见证这个小小的奇迹，我深感欣慰。虽然这并不能消除肿瘤，但却可以让她重拾自尊，将她心中的阴霾一扫而空。

内奥米不是我的病人，她只是我偶遇到的一个人而已。1976年的冬天，我在家乡加利福尼亚州度假时和她聊过。不久之后，我就收到了她的信，我们一起来看看吧！

图9-1 内奥米的价值和贡献表。在下面的图中，内奥米画出了她从生到死的个人
"价值"。她估计她的价值是85%。在下面的图中，她根据估算画出了她在一生中
的贡献和成就。她的贡献在小时候很低，成年时达到顶峰，最后到临死时降为零。
这一图表让她明白，她的"价值"和"贡献"无关，两者之间没有任何关系。

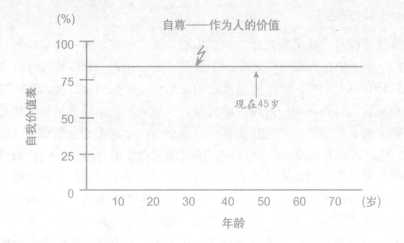

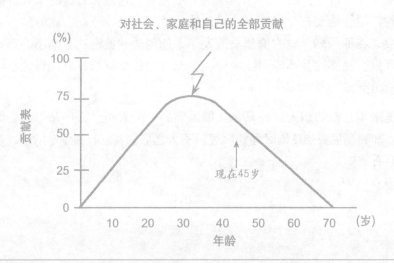

戴维：

上次给你写的信其实还有几句"附言"，很抱歉拖了这么久才寄出，不过它们非常重要。就拿你要我画的那张"表"来说吧。它很简单，就是那张贡献比照自我价值或自尊的那张表。我也不知道叫它什么好，总之它对我作用太大了，而且还使我可以慷慨地帮助别人了！有了它，我不用考心理学博士也可以成为心理学家。我发现它可以解决许多人的许多烦恼和困扰；我给我的一些朋友讲了这些观点。斯蒂芬妮被一个年龄只有她1/3的小秘书整得惨兮兮的；苏的孩子是一对14岁的双胞胎，他们让苏成天头疼不已；贝基的丈夫抛弃了她；艾加的男友有一个17岁的儿子，那孩子总让她觉得自己是个电灯泡。这样的事有很多。我对他们只用说一句话："你的确很痛苦，不过你的个人价值是一个常量。无论这个世界带给了你多少磨难，你的价值也不会损失分毫！"尽管在很多情况下我都觉得这话过于简单，而且也不能包治百病，但是我的天哪，它真的很有用！

再次感谢您，先生！

您永远的朋友　内奥米

6个月后，内奥米带着尊严在病痛中去世。

迷思二：失去手脚

身体残疾是第二类所谓的"现实"问题。深陷痛苦的人（或其家人）会下意识认为，他们年老体弱或身体残疾（例如截肢或失明），行动不便，因此肯定不可能快乐。朋友也往往会表示理解和同情，他们认为自己的这种反应不仅仁慈，而且还很"切实"。但事实正好恰恰相反。残疾人感到痛苦，可能是因为扭曲思维所致，而不是因为身体残疾。在这种情况下，向他们表示同情可能会产生反作用，会使他们更加自怜自怨，还会让他们更加相信残疾人注定不能拥有正常人的快乐和满足。相反，如果残疾人或其家人能学会将扭曲的思维纠正过来，丰富而满足的情感生活往往就会随之而来了。

举个例子。弗兰是一位35岁的已婚妇女，她有两个孩子。在丈夫由于脊椎受伤导致右腿永久性瘫痪后，她开始抑郁起来。6年以来，她深陷绝望无法自拔。为了寻求解脱，她奔波于各大医院接受过各种各样的治疗，其中包括抗抑郁药物和电击疗法，但收效甚微。当她来找我时，她的抑郁症已经非常严重，她觉得自己已经病入膏肓了。

自丈夫残疾后，她一直无法接受。她泪流满面，向我倾诉了她的痛苦：

> 每次只要一看到别的夫妻开开心心的样子，我就忍不住要流泪。我看着他们一起散步、一起在游泳池或者在海水中嬉戏、一起骑自行车，我的心就隐隐作痛。这对我和约翰来说太难了。他们和曾经的我们一样，都以为这些事是理所当然的。可现在如果我们还能这样，那该是多么美好啊！但是你知道，我知道，而且约翰也知道——我们不能。

一开始的时候，我也以为弗兰的问题是实实在在的。毕竟，他们不能像我们大多数人一样快乐地生活。对于年老体弱的人、盲人、聋哑人或者做过截肢手术的人来说，也是如此。

事实上，如果以此类推的话，我们所有人都有行动受限之处。难道我们所有人都很可怜吗？正当我迷惑不解的时候，我突然想到了弗兰的认知扭曲。你知道这是什么吗？马上看看第47页的列表吧，也许你可以找到它……对了，使弗兰自寻烦恼的认知扭曲就是心理过滤。弗兰只盯着她和丈夫不能享受的每一种活动，并对此耿耿于怀。虽然约翰和她还是可以在一起做很多事的，但她却通通视而不见。怪不得她会觉得生活沉闷无聊。

所以，解决方法出奇简单。我建议弗兰："心理辅导结束后，等你回到家，你可不可以把你和约翰在一起能够做的事全都列出来？不要老想着你们不能做的事，要学着看到你们可以做的事。打比方说，我很想去月球，可我又不是宇航员，所以看来这辈子是没希望了。现在，如果我老想着我的职业不好，人也老了，这辈子都别想月球，那我肯定会非常伤心的。可在另一方面，我还可以做很多事，如果我能够盯着积极的方面，我就不会失望了。现在，请你告诉我，你和约翰在一起可以做哪些事？"

弗 兰　嗯，我们还是很喜欢和对方在一起。我们可以一起出去吃饭。我们很恩爱。

戴 维 很好，还有呢？

弗 兰 我们可以开车兜风，我们可以一起打牌、看电影，玩宾果游戏。他还可以教我开车……

戴 维 看，才不到30秒，你就列出了你们可以做的6件事。从现在到下次心理辅导开始之前，你可以继续列下去。你觉得你会列出多少项来？

弗 兰 会列出很多。我还会想出我们从未想到的一些事，也许是一些很酷的事，比如跳伞。

戴 维 没错。你甚至还会想出一些疯狂的玩法。请记住，有许多事你以为你和约翰做不到，但事实上你们可以做。举例来说，你告诉我，你们不能去海滩。你说你很喜欢游泳。如果你们能去人少一点的海滩，就不会感到浑身不自在了。如果我在海滩，而且你和约翰也正好在那里，我并不会觉得身体残疾的约翰和我有什么不同。其实，我和我妻子还有她的家人最近去了加州塔霍湖北边的一个海滩，那里的风光很美。我们游泳的时候，碰巧游到了一个小海湾。没想到那里是天体浴场，所有的年轻人都赤身露体。当然，我并没有真正地盯着人看，我只是想要你明白！虽然如此，我还是在无意中看见一个年轻人，他的右腿自膝盖以下都没有了，但他还是和别人玩得很开心。所以，如果说残疾人或者截肢的人不能去海滩玩，我是坚决不相信的。你怎么认为呢？

一些人可能会嘲笑我：这种"实实在在的难题"哪能这么轻易就被解决了呢？你以为就凭你这几句话，像弗兰这样的严重抑郁症就能好转吗？可事实上，根据弗兰的报告，她心中的所有不快都消失了；她还说在心理辅导结束时，她的感觉好极了，多年来都没有这么快乐过。为了巩固病情，弗兰显然还是要继续努力一段时间以改变思维模式，这样才能改掉坏习惯，以免再次陷入错综复杂的心理过滤网而无法自拔。

迷思三：失去工作

在西方文化中，事业是否成功与个人价值和追求幸福的能力直接相关，这种想法的流毒甚广。所以，许多人都认为事业危机或失业是沉重的精神打击，这可能会让他们产生挫败感。由于这种价值体系，经济损失、事业受挫或破产就不可避免地和抑郁联系在一起了，这似乎是理所当然的，也是可以想象的到的。

如果你也是这样想的，我觉得你一定会对哈尔的故事感兴趣。哈尔是一位45岁的中年帅哥，他有3个孩子。哈尔和岳父在一家生意很好的贸易公司干了17年。哈尔为什么找我治疗呢？原来在3年以前，他和岳父因为公司的管理问题产生了一系列分歧，他一怒之下辞去工作，连公司的红利都放弃了。在后来的3年里，哈尔跳来跳去换了很多工作，但一直没找到满意的工作。他似乎做什么都不成功，开始觉得自己是个废物。为了贴补家用，哈尔的妻子不得不找了份全职的工作。这让哈尔更觉得羞耻，因为他不再是自己一直引以为豪的一家之主了。几个月过去了，几年又过去了，哈尔的经济情况越来越糟糕了。他越来越抑郁，自尊心降至最低点。

我第一次看到哈尔时，他已经在一家商业地产公司实习了3个月。他租出去了几套房子，但还没卖出去一套。由于公司的佣金制度非常严格，他在这段实习期内的工资低得吓人。哈尔饱受抑郁症和拖延症的双重折磨。他有时在家里躺在床上一躺就是一整天，他沮丧地想着："有什么用呢？我是个废物。工作没有任何意义。还不如躺在床上，起码不那么痛苦。"

我们在宾夕法尼亚大学的培训小组有一些精神科住院医生，他们提出隔着单面镜观察我的心理辅导课，哈尔自愿允许他们观察。在心理辅导时，哈尔向我描述了他在俱乐部更衣室和别人的一段对话。一位有钱的朋友告诉哈尔他看中了一套房子想买。你也许会以为，哈尔听到这个消息会高兴地跳起来吧，因为这笔业务的佣金很丰厚，如果成功，哈尔的事业将大为改观，他不仅会自信满满，银行存款也会大涨。但哈尔没有紧跟这笔单，相反他还拖了几个星期。为什么？因为他这样想："销售商业地产手续太复杂了，我以前从来都没做过。万一他在最后一刻反悔怎么呢？那这笔生意就搞砸了，也意味着我是个废物。"

后来，我和其他的住院医生回顾了这次心理辅导。我想知道他们对哈尔的悲观性自毁心态是怎么看的。他们认为哈尔做销售工作其实很有天分，只是他对自己太苛刻了，简直不可理喻。下一次心理辅导时我谈到了这个问题。哈尔承认他对自己很严厉，相反对别人却很宽容。例如，如果他的同事丢了一笔大单，他只会说："这又不是世界末日，继续加把劲吧。"但如果他碰上这种情况，他会说："我是个废物。"更重要的是，哈尔承认他采用了"双重标准"——对别人宽容、支持；但对自己严厉苛刻、铁面无私。你也许也有这样的倾向。哈尔一开始还维护他的双重标准，他说这对自己有好处。

哈 尔　好吧，首先来说，我对别人不需要承担责任，和他们也没什么利害关系，但对我自己就完全不一样了。

戴 维　好，继续说下去。

哈 尔　即使他们不成功，对我的工作也不会影响分毫，而且也不会让我的家庭产生任何不快。我之所以关心他们，只是因为鼓励他们成功是一件好事，但是……

戴 维　等等，等等——等等！你关心他们，只是因为鼓励他们成功是一件好事？

哈 尔　是呀，我说过……

戴 维　你觉得对他们采用宽容的标准，可以帮助他们成功吗？

哈 尔　没错。

戴 维　那你对自己采用严格的标准，可以帮助你成功吗？如果你对自己说"你要丢一笔单你就是个废物"，你会有什么感受？

哈 尔　沮丧。

戴 维　那对你有用吗？

哈 尔　嗯，它不会产生积极的作用，因为显然是没有用的。

戴 维　那"你要丢一笔单你就是个废物"这话现实吗？

哈 尔　不现实。

戴 维　那你为什么对自己采取这种非此即彼的标准呢？你对别人不怎么关心，但为什么却对他们采取有益的现实标准？你既然对自己这么在乎，但为什么又对自己采取伤人的自挫标准？

哈尔开始明白——采取双重标准对自己是没什么好处的。他评价自己时，使用的是他永远不会用于任何其他人的严格标准。和许多苛刻的完美主义者一样，他一开始还维护这种倾向，说什么严于律己、宽以待人对自己总有好处。但是，他很快就承认，他的个人标准实际上很不现实，而且对自己也不利。因为，如果他很努力地卖房子但最后没有成功的话，他会把这种失败看成是一种灾难。所以他害怕失败，这种恐惧会吓得他不敢动弹，什么也不敢做。而他非此即彼思维的坏毛病正是这一切的根源，这也难怪他老是躺在床上闷闷不乐。

哈尔想扔掉这种完美主义者的双重标准，他希望能对所有人（包括自己）采用一套客观的标准，于是他问我有没有一些特定的指导原则。我建议他首先应该使用"下意识思维—理性回应"法，这是第一步。举例来说，如果他待在家里迟迟不想工作的话，他可能会想："如果我不早点去上班、整天待在家的话，我的工作会堆积如山，到那时要赶也没意义了。所以，不如还是躺在床上算了。"哈尔写下这种想法后，他可以用理性回应反驳道："这只是一种非此即彼思维，它简直是胡说八道。就算只上半天班也等于迈出了重要的一步，这样可能会让我感觉更好。"

哈尔说他会写下自己在自卑自厌时的消极想法，他答应下次心理辅导时带过来（见表9-2）。但是两天后，他收到了公司的解雇通知。所以，他下一次来心理辅导时，就开始断定他这种自责想法绝对可靠、绝对有效了。他甚至想不出一条理性回应。根据通知来看，他被解雇的原因是因为他老是不上班。在心理辅导时，我们就如何学习反驳自我批评展开了讨论。

戴维 好吧，现在你有一些消极思想，我们看看是否能在"理性回应"栏中予以反驳。上次心理辅导时你说了一些消极想法，你现在能想出任何反驳的话吗？想想你说的话"我没用"，这背后是不是有非此即彼思维和完美主义者的标准作祟？

如果我们转换角色的话，答案可能就会很清楚了。有时候旁观者清。假如我给你讲我的经历，我告诉你我曾经在岳父的公司上班。3年前我们大吵了一顿，我觉得我被算计了，于是我愤而辞职。自那以后，我跳来跳去四处碰壁，心情一直都很糟糕。可看看现在，这样一个连底薪都没有的工作我居然都弄丢了，这简直就是双重打击。第一，他们不付我一分薪水；第二，就这样他

表9-2

哈尔的作业是记录下他的自责想法然后予以反驳。在心理辅导期间，他写下了理性回应

消极想法 （自我批评）	理性回应 （自我辩护）
1.我很懒	1.我大半时间工作还是很努力的
2.我就喜欢这种病态	2.这样可不好玩
3.我没用。我是个废物	3.从某种程度上来说，我是成功的。我有幸福的家，我的3个孩子都很出色，别人都敬重我。我还参加了一些社区活动
4.我喜欢躺在床上什么都不干，这才是真正的我	4.这是抑郁症状。这不可能是"真正的我"
5.我本应该更努力一些	5.至少我工作比许多人都卖力。不要再说"我本应该更努力"了，这话谁都会说，既空洞，也没有任何意义

们还觉得亏了，所以干脆把我给炒了。我真觉得我没用呀，我是个一无是处的家伙。现在，你会对我说什么呢？

哈 尔　嗯，我会……假如你真这么倒霉的话，我会说你在生命的前40多年里，肯定还是有一些成就的。

戴 维　好，将它们写在"理性回应"栏中。列出你在生命的前40年里做过的所有好事和满意之事。你挣钱了，你养育了3个出色的孩子，等等。

哈 尔　没问题，我可以写下我的一些成就。我有幸福的家，我的3个孩子都很出色，别人都敬重我。我还参加了一些社区活动。

戴 维 很好，看看，你有这么多成就，你怎么会认为自己没用呢？

哈 尔 嗯，我觉得我还应该更努力一些。

戴 维 很好！我早就料到你会巧妙地否定自己的优点。现在请写下另一个消极想法"我本应该更努力一些"。对极了！

哈 尔 好的，我已经把它写在第5项了。

戴 维 好，现在你怎么反驳它？（沉默了很长时间。）

戴 维 导致这种想法的认知扭曲是什么？

哈 尔 你真是个狡猾的家伙！

戴 维 你怎么反驳它？

哈 尔 至少我工作比许多人都更卖力。

戴 维 很好，你对这话有几成相信？

哈 尔 百分之百。

戴 维 好极了！将它写在"理性回应"栏中。现在我们再回过头来看这句话——"我本应该更努力一些。"假设你是亿万富翁霍华德·休斯，坐在自己的城堡里，身边堆满了成千上万的钞票。如果你想给自己找不痛快，你会对自己说什么呢？

哈 尔 嗯，我想想。

戴 维 只用看看你在纸上写的那句话就行了。

哈 尔 噢，"我本应该更努力一些。"

戴 维 你一直都在说这句话，是吧？

哈 尔 是的。

戴 维 这也正是许多功成名就的人仍然不快乐的原因。它只是完美标准的一个例子。你还可以努力再努力，但不管你获得了多大成就，你还是会说："我本应该更努力一些。"这是一种专横的自我惩罚方式。你同意吗？

哈 尔 是的。我同意，我明白了。快乐的道路不止一条。如果只有钱才能让人快乐，那么每个百万富翁、亿万富翁都会快乐得发疯。要想获得幸福和满足，除了金钱之外，还要有许多因素。

不过，这不是我沮丧的原因，我可从没想过要追逐金钱。

戴 维 那你的愿望是什么呢？你是希望养家糊口吗？

哈 尔 这对我来说非常重要，极其重要。在养育孩子的过程中，我也出了很多力。

戴 维 在抚养孩子的过程中，你做了什么？

哈 尔 嗯，我监督他们学习，教育他们，陪他们一起玩。

戴 维 结果如何呢？

哈 尔 我觉得他们都很出色！

戴 维 现在看看你写的句子——"我没用；我是个废物。"既然你的目标是培养3个孩子而且已经取得了成就，那你为什么这么想呢？

哈 尔 唉，这一次我又忽略了。

戴 维 为什么你会说自己是废物呢？

哈 尔 这几年我没为家里挣什么钱，我真的很没用。

戴 维 就因为这个就说自己是"废物"，你觉得现实吗？有一个男人，他患抑郁症有3年了，所以总不想去上班。你觉得称他为"废物"客观吗？患抑郁症的人就是废物？

哈 尔 嗯，如果我能多了解一点抑郁症的病因，我对价值观的判断可能会更准确一些。

戴 维 这么说吧，抑郁症的最终原因至今还是一个谜，解开它还需要时日。但是，我们知道导致抑郁症的直接原因是一些惩罚性的伤人话，它们会让你自己打击自己。至于为什么有些人会抑郁，而另外一些人则不会，我们还不知道原因，因为现在还不了解生物化学和基因对人的影响。不过，成长环境肯定是一个因素，如果你有兴趣的话，以后心理辅导时我们可以探讨一下。

哈 尔 既然现在还找不出抑郁症的最终原因，我们可以认为它本身是因为某种失败吗？我的意思是，我们不知道它从哪里来……那肯定是我哪里不对劲才会抑郁……我可能在某些方面失败了，所以才得了抑郁症。

戴　维　你凭什么认为自己失败了呢？

哈　尔　我也不知道。也许有这种可能。

戴　维　好吧。不过，你真要做这么伤人的假设吗？如果是这样的话，任何情况都有可能。但问题在于你不能证明它。病人摆脱抑郁以后，他们就会像以前一样充满干劲了。在我看来，如果他们得抑郁症是因为他们没用，那么等他们好转后，他们应该还是和以前一样没用。在找我的患者中有大学教授，也有公司总裁。他们因为抑郁只能傻呆呆地坐着盯着墙；但当他们摆脱抑郁后，他们就能像以前一样开会、打理业务。所以，你怎么能说他们抑郁是因为他们失败呢？在我看来，你可能正好弄反了——失败是因为抑郁。

哈　尔　这个我说不清楚。

戴　维　如果要说你失败，这太武断了。你有抑郁症，人患了抑郁症没法和健康的时候相比，的确是做不了什么事。

哈　尔　这么说我还算是患抑郁症的成功人士了。

戴　维　当然！当然！要想成为一个患抑郁症的成功人士，你需要快快好转。我希望我们现在的治疗可以让你好转。假设你在过去的6个月里患了肺炎，一分钱也没赚到，你可能也会说："这病让我成了废人。"这样说客观吗？

哈　尔　我怎么会这样说呢？当然不会！因为我肯定不是故意得肺炎的。

戴　维　好，那你在抑郁症这个问题上也会采用相同的逻辑吗？

哈　尔　是的，我明白了。我真正地意识到，我不是故意得抑郁症的。

戴　维　当然，你不是故意的。你真想受这样的苦吗？

哈　尔　哦，天哪！当然不是！

戴　维　你是有意识地自找麻烦吗？

哈　尔　不是。这个我清楚。

戴　维　如果我们知道抑郁症的原因，我们就能对症下药了。但既然我们不知道，责怪哈尔不该得抑郁症是不是有点傻？我们能够知道的是，抑郁患者对自己有这种消极的想法。从他们的感觉和行为来看，他们认为一切都是消极的。你不是有意这样的，也不是故意选择懒惰的。如果你和我治疗过的绝大多数其他患者一样，一旦你摆脱了这种心态，能恢复健康的心理以正常的眼光看待事物，你就会像以前一样勤奋努力，甚至会更甚于从前。你明白我的意思吗？

哈 尔 是的，我明白。

尽管哈尔这几年颇为落魄潦倒，但给自己贴上"废物"的标签是很愚蠢的。当哈尔意识到这一点之后，他终于释然了。他之所以有这种消极的自我形象，之所以有无力挣扎的感觉，全是因为他非此即彼的思维。他的自卑感源于坏习惯，他老爱只盯着生活的消极方面（心理过滤），从而忽略了他的许多成功的方面（否定正面思维）。他现在终于明白，他在自寻烦恼，因为他说："我本应该更努力一些。"他也意识到金钱不能等同于人的价值。最后，哈尔承认他的症状——懒惰和拖拉——只能表示他暂时有病，并不能证明这就是他的"本色"。他不该认为因为自己在某些方面有不足所以活该得抑郁症，这太荒谬了。这就和肺炎的那个例子一样荒唐。

在心理辅导结束时，我查看了哈尔的"贝克抑郁程度自量表"，它表明哈尔的情绪已提升了50%。在随后的几周里，他继续采用双栏法进行自我治疗。当他学会反驳消极想法时，他已经能够减少扭曲思维了。他对自己不再苛刻，于是情绪越来越好。

哈尔离开了那家地产公司，他开了一家专卖平装书的书店。不过，尽管他付出了相当多的心血，但第一年试营业期间还是没赚什么钱，仅能保本而已，他没法继续经营。因此，在这一期间，他的事业还是没有什么明显的起色。尽管如此，哈尔仍然能够避免过度的抑郁情绪，他仍然保持自尊。当他决定关闭书店的时候，他仍然还是个穷光蛋，但他的自尊心并没有受到影响。哈尔决定找工作，他写了下面的这篇短文，每天早上看一遍可以激励自己。

为什么我并非一无是处

只要我能为自己和他人的幸福贡献力量，我就并非一无是处。

只要我的所作所为能产生积极效果，我就并非一无是处。

只要我活着能影响他人，哪怕只能影响一个人，我就并非一无是处（如有必要，这"一个人"可以指我）。

如果给予爱、理解、友谊、鼓励、快乐、建议、安慰，我就并非一无是处。

如果我能尊重自己的意见和智慧，我就并非一无是处。如果别人也能尊重我，那就是一种意外的收获了。

如果我拥有自尊和尊严，我就并非一无是处。

如果我的员工能因为我开店而拿工资供养家小的话，我就并非一无是处。

如果我能凭借自己的勤奋和创造力尽量帮助客户和书商的话，我就并非一无是处。

如果我在这里影响他人，我就并非一无是处。

我并非一无是处。我是一个很有用的人！

迷思四：失去所爱的人

我在刚执业时治疗过一些严重抑郁患者，凯就是其中的一个。凯是一位31岁的儿科医生。她的弟弟6周前在她家门外自杀了，死得很惨。不过让凯感到特别痛苦的是，她觉得弟弟的死自己脱不了干系。为了支持这种观点，她想出了许多无可辩驳的理由。凯痛苦万分，她觉得自己所面临的问题是百分之百客观真实的，也是完全无法解决的。在转诊到我这里来的时候，她觉得自己也应该去死，所以满脑子里都是自杀的念头。

如果有人自杀身亡，其家人和朋友往往会被一个问题所困扰——这就是内疚感。你很可能会因为自责而折磨自己，你会这样想："为什么我没能阻止这一切呢？我为什么这么蠢呢？"碰上这种情况，即使是心理医生和心理顾问也不能幸免，他们也可能会谴责自己："这的确是我的错。最后一次和他谈话时我真不该那么说他。为什么我就没发现他想自杀呢？我本该拦住他的。是我杀了他！"可具有讽刺意味的是，在大多数情况下，自杀的人之所以自杀，是因为他们总是错误地认为自己的问题是无法解决的。但从客观的角度来看，他们的问题其实没那么可怕，压根就不值得自杀。这实在很让人痛心。

凯觉得自己的经济条件比弟弟好，因此她应该想办法帮助弟弟；在弟弟长期抑郁期间，她应该给弟弟提供情感上和经济上的支持。一想到这些，她的自责就更强烈了。事实上，她给弟弟安排了心理治疗，帮他付治疗费。她甚至还帮弟弟租了一间离自己家很近的公寓，让弟弟只要心情不好就找她。

她的弟弟是一位在费城读生理学的学生。在自杀的那天，他曾打电话给凯询问一氧化碳对血液的作用问题，他说他要在课堂上谈这个问题。凯是一名血液专家，她觉得这个问题很简单，所以就不假思索地回答了弟弟。她也没和弟弟聊很长时间，因为她第二天早上要在自己上班的医院做一次大型演讲，她得好好准备。可是，就在凯准备演讲的时候，弟弟就在凯的公寓窗户外自杀了，他用的正是凯告诉他的死法，这是他第4次也是最后一次自杀。凯为弟弟的死自责不已。

考虑到凯的悲惨遭遇，她的悲痛是可以理解的。在开头的几次心理辅导过程中，凯向我解释了她自责的原因，她觉得她也应该去死。她说："我有责任照顾好弟弟。但我没尽到义务，所以我觉得他的死我有责任。这足以证明我没像姐姐一样好好照顾他。我本应该知道他那时内心挣扎很厉害，但我没阻止他。现在回想起来，他那时肯定会再次自杀，这是显而易见的。如果在他给我打电话的时候，我能关心一下他，他就不会死了。在他死前的一个月里，我总是很烦他。坦白来说，我有时觉得他是我的负担，因为他总是让我心烦。记得有一次我又心烦起来，我告诉自己，也许他死了会更好。我对此深感内疚。也许我想他死！我知道我让他感到失望，所以我应该去死。"

凯认为她的内疚和痛苦都是正常合理的。凯出生于一个严格的天主教家庭，她有着极高的道德标准，所以她觉得自己应该痛苦，应该受到惩罚。尽管我知道她的理由站不住脚，但仅靠几次心理辅导还是无法完全戳穿她的歪理。凯很聪明，说起话来头头是道。她给自己安排的罪名很有说服力。我几乎都要被她说服，差一点就要相信她的痛苦是"正当"的。不过，有一次灵光突现，我无意中找到了将凯从精神牢狱中释放出来的钥匙。凯犯了一个思维错误，这就是第3章中讨论过的"10大认知扭曲"第10项——罪责归己。

在第5次心理辅导时，我用了这个观点来指出凯的思维误区。我首先强调，如果她要为弟弟的死负责，那么就应该是她害弟弟自杀的。可现在还找不出自杀的原因，即使是专家也无能为力，因此我们无法证明是她害死了弟弟。

我告诉她，如果我们硬要猜测她弟弟的死因，那只能是因为他思维扭曲，总以为自己一无是处并陷入绝望，所以会觉得活下去没意思。既然凯无法左右弟弟的思维，她就没必要因为弟弟产生错误思维最终自杀而负责。那是他的错误，和她无关。因此，她不该认为自己应该为弟弟的情绪和行为负责，这些都不在她的控制范围之内。在别人看来，她最应该做的事就是尽量帮助弟弟，这才是她力所能及的。

我对她强调，她没能预见到这一切，没能阻止弟弟自杀，这的确很让人心痛。但是，如果她知道弟弟要自杀，她肯定会想方设法阻止。但是，由于她不知道，所以也没法干预。所以，她不该为弟弟的死而自责。这是不合逻辑的，因为她没法精确地预测未来，也没法掌握宇宙间的一切知识。这两种愿望都是极不现实的，所以她没有必要怨恨自己。我进一步指出，即使是专业的心理医生对人性的把握也不可能百分之百准确；尽管他们应该有经验，但有时他们也看不出来患者想自杀。

总而言之，她不应该为弟弟的行为负责。这是一个重大的错误，因为她没法完全控制他。我强调，她的责任只能是管好自己的生活和追求幸福。谈到这一点时，我突然意识到凯的行为是不负责任的，这倒不是因为她"让弟弟感到失望"，而是因为她不仅纵容自己的抑郁情绪，甚至还打算自杀。要想负责任的话，她应该拒绝任何内疚情绪，走出抑郁的低谷，主动去追求自己的幸福，快快乐乐地生活下去。这才是负责任的行为。

这次谈话后，凯的情绪迅速好转了。凯认为，这一切都是因为她的心态产生了巨大的转变。她意识到，引诱她自杀的谎言已被我们揭穿了。接下来，她选择了继续治疗一段时间。因为在她弟弟自杀以前，她好几年都感觉心情压抑，凯需要扔掉这种压抑感，提高生活的品质。

迷思五：悲而不伤

这里就有一个问题了：如果完全没有思维扭曲的话，那"健康的悲伤情绪"到底是什么样的呢？或者我们可以换一种说法——悲伤真的离不开痛苦吗？

我不知道这一问题的确切答案，对此我无法断言，但我想和大家分享一些体会。当我还是一个医科学生的时候，我缺乏安全感，那时我在加州斯坦福大学医学中心附属医院的泌尿病房查房。院方指派我照顾一位刚刚成功切除了肾肿瘤的老人。院方希望他能尽快出院，但他的肝功能突然开始衰竭，医院这才发现他的肾肿瘤已经扩散到肝部了。令人遗憾的是，这种并发症无药可治。几天之后，他的健康状况急速恶化。他的肝功能越来越差，人慢慢变得神志不清了，最后陷入了半昏迷状态。这位老人的妻子得知丈夫危在旦夕后，她来到医院，日夜守在他的身边，连续超过48小时。她要是累了就把头靠在病床上，但自始至终，她都没有离开过半步。有时她会轻抚他的头发，温柔地说："你是我的爱人，我爱你。"在老人生命垂危之际，他的儿女、孙子和重孙都从加州的四面八方赶到医院了，浩浩荡荡的有一大家子人。

一天晚上，住院医生要我留下来照顾病人。我一进病房就发现这位老人已经陷入昏迷了。病房里有8~10位家属，有的已白发苍苍，有的还尚在襁褓中。尽管他们隐隐约约地知道老人已时日不多，但还不知道到底有多严重。他其中的一位儿子意识到父亲快走到生命的尽头了，他问我能不能把病人膀胱上的导尿管拔下来。我知道，拔出尿管就等于告诉这一家子人老人快要死了，所以我去问护士能不能这样做。护士说可以，因为老人的确是快要死了；然后他们告诉了我拔尿管的方法。我回到病房，在病人家属的注视下拔掉了尿管。对他们来说，我的动作无异于抽空了他们心底的某种期望。老人的儿子说："谢谢你。我知道尿管让他不舒服，你这样做他也会感谢你的。"然后，他又看着我，仿佛想确认这一动作的意义，他问："医生，他的情况怎么样？还有希望吗？"

我突然难过起来，我觉得这位和蔼、彬彬有礼的老人仿佛成了我的至亲，因为他让我想起了我的爷爷。泪水在我的脸庞上缓缓滑落。我是该站在这里，让这一大家子人看着我一边说话一边流泪呢，还是该离开以掩饰我的感情呢？我必须立即选择。我选择留下来，我无比悲痛地对他们说："他是一个英俊的男人。虽然他现在差不多昏迷了，但你们说话他还是能听得见。今晚，你们该在他耳边轻轻说再见了。"然后，我泪流满面地离开了病房。病人的家人也哭了，他们坐在病床上，对老人说着一些告别的话。接下来的几个小时内，老人昏迷得更厉害了。最后他失去了全部意识，离开了人世。

尽管对于老人的家人、对于我来说，老人的死是一件非常难过的事，但他却走得很安详。死亡也可以这么美好。这段经历我永远都忘不了。尽管他们失去了至亲，尽管他们在哭泣，但我知道"你可以去爱，可以去关心他人"。这使悲伤成了一种升华的体验，在我看来它完全剔除了痛苦和烦恼。自那以后，我有好几次都碰到过类似的事，它们都让我为之落泪。对我来说，悲伤是一种升华，是人生的最高体验。

由于我当时还是一名医科学生，我很担心院方可能会觉得我的行为不当。后来，住院部的主任把我拉到一边，他告诉我，病人的家属请他转达对我的谢意，他们感谢我守在老人的旁边，感谢我让老人的离去成为一件充满温情而美好的事。主任告诉我他对这位老人也有强烈的感情，他还把老人画的马挂在墙上并指给我看。

这段经历有死亡，有生离，有死别，但唯独没有恐惧或害怕。实际上，它平静祥和，充满了温情，为我的人生体验平添了一份厚重感。

预防措施和
个人成长

|10|
抑郁症的根源

当抑郁情绪消失时，你会忍不住想好好享受轻松一番。当然，你有这个权利。在治疗结束时，许多患者都告诉我，他们的心情在一生中从来没有这么舒畅过。有时，抑郁症似乎越严重越让人绝望，一旦到症状消失后，重获快乐和自尊的滋味就越美妙。你的心情开始轻松起来，消极的思维模式突然间一扫而空，这是可以预料的，就像冬去春来积雪就一定会消融一样。你甚至还可能会疑惑，一开始的时候你怎么会相信那些荒谬的想法呢？这种人类精神的巨大转变一直都让我惊讶不已。在日常工作中，我总有机会一遍又一遍地看到这种神奇的蜕变。

由于你的心态转变得如此迅速，你可能会以为你的抑郁症永远消失了。但是，情绪障碍症还是留下了一丝看不见的残留隐患。如果不把它纠正过来清除干净，抑郁症以后可能还会卷土重来。

"感觉好转"和"实际好转"是不同的，它们之间有一些差异。"感觉好转"只能说明折磨人的病症暂时消失了。而"实际好转"则意味着：

1. 你了解自己患上抑郁症的原因。

2. 你知道自己好转的原因以及康复的方法。这需要掌握一套对你特别有效的自助方法，这样你就可以随时反复运用，以继续巩固。

3. 你重获自信和自尊。自信是一种信仰，它让你相信自己会在人际关系和事业上取得相当大的成就；而自尊则是一种能力，无论在什么时候，无论你成功与否，你都能尽可能地拥有自爱和快乐。

4. 你找到了自己抑郁的深层原因。

本书的第1、2、3部分只能帮你实现前两个目标，而下面的几章则可以帮你实现第3和第4个目标。

尽管抑郁症好了之后，你扭曲的消极思维可能会大大减少甚至完全消除，但你心底可能会潜伏着一些隐性假设。这些隐性假设非常重要，它在很大程度上不仅可以解释你一开始为什么会抑郁，而且还能预测你什么时候可能会再次复发。所以，它们就是预防抑郁复发的关键。

那么，到底什么是隐性假设呢？隐性假设是你定义个人价值的公式。它不但是你的价值体系、你的个人理念，同时也是你建立自尊的基础。例如：（1）"如果有人批评我，我会很难过，因为这会让我下意识地以为我肯定是哪里做错了。"（2）"真正幸福的人是有人爱的。如果我只是一个人，那我肯定会很寂寞很难过。"（3）"作为一个人，我的价值取决于我的成就。"（4）"我的表现（或感觉或行为）不能有一点缺陷，否则就等于失败。"你知道，这些不合逻辑的设想完全是自寻烦恼。它们会让你产生心理软肋，一经击中后情绪就很容易波动，让你痛苦不堪。这就是心理上的"阿基里斯之踵"❶。

在下面的几章中，你可以学习如何识别和评判隐性假设。你可能会发现，由于你过度地追求赞美、爱情、名利或完美，你的情绪产生了波动。只要你学会找出这种自挫式的思维体系并予以反驳，你就能为建立正确可靠的个人价值体系打好基础，从而实现自我提升；你的心态会越来越开朗，快乐也将随之而来。

为了找出情绪波动的根源，大多数精神病专家（以及普通大众）都认为，长达几年的漫长疗程是有必要的，即使疗效慢得让人无法忍受也没有关系。但经过这种治疗后，大多数患者反而说不出他们为什么会抑郁。而认知疗法的一个巨大贡献就是——它能找出抑郁的根源。

深挖隐性假设方法一：垂直箭头法

在这一章，你将学到两种不同的寻找隐性假设的方法。第一种方法叫"垂直箭头法"，它可以直抵内心深处，效果极好。

在第4章中，我们介绍过双栏法，我们学过在左栏写下消极的下意识思维，然后在右栏写下客观的理性回应。垂直箭头法实际上就是双栏法的变化形式，它可以剔除你思维模式中的扭曲想法，让你的心情更轻松。表10-1中有一个小小的例子，它是第7章我们介绍过的精神科住院医生阿特写的。阿特的主管向他提供了建设性的批评意见，然后阿特就紧张起来。

通过反驳消极思维，阿特的内疚感和焦虑消失了，但他想弄明白自己一开始为什么会有这种荒谬的想法以及它们是如何产生的。也许你也开始问自己了：我的消极思维中是否有某种固有的模式？我的内心深处是否有某种精神缺陷？

阿特用垂直箭头法回答了这些问题。首先，他在下意识思维的下面直接画了一条向下的短箭头（见表10-2）。向下的箭头是一种简单的表达形式，

表10-1

自动思维	理性回应
1.医生B告诉我，有位患者投诉我说话很冲。他很可能会认为我是个二流医生	1.读心术；心理过滤；乱贴标签。我不能只因为医生B指出我的错误，就断定他会认为我是个"二流医生"。我必须问问他，看他到底是怎么想的。不过，他平时经常表扬我，还说我才华出众

它会要求阿特问问自己："如果这种下意识思维的确是真实的，那又怎么样？我为什么要为此而烦恼呢？"然后，阿特开始捕捉头脑中立即闪现的第二条下意识思维，将它付诸纸上。从表10-2中可以看到阿特这样写道："如果医生B认为我是个二流医生，那就意味着我真的是个二流医生，因为医生B比我专业

表10-2

使用垂直箭头法可找出下意识思维的"元凶"——隐性假设。垂直箭头是一种简单的表达形式，它专门用来引出问题。例如"如果这是真的，我为什么要为此而烦恼呢"。在这个示例中，每个向下箭头引出的问题都写在箭头旁的引号中。如果写下下意识思维，你可能会问自己这些问题。这一流程形成了下意识思维链，链的底端将揭示抑郁症的根源

下意识思维	理性回应
1. 医生B很可能会认为我是个二流医生	
"如果他真的这么想，我为什么要为此而烦恼呢"	
2. 那就意味着我真的是个二流医生，因为医生B比我专业多了	
"假设我是二流医生，这又怎么样"	
3. 这会意味着我是个大废物，意味着我一无是处	
"假设我一无是处，我为什么要为此而烦恼呢？那又怎么样"	
4. 然后，这话一传开之后，每个人都会知道我没用，然后就没人尊重我了。我会被扫出医学界，得到其他的州混饭了	
"那又怎么样"	
5. 这会意味着我毫无价值，我会觉得很惨，恨不得去死	

多了。"接下来，阿特又在这条想法下面画了第二个向下的箭头，然后重复这一步骤，继续生成另一条下意识思维，具体请参见表10-2。每次只要他头脑中闪现一条新的下意识思维，他就会立即把它写下来并在下面画垂直箭头，然后又问自己："如果这是真的，我为什么要为此而烦恼呢？"他一遍又一遍地反复这样做，最后表上形成了一个下意识思维链，链的底端就是阿特的抑郁症根源——隐性假设。垂直箭头法就像把洋葱皮一层一层地剥开，最后找到其核心部分。正如你在表10-2中所看到的那样，这种方法非常简单明了。

你可能会注意到，垂直箭头法和记录下意识思维时使用的一般方法正好相反。使用一般的方法时，你需要在右栏写下理性回应，以揭露下意识思维的扭曲之处和荒谬之处（见表10-1）。 这样可以帮助你立即改变思维模式，让你更客观地看待问题，让你的心情更好。而在垂直箭头法中，你得假设扭曲的下意识思维是绝对有效的，然后你得设法找出其中的真实之处。最后，你就可以直抵问题的核心了。

现在请回头看看表10-2中阿特的下意识思维链，问问你自己——使他产生焦虑、内疚和抑郁情绪的隐性假设是什么？答案如下：

  1. 如果有人批评我，他们说的肯定是对的。
  2. 我的价值取决于我的成就。
  3. 只要有一个错误，我就完了。如果我不能一直保持成功，我就是废物。
  4. 如果我有不完美，别人是无法忍受的。我必须保持完美，让别人尊重我喜欢我。如果搞砸了，别人就会批评并惩罚我。
  5. 如果有人反对我，就等于说我是一个一无是处的坏人。

一旦你生成了自己的下意识思维链，并经过梳理找到隐性假设的话，那么接下来就必须按照双栏法找出认知扭曲，最后用理性回应取而代之（见表10-3）。

垂直箭头法的魅力之处就在于它的诱导性和哲学性——你可以通过连续的思考和提问，以找出让你心理受挫的想法。你可以刨根问底，一遍又一遍地问同样的问题："如果这种消极想法是真的，那又怎么样？我为什么要为此而烦恼？"你无须借助一些心理学家的主观偏见，也无须运用个人信念，更不用进行理论学习，就可以通过系统而客观方法直抵问题根源。这样，一直困扰精神病学界的一个难题就迎刃而解了。各种思想流派的心理学家往往喜欢用先

表10-3

　　阿特在使用垂直箭头法诱导出下意识思维链之后，他找到了自己的认知扭曲，然后在右栏中写下了更为客观的理性回应

下意识思维	理性回应
1. 医生B很可能会认为我是个二流医生 　　"如果他真的这么想，我为什么要为此而烦恼呢"	1. 我不能只因为医生B指出我的错误，就断定他会认为我是个"二流医生"。我必须问问他，看他到底是怎么想的。不过，他平时经常表扬我，还说我才华出众
2. 那就意味着我真的是个二流医生，因为医生B比我专业多了 　　"假设我是二流医生，这又怎么样"	2. 专家只会指出我在专业上的优点和缺点。如果有人给我贴上"二流"的标签，那他们说的话就有以偏概全之嫌，甚至过于消极毫无用处。我在治疗绝大多数的病人时都是成功的，所以不管谁说我是"二流医生"，都是站不住脚的
3. 这会意味着我是个大废物，意味着我一无是处 　　"假设我一无是处，我为什么要为此而烦恼呢？那又怎么样"	3. 以偏概全 即使我作为心理医生真的有所欠缺，真的没什么能力，这也不能说我就是个"大废物"或"一无是处"。除了工作之外，我还有许多其他的兴趣、优点和好的品质
4. 然后，这话一传开之后，每个人都会知道我没用，然后就没人尊重我了。我会被扫出医学界，得到其他的州混饭了 　　"那又怎么样"	4. 这太荒谬了。如果我犯一个错误，我可以改正它。人们不会因为我犯了一个错误就奔走相告，把这一消息传遍整个州。他们会怎么做？会在报纸的头条上写"知名心理医生犯错"吗
5. 这会意味着我毫无价值，我会觉得很惨，恨不得去死	5. 就算这世上所有人都反对我或批评我，这也不能证明我毫无价值，因为事实并非如此。如果我不是毫无价值的话，那我肯定还是很有价值的。所以，我为什么要觉得很惨呢

入为主的想法来解释患者的感受，这一点很让人非议，因为他们的那些既定想法可能全是胡说八道。如果心理医生向你解释了你的问题根源但你不买账，他们则很可能会说你不接受事实。这种方法太狡猾了，不管你说什么，你的问题都必须服从心理医生的固定模式。可是，心理医生的思想流派太多了，其中有宗教顾问（精神要素）、社会主义国家的精神病医师（社会政治经济环境）、信奉弗洛伊德思想的心理分析专家（内在愤怒）、行为心理学家（正面强化过少）、毒品方面的精神病医师（遗传因素和大脑化学物质失衡）、家庭心理医生（人际关系障碍）等。如果你去找他们的话，想象一下他们会如何解释你的痛苦——五花八门的解释会让你头晕目眩！

使用垂直箭头法时有一点要注意。如果你写的想法只是描述了情绪反应，你的大脑可能会暂时短路。所以，请务必只写导致情绪反应的消极思维。以下是一个错误的例子：

> 第一个下意识思维：男友这个星期没给我打电话，他说话不算数。
> "我为什么要为此而烦恼？那又怎么样？"
> 第二个下意识思维：噢，我感觉很糟糕，快被气疯了，我受不了。

这样写是没用的。我们都已经知道你的感觉很糟糕。可问题在于：你脑海中下意识地出现了什么想法让你心烦？如果他真的不关心你，那又怎么样？

下面才是正确的方法：

> 1.男友这个星期没给我打电话，他说话不算数。
>   ↓ "我为什么要为此而烦恼？那又怎么样？"
> 2.这意味着他不关心我，不爱我。
>   ↓ "假设这一切都是真的，那又怎么样？"
> 3.这意味着我肯定是哪里做错了，不然他不会这样冷漠。
>   ↓ "假设这是真的，那又怎么样？"
> 4.这意味着他会甩了我。
>   ↓ "假设我真的被甩了，那又怎么样？到底会怎么样？"
> 5.这意味着我不值得人爱，总会被人甩。
>   ↓ "假设这真的发生了，我为什么要为此而烦恼？"
> 6.这意味着我会孤独终老，最后悲惨地死去。

因此，你要追问的是含义，而不是感觉。这样，你的隐性假设就暴露出来了： （1）如果没人爱我，就说明我一无是处； （2）我不能一个人生活，那样肯定会很惨。

这并不是说你的感觉不重要。但是，整个问题的关键之处在于通过有效的情绪转换挖掘真相。

深挖隐性假设方法二：功能失调性态度问卷（DAS）

要想找出情绪波动的原因，就一定要挖掘出隐性假设，这一点至关重要。于是，第二种挖掘隐性假设的方法出现了。这种方法更简单，它名为"功能失调性态度问卷"，是我们小组的一位成员阿琳·威斯曼博士（Dr. Arlene Weissman）设计的。威斯曼博士找出了100种容易导致情绪失控的常见性自挫态度，并把它们编撰成表。她的研究表明，尽管抑郁没有发作时，患者的消极性下意识思维会大大减少，但在抑郁发作时以及在情绪缓和时，自挫态度差不多还是没什么变化。威斯曼博士的研究证明了一点：隐性假设是情绪波动的诱因，它会一直保持不变。

"功能失调性态度问卷"比较长，本书受篇幅限制，无法列出完整的内容。但是，我精心选择了一些比较常见的态度，并新增了一些实用的态度类型。你在填写问卷时，请务必注明你对每种态度的认同程度。填写完毕后，你可根据"答案说明"来计算自己的分数，并最终引出你的个人价值体系曲线图。这样你就可以知道自己的心理优势和劣势了。

回答问卷非常简单。这份问卷共有35项，每项后面均有表示认同程度的栏目，你只需要在最符合你的想法的那一栏打钩即可。每种态度只能选项一个答案。因为我们每个人都各不相同，所以任何一个问题的答案都没有对错之分。要想判断某种态度是否符合你一贯的想法，请参考你在一般情况下看待事物的方式。

示例：

	非常同意	比较同意	一般	不同意	非常不同意
35.具有成功标志（好的外表、社会地位、财富或名誉）的人，注定比一般的人快乐得多		✓			

在这个例子中，填写问卷的人在"比较同意"栏中打了钩，这表示他（或她）在一般情况比较认同这种态度。现在请继续。

功能失调性态度问卷

	非常同意	比较同意	一般	不同意	非常不同意
1.批评显然是很伤人的，不管谁听了肯定会受不了					
2.为了让别人开心，我最好应该放弃自己的利益					
3.如果别人不认同我，我是没法开心的					
4.如果我非常在乎的人希望我去做某件事，那我肯定就得做了					
5.作为一个人，我的价值取决于别人对我的看法					

▶ 接上页表格

	非常同意	比较同意	一般	不同意	非常不同意
6.没人爱是无法快乐的					
7.如果别人不喜欢你，你的快乐肯定就会少一分					
8.如果我在乎的人拒绝我，就说明我肯定在什么地方做错了					
9.如果我爱的人不爱我，就说明我不值得被爱					
10.远离人群就肯定不会快乐					
11.作为一个有价值的人，就必须至少在一个专业方面有非凡的成就					
12.我必须成为一个有用的人，一个勤奋有创造力的人，否则生活就没有目标了					
13.具有聪明想法的人比一般人更有价值					
14.如果我不能像其他人一样优秀，就说明我低人一等					
15.如果我在事业上不成功，就说明我做人失败					
16.如果某件事做不好的话，就没必要去做					
17.人不应该暴露自己的弱点，这太丢脸了					
18.不管做什么，都应该尽量做到最好					

▶ 接上页表格

	非常同意	比较同意	一般	不同意	非常不同意
19.如果犯错了，我会很紧张					
20.如果我不给自己设定最高标准的话，我很可能就会成为二流货色					
21.如果我坚信自己有资格得到什么的话，我就会理所当然去争取					
22.如果我遇到麻烦没法得到我要的东西，我肯定会沮丧的					
23.我应该先照顾别人的利益，而后才管自己，这样等到我需要别人帮助的时候，别人也会这样对我					
24.如果我是一个好丈夫（或妻子）的话，我的爱人肯定会爱我的					
25.如果我对别人好，别人就应该尊重我并用相同的方式对我					
26.亲朋好友的感受和行为都和我有关，我应该负责					
27.如果我批评别人做事的方法不当，只要他们生气或心烦了，那肯定是我的错					

▶ 接上页表格

	非常同意	比较同意	一般	不同意	非常不同意
28.要想成为一个有价值、有道德的好人，不管谁需要帮助，我都应该尽力帮忙					
29.如果一个孩子有情绪问题或行为问题，那肯定是因为孩子的父母在一些重要的方面失败了					
30.我应该能讨好所有人					
31.如果有不愉快的事发生，我肯定控制不了我的情绪					
32.改变令人沮丧的情绪根本没有意义，因为它们在日常生活是真实存在的，根本无法避免					
33.影响我情绪的一些因素从根本上来说是我所无法控制的。这样的因素包括历史、身体机能、荷尔蒙周期、生物节律、机会或命运					
34.我的快乐主要取决于周遭的际遇					
35.具有成功标志（好的外表、社会地位、财富或名誉）的人，注定比一般的人快乐得多					

填完了"功能失调性态度问卷"之后，你就可以按下面的方法计算得分了。请给你的35个答案逐项打分，评分标准如下：

非常同意	比较同意	一般	不同意	非常不同意
−2	−1	0	+1	+2

现在，先将前五个态度的分数相加。这些项目可以测试你是否倾向于根据别人的意见、赞美或批评来衡量自己的价值。假设你这五项的得分依次为+2、+1、−1、+2、0，它们的总分则应该是+4。

然后按照这种方式将1~5、6~10、11~15、16~20、21~25、26~30、31~35项的得分各自相加，按下表中的示例进行分类统计。

计分示例：

价值体系	态度	各项得分	总分
1.认同	1~5	+2、+1、−1、+2、0	+4
2.爱	6~10	−2、−1、−2、−2、0	−7
3.成就	11~15	+1、+1、0、0、−2	0
4.完美	16~20	+2、+2、+1、+1、+1	+7
5.资格	21~25	−2、−1、−1、+1、0	+2
6.全能	26~30	−2、−1、0、−1、+1	−3
7.自主性	31~35	−2、−2、−1、−2、−2	−9

请将实际分数写在此处：

价值体系	态度	各项得分	总分
1.认同	1～5		
2.爱	6～10		
3.成就	11～15		
4.完美	16～20		
5.资格	21～25		
6.全能	26～30		
7.自主性	31～35		

问卷中的每五项分为一组，一共七组，与七项价值体系相对应。每一组可衡量一种价值体系。每一组的总分介于−10和+10之间。现在，我们根据这七项价值体系的总分画出坐标，最后形成"个人理念曲线图"，具体如下：

计分示例：

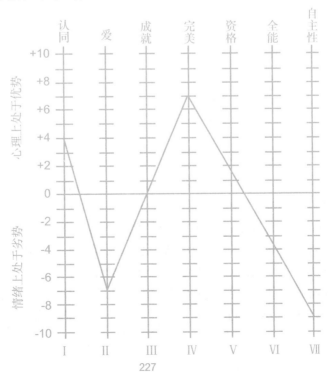

你可以看到，如果得分为正，则表示你的心理在这方面处于优势；如果得分为负的话，则表示你在情绪上处于劣势。

示例中的人在认同、完美和资格方面占有心理优势，但他在爱、全能和自主性方面却处于劣势。我们稍后会解释这些概念的意思。不过，请先在此处画出你的个人理念曲线图：

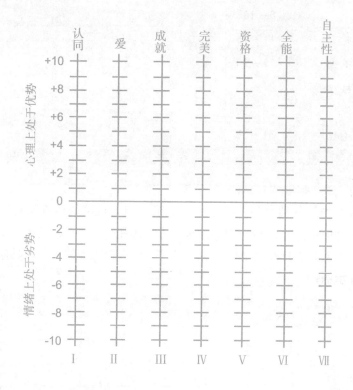

"功能失调性态度问卷"得分说明

（1）认同。"功能失调性态度问卷"的前5项态度用于调查你是否有依赖倾向，即倾向于将自尊建立在他人对自己的反应和看法上。如果得分为0~10的正值，则表示你具有独立精神，即使遭到他人的批评和反对也能保持积极健康的个人价值感。如果得分为-10~0的负数，则表示你缺少独立精神，总是通过别人的眼光来评价自己；如果别人侮辱你或贬低你，你马上就会看低自己。由于你的情绪极容易被别人的看法所影响，所以你总是被别人操控。而且，如果一旦有人批评你或生你的气，你也往往会产生焦虑和抑郁情绪。

（2）爱。问卷的第二组态度用于评估你是否有缺乏自爱的倾向，即倾向于认为自我价值取决于自己是否有人爱。正值表示你虽然需要爱，但你还有许多其他的兴趣，它们也可以让你快乐满足。所以，即便没有爱，你也一样会快乐，一样会有自尊心。你兴趣广泛，健康的自爱让你浑身散发出无限魅力，人们很可能会更喜欢你。

而负值则表示你有"'爱'上瘾症"。你觉得没有爱就活不下去，那就更谈不上快乐了。你的得分越接近-10，你就越依赖爱。对于所爱的人，你总是采取低姿态，一味退让，因为你害怕失去他们。可最后往往事与愿违，他们不会尊重你。而且由于你总摆出一副没有爱就活不下去的态度，他们还会嫌你是个累赘。只要你发现别人离开你，你就会像戒毒一样痛苦，简直生不如死。你觉得你可能得不到关爱了。然后，你就会像发了疯似的去"争取爱"。像大多数的瘾君子一样，你甚至可能会采取威逼利诱等手段去得到自己想要的东西。可具有讽刺意味的是，由于你患上了"爱"上瘾症，你的渴求、你的贪婪过于强烈，只会把别人吓跑。这样，你就更孤单了。

（3）成就。11~15项的态度用于检查你是否有另外一种上瘾症。负值表示你是工作狂。你对自己没什么人性可言，你认为自己不过是市场上的一件商品而已。你的得分越低，就越说明你的自我价值和快乐取决于你的成就。如果你去度假，如果你的业务萎缩，如果你退休、生病或行动不便，你就很可能会精神崩溃。对你来说，经济萧条和情绪抑郁似乎是一回事。另一方面，如果你的得分为正值，则表示你虽然很满意你的创造才能和成就，但并不认为没有了它们就没有自尊和快乐。

（4）完美。16~20项用于检查你是否有完美倾向。负值表示你疯狂地追求完美，你要求自己必须完美——错误是决不允许的，失败比死还可怕，甚至消极情绪也是一种灾难。不管在什么时候，你的外表、感觉、想法和行为都应该无懈可击。如果有一点不完美，你就会觉得自己好像在地狱里被火烧一样。尽管你对自己一点也不放松，但你的满意程度却很低。一旦你真的完成了一个目标，马上就会出现另一个更遥远的目标，你永远都体会不到登上山顶的满足感。最后，你开始怀疑：为什么付出了这么多的努力，却似乎永远都得不到预期的回报呢？你的生活越来越单调乏味，快乐越来越少，这是因为你设定了不现实也不可能实现的个人标准。所以，你必须重新评价这些标准。你的问题不在于你的表现，而在于你评价它的尺度。如果你能将期望值设定得现实一点，你终将会驱走沮丧情绪，迎来快乐和满足。

正值表示你能够设定有针对性、灵活合理的标准。你可以从做事的过程和经历中获得满足感，你并不是一味地只强调结果。你不要求自己事事完美，而且你也不需要事事力求做到最好。你不怕犯错，在你看来，错误是学习的绝佳机会，犯错是人的天性。可有趣的是，你很可能会比那些完美主义者更有成就，因为你没有发了疯似的纠缠于细节和对错。你的生活就像是一条流动的河流或一座喷泉。相比之下，那些顽固不化的完美主义者则更像是一座冰川。

(5) 资格。21～25项的态度用来检查你是否有"资格感"。负值表示你觉得你有资格获得一切——成功、爱、快乐等。在你看来，由于你的内心至善至真或者由于你努力勤奋，他人乃至于整个宇宙都应该满足你的要求，所以你有资格索取。一旦你未能如愿（事情往往如此），你就只剩两条路可走——要么难过自卑，要么勃然大怒。因此，你沮丧、难过、发疯，耗尽了大量的精力。你总认为生活充满酸楚，你大声抱怨，但总是解决不了什么问题。在你看来，你有资格让所有问题都自动解决，所以为什么要努力呢？由于你抱怨太多，要求太多，所以生活能给予你的远比你所要求的少得多。

正值表示你并不理所当然地认为自己有资格得到一切，所以你只会通过协商来获得你想要的东西，可你往往都能如愿。你知道人都是不一样的，所以事无定则，世界不会只围着你一个人转。如果结果未能如你所愿，你会失望，但不会觉得悲惨兮兮的。因为你并不苛求事事如意，你不指望别人总能对你投桃报李，也不指望事事"公平"。你性格坚忍，有耐心，抗挫折能力也很强。所以，你总是比别人更优秀。

(6) 全能。26～30项的态度用来检查你是否有罪责归己的倾向，即你倾向于认为自己是宇宙的中心，所以你要为身边所发生的大多数的事负责。负值表示你常常犯第3章和第6章中讲述的"罪责归己"的错误。即使别人不在你的控制范围之内，只要他们行为不当或态度不良，你也会责怪自己，尽管这是错误的。因此，你的内心饱受内疚和自责的煎熬。可矛盾的是，你越认为自己无所不能，你就越无能，最后你能得到的只有焦虑和无力感。

与之相比，正值则表示你知道应该接受自己不是宇宙中心的这一事实，你也知道只有这样才能快乐。既然你控制不了别人，所以你只能为自己负责，对于别人你无法负责。这种态度并不会让别人疏远你。情况正好相反，你会是一个友好的合作者，而且你和别人的关系会非常亲密。当别人不同意你的意见，或者不听从你的建议时，你也不会觉得受到了威胁。有趣的是，你的态度让别人有了更多自由和更多尊严，你反倒成了人见人爱的人际磁石。人们总想接近你，因为你从来就不会控制他们。人们总是聆听你的想法，他们尊重你的看法，因为你不会走极端，不会怒气冲冲地逼着他们同意你的观点。由于你放弃了对能力的追求，为了补偿你，人们会让你成为一个有影响力的人。你和孩子、朋友以及同事之间保持着相互依存而不是相互依赖的关系。由于你从不控制他人，所以他们敬你爱你、尊重你。

（7）自主性。31～35项测试你的自主性。自主性指的是一个人也能获得快乐的能力。正值表示你所有的情绪最终来源于你的想法和心态。你为自己的感受负责，因为你认为这些感受归根到底都源于你自己。根据这种道理，既然你认为所有的意义和感受都源于你的大脑，那么你似乎会成为孤家寡人吧。可矛盾的是，这种自主性的心态却让你摆脱了思想的束缚，它让你拥有了整个世界，你将踏上它为你铺设的通往快乐、神秘和刺激的旅途。

负值表示你仍然错误地认为快乐和自尊来源于外界。这对你非常不利，因为外界的一切最终都是你无法控制的。你的情绪将被外部因素所左右。你想这样吗？如果不想这样，你就应该像蛇蜕皮一样彻底地扔掉这种态度，最终将自己释放出来。但是，你得练习这本书中提供的各种方法。当你最后终于开始转变，渐渐拥有自主性并懂得个人责任的意义时，你会惊喜不已，或充满敬畏之情，或满心欢喜，或欣喜若狂。它值得你为之努力付出。

在下面的几章中，我们会详细讨论这些态度和价值体系。你在学习每一种态度时，都应该问问自己：a.坚持这种想法对我有好处吗？b.这种想法是否真实可靠？c.如果这种态度既不现实，也是自挫性的，我应该采取什么特定的步骤摆脱它，并代之以更客观更能提升自我的态度？

注释：

❶ 阿基里斯是希腊联军里最英勇善战的骁将，传说他是凡人英雄珀琉斯和海神的女儿忒提斯所生的儿子。阿基里斯呱呱坠地以后，母亲想使儿子健壮永生，把他放在火里锻炼，又捏着他的脚踵倒浸在冥河圣水里浸泡。因此阿基里斯浑身像钢筋铁骨，刀枪不入，只有脚踵部位被母亲的手捏住，没有沾到冥河圣水，成为他的唯一要害。在特洛伊战争中，太阳神阿波罗把阿基里斯的弱点告诉了特洛伊王子帕里斯，阿基里斯终于被帕里斯诱到城门口，用暗箭射中他的脚踵，负伤而死。——译者注

|11|
认同上瘾症

你害怕别人反对你，你觉得这样实在太可怕了。现在我们来看看这种想法，为什么别人的反对会成为威胁呢？也许你的逻辑是这样的："如果别人反对我，那就意味着所有人都会反对我。这就说明我肯定是哪里做错了。"

如果把这种逻辑用到你身上，那么你只要被打动，就会情绪高涨。因为你这样想："我得到一些正面反馈了，所以我的自我感觉好极了。"

这为什么不合逻辑？因为你忽略了一个事实——只有你的思想和信念才能提振你的精神。别人认同你与否，根本影响不了你的情绪，除非你相信他或她说的话是正确的。但是，如果你认为你配得上别人的赞美，你的这一想法就会让你心情愉快。也就是说，外界的认同必须先经过你确认无误，然后它才能提振你的情绪。这种确认代表了你个人的自我认同。

假设你去参观一家医院的精神科病房。一位神志不清的病人产生了幻觉，他走过来对你说："您真是气度不凡呐！上帝托梦给我了，他对我说穿过这扇门碰到的第13个人是特别信使。您就是第13个人，所以我知道您是上帝派来的和平王子，您是圣人中的圣人。让我来亲吻您的脚吧。"这种极端的赞美会提升你的情绪吗？你很可能会感到紧张不安吧。这是因为你不相信病人说的话，你觉得他是胡说八道。因此，只有你自己的想法才会影响你的情绪。别人可以随便说他们对你的看法，好的坏的都可以说，他们也可以随便想，但是只有你的想法才会影响你的情绪。

你必须为认同上瘾症付出代价，这就是别人的意见极容易影响你。和许多瘾君子一样，你会习惯于被认同，你必须不断地获得认同，否则就像戒毒一样痛苦。如果有一个你重视的人不认同你，你就会立即崩溃，痛苦不堪，简直就像毒瘾发作的人弄不到毒品一样。别人可能会利用这一弱点来操控你。你不得不总是屈服，违心地满足他们的要求，因为你怕他们拒绝你或看轻你。这种情感敲诈纯粹是你自找的。

你也许会明白，这种认同上瘾症对你没好处，但你仍然认为别人真的有权对你指手画脚——他们不仅应该评价你的言行，而且还应该评价你的个人价值。假设你第二次去参观精神科病房。这一次又有另外一个病人出现了幻觉，他走过来对你说："你穿着红T恤，这说明你是个魔鬼！你是魔鬼！"他这样批评你反对你，你会觉得很难受吗？当然不会。这些反对的话为什么没让你生气呢？原因很简单，因为你压根就不相信这些鬼话。你必须先相信别人的批评，然后相信你事实上真的一无是处，然后你的自我感觉才会很糟糕。

如果有人反对你，可能是他（或她）有问题。你有没有想到过这一点？有时候，别人的反对反映的却是他们不合理性的想法。举一个极端的例子：希特勒声称犹太人是低劣人种，应该全部赶尽杀绝。可这一反动理论却不能反映犹太人的内在价值。

当然，在很多时候，别人之所以反对你，的确是因为错误在你。但这就能说明你一无是处吗？当然不能。别人反对你，只能说明你有某件事做得不对，这并不能否定你的价值。没有人会永远只做错事，一件正确的事也做不了！

让我们再来看看硬币的另一面。许多罪恶滔天、臭名昭著的犯罪分子都有一大帮狂热的崇拜者，查尔斯·曼森就是其中之一。查尔斯鼓吹虐杀和犯罪，但他的无数崇拜者却视他为救世主，似乎还对他唯命是从。在此我想明确一点，我无意鼓吹任何残暴的行为，我也不是查尔斯的崇拜者。但请你问问自己：查尔斯·曼森做了那么多伤天害理的事，最后都没有被所有人唾弃。你到

底做了什么卑鄙无耻的事引得全天下的人都唾弃你呢？你是否仍然认为"认同
=价值"这个等式成立？虽然查尔斯·曼森很享受粉丝们的肉麻吹捧，可这种
认同就能够抬高他的价值吗？当然不能。

　　诚然，认同会让人感觉很受用。它本身并没什么错，认同本来就是一种很
自然很健康的感情。可是，反对和拒绝的滋味就没这么好了，它们总是那么苦
涩。这是人的天性，也是可以理解的。但是，如果你要坚持认为认同和反对是
正确衡量个人价值的终极标准，那你就仍然还在波涛汹涌的深水中挣扎。

　　你有没有批评过别人？你有没有反对过朋友的意见？你有没有因为孩子调
皮而责骂过他（或她）？你有没有在发脾气时骂过爱人？你有没有因为反感某
个人的行为而拒绝和他（或她）来往？那么请你问问自己，当你不同意别人的
意见，当你批评别人或反对别人时，你有没有在道德上最终宣判别人是一个完
全一无是处的人渣？你有权这样彻底地判断别人吗？或者你只是在表示你不同
意别人的看法，只是在表示你反感别人的言行？

　　例如，你怒火攻心，可能会头脑一时发热对着爱人大吼："你真的不是什
么好东西！"但是，一两天后等你怒气消了，你从内心里会不会承认你夸大了
他（或她）的"坏"？当然，你的爱人可能会有很多缺点，但你肯定不会认为
你的反对或批评能够永远地否定他（或她）的全部价值，不然这也太荒谬了。
如果你承认你的反对不等于道德原子弹，并不能摧毁别人一生的意义和价值，
那你又凭什么认为别人的反对能抹杀你的自我价值呢？他们的反对有什么特别
之处吗？当你因为某个人不喜欢你而心生恐惧浑身颤抖时，你就是在把这个人
的智慧和见识无限放大，同时你也看轻了自己，你甚至觉得你不能正确判断自
己的价值。当然，别人可能会指出你在行为方面或思想方面的错误，我也希望
如此，因为这样你就可以学到东西。毕竟，我们每个人都是不完美的，别人有
权经常地指出我们的错误。但是，只要别人对你发火或指责你，你就应该贬低
自己、痛恨自己吗？

认同上瘾症的根源

　　你一开始是怎么染上认同上瘾症的呢？我们只能推测这祸根可能在你小时
候和亲人朋友们开始交往时就已经埋下了。只要你不听话，你父母可能就会严

厉地批评你。有时即使你没犯什么大错，他们也会对你发火。你的母亲可能教训你："你怎么能那样做呢？你太过分了！"或者，你的父亲可能对你咆哮："你什么事都做不好，你什么都学不会。"

在你还小的时候，你很可能会视父母如神明。他们教你说话，教你系鞋带，他们的话绝大多数都是对的。如果爸爸说："不许到马路中间乱窜，不然你会被车撞死的。"这话肯定是对的。像大多数孩子一样，你可能会认为父母的话都是正确的。所以，当他们说"你是个废物"和"你什么都学不会"时，你会百分之百地相信，虽然这话伤透了你的心。你当时太小了，你不会这样思考："爸爸是在夸大事实，他以偏概全。"你的感情还不成熟，你看不出来爸爸那天累了，脾气不好；或者他喝了很多酒，想一个人安静一会儿。你没法判断他发火是他的问题还是你的问题。就算你长大一点能批评父亲蛮不讲理也没用，只要你想让父亲理智一点，你的背上可能会挨上一巴掌，所以你很快就会泄气，以后再也不敢试了。

怪不得你会有坏习惯——只要别人一反对你，你就会下意识地看低自己。你从小就养成了这种习惯，这不是你的错；你长大了还保留着这个习惯，这也不能怪你。可是，作为一个成年人，你有责任理性地考虑一下这个问题，你更有责任采取明确的措施来克服这一弱点。

你只是害怕别人反对你，可为什么这种恐惧会让你产生焦虑和抑郁情绪？约翰是一位说话唯唯诺诺的建筑师。他52岁，从来没结过婚。约翰一直生活在对批评的恐惧之中。他患有严重抑郁症，虽然治疗了几年，但还是没有效果。他的病仍然经常复发，所以只好找我治疗。有一天他的心情格外好，他非常积极地跑去找老板，想谈谈他对某个重要项目的新思路。可老板却不耐烦地说："等会儿再说，约翰。你没看到我正在忙吗？"约翰的自尊心立即就崩塌了。他垂头丧气地回到办公室，满脑子里都是绝望和自我憎恨的念头，他觉得自己一无是处。他责问自己："我怎么总是这样不体谅别人呢？"

当约翰把这段故事讲给我听时，我向他问了一个简单直白的问题："这事到底是谁做错了，是你还是你的老板？到底是你的行为不当，还是你的老板表现得不耐烦让人不快？"他想了一会儿，然后说出了真正犯错的那个人。由于他总是下意识地习惯于责怪自己，所以他怎么也想不到做错事的可能会是老板。当约翰突然意识到自己的行为没一点错误、完全没必要惭愧时，他觉得轻松多了。他的老板之所以冷冰冰的，很可能是因为他那天压力很大，精神不在状态。

然后，约翰提出了一个问题："为什么我总是这么想得到别人的认同呢？为什么我会这样崩溃呢？"他想起了他 12 岁时发生的一件事。他的弟弟在那一年由于长期患白血病夭折了，他失去了他唯一的兄弟。葬礼过后，他无意中听到妈妈和奶奶在卧室里聊天。他的妈妈一边哭一边说："现在，我再也没有活下去的理由了。"他的奶奶回答道："嘘！约翰正在走廊里！他可能会听到的。"

约翰把这件事告诉了我之后，他开始哭起来。他听到了这些话，它们对他有特别的意义。他说："这说明我没什么价值，弟弟比我重要多了。妈妈根本不爱我。"他从来没有对任何人说过这件事。多年以来，他一直想摆脱这段记忆，他对自己说："不要管妈妈到底爱不爱我，这事一点也不重要。"但是，他总是拼命地努力，想用自己的成就和事业来博得母亲的欢心，因为他非常希望母亲能认可他。

他从内心里就不相信自己有什么真正的价值，他觉得自己不如弟弟，甚至也不值得母亲爱。为了弥补失去的自尊，他总是想赢得别人的赞赏和认可。可是，这一切就好像是在不断地吹一只破气球。

在回忆这件事之后，约翰想明白了，他在走廊里偷听到的话其实没那么可怕，他的反应过激了。他的母亲当时很痛苦，内心充满失落感，任何父母失去了孩子都会这么难过，这是很自然的感情。她的话和约翰无关，她只是在表达她当时伤心绝望的心情。

当约翰能从一个新的角度来看待这段回忆时，他意识到他不该把自己的价值和别人的意见联系在一起，这样不合逻辑，无异于自寻烦恼。也许你也开始明白了，你不该过于重视外界的认可，这种想法太不现实了。能使你保持快乐心情的最终只有你自己，而不是任何其他人。既然你这么渴望自尊和自重，要想将这种渴望转化为情绪上的现实，我们现在就该看一些简单的步骤，它们可以帮助你实现梦想。

独立自尊之路

成本-收益分析

要想克服你的错误想法，不再相信"功能失调性态度问卷"中的任何一条自挫性假设。你要做的第一步就是进行成本-收益分析。请问问自己，你为什么认为别人反对你就会降低你的价值？这样有什么好处和坏处？你可以列出这种态度的所有优劣之处，然后你就可以采取明智的方法，以建立一种更健康的价值体系。

例如，苏珊是一位33岁的已婚妇女，她很有责任心，也很有能力，教会和社区的许多委员会都经常请她加入。每次只要别人请她担任一项新的工作，她都会非常高兴。不管别人请她干什么，她都不敢说半个"不"字，她怕这样会让别人不满。由于她怕让别人失望，所以她总是为了讨好别人而不得不放弃自己的利益和意愿。苏珊陷入了这样的怪圈，越来越深。

根据上一章中描述过的"功能失调性态度问卷"和"垂直箭头法"，苏珊有一些隐性假设，其中之一是"不管别人要我做什么，我都必须一一满足"。她似乎不想放弃这种想法，所以我要求她做了成本-收益分析（见表11-1）。她看到认同上瘾症带给她的坏处远远多于好处，所以这才痛下决心要改变这种个人理念。如果你有这种自挫性假设，也渴求认同的话，不妨试试这种简单的方法。它可以帮你迈出实现个人成长的关键的第一步。

重写假设

在写完了成本-收益分析表之后，如果你发现这种对反对的恐惧弊大于利，你要做的第二步就是重写隐性假设，使它更现实一些，更有利于提升自己（你可以重写"功能失调性态度问卷"中35项态度中的任何一种，它们都是心理软肋）。在上面的例子中，苏珊终于决定修正她的想法，修改后为："别人认同我固然很好，但认同并不是必需的，就算没有我也一样是一个有价值的人，它无损我的自尊。别人的反对虽然会让我不舒服，但这并不意味着我的价值就会减损。"

自尊蓝图

第三步是写一篇名为《为什么没必要害怕反对和批评？这种恐惧为什么是荒谬的？》的短文，这对你可能有帮助。这篇短文可以作为你实现自立和自治的蓝图。反对虽然会让人不快，但它却并不致命。为什么是这样呢？请列出所有的理由。本章可能已经讲述了其中的几个理由，你在提笔写之前可以看一下。你在写短文时，请只写对你有帮助的理由。你写的每一条理由都必须是

表11-1

成本-收益法可用来评估"隐性假设"。苏珊的假设是"不管别人要我做什么，我都必须一一满足"

相信这种想法的好处	相信这种想法的坏处
1.如果我可以满足别人的要求，我就会觉得自己很能干。这事感觉很好	1.我有时会妥协让步，最后不得不违反自己的最佳利益，做一些不情不愿的事情
2.如果能讨得别人的欢心，我会觉得很安全	2.这种假设使我无法检验我和别人之间的关系——我永远都不知道别人会不会只因为我这个人而接受我。因此，我总是必须得按别人的吩咐做事，只有这样才能赢得他们的爱，才能接近他们。我几乎变成了奴隶
3.我可以避免许多内疚情绪和混乱情绪。只要按别人的吩咐做事，我就什么都不用去想了	3.这就等于给了别人控制我的能力——他们一摆出不高兴的架势就可以逼我就范
4.我不需要担心别人会讨厌我或看不起我	4.这会让我搞不清楚自己的真正需求。我现在做事都不会"先己后人"了，甚至连独立决断的能力都几乎失去了
5.我可以避免冲突，也不需要和人争执为自己说话	5.当别人反对我时（有时这是无法避免的），我会以为我做了什么错事惹恼他们了，然后我心里会内疚得厉害，难过得要死。这样一来，别人就可以控制我的情绪，我自己反倒控制不了了
	6.因为大多数人都会为自己考虑，所以别人要我做的事有时可能不符合我的最佳利益。他们有时会对我寄予不切实际的幻想
	7.我最后会错误地认为别人都很脆弱无能，他们非得依靠我不可；我不能让他们失望，不然就会伤害他们，伤了他们的心
	8.我总是不敢冒险，不敢让别人不高兴，我的生活就越来越沉闷了。我懒得不想改变，不想成长，也不想尝试新鲜事物，所以我没什么阅历

你相信的，只有这样你才能建立真实的独立感。切忌不要胡乱找借口！例如，"如果别人反对我，我不需要难过，因为我根本不在乎他们这种朋友。"这样的话就没用，因为它本来就是扭曲的。你可以维护自尊，但不能抹杀别人的好处。说话要实事求是，这一点必须遵守。

如果有了新的想法，你可以把它添加到列表中。每天早晨把列表拿出来念一遍，坚持几个星期。要想客观地看待别人的批评和反对意见，这可能是第一步。

下面这些想法对许多人都非常有用，你也可以把其中的一些用在你自己的短文中。

1. 记住，如果有人对你反应消极，这种不满归根到底可能是因为他或她有不合理的想法。
2. 如果别人的批评是正确的，这也不会毁了你。你可以发现自己的错误，采取措施改正它。你不必因为这些错误而感到羞愧，相反，你还可以从错误中学习。只要是人，就总有犯错误的时候，这一点无法避免。
3. 就算你犯错了，这也并不能说明你天生就是废物。人不可能一辈子一直犯错误，甚至也不可能大半辈子都犯错误。想想你在这一生中做过的成千上万件正确的事吧！而且，你可以改正错误，慢慢成熟。
4. 别人不能判断你的人生价值，他们只能判断你做的某件事或说的某句话是否正确、是否有价值。
5. 无论你做得有多好，无论你的行为有多恶劣，每个人对你的评价都不可能相同。就算有人批评你，也不可能弄得人尽皆知。一个人批评你，不等于以后所有人都会批评你。因此，就算事情糟得不能再糟，就算真的有人批评你，你也不至于会被所有人抛弃。
6. 反对和批评一般会让人很难受，但这些不愉快总会过去。不要再为此而心烦了，去参加一些你以前喜欢的活动吧，虽然你会觉得这样完全没有意义。
7. 当别人批评或反对你时，只要你不相信这些话，你就不会难过。
8. 反对一般不可能是永久性的。有人批评你，并不等于他或她非要和你绝交。生活中少不了争执。一般来说，争执一番后总可以达成共识。

9.如果你批评别人，你的批评并不意味着别人一文不值。为什么要把评价自己的权利交给别人呢？我们都不过只是普通人而已，我们不是最高法院的法官。要客观地看待别人，不要夸张放大。

你还可以想出其他的理由吗？接下来花几天时间把这个问题反复考虑一下，把你的理由记在纸上。这样你就可以针对批评形成你自己的一套哲学了。你会惊奇地发现，这种方法可以有效地改变你的心态，使你更加独立。

口头技巧

除了学会换一个角度看待批评之外，你还可以换一种方式来对待批评你的人，这样也非常有用。你要做的第一步就是复习第6章中介绍的主动方法，例如消除敌意法。现在，我们将讨论一些其他的方法，它们都可以帮你提高应对批评的技巧。

首先，如果你害怕别人批评你，你可不可以亲自去问一下批评你的人他（或她）是不是真的看不起你。你有没有想过这样做？或许你会惊喜地发现，只有你才把批评当回事。尽管这需要一点勇气，但却可以收到巨大的回报。

记得阿特吗？他就是第6章中讲过的在宾夕法尼亚大学接受培训的精神病医师。阿特有位病人产生了自杀的念头，可他却毫不知情。这位病人没有抑郁病史或抑郁症状，他只是觉得自己陷入了痛苦的婚姻，总是很绝望。一天上午，阿特接到电话，得知这位病人头部中弹死了。虽然有人怀疑是谋杀，但他有极大的可能死于自杀。阿特从来没有一个病人自杀过，他得知后既伤心又害怕。伤心是因为他对这位病人有感情；害怕是因为他怕主管和同事会批评他，看不起他。毕竟他有"错误"，缺乏先见之明。阿特找主管谈了病人自杀的事，然后他直截了当地问："我是不是让你很失望？"主管没有批评他，相反，他的反应非常友好并表示理解。主管告诉阿特，他以前也经历过同样的挫折。阿特释然了。主管强调说，这对阿特来说是一次机会，这会让他明白精神病医师也是有职业风险的，而且阿特也可以学习如何应对这种风险。通过讨论这件事情，阿特不再害怕批评，他意识到他犯了一个"错误"——他忽略了一个事实，有的患者虽然没有抑郁症的临床症状，但绝望时也有可能会自杀。此外，阿特还明白了别人并没有要求他事事完美，所以他不需要保证一定能帮助所有患者成功康复。

如果结果没有这么好，如果阿特的主管或同事都责怪他不关心病人或能力不行，那又会怎样？最坏的结果可能就是批评了。为了应对最坏的可能性，下面我们来谈谈一些策略。

反拒绝技巧

除了身体受伤或财产受损之外，最大的痛苦莫过于被人拒绝了。这种威胁是你害怕被人"看不起"的根源。

拒绝分为几种不同的类型。最常见也是最明显的一种是"青少年型拒绝"，不过这种类型并不仅限于青少年人群。假设你约过某个人或遇见过某个人，你爱上了他（或她），但对方对你没意思。他（或她）可能不喜欢你的相貌、种族、宗教信仰或性格，或者他（或她）觉得你太高、太矮、太胖、太瘦、太老、太年轻、太精明、太木讷、太主动、太被动，等等。由于你不太符合对方心目中理想伴侣的形象，所以他（或她）拒绝了你的追求，没给你好脸色。

但这是你的错吗？当然不是！这个人之所以拒绝你，只是因为你不符合他（或她）的主观偏好和口味而已。某个人可能喜欢苹果派，觉得它比樱桃派好吃。这能说明樱桃派本来就不好吗？爱情这事很难说清楚。如果你正好长得像牙膏广告明星，你的相貌正好符合我们文化中"好看"的标准，而且你的性格也很讨人喜欢，那么你可能很容易吸引异性，要约他们也不费吹灰之力。但是你要知道，相互吸引和相依相守白头到老是两码事。有时，美女和帅哥也一样会被人拒绝。没有人能真正地人见人爱。

如果你的外貌和性格都很一般，甚至比一般还要差，那么你可能会经常被人拒绝。要想吸引人，你首先就得努力靠后天来弥补。你得提高自己的社交技巧，掌握一些打动人的诀窍。这些诀窍有：（1）不要妄自菲薄，不要看轻自己，也不要自寻烦恼。使用第4章中的方法将自尊提升到最大限度。如果你能够自爱，别人受到这种快乐的感染之后，也会忍不住想接近你。（2）真诚地赞美别人。不要老是在一旁紧张地研究别人会喜欢你还是会拒绝你，你可以主动地去喜欢他们，把你对他们的好感说出来。（3）询问别人的爱好，做出对他们感兴趣的样子来。让他们谈他们最感兴趣的事，然后用快乐的方式回应他们的话。

如果你能遵循这几条规则，你最后就会发现别人都觉得你很有魅力，而且你还会意识到自己也拥有快乐的能力。"青少年型拒绝"固然会让人不快，但它不等于世界末日，这不是你的错。

也许你会反唇相讥："哈，如果你粗暴无礼惹人讨厌，别人都拒绝你。这种情况又做何解释呢？假设你自以为是，自私自利，这肯定是你的错吧。"这是拒绝的第二种类型，我称它为"愤怒型拒绝"。如果你因为有缺点而被人愤怒地拒绝，这仍然不是你的错。我想你总会明白这一点的。

首先，别人不会只因为你有缺点就拒绝你——他们有其他的选择。他们可以直截了当地指出你的行为不当之处，或者他们可以学会宽容。当然，如果他们愿意的话，他们也有权躲着你或拒绝你，他们有选择朋友的自由。但这并不意味着你在本质上就是个"坏人"，而且不一定每个人都会以同样的方式拒绝你。你会和一些人很来电，也会和另外一些人总合不来。这不是任何人的错，生活本是如此。

如果你性格古怪，让很多人都唯恐避之不及的话——比如说你过于挑剔或经常发脾气，那你的这种性格就该改改了，这对你肯定有好处。但是，你不能因为自己有缺点被人拒绝就一味地责怪自己，这太荒谬了。我们都不完美，你没必要批评自己，更没必要把别人投来的敌意全部"照单全收"。这样毫无意义，无异于自寻烦恼。

第三种拒绝是"操控型拒绝"。在这种情况下，别人威胁要疏远或拒绝你，借此以某种方式来操控你。心怀不满的爱人（甚至是灰心丧气的心理医生）有时会采取这一策略强迫你改变。他们常常会这样说："你如果不这样做，我们就分手！"这种影响别人的方法不仅极为愚蠢，而且它通常也是自挫性的。操控型拒绝只是一种从自身文化中学来的处理方式，它往往无法奏效。它一般无助于改善关系，相反，它还会引发紧张和怨恨情绪。这一切只能表明，威胁的一方不仅无法承受挫折，而且也不善于处理人际关系。他们这样做当然不是你的错，而且一般来说，为了自己的利益，你不应该让他们操控你。

好了，我们已经谈了太多理论了。现在，如果你真的被拒绝，你会怎么说怎么做呢？有一个有效的学习办法，这就是角色扮演。为了使对话更有娱乐性和挑战性，我将扮演拒绝的一方，我会想方设法地找茬来拒绝你。由于角色需要，我需要言语刻薄无礼，所以一开始的时候，你得问我是不是真的拒绝你，因为我最近对你的态度很不好。

你 伯恩斯医生，我发现你最近对我有点冷淡，似乎在疏远我。你好像不想见我。我和你讲话你都爱理不理的，有时还冲我嚷嚷。我想知道你是不是生我的气了，或者还是你对我有意见。

评论：虽然你一开始并没有指责我拒绝你，但我听了会忍不住想辩护。而且，我并不一定是在拒绝你——我可能只是因为没人买我的书而心情不好罢了，所以我一般没什么好脾气。为了便于练习，让我们假设最糟的情况——就假设我想摆脱你。

戴维 我很高兴我们能把这话说开了。说实话，我是决定要摆脱你了。

你 为什么？看来我很招你烦了？

戴维 你是个一无是处的坏人。

你 我知道你不喜欢我。我到底哪里做错了？

评论：你没有为自己辩护。因为你知道自己不是"坏人"，所以没必要坚持表白。这样无异于火上浇油，会让我们之间一下子变得剑拔弩张（这种"移情方法"在第6章中介绍过）。

戴维 你浑身上下都臭不可闻。

你 你可以说明确一点吗？难道是我忘了用除臭剂吗？你是讨厌我说话的方式？还是讨厌我最近说过的什么话？还是我的衣服或是别的什么？

评论：你再一次没有让自己卷入争吵。你只是要求我指出你的不当之处，这样你就可以迫使我亮出底牌，说一些有意义的话。我要不说的话反倒显得像个傻瓜了。

戴维 这么说吧，有一天你得罪我了，你伤害了我的感情。你根本不关心我。我对你不过只是件"东西"，而不是人。

评论：这种批评很普遍。它表示批评者基本上还是很在乎你的，只是觉得有点自卑，怕失去你。所以，他们决定反守为攻，以保护他们那一点可怜的自尊。他们也可能会说你太笨、太胖、太自私等。不管他们批评你什么，现在你的对策应该分为两步：(1)寻找批评中的真实成分，让批评者知道你同意那部分（参见第6章中的"消除批评者的敌意"）；

(2)如果你真的犯了任何错误，则应该道歉或表示以后会改正（参见第6章中的"反馈和协商"）。

你　我很抱歉我说错话惹恼你了。我说过什么了？

戴维　你说我是个一无是处的人。所以我生气了，就是这样。

你　我明白了。我说话不经大脑，这话实在很伤人。我还说过什么其他的话伤害你了？就这些吗？或者这种话我说过很多次了？继续说吧，把我的所有错误都指出来。

戴维　你喜怒无常。你一会儿甜言蜜语，一会儿又言语刻薄，把我的心都伤透了。你生气的时候，简直就像一个疯子。我真是受不了你，我看没人受得了你。你傲慢无礼，自以为了不起，自私自利，从来都不关心别人。你该醒醒，吸取一点教训了。对不起，我也不想这样说你，但只有这样你才能长点记性。你只顾自己，对别人都没什么真感情。我们永远绝交算了！

你　哦，我明白了，我们之间有很多问题，以前居然都没注意到。看来我真的错了。我终于知道我脾气不好、不体谅他人了。我也知道我有多么讨厌给你造成了这么大的伤害。我还有什么其他的缺点？告诉我吧。

　　评论：然后，你继续要求批评者提出更多批评。你非但没有为自己辩解，而且还继续从批评中寻找真实的成分。如果你能引出所有的批评，并且能同意其中真实的那一部分，你就能对准批评者的满腔怒气射出最锋利的一箭了。你要指出你已经明白了自己的缺陷，而且你也愿意痛改前非；然后你可以问批评者他为什么要拒绝你。这种策略可以让你看清，别人拒绝你，这永远都不是你的错！你需要对你的错误负责任，你也有责任改正错误。但是，如果有人因为你有错误就拒绝你，那是他们有毛病，而不是你有毛病！不信你继续看。

你　我知道我做了很多错事说了很多错话惹你生气了。我愿意尽最大努力去改正这些错误，这是肯定的。但我不能保证会出现奇迹。如果你能帮我，我想我会改得更快。你看我们这样谈，沟通的效果就好多了嘛。那么，你为什么决定不理我呢？

戴　维　因为你惹恼我了。

你　嗯，有时人与人之间会出现分歧，但我并不认为这会毁了我们的交情。你之所以不想理我，是因为我惹恼你了吗？或者还是因为别的什么？

戴　维　你是个一无是处的废物，所以我不想再和你说话了。

你　我很遗憾你这样想。尽管我们之间有这些不快，我还是很想继续我们的关系。你真的非要这么绝情吗？也许我们需要这样讨论才能增进了解。我真的不知道你想和我绝交，你可以告诉我原因吗？

戴　维　噢，不！我可再不想上你的当了。你有一次把我惹毛了，这就够了！我不会再给你第二次机会！再见！

　　评论：现在是谁的行为有毛病呢？是你的还是批评者的呢？你们之间的关系破裂了又是谁的错？不管怎么说，你已经坦诚交流过，妥协过，而且你提出过要改正错误、改善关系。所以，关系破裂了怎么能怪你呢？显然不能怪你！

　　上述方法虽然可以使用，但并不一定能避免所有真正的拒绝情况，不过这样总会增加双方和好的可能性。

受到批评或拒绝后如何疗伤

　　虽然你努力修复你和别人的关系，但最后对方还是对你不满甚至拒绝你。因此，你在情绪上会比较难受，这是可以理解的。如何才能最迅速地从这种痛苦中解脱出来呢？首先，你必须明白生活还是要继续下去，这次的失望不会永远地影响你的快乐心情。如果这些反对或批评的话把你给镇住了，这就表示你的想法正在伤害你的情绪。但是，如果你能反驳这些想法，并且坚决不向这些扭曲的自责思想屈服，那么烦恼就会消失。

　　有一种办法可能很有效，对于失去了爱人长期郁郁寡欢的人来说也许会有帮助。如果你失去了心爱的人成天失魂落魄的话，你每天都应该划出专门的时段用于释放痛苦的回忆和想法，这样做可以帮助你迅速走出悲痛。一个人的时候这样做效果最好；别人的同情往往只会适得其反，已有一些研究表明，它会延长痛苦的悲伤期。

如果你受到拒绝或批评，你也可以使用这种"悲伤"法。每天划出一个或多个时段——5～10分钟可能足够了——用于释放所有悲伤、愤怒和绝望的情绪。如果难过，你可以哭泣。如果想发泄，你可以捶枕头。在划拨出来的这一整段时间内，你可以尽情地释放痛苦的记忆和想法。你可以不停地叫骂、哀号和抱怨。但是，规定的悲伤期一过，请立即停止！继续恢复正常生活，等下次悲伤期到来时再发泄。此外，如果你有消极想法的话，可以写下来，找出其中的扭曲之处，然后再按前面章节中的方法写下理性回应。你也许会发现，这样可以帮助你控制住一部分失望情绪，使你能够以超乎想象的速度迅速重获自尊。

点亮"心灯"

要想摆脱情绪上的困扰，关键在于一项认识——即认识到只有思想才能影响情绪。如果你有认同上瘾症，你就会要别人先照亮你，然后你才会点亮自己的心灯，这是一种很不好的习惯。你混淆了认同和自我认同的概念，因为这两者几乎是同时发生的。你会误以为是别人让你心情这么好的。你有时很喜欢别人的吹捧和赞扬，这恰恰证明了你不懂得认同自己！但是，如果你有认同上瘾症的话，你就会形成一种自挫性的习惯——只有你尊重的人先认同你，你才会认同自己。

有一种简单的方法可以打破这种习惯。买一只高尔夫计数器，就是前面的章节中介绍过的那种，至少戴两三个星期。尝试每天关注自己做过的一些积极的事，即没有外部奖励也能做好的事。每次只要做了自己认可的事，就按一下计数器。例如，早上你对同事亲切地微笑，不管他是板着脸还是对你报之以微笑，你都要按一下计数器。该打的电话你拖着没打，但后来终于打了，按一下计数器！事情不管大小，你都可以"认可"自己。你甚至只要记起了以前做过的积极的事，也可以按一下计数器。例如，你可能会想起自己拿到驾照或得到第一份工作时的情形，且不管它是否激发了你的积极情绪，请按一下计数器。开始时，你可能需要强迫自己去关注你好的一方面，这也许有点机械呆板，但请坚持下去。在我看来，几天之后你就会发现你的"心灯"点亮了——开始的时候有些微弱，慢慢地它会越来越亮。请每晚检查计数器上的数字，然后在日志上记下自我认同的总次数。我认为，两三个星期后你就要学会自我认同，而且你的自我感觉会更好。这种方法虽然简单，但它却能帮你实现自立和自我认同。听起来很简单吗？的确是这样！但它的效果非常神奇，只需投入一点时间和精力就能获得丰厚的回报。

｜12｜
"爱"上瘾症

害怕被拒绝这种心理往往还有一个难兄难弟，那就是"隐性假设"——"如果没有异性爱我，我就不能获得真正的快乐和满足。没有真爱，就没有真正的快乐。"

你没有爱就没法快乐，所以你需要爱，这种对爱的需求称为"依赖"。"依赖"意味着你不能为自己的情感生活负责。

"爱"上瘾症的坏处

被爱是绝对必需的吗？非要有人爱才能快乐吗？

罗伯塔是一位33岁的单身女人，一到晚上和周末她就在家里闷闷不乐，她对着自己说："这个世界上别人都成双入对。没人爱，我就一文不值。"她来到我的办公室。虽然她化着精致的妆容，可言语间却充满苦涩。她愤愤不平，因为她认为爱就是氧气，没人爱就活不下去。但是，她太渴求爱了，她的贪婪让人望而生畏。

我建议她一开始可以将"没人爱，我就一文不值"这种想法的好处和坏处列出来。罗伯塔列出的坏处非常明确："（1）这种想法让我很伤心，因为我没有爱人。（2）它让我没有动力，什么也不想做，哪里也不想去。（3）它让我变得懒散。（4）它让我自怨自艾。（5）它夺走了我的自尊和自信，让我总是羡慕别人，心中充满了戾气。（6）最后一点，它让我产生了自毁的想法，让我非常害怕孤独。"

然后她列出了没人爱就肯定不会快乐这种想法的好处："（1）这种想法会给我带来伴侣、爱情和安全感。（2）它给了我生活的目标和活下去的理由。（3）它让我有了盼望的理由。"罗伯塔认为她没有男人就活不下去，这些好处表示她的这种想法终归会赐给她一个男人。

但是，这些想法是实还是虚呢？尽管罗伯塔几年以来都一直相信她没有男人就活不下去，但这种心态还是没能给她带来一位理想的伴侣。她承认自己不该把男人放在生活中如此重要的位置；这种想法并不能产生魔力，根本不可能帮她把男人带到家门口。她承认自己依赖性太强，总想黏着别人，常常对关爱索求无度。她表现得太贪婪了，这样不仅一开始无法吸引到异性，而且就算吸引到了也经营不好感情。一个人如果独自也能快乐，他（或她）简直会人见人爱，往往总能吸引到最理想的异性伴侣。这是因为他们心态平和，浑身散发着快乐的魔力。罗伯塔虽然明白这个道理，但具有讽刺意味的是，依赖性很强的"花痴型"女人反倒总是落得没人要的下场。

其实这没什么好奇怪的。如果你觉得没人爱就一文不值，采取这种立场就无异于大声呐喊："要我吧！我没有内在价值！我讨厌死自己了！"这就怪不得别人不要你了！此外，你还有一层隐含的要求，这就是："你必须爱我，如果你不爱我的话，你就是臭狗屎。"当然，这种要求也不能让别人亲近你。

你也许会坚持你的依赖性，因为你错误地认为，如果你独立了，别人就会觉得你拒人于千里之外，他们都会不敢理你。如果你害怕这个，那就说明你把依赖等同于温情。这实在是荒谬之极。孤独的时候，你会觉得自己既然这么依赖人，别人理当爱你，可他们居然敢不爱你，这太让人气愤了。于是你心生怨恨。这种心态只会让你越来越孤立。如果你能够独立一点，你就不会孤独了——因为你拥有了独处时感受快乐的能力。你越独立，就越会感到安全。而且，你的情绪不会受别人的摆布而上下起伏。毕竟，别人对你的感情往往是无法预料的。他们也许对你一点感情都没有，他们也许无法总对你含情脉脉。如果你愿意学会自爱，你的自尊心不仅能得到提升，还能得到不断地巩固。

如果要迈出第一步，你得确定自己是否想独立。如果能了解自己，我们所有人都会有更多机会去实现目标。它可以帮助罗伯塔认识到自己之所以总是感到空虚，是因为依赖性在作祟。如果你还认为依赖别人是件好事，那就用双栏法列出它的好处吧。如果你认为你的个人价值取决于是否有人爱，请明确列出这种想法带给你的收获。然后，为了客观地评价情况，请在右栏写下反驳的话或理性回应。也许你会发现"爱"上瘾症的部分好处或者全部好处原来都是错觉。表12-1是一位和罗伯塔有着类似问题的女人写的，她在表中评价了自己的想法。这种书面练习可以帮助她自爱，使她看清依赖性才是真正的敌人，因为老指望依赖别人，自己的能力就会越来越弱。

如何理解孤独和独处的区别

在阅读前面的章节时，你可能已经知道学会控制情绪、给自己找乐子有好处。这样的话，无论是一个人独处还是和心爱的人在一起，你都一样能快乐。但是，你也许会想："伯恩斯医生，你说的话似乎都很好，都很有道理，但不现实。从情感上来说，独处就是不如和爱人在一起，这一事实无可否认。我活了几十年，我很清楚'爱'等于'快乐'，而且我所有的朋友都认同这一点。你少卖弄大道理了，你总有一天也会愁眉苦脸的。知道什么最重要吗？爱最重要。人不应该独处，这简直就是灾难！"

事实上，很多人都认为没有爱地球就转不动了。无论是广告，还是流行歌曲，或者还是诗歌，到处都涌动着这种思维。

但是，你仍然还是可以斩钉截铁地反驳这种想法：爱不是必需的，你一个人也可以快乐。让我们仔细看看等式"独处=孤独"吧。

首先请想想，其实我们独处时也一样能从生活中找到许多简单的快乐。例如，你可以爬山、摘花、看书或品尝一杯热溶巧克力圣代，享受这些快乐不需要他人陪伴。医生成功治疗病人后可以享受成就感，无论他和病人是否有亲密的私人关系他都可以这样快乐。作家在写书时，一般是一个人独自写的。大多

表12-1

"'爱'上瘾症"的所谓好处以及好处分析

"没有爱就无法快乐" 这一心态的好处	理性回应
1. 如果我受伤，别人会照顾我	1. 这一条也同样适用于独立的人。如果我出车祸，总有人会送我去急诊室。不管我是否独立，医生都会照顾我。不要说什么只有独立的人受伤才会得到帮助，这完全是胡说八道
2. 如果我不独立，我就不需要自己做决定了	2. 但是，不独立的人差不多无法掌控自己的生活。我不能依靠别人帮我做决定，这太不可靠了。例如，我真的想要别人告诉我今天穿什么衣服、晚餐吃什么菜吗？他们可能不会选我最喜欢的
3. 如果我独立的话，我可能会做出错误的决定，到那时我就得承担后果了	3. 那就承担后果吧，如果你独立的话，你可以吸取教训。没有人是完美的，生活中没有什么是绝对确定的。而这种不确定性正是生活的迷人之处。我自尊的基础是我处理事情的方式，而不是我是否永远正确。此外，如果我的决定正确，我就会为自己而自豪
4. 如果我不独立，我就不必思考，只用听别人指挥就行了	4. 独立的人如果愿意，他们也可以选择不思考。没有谁规定说只有不独立的人才有权不思考
5. 依赖别人是一件很快乐的事。这就像吃糖一样甜蜜。能有人照顾我，让我依靠，是件多好的事呀	5. 糖吃多了总会腻的。我要依靠的人也许不愿意一辈子疼我爱我照顾我。如果他出于愤怒或怨恨离开我，那我会无依无靠生不如死。如果我不独立，别人就能控制我，把我当奴隶或机器人一样操纵
6. 如果我不独立，就会有人爱我。没人爱我会活不下去	6. 如果我独立的话，我就能学会自爱，这样可能会让别人觉得我更有魅力。如果我能学会自爱，就等于我永远都有人爱了。以前我太依赖别人，所以被我吓走的人多，被我吸引的人少。婴儿没有关爱就活不下去，但我没有爱肯定死不了

▶ 接上页表格

"没有爱就无法快乐" 这一心态的好处	理性回应
7.不过有些男人很喜欢不独立的女人	7.这话有几分正确。不过一段关系的基础如果是依赖的话，它往往会分崩离析，最终以离婚收场。因为，你要的东西别人给不了，比如自尊和自爱。只有我才能让自己快乐。如果我非得靠别人来施舍快乐，最终的结果可能只有失望

数学生应该知道，你学习时差不多总是一个人学吧。如果要列出独处时可以享受的快乐和满足，实在是多得列不完的。

这就证明了无论你是否和别人在一起，你都可以享受到许许多多的快乐。你还可以想出更多的快乐吗？你一个人的时候可以做哪些快乐的事？你有没有用录音机放动听的音乐？你喜欢种花吗？那跑步、远足或做木工活，你喜欢吗？有一位孤独的银行出纳名叫珍妮特，她最近和丈夫分居了。她报了一个创意舞蹈班，然后她惊喜地发现，自己一个人在家练习跳舞居然也可以获得巨大的快乐。她沉浸在舞蹈的韵律中，心情慢慢恢复平静，全然忘了自己没有人爱。

也许你现在会想："哦，伯恩斯医生，这就是你的看法？这太肤浅了！当然，我一个人的时候做些事也可以暂时找点乐子。这也许能摆脱一点抑郁情绪，但这就像桌上的面包屑，只能让我填点肚子苟延残喘而已。我要大餐，我要实实在在的东西！对，那就是爱！货真价实、百分之百的快乐！"

珍妮特在参加舞蹈班之前，她就是这么对我说的。她觉得一个人太可怜了，所以从没意识到，即使和丈夫分居，她也一样能做些快乐的事并照顾好自己。珍妮特一直都采用双重标准——和丈夫在一起时，她会尽量地参加一些有意思的活动；但一个人时，她只会闷闷不乐，几乎什么也不做。毫无疑问，这种模式会成为自证预言，所以她独处时还真的会郁闷得要死。为什么？这只是因为她没有善待自己。她觉得一个人做什么都没意思，却从来没想过去挑战这种思维定式。珍妮特下班后一般只简单地热点冷冻食品，不过有一天，她决定做一顿丰盛的晚餐，就像自己要和心爱的男人一起共进晚餐一样。她精心地准备晚餐，还在餐桌上点了蜡烛。开始用餐前她喝了一杯上好的葡萄酒。吃完饭后，珍妮特拿起一本很有意思的书读了一会儿，接着又放自己最喜欢的音乐。令她吃惊的是，整个晚上她居然都能开开心心的。第二天是星期六，珍妮特决定一个人去逛艺术博物馆。她惊喜地发现，这次一个人出去，比以前拖着心不甘情不愿的丈夫出去玩有意思多了。

由于珍妮特采取了善待自己的积极态度，她平生第一次发现自己不仅能自力更生，而且还真的能开开心心地生活。

像大多数故事一样，珍妮特快乐的生活态度开始感染了许多人，他们都觉得珍妮特很有魅力。于是，她开始约会了。与此同时，她的丈夫和女朋友闹翻了，他又想回到妻子身边。他发现珍妮特没有他居然快乐地像云雀一样；现在局面完全扭转了过来。珍妮特告诉丈夫她不想再回头，她的丈夫严重抑郁了。结果珍妮特和另外一个男人深深相爱，她再婚了。她的成功秘诀非常简单——第一步，向自己证明她能自爱。在这之后，剩下的就很容易搞定了。

快乐预测法

针对这个问题我说了这么多，你也知道珍妮特是如何学会自力更生寻找快乐的。但我并不希望你把我的话当救命稻草，甚至也不希望你把像珍妮特这样的人的案例当圣旨。相反，我建议你像珍妮特一样做一系列的试验，你应该验证你的想法"独处简直是灾难"是否正确。如果你愿意这样做，你就能使用客观、科学的方法发现真理。

为了帮助你，我设计了"快乐预测表"（见表12-2）。这份表格分为五栏。你一个人时可能会做各种各样的事，参加各种娱乐活动。你可以预测自己独处时以及和其他人一起时从工作娱乐中获得的快乐程度，然后再记录实际的快乐程度，把数据填在表中。第一栏填写每次试验的日期。第二栏填写当天计划的实验性活动。我建议你在两三周内进行四五十项实验性活动。选择活动的标准是：一般情况下，（1）能产生成就感或快乐心情的活动；（2）能增长见识的活动。在第三栏，写下陪你一起完成活动的人的名字。如果你是一个人完成的，则在这一栏中写"我自己"（这个词可以提醒你，你事实上不是一个人，因为你还有你自己）。在第四栏中，预测你从该项活动中获得的快乐程度，用0~100%之间的数值表示出来。填写的数字越大，就表示预计的快乐程度越高。请务必在执行计划的活动之前填写第四栏，不得在执行后填写！

把这些栏填满了之后，你就可以去执行这些活动了。等活动一完成，就请在最后一栏记录实际的快乐程度，也同样用0~100%的数值表示出来。

在执行完这些试验性活动后，你可以查看一下表中搜集的数据。你将学到许多东西。首先，你可以比较预测的快乐程度（第四栏）和实际的快乐程度（第五栏）你会了解预测的准确程度。你可能会发现，你在预测快乐程度时往往都会低估，在预测一个人完成的活动时更是如此。而且，你可能还会惊奇地发现，和别人一起完成活动有时不如预计中的快乐。事实上，你甚至可能会发现，许多时候一个人反而会更开心。也许你还会发现，独处时获得的最高分会等于或高于和别人在一起时的最高分。如果能将公事性活动和娱乐性活动所获得的快乐程度做比较，可能会大有帮助。这些信息可以帮助你在工作和娱乐之间取得最佳平衡，以便继续计划以后的活动。

现在，你很可能又会问了："假设我做了某件事，结果发现它不如我预计的有意思；或者再假设我预计的快乐程度很低，结果真的如我所料，这又如何呢？"在这种情况下，你可以试着找出使你受挫的消极下意识思维，然后反驳这些思维。例如，有一位65岁的老妇人，孩子们都长大结婚了，她很孤独，所以决定上夜校。班上其他学生都是20岁出头的年轻人。在上课的第一个星期，她总是忐忑不安，因为她这样想："他们很可能会觉得我是个老不死的，不该在这里上课。"后来她告诉自己，其他学生到底怎么想，她实际上是一无所知的，于是她便释然了。在和一个学生聊过之后，她发现有些学生很钦佩她的勇气。然后，她的感觉就更好了，快乐程度也开始直线上升。

现在，让我们看看使用"快乐预测表"克服依赖性的方法。琼妮是一位15岁的高中学生，自父母举家搬迁到一座陌生的城市之后，她患上了慢性抑郁症，几年以来都痛苦不堪。她在新学校交不到朋友，于是她和许多少女都一样认为，她必须有男朋友，必须融入群体，否则是没法快乐的。几乎在所有的空余时间里，她都一个人待在家，学习或者自怨自艾。如果有人建议她出去玩找点乐子，她会拒绝并表示愤恨，因为她认为一个人做什么都没意思。在她看来，既然不能奇迹般地交上一群好友，不如铁了心待在家里生闷气。

我建议琼妮使用"快乐预测表"。表12-2就是琼妮计划的一些活动，比

快乐预测表

表12-2

日期	活动类型（特指使你能够产生成就感或快乐的活动）	陪你完成活动的人（如果是单独自一人，请写明"我自己"）	预计快乐程度（0~100%）（活动开始前填写）	实际快乐程度（0~100%）（活动结束后填写）
1999/8/18	参观工艺品中心	我自己	20%	65%
1999/8/19	看摇滚演唱会	我自己	15%	75%
1999/8/26	看电影	莎伦	85%	80%
1999/8/30	参加派对	和许多受邀的客人	60%	75%
1999/9/2	读小说	我自己	75%	85%
1999/9/6	跑步	我自己	60%	80%
1999/9/9	去服饰店进买衬衫	我自己	50%	85%
1999/9/10	去菜场	妈妈	40%	30%（吵架了）
1999/9/10	在公园散步	莎伦	60%	70%
1999/9/14	约会	比尔	95%	80%
1999/9/15	复习备考	我自己	70%	65%
1999/9/16	考驾照	妈妈	40%	95%（考试通过了）
1999/9/16	骑自行车去买冰激凌店	我自己	80%	95%

如周六去参观工艺品中心、周日看摇滚演唱会等。她觉得做这些事既然都是一个人，快乐程度就不会很高了，所以她在第四栏中填写的预测值都很低。可后来她惊奇地发现，她一个人也可以玩得很开心。后来这种情况又重复发生了几次，琼妮才开始意识到她预测快乐程度时不够客观，态度也过于消极。琼妮一个人出去玩的次数越来越多，她的情绪慢慢好了起来。虽然她仍然需要朋友，但她一个人的时候也不再觉得痛苦了。因为琼妮已经向自己证明她一个人也能快乐，所以她越来越自信了。然后，她在同学面前渐渐开朗了起来，她开始邀请一些朋友参加聚会。她的人缘越来越好了，她发现她们班上的男生和女生都很喜欢她。在约会、和新朋友一起出去玩之前，琼妮仍然继续使用"快乐预测表"预测快乐程度。结果她意外地发现，和别人一起玩的快乐程度和独处时的快乐程度其实都差不多。

需求和需要是两码事。氧气是我们需要的，但爱只是一种需求。我再重复一遍：对于成年人来说，爱不是一种必需！你想有人爱很正常，这本身没有任何问题，和爱人执手相依当然是乐事一桩。但是，如果没人认同你，没人爱你或关心你，并不代表你活不下去，也并不意味着你就不能得到最大限度的快乐。

端正心态

爱情、友谊和婚姻不仅不是获得快乐和自尊的必要条件，而且它们还不够格。结了婚却依然不幸福的男男女女有如恒河之沙，其道理也正在于此。如果爱能驱走抑郁情绪，那我早就该失业了。因为我治疗的绝大多数有自杀倾向的患者实际上都拥有爱，他们的爱人、孩子、父母和朋友全都深深地爱着他们。爱并不是有效的抗抑郁药物。像镇静剂、酒精和安眠药一样，它往往只会加重病情。

你除了想办法丰富生活之外，还应该找出独处时脑海中闪过的消极念头并反驳它们。

这对玛丽亚很有用。玛丽亚是一位30岁的单身女人，她长得很漂亮。玛丽亚发现只要自己一个人想做点什么事时，她总会告诉自己："独处是一种灾难。"于是，她自作自受，把一切乐趣都给毁了。这种念头让她自怜自怨，为了克服这些不良情绪，她写了一份反驳列表（见表12-3）。玛丽亚说这种方法极其有效，它可以打破"孤独—抑郁"的循环怪圈。

表12-3

"独处是一种灾难。"反驳：独处的好处

1. 人在独处时可以看清自己的内心，可以了解自己的所知、所想、所感
2. 人在独处时可以尝试各种各样的新生事物，不用受室友、爱人等闲杂人等的约束
3. 独处时可以迫使你发挥自己的长处
4. 独处时你必须为自己负责，因为你找不到任何借口
5. 作为一个女人，一个人剩着总比找个不合适的男人要好。这条规则对男人也同样适用
6. 作为一个女人，独处可以让自己更独立，而不用成为男人的附庸
7. 作为一个女人，独处时可以更好地理解女人们在不同情况下所面临的问题。然后你可以学会关心其他女人，和她们成为闺蜜。这一规则也同样适用于男人，男人独处时也可以更了解男人需要面临的各种问题
8. 作为一个女人，独处一段时间后她会知道，等以后有了男人，她不必总担心男人会离开会死去。独处的女人知道，她可以一个人生活，即使一个人她也能寻找快乐。因此，她和男人将会建立相互促进的关系，而不是相互依赖、相互索取的关系

　　玛丽亚后来康复了。一年之后，我把这一章的初稿寄给了她，她回信说："昨晚我仔细看完了这一章……它说明独处本身谈不上什么好坏，但是人对独处的看法或任何其他情况的看法却有好有坏。思维太重要了！成也是它，败也是它，不是吗……我现在不大敢'找个男人'，我有点害怕。这也许很可笑。我一个人可以很好，甚至比两个人在一起还要好……戴维，这就是我的想法，你觉得吃惊吗？"

　　你之所以害怕独立，是因为你有消极思维。双栏法可以神奇地帮助你克服这种消极思维。例如，有一位离婚的单身母亲老想自杀，因为她的情人——一位已婚男人——抛弃了她。她有强烈的自卑感，根本就不相信自己能够经营好一段感情。她觉得男人们肯定会一个接一个地拒绝她，最后让她孤独终老。有一次她想自杀，她在日记中写下了下面的这些想法：

　　身边的床空空荡荡的，它在无声地嘲笑我。我孤独一人，寂寞悲凉，这是我最大的恐惧，也是我最害怕的结局，可它却是现实。我是一个孤独的女人，在我看来，这意味着我一无是处。我的逻辑如下：

　　1.如果我漂亮迷人，现在身边肯定会有一个男人。

　　2.可我身边没有男人。

　　3.所以，我既不漂亮，也不迷人。

　　4.所以，与其这样活着，不如死了的好。

　　她在日记中继续问自己："我为什么需要男人呢？男人可以解决我所有的问题。他会照顾我，他会给我指明生活的方向。最重要的是，他可以给我一个起床的理由，这样我每天早上就不用把头埋进被子里发呆了。"

表12-4

依赖男人的理由	独立的理由
1.我需要男人	1.你为什么需要男人
2.因为我一个人什么事都做不了	2.那你怎么活过来的？你一向不是做得很好吗
3.这话也对。不过我很孤独	3.是的，但你有孩子有朋友。你和他们在一起很开心
4.是的，但他们不算	4.你不能不考虑他们，他们怎么能不算呢
5.但是，别人会以为男人都不要我	5.别人怎么想是别人的事，问题的关键在于你怎么想。只有你的想法和信念才会影响你的情绪
6.我认为没有男人就表示我毫无价值	6.你有男人的时候做过什么大事？是不是真比没有男人的时候更成功？举个例子吧
7.事实上没有。我做的每件大事都是自己一个人做的	7.那你为什么还需要男人呢
8.我想我不是需要男人。我只是想要男人	8.想要很正常。男人没那么重要，并不是没有他们生活就失去了意义

为了反驳头脑中的这些消极想法，她使用了双栏法。她在左栏上注明"依赖男人的理由"，然后又在右栏中注明"独立的理由"。然后，为了弄清事实，她和自己展开了对话（见表12-4）。

做完书面练习后，她决定每天早上都把这张表看一遍，这样起床就有动力了。她在日记中写了练习之后的结果：

> 我开始认识到"想要"和"需要"是两个截然不同的概念。我想要一个男人，但我不再认为没男人就活不下去。我和自己的内心展开了更真实的对话；我多关注自己的优点，我把我的内心对话列出来反复阅读。通过这些途径，我慢慢开始有了自信，我相信我有能力应对将来可能发生的任何事情。我发现我可以照顾好自己。我曾经体贴关心过我的爱人，我现在可以像宠爱他一样地宠爱自己。我可以容忍自己的缺点，欣赏自己的优点。现在，我不再视困难为专门折磨我的瘟疫。相反，我认为困难是一种机会，它可以帮助我练习新学的技能，使我能反驳消极思维，让我能重新认识自己的优点，从而得以提高自信创造美好生活。

｜13｜
工作≠个人价值

　　引发焦虑症和抑郁症的第三个隐性假设是——"我的个人价值取决于我在实际生活中所取得的成就。"这种态度是西方文化以及新教职业伦理●的核心，它听起来似乎没什么坏处。但实际上它不仅错得离谱，而且还会挫伤自信，产生极大的危害。

　　内德是一位医生，我们在以前的章节中介绍过他，他最近在一个星期天的晚上打电话到我家。他整个周末都陷入恐慌之中，因为他准备参加大学同学的毕业20周年聚会（他毕业于常春藤盟校），而且主办者还邀请他向校友发表主题讲话。内德为什么会焦虑不安呢？因为他怕聚会时会见到一些比他更成功的同学。内德觉得这简直就是一种威胁，他向我解释道："这意味着我是个失败者。"

　　内德虽然过于重视他的成就地位，但这种情况对于男人来说再普遍不过了。女人固然也很重视事业，但她们更容易因为没人爱或没人认同而产生抑郁情绪。可对男人来说，他们则往往更害怕事业失败，因为他们从小就被灌输了个人价值取决于成就的想法。

要想改变这种价值观，第一步就是权衡一下这种想法的利弊。你必须得明白，以成就论价值对你是没好处的。这是改变心态的第一步，它至关重要。让我们从成本收益分析开始吧，这种方法非常实际。

显然，将自尊等同于成就还是有某些好处的。首先，当你做出一番成绩时，你可以说"我很棒"，而且自我感觉还会很好。例如，如果你参加高尔夫球比赛赢了，你可以沾沾自喜、自鸣得意一番；你甚至还会觉得你比同伴高明，因为他最后一杆没有把球打进洞。你和朋友一起跑步，你健步如飞，可他却已经上气不接下气了。这时你的自豪感会油然而生，你暗暗告诉自己："他固然是个棒小伙，可我比他更强！"你某天上班做了一笔大生意，你会对自己说："我今天太能干了。我工作很行的。老板一定会很高兴。我实在太佩服自己了。"从根本上来说，你之所以觉得自己有价值并且有权利开心，都是你的工作理念使然。

这种信念体系可能会激发你努力工作，它可能会迫使你在工作上投入更多精力，因为你认为这样会使你更有价值，更有魅力。而且，你还不用担心自己会成为"无名之辈"。言而总之，你会为了成为成功人士而努力工作；等你成功了，你会更爱自己。

让我们来看看硬币的反面。"价值等于成就"这一理念的缺陷在哪里？首先，如果你的业务或事业很成功，你可能会过度沉迷于工作，从而远离了其他的可能会带给你满足感和快乐的活动，因为你从早到晚都像奴隶一样劳作。你会成为工作狂，总觉得自己必须得干出一番事业。只要稍稍一停下来，你会像戒毒一样空虚绝望地想死。如果没能成功，你会觉得自己一文不值，活着没意思，因为你没有其他的建立自尊和成就感的基础。

假设遇到生病、业务下滑、退休或其他你不能控制的某些因素，你在一段时期内无法再保持高效率的工作状态了。这时你可能就得付出代价了，你可能会严重抑郁。因为，你觉得自己在工作上没出什么成绩，这就意味着自己毫无价值。你觉得自己像用过的易拉罐，现在应该被扔到垃圾堆里去了。由于缺乏自尊，你最终甚至还可能会自杀，这就是你仅凭大众标准来衡量自我价值的最终代价。这就是你要的结果？你真的需要这样吗？

此外，你可能还要付出其他的代价。如果你因为工作而忽略了家人，他们也许会恨你。他们虽然在很长的一段时间内隐忍不发，但你迟早得为此买单。你的妻子有了外遇，她要和你离婚。你14岁的儿子因为盗窃而被捕。你想和他谈谈，可他却对你大吼："你这些年都到哪儿去了，爸爸？"就算这些不幸不会降临到你头上，但你仍然得面临一个大问题——缺乏真正的自尊。

我最近有个新病人，他是位非常成功的商人。他说，他在他那一行是全球数一数二的"吸金王"。但他却经常饱受恐惧和焦虑的折磨。如果他从事业顶峰滑下来怎么办？如果他不得不变卖劳斯莱斯银云车而开一辆雪佛兰，那该怎么办？这决不能忍受！那他还活得下去吗？他还能爱自己吗？如果失去了这些光环或荣耀，他不知道自己是否还能快乐。他的神经总是绷得紧紧的，因为他不知道该如何回答这些问题。你的答案是什么？如果你彻底失败了，你还会自尊自爱吗？

和任何一种上瘾症一样，只要有了工作上瘾症，你会不断地想往上爬，总想高人一等。有些人服用兴奋剂（安非他明）、酒精或安眠药会产生耐受现象，也有些人家财万贯、功成名就却还要拼命追逐名利。为什么？因为，只要到达了某个特定的级别，你就会下意识把目标再设得更高一些，再高一些。所以，成功的喜悦就迅速地被扼杀了。你为什么不让这种喜悦停留呢？你为什么要那么索求无度呢？

答案很明显：成功并不等于快乐。它们是截然不同的两个概念，它们之间不存在因果关系。因为你所追逐的不过是泡影而已。由于决定情绪的是思维而不是成功，所以胜利的喜悦很快就会退去。是非成败转头空——回望过去的辉煌时，你心中只余悲伤、厌烦和空虚。

如果你还不明白成功并不一定会带来快乐，那你可能会更卖命地工作，一心要重温过去高高在上的感觉。这就是工作上瘾症的根源。

许多人到了中年或晚年终于觉醒，于是开始寻求指导或治疗。你可能最终会面临这些问题：我生活是为了什么？这一切的意义又在哪里？你也许以为只有成功才能让你增加身价，但却得不到预期的回报，你根本抓不住它。

你在读上面的段落时，也许也会觉得成功上瘾症的坏处比好处多。但你可能还是认为，社会精英的价值差不多总比普通人高——大人物在某些方面似乎总有"过人之处"。你可能还会认为，差不多只有成功了，你才能获得真正的快乐，才会有人尊重你。可是，事实就真的如此吗？

首先要明白一点：大多数人都不是社会精英，但他们却很快乐，也很受人尊重。事实上，美国的绝大多数人从定义上来说都不过是普通人，但他们都有人爱，也都很幸福。因此，要说丰功伟业才是幸福和爱的唯一来源，这话肯定是不正确的。抑郁和瘟疫一样，它不会看你的身份地位，无论你住在富人区还是住在平民区或贫民区，它都一视同仁。显然，快乐和丰功伟绩之间也没有必然的联系。

工作是否等于价值

好吧，我们来假设你认为工作不应该等于价值，这样对你没好处，而且你也承认成功不一定会带来爱、尊重或快乐。但你仍然相信在某种程度上，成功人士比普通人还是要优越一些。让我们来分析一下这种想法。

首先，你会不会认为所有的成功人士只因为他们有成就就特别有价值？阿道夫·希特勒曾经风光无限，当时他无疑是非常成功的。你会认为这使他显得特别有价值吗？显然不会。希特勒曾坚持说自己是一名伟人，因为他是叱咤风云的领袖，因为他把自我价值等同于成就。事实上，他还可能认为自己和他的纳粹帮凶都是超人，因为他们的成就太大了。可是你同意这种看法吗？

也许你有某位邻居或朋友事业非常成功，但你却不喜欢他（或她），因为他（或她）太贪婪太盛气凌人了。现在，想想这样的一个人吧，你会不会认为他（或她）仅因为有成就就显得特别有价值？另一方面，你或许还会认识一个不怎么成功但却受人尊敬、爱戴的人。你是否还是会认为这个人很有价值？如果答案为"是"，那请问问自己——他们即使没有丰功伟绩，也无损于其价值；那你为什么就不能这样呢？

现在介绍第二种方法。如果你坚持认为个人价值取决于成就，那你的自尊等式就是：价值=成就。这个等式的基础是什么？你有什么客观的证据可以证明它一定相等呢？你有没有用试验来衡量过人的价值和成就想当然地认为它们确实相等呢？这个等式的计量单位是什么？你不觉得这种想法完全是胡说八道吗？

你无法证明这个等式，因为它只是一种约定，一种价值体系。你把价值定义为成就，又把成就定义为价值。你为什么要混淆它们呢？为什么不能说价值就是价值、成就就是成就呢？价值和成就是两个不同的概念，它们的意义截然不同。

尽管我说了这么多，你可能还是认为越成功的人，越可能在某方面高人一等。如果是这样，我现在将向你传授一种最强劲有力的方法，它就像炸药一样，即使这种想法在你脑子里生了根，我的方法也能将它击得粉碎。

首先，我想请你扮演索尼亚（或鲍勃）的角色，她（或他）是我高中的老同学。你已经成家，有着一份在学校教书的工作。相比之下，我的工作比你好多了。在这段对话中，你得认定个人价值取决于成就，然后我会谈谈这种想法的意义，从而得出明确合理的结论，但它也许会让你反感。你准备好了吗？我希望如此，因为你将被你所坚守的信念以最残酷的方式打败。

戴 维 索尼亚（或鲍勃），你好吗？

你 （扮演我的老朋友）我很好，戴维。你好吗？

戴 维 噢，我过得好极了。自高中毕业后就没见过你了。你的生活过得怎么样？

你 嗯，我结婚了，有了一个小家，现在在帕克斯高中教书。生活过得还不错。

戴 维 哈，你过得可真衰。我比你好多了。

你 怎么个好法？说来听听？

戴 维 我读了硕士，后来又读了博士，现在事业非常成功。我可以赚大把大把的钱。事实上，我现在可是这座城市里最有钱的人之一。我的成就太大了，你坐火箭也追不上。我可没有侮辱你的意思，你别误会。但我想，这表示我做人比你强多了吧。

你 嘿，戴维，我不知道该说什么。我想我不该和你聊，本来我还挺快乐的。

戴 维 我理解你。你只是无话可说了，但你仍然可以面对现实。我有资本，而你却没有。不过我很高兴你能快乐。平庸的人还是有资格得到一点快乐的。不管怎么说，我还不至于不舍得施舍给你一点面包渣。但你这辈子是没什么出息了，我真为你难过。

你 戴维，你变了。高中的时候你还是个挺好的人，现在怎么变得这么冷酷无情?

戴 维 噢,不! 只要你承认你不如我,是个下等人,我们还能做朋友的嘛。我只想提醒你从现在起仰视我,你也该明白我会俯视你,因为我比你有价值。这一切都来源于我们的假设——价值等于成就。记得你的这种想法吗? 我的成就比你多,我的价值就比你大。

你 哦,我再也不想遇见你了,戴维。你说话真伤人。

大多数人听到这段对话都会迅速地醒悟过来,因为它会让你明白从逻辑上来说,尊卑体系来源于等式"价值=成就"。事实上,许多人都不觉得自己低人一等;而这种角色扮演则可以帮你看清这种假设的荒谬之处。在上面的对话中,谁表现得像个神经病? 是幸福的家庭主妇/中学老师? 还是那位傲慢无礼、一心要证明自己高人一等的商人? 我希望,通过这段虚构的对话,你能清楚地明白这种价值体系有多变态。

如果你愿意的话,我们可以转换一下角色,以便你有个更清楚的认识。这次你将扮演一位非常成功的女强人,我希望你能尽量把我击倒,语言越刻薄越好。你得假装你是《时尚》杂志的主编海伦·格利·布朗❷。我和你一起去高中;我现在只是个平凡的高中老师,你得证明你在做人方面比我强。

你 (扮演海伦·格利·布朗的角色) 戴维,好久不见。你还好吗?

戴 维 (扮演高中老师的角色) 嗯,还不错吧。我结婚了,现在在这所高中教书。我教物理,觉得生活还是很幸福的。嘿,我知道你现在可是大人物了。

你 那是当然。我的运气一向都很好。我现在可是《时尚》杂志的主编。你也许听说过了吧。

戴 维 当然听说过。我在电视的访谈节目里看过你很多次了。我听说你赚了很多钱,你甚至还有自己的经纪人。

你 生活太美妙了。简直好得不能再好了。

戴 维 现在我有一个问题要问你,我也是听别人说的。你和我们的一个朋友说,你是大人物,而我的工作很平庸,所以你做人比我强多了。你说这话是什么意思?

你 这么说吧，戴维，我说那话时只是想到了自己这一生的辉煌成就。我可以影响成千上万的人，而你呢？有几个人知道费城的戴维·伯恩斯呢？我可以和电影明星吃饭聊天，可你却只能和一群孩子在球场上打球。你不要误会我的意思。你当然是个真诚的好人，就是太平庸了点，所以你永远都没出息。你最好面对现实吧！

戴维 你的影响的确很大，你是一个有影响力的名女人。在这方面我非常敬佩你，这种生活肯定很刺激，也很有成就感。但请恕我愚钝，我怎么也想不通凭什么这就让你以为你做人比我强。凭什么你觉得我不如你？凭什么你觉得你比我更有价值？也许我真的智力有限，不大明白一些浅显的道理。

你 你认命吧，你和人交往只能傻坐着，没什么特别的目的或目标。而我却有超凡的魅力，我可以呼风唤雨，无所不能。所以我才能超越平凡，你明白吗？

戴维 不，我和人交往并不是没有目的的，只是和你相比，我的目的可能比较简单。我教物理，我指导当地的足球比赛以及做一些相关的活动。和我相比，你的圈子肯定要大得多，而且更有趣。但我不明白的是，你凭什么就认为你做人比我强？我怎么就低你一等了？

你 我层次比你高，而且也比你高尚。我考虑的可都是大事。我巡回演讲，成千上万的人都蜂拥而来奉我如神明。许多知名的作家都给我打工。你呢？你演讲有谁听？是本地的教师家长协会成员吗？

戴维 从成就、财富和影响力来说，你无疑比我强。你非常成功。你从小就很聪明，后来工作也非常努力，所以你现在成了女强人。但是你凭什么就认为你比我更有价值？请原谅我，我还是不明白你的逻辑。

你 我的层次比你更高。这就像拿变形虫和高级生物相比一样。变形虫看一会儿就觉得讨厌。我的意思是，你的生活肯定就像变形虫一样吧，你只能漫无目的地到处乱窜。而我，我的层次更高，比你更有活力，更受人欢迎。你只是个二流角色。你就像烤煳了的面包片，而我却像鱼子酱。你的生活没劲透了。我真不知道还要怎么解释。

你 你错了，我的生活一点都不无聊。你给我听清楚了。你说的话真让我震惊，因为我并不觉得我的生活很无聊。我的工作很有意思，而且对我意义非凡。我的学生在我心中的分量一点都不低于你所交往的大牌电影明星。就算你说的有几分真，我的生活的确有点乏味无聊，远没有你的生活有趣，但你凭什么就认为你比我好、比我更有价值？

你 哦，我看这归根到底只有一句话——你活着就像变形虫一样，所以你只能根据你变形虫的智力来判断事物。所以我有资格评论你，但你没资格说我。

戴维 那你判断事物的基础是什么呢？你可以说我是变形虫，但我并不明白那是什么意思。你现在似乎堕落得只会骂人了。很显然，这一切表明你对我的生活没什么兴趣。虽然我肯定没你成功也没你出名，但你凭什么就认为你比我好、比我更有价值？

你 我差不多不想和你说话了。

戴维 别这样，继续。也许你的确比我强。

你 当然，对于社会来说，我是比你有价值，所以我比你好。

戴维 追捧你的人是很多，这一点毫无疑问。我的意思是说约翰尼·卡森可不会请我参加他的访谈节目。

你 这个我当然知道。

戴维 但是，只因为追捧你的人多就能证明你的价值更高吗？

你 我拿的可是天文数字的高薪，我身价几百万。你值几个钱呀，穷酸教师！

戴维 你的钱的确比我多。但这就能证明你的价值更高吗？诚然，你在商业上大获成功，但这就能证明你比我更好？

你 戴维，如果你不对我顶礼膜拜，我就再也不和你说话了。

戴维 好呀,不和你说话也降低不了我的价值。你不会是以为谁膜拜你,谁的价值就很高吧?

你 我正是这样想的。

戴维 你就是这样做《时尚》杂志主编的吗?如果是的话,请告诉我你为什么会这样想。如果你觉得我没价值,我非常想知道原因,这样我就能放弃良好的自我感觉,也不再认为自己和别人是平等的了。

你 嗯,那肯定是因为你的生活圈子既窄又无聊。我可以坐着我的"利尔"喷气式飞机去巴黎,可你却只配坐着拥挤的校车去希博伊根上课。

戴维 我的生活圈子也许是很小,但却能给我带来快乐。我喜欢教书,我喜欢孩子。我喜欢看着他们成长,我喜欢看着他们学习。他们有时会犯错,然后我可以指出来。这里面有许多实实在在的爱和感动,也有许多乐趣。你怎么会觉得这很无聊呢?

你 哼,这种工作学不到什么东西,又没真正的挑战性。在我看来,你的世界小得要命,没什么东西可学,你只能一遍又一遍地照本宣科。

戴维 当然,你的工作极具挑战性。但我就真的没什么东西可学吗?就算是只教一名学生也够我学的了。每位学生都各不相同,这对我来说很有挑战性。我不认为我可以完全了解所有人。你可以吗?即使教一个学生也是一项巨大的挑战,它需要我投入全力。所以,要教那么多学生,其挑战性几乎超乎我的想象。你说我的世界很小很无聊,一切都简单之极,这话我听不明白。

你 这么说吧,在我看来,你的世界太小了,你遇到的人都没什么出息,他们不可能成为像我这样的大人物。

戴维 我不知道。我有一些学生智商极高,他们将来可能会和你一样成功。还有一些资质较差,将来的发展前途有限。但大多数都处于中等水平,我爱他们每一个人。你怎么能说他们都很无聊呢?你这话什么意思?为什么你只偏爱社会精英?

你 我甘拜下风了,大叔!

我希望，你在扮演这位得志便猖狂的势利小人时能真正地"甘拜下风"。你说你做人比我强，价值比我高，我可以击败你的幻想，方法很简单。只要你说你在某些方面——例如智力、影响力、地位等——有优势所以做人比我强、价值比我高，我就可以立即认同你，表示你在这些方面的确有优势。然后我可以质问你："但凭这就能证明你做人比我强、价值比我高吗？"这种问题是无法回答的。对于任何使人有高低贵贱之分的价值体系，我的问题都能击中它的要害。

这种方法的专业名称是"操作化"。要回答问题，你必须说清楚到底什么方面可以决定人的高低贵贱。你无法说清楚！

当然，很少有人会像对话里的那个女强人一样心理阴暗，一般人更不可能像她那样说话侮辱人。真正羞辱你的话其实存在于你的脑海中。你会告诉自己，你没地位、没成就、没名气、没人爱等，所以你既没价值也没魅力。因此，你才是迫害你自己的元凶。你可以使用以下方法：和自己进行同样的对话。你想象中的对手（我们可以称他为"批评者"）会再三表明你有一些缺点或缺陷，所以你本来就不如他或者没他有价值。你只需要主动认可他批评中的真实成分，然后再问他为什么根据这些就能证明你的价值不如他。下面是一些示例：

1. 批评者：你不是个好情人（或丈夫）。有时你甚至都不能完全勃起。这表示你不像个男人，只是个没用的垃圾。

    你：这只能说明我做爱很紧张，没什么性经验，不太自信。但这就能说明我不像男人、只是个没用的垃圾吗？只有男人才怕不能勃起，所以这似乎是只有男人才会有的感受。能充分勃起会使你更像男人。而且，男人要做的事多了去了，不仅仅是只有性而已。

2. 批评者：你工作不努力，事业也不成功，比你大多数的朋友差多了。你是个一无是处的懒东西。

    你：这表示我没什么志向，工作不够努力。也许我的才能也不如他们。但这怎么就能证明我是个"一无是处的懒东西"？

3. 批评者：你在任何方面都不出色，这表示你没什么价值。

    你：这点我同意你，我至今还没获得过一项世界冠军称号。我甚

269

至连亚军都没拿过。事实上，我在许多方面都非常平庸。但这怎么就能证明我没什么价值呢？

4.批评者：你没什么人缘，你甚至都没什么特别亲密的朋友，没有人会特别地在意你。你没老婆，甚至连非正式的女朋友都没有。你真是个废物。你没用。毫无疑问，这说明你肯定哪里有问题。你一无是处。

你：是的，我现在还没女朋友，而且亲密的朋友只有几个。你觉得我到底需要有几个朋友才像样呢？4个？11个？如果我没什么人缘，这只能说明我的社交技巧相对少了点，也许我得在这方面好好努力。但这怎么就能证明我是个废物呢？你又凭什么觉得我一无是处？

我建议你试试上面的方法。写下最能够伤害自己的侮辱话，然后一一予以反驳。一开始这样做也许很难，但你最后总会找到真相——你可以不完美，不成功，也可以没有人爱，但你的价值不会因此而减少一丝一毫。

通往自尊的四条大道

你可能会问："如果我的价值和成功、爱或认同毫无关系，那我如何才能拥有自尊呢？"如果你能一层一层地剥去这些标准，也许会发现它们都不是个人价值的有效基础。这样看来，似乎没有标准可循。那到底该怎么做呢？这里有四条通往自尊的康庄大道，你可以选择最适合自己的一条。

第一条道路非常实用，它充满哲学的智慧。从本质上来说，你必须认识到个人"价值"只是一个抽象概念，它不存在。因此，世上其实没有个人价值这种东西。所以，这种东西无所谓得到或得不到，而且，你也无法衡量它。价值不是一件"东西"，它只是一个概括性的概念。它大得不着边际，没有具体的实际意义。它是个自挫性的概念，对你没有任何好处。它只会使你痛苦烦恼。所以，如果你想变得有价值，现在请立刻摒弃这种想法；从此以后你就再也不用衡量价值，更不用担心自己毫无价值了。

你要知道，"有价值"和"没价值"这两个词如果用到人身上，它们只能是空洞的概念。就像"真我"这个词一样，"自我价值"也是一个毫无意义的虚空的词。快把你的"价值"扔到垃圾桶里去吧（愿意的话，也可以把"真我"给扔了）！你会发现，你没有什么可以失去的。然后，你就可以马上投入到生活中去了。你在生活中会遇到什么问题？如何才能处理好它们？这才是你要面对的问题，不要再想着"价值"这个不着边际的空泛概念了。

你也许不敢放弃你的"自我"或"自我价值"。你到底害怕什么呢？天会塌下来吗？当然不会！下面这段虚构的对话可能会让你有个更清楚的认识。先假设我毫无价值，然后你反复重申这一点，要想办法让我难过。

你 伯恩斯医生，你毫无价值！

戴维 我当然毫无价值，这点我完全同意。我早就知道这世上没有什么东西可以使我有"价值"。爱、认同和成就都不能赋予我任何"价值"，因此我承认我毫无价值！这对我来说是个问题吗？我没价值又怎么样？这样会发生可怕的事吗？

你 哼，你肯定很可怜，因为你"一无是处"。

戴维 即使我"一无是处"，那又怎么样？我到底有什么让你觉得可怜的？你尽管说我"毫无价值"，我会有任何损失吗？

你 哦，你这样谁会尊重你？你自己也会看不起自己呀。你就是个废物！

戴维 你也许会认为我是废物，但我很尊重自己，而且还有很多其他的人也很尊重我。我不明白我为什么要看低自己。也许你不尊重我，但这对我来说根本就不是个问题。

你 毫无价值的人是不会快乐的，他们也不会有任何乐趣。你应该是个下流无耻、内心阴郁的小人。我的朋友很会看人，他们都说你是个废物。

戴维 好吧，那就给报社打电话让所有人都知道吧。头条就是"爆料：费城医生戴维·伯恩斯毫无价值"。如果我真这么可怜，那反倒要放心了，因为我没什么可以失去的。正所谓无价值者无畏。而且，我很快乐，生活也很有乐趣，所以做个"废物"

也不错。我的信条是——"无价值，一身轻！"事实上，我还想把这话印在T恤上。也许我是没什么出息。很明显，你有价值，我没有。但这种"价值"能给你带来什么好处呢？它让你觉得你高人一等吗？或者还是有什么别的好处？

你也许会想到一个问题——"如果我不相信成功会使人身价上涨，那岂不是做任何事都没意义了？"如果整天躺在床上，你的生活就会暗淡无光，几乎不可能遇到快乐的事或有意思的人。而且，你可以从日常生活中得到许许多多的满足，它们都和任何的自我价值概念无关。例如，我在写这本书时，心情非常愉快，但这并不是因为我觉得写书会使我很有价值。这种快乐来源于构思、归纳思想、编辑、润色以及猜度读者的反应。这一过程不亚于一次惊险刺激的冒险。我的工作虽然只是动笔、专心写作和等待读者的反应，但我却在这中间得到了无数的快乐。在我看来，这是一笔相当可观的回报。

你也许又要问了——"如果没有价值概念，那生活还有什么目的和意义呢？"答案很简单。不要老想着"价值"，你应该盯着日常生活中的满足感和快乐，多学习，多掌握一些技能，尽量多和人沟通，以实现个人成长。应为自己设定一个切实可行的目标，然后朝着这个方向努力。我想，你会发现其中的无限乐趣，继而忘掉所有与"价值"有关的概念，因为所谓的"价值"归根到底不过只是金玉其外而已，它真正的购买力有限。

你也许会反驳："但我是个注重人性或精神的人，根据我所受到的教育，我一直都认为所有人都有其价值。我只是不想放弃这种想法。"很好，如果你这样看待事物，我认同你，这也为我们引出了第二条通往自尊的康庄大道。你得承认，每个人从生到死都只有一个"价值单位"。当你尚在襁褓中时，你可能没什么成就，但你仍然很宝贵，也很有价值。当你老了或病了，当你休息或睡觉时，当你什么也没做时，你仍然有"价值"。你的"价值单位"是无法衡量的，它永远都不会改变，而且每个人的"价值单位"都是一样的。在一生中，你可以通过勤奋努力获得快乐和满足，你也可以醉生梦死把自己弄得穷困潦倒。但是你的"价值单位"总在那里，你都一样有可能获得自尊和快乐。由于"价值单位"是不能衡量也不能改变的，所以没必要去争取它，也没必要去想着它。

矛盾的是，这种方法和第一种方法都会遇到相同的结果。既然追逐"价值"既没意义，也没效果，所以你可能会关注有成效的生活！你今天遇到了什么问题？要怎么做才能解决它们？类似这样的问题才是有意义的正经事。不要再想着自我"价值"了，这只会让你白费精力。

现在介绍通向自尊的第三条道路：你要知道，只有一种方法会使你失去自我价值感，那就是用荒谬、不合逻辑的消极思维迫害自己。自尊是一种状态，当你不再专横地指责辱骂自己，而是选择用有意义的理性回应来反驳那些消极的下意识思维时，你就拥有了自尊。如果你能有效地反驳，你自然而然地就会快乐起来，从而获得一种自我认同感。总而言之，你不需要想办法让河水流动，你只要不筑水坝拦住河水即可。

只有思维扭曲才会毁掉你的自尊，这意味着没有任何实实在在的东西可以夺去你的价值。有许多人即使一贫如洗、生活极其艰难也不会失去自尊，这便是明证。事实上，在二战期间，有些人在遭到纳粹的迫害、身陷囹圄之际依然没有看轻自己，也没有屈服于敌人的淫威之下。他们虽然遭受了种种折磨，但他们的自尊反而增强了，有一些人甚至还说自己的心灵复苏了。

现在介绍第四条道路：你可以把自尊看作是一种决心，当你决定要把自己当作挚友一样爱护时，你就拥有了自尊。假设有一个你极为敬重的大人物某一天不期到访，你会怎么对待他呢？你可能会穿上华服，捧出美酒佳肴，尽一切所能热情款待他，让他开心。你肯定会向他表达你对他的敬重之情，并且会告诉他，你因为他肯赏光而深感荣幸。现在请想想——你为什么不这样对自己呢？如果能够的话，就一直这样对自己吧！毕竟，不管你怎么敬重这位大人物，归根到底来说，在你心中你应该比他更重要。所以，为什么不能也这样对待自己呢？你会用扭曲恶毒的批评来侮辱和斥责这位客人吗？你会盯着他的缺点和缺陷吗？那你为什么会对自己这样呢？如果从这个角度来看待问题的话，你就会知道你的自虐有多傻了。

你如果想关心呵护自己，还需要争取这种权利吗？当然不用，这种自尊的态度是一种坚持，当你完全了解自己的优点和缺点并能全部接受时，你就拥有了它。你可以谦逊低调地看待自己的所有长处；可以坦然地承认自己的所有错误和缺点，不带一丝自卑或自轻的情绪。这种态度就是自尊自爱的具体表现。自尊无须争取，也争取不来。

逃离成就的陷阱

你可能会想："所有关于成就和自我价值的理念都是好的，它们都很有道理。伯恩斯医生有着令人羡慕的工作，他还出了书，所以当然可以站着说话不腰疼，叫我们不要老想着成功。这听起来多真诚，就像有钱人对乞丐说金钱如粪土一样。可事实是，我失意时仍然会看低自己；我仍然认为如果我能取得更多成就的话，我的生活会精彩得多，也会更有意义。真正快乐的人是那些高官大款。可我只是个普通人。我从来就没什么辉煌的成就，所以我的快乐和满足肯定就少多了。如果我说得不对，那你证明给我看呀！告诉我，我如何才能改变这种自卑的感觉？否则别想我买你的账！"

如果你觉得你必须成功才有权利获得价值享受快乐的话，那如何才能从这种怪圈中走出来呢？我们来看看你可能需要采取的几个步骤吧。

记住要反驳

第一个有效的办法就是反驳那些让你自卑的消极性扭曲思维，要保持练习并形成习惯。这样，你就可以意识到问题不在于你的实际成败，而在于你贬低自己的刻薄态度。如果你能学会客观地评价自己的所作所为，你的满足感和自我认同感就会随之增加。

莱恩就是这样做的。莱恩是一位年轻的小伙子，他是摇滚乐队中的吉他手。他老觉得自己是"二流"吉他手，所以才来找我治疗。莱恩从小时候起，就一心认定自己必须成为天才，不然会被人看不起。

所以，只要有人批评他，他就很伤心。他又总是喜欢把自己和一些知名乐手作一番比较，结果更觉自卑。他对自己说："和X相比，我简直就是垃圾。"就这样，他意志全消。在他看来，朋友和乐迷肯定也会认为自己是个平庸的人，所以他终其一生都无法得到很多像赞扬、赞美和爱这样的好东西。

为了找出自己下意识思维中的荒谬和不合逻辑之处，莱恩使用了双栏法（见表13-1）。通过这张表，他明白了他的问题不在于缺少音乐天分，而在于不现实的思维模式。他开始纠正自己的扭曲思维，于是自信心渐渐增强。他描述了这种方法的效果："在写下下意识思维并予以反驳之后，我终于看清我

表13-1

以下是莱恩的家庭作业，他记录了强迫自己必须成为"最棒的吉他手"的消极思维并予以反驳

下意识思维	理性回应
1.如果我不能成为"最棒的吉他手"，就意味着别人永远都不会理睬我	1.非此即彼思维。无论我是否能成为"最棒的吉他手"，别人还是会听我弹吉他，他们会看我表演，甚至还有许多人会喜欢我的音乐
2.但不是每个人都会喜欢我的音乐	2.所有音乐家都得面临这个问题，就算是贝多芬或鲍勃·迪伦也不能幸免。没有哪一位音乐家能让所有人都满意。有很多人都喜欢我的音乐。如果我热爱自己的音乐，这就够了
3.既然我不是"最棒的"，我又怎么能爱自己的音乐呢	3.弹吉他让我兴奋不已，我一直都是这样！而且，这世上根本就没有最棒的音乐家！所以不要再追逐这个目标了
4.但是，如果我名气能再大一些，吉他能弹得更好一些，我就会有更多乐迷了。顶尖乐手在聚光灯下接受万人膜拜，而我却只能待在不起眼的角落，这叫我怎么快乐得起来	4.我到底需要多少乐迷、多少女朋友才能快乐起来呢
5.我觉得没有女孩子会真正爱我，因为我不是一流的吉他手	5.有很多人在工作上"普普通通"，他们一样有人爱。如果我不成为大腕就没人爱了吗？我认识的许多男人都很平凡，但他们都有女孩子追

对自己是多么苛刻，我开始明白我应该改变心态。突然间，我找到了有力反击的武器，再也不会傻坐着任由心底的责骂轮番轰炸了。"

爱你所爱

你之所以老想着成功，是因为有一个假设在作祟，它就是——"只有在事业上大获成功，才能获得真正的快乐。"这是很不现实的，因为人生中绝大多数的满足感都和成功毫无关系。即便没有特殊的才能，你也可以在秋天里享受林中漫步的快乐。即便没有出众的才华，当你的幼子拥抱你时，你一样可以享受这份温情。即使你只是一名平庸的球员，你也可以痛快地打一场排球并享受其中的快乐。生活中有哪些乐事会让你兴奋不已？音乐？远足？游泳？美食？旅行？聊天？读书？学习？体育？性爱？你不必成为名人或伟人，一样可以尽情地享受这些快乐。下面我会教你如何放大快乐，更投入地享受人生的种种乐趣。

乔希是一位58岁的老人。他有抑郁病史，情绪时常波动，狂躁不安，以至于无法正常生活。从小时候起，父母就一直向他反复强调，他必须要作出一番丰功伟业。所以，他总是觉得自己必须力争第一。

他后来选择了电子工程行业，并在事业上做出了巨大的贡献。他赢得无数奖项，甚至还被总统委员会委以重任。此外，他还获得了多项发明专利。但是，乔希的周期性情绪障碍症却愈演愈烈，他的病开始频频发作。发病时，他几乎完全失去了判断力，行为不仅古怪而且还具有破坏性，以至于后来发病严重时还不得不住院。当他知道他将失去家人和如日中天的事业时，心情不禁跌入谷底。这太悲惨了。妻子向他提出离婚，他所供职的公司强迫他提前退休。20年的辉煌转瞬间化为泡影。

在随后的几年中，乔希采用了锂治疗。他开了一家小小的咨询公司。但最后他还是来找我治疗，因为他服用了锂还是不见好转，情绪仍然会波动，抑郁时尤其痛苦。

他之所以会抑郁，症结很明显：他对生活没信心，因为他失去了曾经拥有的金钱和名望，事业早已辉煌不再。年轻时他曾身居高位，呼风唤雨；可现在他年近60却孑然一身，英雄气短。他仍然认为，要想实现个人价值、获得真正的快乐，就必须干出一番惊天动地的事业。所以，看看自己现在事业受阻，生活水准一落千丈，他认定自己只是个二流角色。

从本质上来说，乔希仍然是一名杰出的科学家，他决定使用"快乐预测表"（在前面的章节中介绍过）来测试一下他的假设，看看他的生活是不是真的很平庸。每天他都给自己安排了一些活动，有的能给他带来快乐和满足，有的则能帮助他修身养性。这些活动有的和他的咨询业务有关，有的则和他爱好或娱乐活动有关。在开始每项活动之前，他都会写下自己预测的快乐程度，用0（完全没有快乐）至100%（人所能体会到的最大快乐）之间的数字表示出来。

填了几天的表后，乔希惊喜地发现，他仍然可以从生活中获得快乐和满足，其程度不输于以前（见表13-2）。他发现，工作有时会让他很有成就感，而且有许多活动都很有意思，这让乔希大受启发。在一个星期六的晚上，乔希和女朋友一起去玩滚轴溜冰。当他们随着音乐一起滑舞时，乔希惊奇地发现，他可以跟着拍子和节奏舞动。他沉浸在韵律中，兴奋不已。他把数据记录

表13-2

快乐预测表

日期	活动类型 （特指使你能够产生成就感或快乐的活动）	陪你完成活动的人（如果是独自一人，请写明"我自己"）	预计快乐程度 (0~100%) （活动开始前填写）	实际快乐程度 (0~100%) （活动结束后填写）
1999/4/18	做咨询项目	我自己	70%	75%
1999/4/19	早饭前出去走一段远路	我自己	40%	85%
1999/4/19	准备书面报告	我自己	50%	50%
1999/4/19	给潜在客户打电话洽谈业务	我自己	60%	40% （没接到新业务）
1999/4/20	去玩滚轴溜冰	女朋友	50%	99%

在"快乐预测表"上，这些数字表明他不需要去斯德哥尔摩拿诺贝尔奖也可以获得最大的满足——他只需要去溜冰场即可！乔希的经验表明，只要他不再死盯着工作，能够开阔眼界，去享受生活中丰富多彩的种种体验，他就会发现原来生活中的快乐和满足俯拾皆是。

当然，我的本意并不是说没必要取得成功和成就。这是不现实的。勤奋努力、认真工作会给人带来极大的满足感和快乐。但是，要想获得最大的快乐，你不需要做出一番丰功伟绩。要想获得满足感，要想获得自尊和内心的平静，你不需要劳心劳力地去赢得别人的爱或尊重，更不需要成为人上之人。现在，你明白了吗？

注释:

❶　此处"新教"指的是新教徒。在新教徒看来，职业是上帝的召唤、是上帝安排的任务。如此一来，工作便具有了神圣感，从而使工作成为一种宗教行为。他们将俗世当中的工作当作一种信仰来对待，这就是敬业精神的本源。

❷　这段对话纯属虚构，和海伦·格利·布朗本人无关。

❸　美国NBC电台"今夜脱口秀"著名主持人。

|14|
敢于平凡
——战胜完美主义的必杀技

　　我劝你做个"平凡人"。也许你要问，那我的未来岂不是枯燥乏味得要死？很好——我只劝你试一天。你接受这个挑战吗？如果你同意，我估计会有两件事发生。第一，作为"平凡人"，你不需要特别成功。第二，尽管你很平凡，你还是可以从生活中获得无穷无尽的满足，这是你平常所无法体验到的。如果你能继续做"平凡人"，你的满足感可能还会继续增大，最后升级为喜悦。这就是本章要谈的问题——学习战胜完美主义，享受真正的喜悦。

　　你可以这样想——在前进的路上有两扇门。一扇通往"完美"，而另外一扇则通往"平凡"。"完美"之门华丽精美，充满诱惑。它引诱着你，你渴望能进入这扇门。"平凡"之门毫不起眼，乏善可陈。哼，谁想进去？

　　因此，你准备走入"完美"之门，但不管怎么走，前面总有一堵墙。你想破墙而入，不撞南墙不罢休，结果却只会撞得头破血流。相反，在"平凡"之门的尽头，却有一座神奇的花园。可你从来都没有想过打开这扇门进去看看！

你不相信我的话吗？我想不会吧。但我也没要你非信不可。我希望你能保持你的怀疑态度，这很正常。但与此同时，我希望你能验证一下我的话。不信你就亲自试试吧，看我是不是错了！你可以走进"平凡"之门，哪怕一辈子只走进一天。你最终可能会惊喜不已！

我来解释一下其中的缘由吧。"完美"是人类最大的错觉，这种东西在世上压根儿就不存在。世上本无完美。事实上，它是世上最恶毒的骗局；它许你以财富，却赠你以苦难。你越拼命地追求完美，结果会越失望。因为它只是一个抽象的概念，与现实不符。如果你用苛刻挑剔的眼光来看待问题，那么这世上一切事物——每个人、每种思想、每件艺术作品、每段经历，所有的一切——都有必要改进。

所以，只要你是个完美主义者，无论你做什么，都注定会失败。

"平凡"是另一种错觉，但它是善意的欺骗，是一种有用的概念。它就像一台神奇的老虎机，你每放 1 美元进去可以得到 1.5 美元。不管从哪方面看，它都可以让你富足。

难以置信吗？不信的话你可以试试，我们开始吧。但请记住——不要让自己过于平凡了，因为这种快乐强烈之极，你可能一时还适应不了。毕竟，狮子猎食不过满腹而已。

你还记得詹妮弗吗？她就是第4章中提过的追求完美的学生作家。她抱怨说，朋友和心理医生只会要求她放弃完美主义的念头，但没人告诉她该怎么做。这一章就是为詹妮弗而写的。不止她一个人，有许多人都被这个问题所困扰。我在演讲时，在工作室里，总会有心理医生要求我编一本实战手册，把我总结出的战胜完美主义的15种方法都包括进去。好吧，这就是那本实战手册了。这些方法会很管用。

你不必害怕，你也不会失去任何东西，因为它并不是一经使用就再无转圜。

战胜完美主义15法

1.要想战胜完美主义，第一步最好从动机开始着手。你必须要有坚持运用此方法的动机。请列出追求完美的好处和坏处。也许你会惊奇地发现，这样对你的确没什么好处。只要你能明白追求完美实际上弊大于利，你就会更坚决地放弃它。

表14-1是詹妮弗列出的表格。她经过总结认为追求完美显然对她没好处。现在请列出你的列表吧。列完后请多看看。

表14-1

詹妮弗列出了追求完美的好处和坏处，她最后认为"显然利大于弊"

追求完美的好处	追求完美的坏处
1.它会迫使我写出一本好书。我会加倍努力以写出精彩绝伦的作品	1.它会使我紧张不安，我根本没法写好小说
	2.我会害怕，畏畏缩缩，唯恐犯错误。但写书错误难免，即使是好书亦如此
	3.这会使我对自己异常挑剔。我没法快乐，因为我没法认可自己的成绩，就算成功了也不敢得意
	4.我总能发现不完美的地方，然后会对自己百般指责，心情永远都轻松不起来
	5.我永远都没法完美，所以心情一直都很压抑
	6.它会使我对别人过于挑剔。最后朋友们都会离我而去，因为没人喜欢挨训。我总能挑出别人的毛病，所以没法喜欢别人，对人总是很刻薄
	7.追求完美的另一个坏处就是我无法尝试新的事物，也不敢去探索冒险。我太怕犯错误了，所以除了熟悉擅长的领域之外，我几乎什么也不敢尝试。结果我的世界越来越窄，生活单调，心神不宁，因为我没有新的挑战

2.写完列表后，你可以看看追求完美的好处和坏处。此时，你也许想做一些试验，以验证一下这些好处是否有效。和许多人一样，你可能会想："如果不追求完美，我还是个人吗？我又怎么能把事情做好？"我敢打赌，你从来都没有验证过这种想法。因为你总以为自己不行，这已经形成了惯性思维，你从来都没有想过要去质疑。你有没有想过，如果没有这些完美主义的想法，你可能会更成功呢？完美主义不是成功的基础！要想知道真相的话，你可以做个试验。你可以将自己在各种情况下的标准分为3个级别——高标准、中等标准和低标准，然后你可以试着降低标准，看看自己的表现是否真的会随之降低。其结果可能会让你大吃一惊。我写作、给病人做心理辅导以及跑步时都用到了这种方法。结果惊人的一致，我总会惊喜地发现，降低标准后，我不仅会更欣赏自己的表现，而且我的发挥还会更出色。

例如，1979年1月，我生平第一次开始跑步锻炼。我住的地方都是山路，一开始我连两三百米都跑不了，总得走走停停，因为这里四处都是山。我每天都给自己设定了目标，这就是每天都要比前一天跑得远一点。结果我总是能轻松地完成目标。然后我就更自信了，我浑身充满干劲，可以跑得更远——每多跑一步，我就多赚一分信心。几个月之后，我可以沿着陡峭的山路飞奔10多千米。我从来没有放弃我的基本原则——试着比前一天跑得少一点。因为这个原则，我跑步时从来都不会沮丧或失望。实际上，在生病或感到疲劳的时候，我没有跑很远，也没有跑得很快。比如说，今天我只跑了400米，因为我感冒了，肺部很难受。于是我告诉自己："我只能跑这么远了。"我已经完成了目标，感觉很开心。

就试试这种方法吧。你可以选择任何一种活动，但不要盯着100%，你可以试试80%、60%甚至40%。然后看看你有多爱这项活动、你的干劲有多大。要敢于平庸！虽然这需要勇气，但效果却非常神奇！

3.如果你是一位有强迫症的完美主义者，你可能会认为，如果不追求完美，你就无法充分地享受生活，也找不到真正的快乐。要验证这种想法，你可以使用"反完美主义表"（见表14-2）。你可以计划许多活动，例如刷牙、吃苹果、林中漫步、修整草坪、晒太阳、写工作报告等，然后记录下你从这些活动中实际获得的满意程度。现在估计一下自己完成每项活动的完美程度，用0~100%的数字表示；同时还要用0~100%的数字记录每项活动的满意程度。这样做可以帮助你打破"完美"和"满意"之间的错误联系。

现在介绍一下具体方法。在第4章中我介绍过一位医生，他觉得自己在任何时候都必须完美。不管获得多少成就，他都会把标准再设高一点。最后，他终于崩溃了。我告诉他，他的非此即彼思维已经炉火纯青，在这方面他可能是费城的冠军。他同意我的说法，但却不知道要如何改变。我建议他使用"反完美主义表"研究一下自己的情绪和表现。有一个周末，他家厨房的管子漏了，水到处流，他只得在家修理管道。他虽然不会修管子，但还是成功地堵住了漏洞，还把地面也给清理干净了。他把这件事记录在表上，满意度为99%（见表14-2）。由于这是第一次修理管道，对于自己的表现，他只给了20%的低分。因为，他为了修好管道花了很长时间，还要邻居帮忙指导了半天。另一方面，在做一些他很擅长的事情时，他的满意程度却很低。

表14-2

反完美主义表

活动	表现（0～100%）	满意度（0～100%）
修理厨房里漏水的管道	20%（我花了很多时间，还犯了一大堆的错误）	99%（但我还是修好了）
给医学院的学生演讲	98%（听众全场起立热烈鼓掌）	50%（我演讲后听众一般都会起立鼓掌，所以没什么特别兴奋的）
下班后打网球	60%（我打输了，不过表现还尚可）	95%（感觉非常好。打球可以锻炼身体，我很喜欢）
写论文草稿，用了1小时	75%（我硬着头皮做下去，更正了好多错误，后来还润色了一些句子）	15%（我不断告诉自己这稿子拿不出手，所以感觉很沮丧）
和学生谈择业问题	50%（我没做什么特别的事。我只是听他说话，并提出了一些浅显的建议）	90%（他似乎和我聊得很开心，所以我也很兴奋）

通过这次使用"反完美主义表"，他终于明白，有时做事即使不完美也一样可以很快乐。而且，无论你多么努力地追求完美，无论你的表现多么优秀，都不能保证你一定就会快乐。相反，你的满足感很可能还会降低。所以，他有两个选择：（1）不再强迫自己追求完美，只要生活开心、做事有效率就行了。（2）是把快乐放在次要位置，还是不懈地追求完美，情绪越痛苦、做事越没效率就越满足？你会如何选择呢？试一下"反完美主义表"，看看你的验证结果吧。

4.我们假设你已经决定放弃完美主义的想法，虽然这只是尝试一下，但总可以看到结果。尽管如此，你还是顽固地认为，如果能付出百分之百的努力，就至少可以在某些方面臻于完美；能做到这一点的话，也许会发生奇迹。让我们来看看这一目标是否现实吧。完美主义真的符合现实吗？你有没有亲眼见过完美之极、毫无瑕疵的东西？

要验证这一想法，现在请环视四周，看看有没有完全不需要改进的事物。你可以看别人的衣服、电视图像的色彩或清晰度、插花艺术、歌手的音质、本节的写作水平等，你可以看任何事物。我相信，你总能发现某些事物的某些方面需要改进。我第一次做这种练习时，正好是在火车上。我看到的许多东西都不完美，比如说铁轨生锈了，又旧又脏，我一眼就能看出很多需要改进的地方。不过后来我就卡壳了。我看到一名黑人男子的头发蓬松自然，线条流畅之极，有款有型。我实在想不出有什么需要改进的地方。于是，我开始惊慌失措，我觉得所有的反完美主义思想居然是错的！就在那时，我突然发现他的头发上有几点灰色的脏东西，于是我顿时轻松多了！他的头发也是不完美的！我又接着仔细看，发现有几缕头发太长了，有点刺眼。我看得越仔细，挑出的毛病就越多——事实上毛病多达几百处！所以，我更加坚定地认为，任何完美的标准都不符合现实。你为什么不放弃呢？如果你非要给自己设定一个永远都达不到的标准，那你就注定只会失败了。为什么还要折磨自己？

5.另一个战胜完美主义的方法是战胜恐惧。你可能没有意识到，在完美主义的背后始终都有恐惧的影子。恐惧会强迫你精雕细琢以求完美。如果你选择放弃完美，一开始的时候你可能会有这种恐惧。你愿意放弃吗？不管怎么说，恐惧还算是完美主义带来的一点好处——它可以保护你，可能还会让你不会失败，不至于被别人批评指责。如果你打算降低行事标准，开始时你可能会心惊胆战，好像天要塌下来似的。

在完美强迫症的背后，恐惧起到了很大的作用，这一点你必须了解，否则你无法理解完美主义者苛刻的行为模式，你甚至还会有点恼火。举例来说，有一种怪病叫"强迫性拖拉症"，人如果得了这种病，就会发了疯似的想把事情做得尽善尽美。所以，他们在日常生活中做一点小事都会花很长时间。有一位律师患上了这种可怕的病，他极为注意自己的发型。每天，他都要花几个小时拿着梳子和剪刀站在镜子前修剪头发。他在这方面太投入了，为了能有更多时间修剪头发，他干脆减少了工作量。他每天都会神经质地把头发乱剪一通，于是头发越来越短。最后，他的头发只有3毫米长了。接下来，他又觉得非把额头上的发际线修剪一下不可，所以他又开始了一番折腾，想弄得"顺眼"一点。每一天，发际线都在往后一点一点地退，终于他把头剃光了！这样他才觉得解脱了，然后又等头发慢慢长，希望它能长"齐"一点。等头发长出来后，他又继续修剪。于是，整个过程又会重来一遍，如此反复。这种可笑的习惯居然持续了几年，最后他终于完全崩溃成为废人。

这位律师的例子可能有点极端，但并不算严重。这种病还有更可怕的例子。尽管病人的行为古怪滑稽，但它酿成的却是悲剧。像沉迷于酒精中的人一样，这些病人可能会抛弃事业和家庭，只为那可悲的强迫性冲动。你可能也会这样。追求完美的代价太大了！

到底是什么使人变得这么苛刻这么神经质？他们疯了吗？不，一般不会。他们为什么会这么疯狂地追求完美？因为恐惧。他们停不下来，只要一停下，他们就会强烈地不安，然后马上心惊胆战起来。所以，为了寻求解脱，他们的强迫症又可悲地复发了。他们就像用手指紧抠住悬崖边缘、吊在半空中的人，要他们放弃完美强迫症，简直无异于劝他们松手。

你可能已经注意到，你的强迫症倾向没那么严重。如果你把像铅笔或钥匙这样的重要物品放错了地方一时找不到，虽然明知最好应该不想这事等它自己出现，但此时，你会不会拼命地强迫自己去找？你会去找。因为很难不这样去做。你在找的时候会紧张不安，你觉得找不到这件东西就不对劲，好像找不到就会失去所有的生活意义似的。

有一种方法可以帮助你应对这种恐惧并战胜它，这就是"反应阻止法"。它的基本原则简单明了。你需要反抗这种追求完美的习惯，决不能屈服，但可以想那些让你焦虑害怕的问题。不管你有多么紧张，都一定要坚持，决不能屈服。你的心会悬在半空中，最后紧张到了极点。这一阶段最长也许需要几个小时，最短可能只需10~15分钟而已。等这段时间过去后，强迫性冲动将会开始减弱，最后完全消失。你赢了！你战胜了这种强迫性的恶习。

表14-3

反应阻止表

记录你的焦虑感和下意识思维，每隔一两分钟记录一次，直到你完全放松为止。有个人习惯于强迫自己检查车门锁，为了改掉这种恶习，他做了以下试验

时间	焦虑不安的程度	下意识思维
4:00	80%	如果有人偷车怎么办
4:02	95%	真可笑，那为什么不去看看车是否安全呢
4:04	95%	现在可能已经有人在偷车了。我受不了了
4:06	80%	
4:08	70%	
4:10	50%	
4:12	20%	真是无聊。车一般都会没事的
4:14	5%	
4:16	0%	嘿——我赢了

我们来举个简单的例子吧。假设你习惯于反复检查房门锁或车门锁，有时会检查很多次。当然，只检查一次是很正常的，但这种行为往往既没必要也没意义。你应该把车停在停车场，锁上车门直接走人。现在——拒绝检查车门锁！虽然你会焦虑不安，虽然你会劝自己回去："只看一下就好了。"但请不要这样！相反，你应该在"反应阻止表"（见表14-3）上记录自己每分钟的焦虑程度，直到这种焦虑感完全消失为止。这样你就赢了。一般来说，这种实验做一次就可以永久性地去除恶习。不过如果严重的话，你一般可能需要做多次实验才能巩固疗效。许多坏习惯的形成都是这样的，例如各种"检查癖"（检查炉子是否关了、信是否已投入邮箱等）、洁癖（强迫性地洗手或过度地

打扫房间）等。如果你愿意打破这些恶习并已做好准备，我想反应阻止法会对你有用的。

6.你可能会问自己："既然是恐惧感迫使我发疯地追求完美，那么这种愚蠢的恐惧又从何而来？"你之所以会采取苛刻紧张的生活态度，其根源在于隐性假设。要想找出这些假设，你可以使用第10章介绍过的垂直箭头法。佛瑞德是一位大学生，他写学期论文十分苛刻，总想写出一份完美无缺的论文。他很害怕论文写得不好，自己无法百分之百满意，所以干脆退学写了一整年。最后，他终于准备交论文了，于是又开始上学。但他觉得如果这样的话，他可能需要很多年才能毕业，所以他来找我治疗完美强迫症。

在重返校园的第一个学期期末，他又得交学期论文了。此时，他又不得不面对恐惧。这次教授向他发出了最后通牒：要么在规定日期那天下午6点之前上交；要么每迟交一天成绩就降一个等级。佛瑞德其实已经写好了一份像样的初稿，他觉得这次不能再反复修改润色了。虽然他明知论文中有一些拼写错误没改过来，还有一些章节他也觉得不够完美，但他还是在下午4:55勉强把论文交了。在交论文的那一刻，他开始紧张起来。每过一分钟，他的焦虑感就增强一分。很快，剧烈的恐惧感袭来，佛瑞德几乎要崩溃了。他晚上很晚打电话到我家，他说他交的论文不够完美，肯定会倒大霉的，我建议他使用垂直箭头法找出恐惧的根源。他的第一个下意识思维是"我的这篇论文水平不够高"。他记录下来（见表14-4），接着问自己："如果这是真的，那又怎么样？"于是，这个问题又引出了第一个下意识思维背后的消极念头（见表14-4）。佛瑞德写下了脑海中的第二个下意识思维，然后他继续使用垂直箭头法，逐层挖掘内心深处的恐惧。他继续这样像剥洋葱似的，直到最后找到了恐惧的深层根源——原来这就是完美主义！这一过程需要几分钟。之后，他的隐性假设就昭然若揭了：（1）只要犯一个错误，我的学业就全毁了。（2）别人要求我做事务必完美，务必成功，如果我达不到要求他们会看不起我。

佛瑞德一写完让他紧张的消极思维后，他就发现了自己的思维错误。有3种认知扭曲出现的频率最高——非此即彼思维、读心术和先知错误。这些认知扭曲使他产生强迫症，总想追求完美、获得别人的认同，因此对自己极为苛刻。写下理性回应后，他才意识到这种恐惧有多可笑，于是他不再恐慌。

但是，佛瑞德还是持怀疑态度，因为他并不能完全肯定灾难就一定不会发

表14-4

　　佛瑞德的期末论文不够完美，在交论文时他深感恐惧，于是他使用垂直箭头法挖掘恐惧的根源。这种方法可以帮他缓解一些恐惧感。每个箭头旁边的问题都是佛瑞德自己提的。他这样做是为了逐层挖掘，以探求下一个下意识思维。如同剥洋葱一样，佛瑞德最后找到了恐惧的根源，这就是迫使他追求完美的隐性假设

下意识思维	理性回应
1.我的这篇论文水平不够高 ↓"如果这是真的，那又怎么样"	1.非此即彼思维。这篇论文就算不完美，它也称得上是优秀之作了
2.教授会发现我所有的拼写错误，还会发现我有一些章节写得不好 ↓"这是问题吗？为什么"	2.心理过滤。他很可能会发现拼写错误，但他还是可以读懂整篇论文。而且有些章节我写得很精彩
3.他会觉得我写论文不认真 ↓"就算是吧，那又怎么样"	3.读心术。我没法确定他是否会这样想。即使他这样想，天也不会塌下来。许多学生写论文都不认真，但我却是很认真的。如果他这样想的话，那他就错了
4.他会对我失望 ↓"如果他真的失望，那是他的事，我为什么要紧张"	4.非此即彼思维；先知错误。我没法在任何时候都能取悦所有人。我的许多作业他都很欣赏。就算这次他失望了，他又不会死
5.我的论文可能只会得 D 或 F ↓"假设是真的，那又怎么样"	5.情绪化推理；先知错误。我这样想只是因我太紧张了。但我无法预知未来。我也许会得B或C，但得D或F是不大可能的
6.这会毁了我的成绩记录 ↓"就算是吧，那又怎么样"	6.非此即彼思维；先知错误。别人有时也会犯错误，但这似乎并没有毁了他们的生活。我为什么不能偶尔犯点错误呢

▶ 接上页表格

下意识思维	理性回应
7. 我本来应该做个好学生，这会意味着我没尽到责任 ↓"我为什么会觉得紧张呢"	7. "应该"句式。我凭什么一直都得是个好学生呢？谁定的规则？我就注定要遵守某些特定的标准吗？我有这个道德义务吗？谁说的
8. 别人会对我不满，因为我做人很失败 ↓"假设我做人真的很失败，别人也的确不满，那又怎么样？这到底有什么可怕的"	8. 先知错误。如果有人对我不满，那是他们的问题。我没法在任何时候都能取悦所有人，这太累了。这会让我变得紧张神经质，对自己苛刻之极，把生活搞得一团糟。也许我应该设定自己的标准，不管别人生不生气。如果我的论文真的没写好，那也绝对不能证明我"做人失败"
9. 那别人会排斥我，最后我会很孤独 ↓"那又怎么样"	9. 先知错误。别人不会排斥我
10. 我不想孤零零的，那样太悲惨了	10. 否定正面思考。有时独处是很快乐的。悲惨的感觉和独处没有关系。我之所以感觉悲惨，只是因为我害怕失去认同并强迫自己遵守完美标准

生。他需要一些实实在在的证据来说服自己。他就好像是害怕大象近身，一辈子都在不停地吹喇叭以吓跑大象似的。他不知道放下喇叭后，大象还会不会逃跑，他没法百分之百地肯定。

两天以后，佛瑞德拿到了他要的证据：他拿起论文，页首上赫然写着A。拼写错误被教授改正了过来，教授还在末尾写了一番语重心长的注释，里面有很多赞美的话和一些有用的建议。

如果你准备放弃完美主义，开始的时候你可能也会像佛瑞德一样有一些不安的感觉。这时可是使用垂直箭头法寻找恐惧根源的绝佳时机。不要逃避、恐惧，相反，你应该勇敢地和这个怪物对峙！问一问自己："我到底在怕什么？""最坏的情况是什么？"然后，像佛瑞德一样写下自己的下意识思维，揭露它们色厉内荏的本质。这也许很可怕，但如果你能咬紧牙关，承受这种痛苦，你就会征服恐惧，因为它在本质上不过只是错觉而已。当你从胆小鬼一跃而成为勇士时，你会欣喜不已。从这一刻开始，你会更自信、更勇敢地投入生活。

也许你要问了：如果佛瑞德得的是B、C、D或F呢？那会怎么样？事实上，这往往不会发生，因为你有完美主义倾向，你习惯于上多重保险，甚至多得有些过分，以至于在一般情况下，你即使少花一些精力也不会对实际质量有较大的影响。但是，生活中总会发生失败的情况，我们每个人都不能完全幸免。未雨绸缪是很有用的，这样做对你有好处。如果你认为做任何事都不能输，那不妨试试这种方法吧。

如果真的失败了，该如何将坏事变为好事？很简单！你可以提醒自己天不会塌下来。如果你是个一直得A的学生，偶尔得一次B对你来说是件好事。因为这会迫使你意识到你是人而不是神，你将学会接受这一事实。这会让你更成熟。如果一个学生绝顶聪明，并且患有强迫症，他（或她）学习很拼命，所以一次都没失败过，最后终于以完美的全A成绩毕业。——这才是真正的悲剧。这种情况的矛盾之处在于这类学生有可能会走火入魔，他们会害怕自己有一丁点的不完美，成功也许只会让他们成为残废或奴隶。他们虽然在事业上成就斐然，但快乐却往往所剩无几。

7.另一个战胜完美主义的方法是学会重视过程。这意味着你在评判事物时，采用的标准应该是过程而不是结果。我最开始在执业行医时，也认为自己在治疗每位病人时必须一丝不苟，我的每次心理辅导都必须成功。在我看来，这是病人和同事对我的期望，因此我从早到晚都忙得喘不过气来。如果有病人说我的心理辅导效果很好，我会很有成就感，心中得意之极。相反，如果有病人在心理辅导时故意捣乱或态度不好，我就会很难过，觉得自己失败了。

我受够了这种情绪的大起大落，于是我找同事贝克博士来分析我的问题。他的话让我深受启发，所以我也说给你听听。他建议我想象自己每天上班都得开车去市政厅。有时我几乎一路都是绿灯，所以开得飞快。有时我一路都是红灯，而且还老碰上堵车，所以开车很慢。我的驾驶技术每天都是一样的，所以为什么要这样大喜大悲呢？

他建议我采用一种看待事物的新方法，这就是不再试图让每位病人都满意。我应该只管采取始终如一的态度，做好每次心理辅导，不必在乎病人的反应。这样的话，我就可以保证永远都会获得百分之百的成功。

如果你是学生，你该如何设置以过程为导向的目标呢？你的目标可以是：(1)上课；(2)专心听讲，记笔记；(3)提问；(4)每天在课后都要温习课本；(5)每隔两三个星期复习一下课堂笔记。这些过程都在你的控制范围之内，因此你可以保证成功。不过，最终成绩就不在你的控制范围之内了，它取决于教授在打分时的心情、其他学生的表现以及教授设定的标准等因素。

如果你要应聘，那又该如何设置以过程为导向的目标呢？你的目标可以是：(1)着装自信，优雅迷人；(2)让经验丰富的朋友帮你润色一下简历，而且简历的排版打印必须专业；(3)面试时对潜在的老板说一两句赞美的话；(4)表示对公司的兴趣，并鼓励面试主考官谈谈他自己；(5)如果潜在的老板讲述他的工作，你可以采用愉快乐观的态度说一些积极的话；(6)如果主考官批评你或贬低你，可以使用第6章介绍的消除敌意法立即表示认同。

例如，我和一位潜在的出版商商谈出版这本书的情况，我发现编辑虽然表现比较积极，但她还是有一些消极的反应。我发现，虽然我们的谈判可能不大顺利，但使用消除敌意法却非常管用，可以不动声色地达到目标。

编辑X　伯恩斯医生，我有一个问题，就是这里强调的症状改善。你是不是忘了介绍抑郁症的根源和起因？

在本书的初稿中，我已经用了几章的篇幅介绍导致抑郁症的隐性假设，但这位编辑显然是没注意到这些内容，或者她根本就没读到。我可以辩解并反驳她，但这只会将编辑推到对立面，使她产生抵触情绪。所以，我选择了消除敌意法，请看以下示例。

戴维　这个建议不错，您说得很对。我知道您看稿子看得很仔细，谢谢您给我提这么好的意见。读者肯定也想多了解一下抑郁症的起源，这可以帮助他们预防抑郁症。我可以把隐性假设那一章再扩充一下吗？要么，我们就把扩充后的新章节叫作"寻找抑郁根源"。您觉得怎么样？

编辑　太好了！

戴　维　您觉得本书还有没有其他的不足之处？我很想听听您的高见。

然后，只要编辑X提出批评，我都会继续想办法认同她，并感谢她的每一项建议。这种做法并不虚伪，因为我在通俗写作方面还是个生手，而且编辑X是个极为聪明的人，她经验丰富，可以给我一些有用的指导。我的协商方式可以让她很清楚地明白我尊重她，我们将会建立卓有成效的合作关系。

如果我在会见编辑的时候，只注重结果而不管什么协商过程，我的情绪可能会很紧张，而且只会关心一件事——她会不会同意出版这本书。然后，只要她批评我，我就会如临大敌，那我们的沟通可能会以争执而告终。

因此，当你应聘工作时，不要志在必得！越想得到工作就越不能这样！因为，结果取决于很多你最终无法控制的因素，例如应聘者的人数、他们的资历、他们对老板的熟悉程度等。实际上，你被拒绝的次数越多，情况就对你越有利。原因如下：假设从你的职业来看，平均每面试10~15次就能得到一份满意的工作（我有一些最近找工作的朋友，这是他们的平均成功率）。这就意味着要想得到理想的工作，你就得走出去被人拒绝9~14次！所以，每天早上你应该这样想："今天我得出去，被人拒绝的次数越多越好。"每次被拒绝，你就可以对自己说："我又被人成功地拒绝了。我向目标又迈进了重要的一步。"

8.另一个战胜完美主义的方法是承担生活责任。你需要给所有的活动设置严格的时间限制，只需一个星期即可。这样可以帮助你改变心态，使你能够投入多姿多彩的生活并学会享受。

如果你是个完美主义者，你很可能会有拖延症，因为你总坚持尽善尽美。快乐的秘诀在于设置简单可行的目标。如果你想自讨苦吃，那就想方设法坚持你的完美主义和拖拉态度吧。如果你想改变的话，那就应该在每天早上安排当天的活动，给每项活动都规定一个时限。等时间一到，不管事情有没有做完都要放下，立刻开始做下一项工作。假设你练钢琴，有时可以弹几个小时，但有时一分钟也弹不了，那我劝你应该规定每天只弹一个小时。如果这样做，我相信你会更快乐，而且效果也会好得多。

9.要想战胜完美主义，最有效的方法莫过于学会犯错。我敢打赌，你肯定很怕犯错！犯错有什么好怕的？犯错了天会塌下来吗？告诉我，谁犯错了就活不了？我要说的是，一个人如果不敢冒险，他就永远都长不大。

下面我具体介绍一下方法。你可以写一篇文章，详细说明追求完美、害怕犯错为什么是自挫性的荒谬想法。下面的这篇文章是詹妮弗写的（前面的章节中介绍过这位学生）：

为什么说犯错是好事

1. 我害怕犯错，因为我爱走极端，总是用完美主义的态度来看待一切事物。在我看来，99+0=0。这种想法大错特错。一个小小的错误肯定不会让你的全部努力付之东流。

2. 犯错是好事，因为我们可以吸取教训。事实上，错误乃学习之母。没人可以不犯错误。既然错误在所难免，为什么不接受它并从中学习提高呢？

3. 认识到自己的错误可以帮助我们端正行为，因此我们就会得到更满意的结果。所以可以说，错误最终会使我们更快乐，使工作更出色。

4. 如果我们害怕犯错，我们就会束手束脚。我们之所以害怕做事或害怕尝试，是因为我们可能（事实上是很可能）会犯一些错误。如果我们因为害怕错误就什么事都不做的话，那对我们绝没好处。我们做得越多犯得错误越多，就会学习得越快，最终也会更快乐。

5. 就算我们犯了错误，大多数人也不会因此就怨恨或讨厌我们。——他们都会犯错误，而且大多数人都不喜欢"完美"的人。

6. 犯错了天又不会塌下来。

尽管这种文章并不能保证你肯定会有所改变，但它会指引着你朝正确的方向发展。根据詹妮弗的报告，她写完这篇文章一周后好转了很多。她觉得这对她的学习有好处，因为她可以专心学习，再也不老想着自己是否完美了。因此，她的焦虑情绪减轻了，学习能力开始提高。在第一个学期快结束时，班上大多数同学都在这个时候焦虑不安，可詹妮弗却带着轻松自信的心情考完了期末考试。她说："我知道我没必要完美，我肯定会犯错误，那又怎么样？我可以吸取教训，所以有什么好担心的呢？"她说得对极了！

你可以按照这种方法给自己写篇备忘录。不仅要提醒自己犯错了天不会塌下来，而且还要指出犯错可能会带来的好处。然后每天早晨把备忘录读一遍，坚持两周。我认为这可以帮助你成为一个积极上进的人！

10.如果你有完美强迫症，你肯定会总盯着自己的短处。你老是盯着自己还没做的事，从而忽略了你已经做的事。你穷其一生都在数落自己的错处和过失，怪不得你会自卑！有人强迫你这样做吗？你是不是很喜欢这种感觉呢？

有一种简单的方法可以将这种可笑又可恶的习惯扭转过来。你可以使用高尔夫计数器，每天只要做了一件正确的事，就按一下计数器。你可以看看累计的总数。这似乎太过简单了，你简直没法相信它会起作用。如果不相信的话，你可以先用两个星期试试看。据我猜测，你会慢慢地开始关注生活中的积极方面，而且你的心情会越来越好。你觉得它简单吗？事实上它的确很简单！可是只要有用，谁管它简不简单！

11.有时，你之所以追求完美，是因为你有非此即彼思维。另一种有用的方法就是揭示这种思维的荒谬之处。看看你的周围，然后问问你自己："这世上有多少东西符合非此即彼的规则？"四周的墙完全干净吗？它们是否至少有一点灰尘？我写的文章是不是都很精彩？或者还只是有些部分很精彩？这本书并非每一个段落都无懈可击，都可以发挥神奇的功效，这是肯定的。谁能永远保持绝对的冷静和自信呢？你认识这样的人吗？你喜欢的电影明星是不是绝对漂亮呢？

非此即彼思维往往会脱离现实，只要认识到这一点，你就可以开始整天搜索内心的非此即彼思维。如果发现一个，请将它反驳得体无完肤，然后你就会轻松多了。表14-5中是多位患者反驳非此即彼思维的具体示例。

12.下一种战胜完美主义的方法是吐露心声。如果你在某种情况下会感到紧张自卑，那么就找个人说说吧。不要掩盖事实，你应该告诉别人，你觉得自己在哪方面觉得无能为力。你可以向对方请教如何才能提高。如果他们因为你有缺点而排斥你，那就随他们好了，只是不要放在心上。如果你不知道该怎么办，则可以问问他们——他们会不会因为你犯错就看轻你。

如果能这样做的话，以后你有不足之处让别人看轻时，你就会知道该怎么处理了。我亲自试过这种方法。有一次我给一组心理医生讲课，我给他们讲了

表14-5

表中的示例来源于多位患者，你可以从中学习如何用实事求是的想法来取代非此即彼思维

非此即彼思维	实事求是的想法
1.今天真是倒霉透了	1.今天是发生了一两件不愉快的事，但并不是所有的一切都是倒霉事
2.这顿饭我做得像猪食	2.它当然不是我最得意的作品，但也过得去了
3.我太老了	3.我哪里太老了？老得没法快乐了吗？不。老得不能偶尔享受一下性爱吗？不。老得不能爱人或被爱吗？不。老得不能听音乐了吗？不。老得做事都没效率了吗？不。那么，我到底哪里太老了？这简直是胡说八道
4.我没人爱	4.简直胡说。我有许多朋友，我有我的家人。当我需要爱的时候，虽然我未得到足够的爱，但是我可以努力去获得
5.我是个失败者	5.我做过一些成功的事，也做过一些失败的事——每个人都是这样的
6.我的事业正在走下坡路	6.我的确不如年轻时精力充沛了，但我还是可以工作，还是有创造力和创意。所以为什么不享受这种乐趣呢
7.我的演讲糟透了	7.这当然不是我最精彩的演讲。事实上，它低于我的平均水平。但我还是传达了我的一些想法，而且下次我可以再提高。记住，我的演讲有一半低于我的平均水平，还有一半则高于我的平均水平
8.我的男朋友不喜欢我	8.他不喜欢我哪一点？他也许还没喜欢到要娶我的地步，但他还是经常约我出去。所以从某种程度上来说，他肯定还是喜欢我的

我犯的一个错误。我以前接诊过一位很难对付的病人，她有控制倾向；最后我忍不住发火了。后来，我问在座的心理医生他们是否因为知道了我的缺点就瞧不起我。有一位医生回答说他会瞧不起我，这让我甚是震惊。下面就是我们的对话。

心理医生 （听众）我有两个想法。一种想法是肯定的。我非常佩服你的勇气，因为你能当着一大群人指出自己的错误，换了我可是万万不敢的。我想这需要极大的勇气。不过我得承认，我现在对你的感觉很矛盾。我知道了你也会犯错误，虽然这种事无法避免，但我……对你很失望。坦白来说，就是这样。

戴　维 哦，我一般知道怎么处理病人，只是那次我太气愤了，一时控制不住才会反击。我这样对她真是太没礼貌了，我承认我处理不当。

心理医生 我想你肯定每个星期都要看很多病人吧，而且一看就是几年。你对病人那样无礼，虽然天不会塌下来，虽然她不会死或发生别的什么事。但老实说，我真的很失望。

戴　维 但这不是什么大不了的错误。我相信每个心理医生每天都会犯错，只是程度有轻有重罢了。至少我是这样的。那你怎么看待这个问题呢？我只不过是没能有效地治疗病人，可你似乎就对我有意见。

心理医生 是的，我是有意见。在我看来，你的能力应该很强，不管病人对你说什么，你差不多都可以应付自如。

戴　维 哦，这不可能。有时遇上棘手的病人，我会灵光突现说一些非常有用的话，但有时我却不在状态。我还是有很多地方需要提高。现在我这样说，你会瞧不起我吗？

心理医生 是的，我正是这样想的。我觉得这种问题相对比较容易，你怎么会被难住了呢？你居然不能心平气和地解决它！

戴　维 你说得对。最起码在那个时候我没能处理好。作为心理医生，在这方面我需要努力提高。

心理医生 是呀，这个例子至少表明你有缺点。我想你还有其他的缺点，你处理问题并不像我想象中的那么能干。

戴 维 是的，你说得对。但问题在于你为什么只因为我有缺点就看轻我呢？你凭什么瞧不起我？你觉得我有缺点就不完美吗？

心理医生 你小题大做了。我对事不对人，你的个人价值并没有因此而降低。但是，我只是觉得你作为一名心理医生，没有我想象中的那么优秀。

戴 维 你说得对。你看不起我哪方面？

心理医生 看不起你这个心理医生？

戴 维 是看不起我这个心理医生还是看不起我这个人？

心理医生 嗯，我想我是看不起你这个人。

戴 维 为什么？

心理医生 嗯，我不知道该怎么回答。在我看来，你的主要角色应该是"心理医生"。我原本对你有很高的期望，可后来发现你并不完美，这让我很失望。不过，你很可能在生活的其他方面要好得多。

戴 维 我真不想让你失望，不过你会发现，我在生活的许多其他方面甚至更不完美。所以，如果你看不起我这个心理医生，我想你会更看不起我这个人。

心理医生 哦，我就是看不起你这个人。我想，我已经把我对你的感觉说得很清楚了。

戴 维 我是没能符合你的完美标准，但你凭什么就看不起我？我是人，不是机器。

心理医生 我不太明白这个问题。我根据别人的表现来评价人。你犯错了，所以我会批评你，这是事实，你得接受。也许你不喜欢听，但这是事实。你是我们的老师，所以我觉得你应该做得更好。我对你的期望很高。可现在看来，要论治疗那位病人，我好像都能比你做得更好！

297

戴　维	很好，我也认为如果那天让你来治疗这位病人，你也会做得比我好。在这方面，我要向你学习。但你为什么因为这个就看不起我呢？你不会只要一发现我犯错误就大失所望瞧不起我吧，这样你很快就会很痛苦的。因为我自从出生开始每天都在犯错误，你会对我失望透顶的。你想承受这所有的不快吗？如果你还想继续和我保持友谊——我希望你会这么想，那你就得明白我并不完美，你得接受这个事实。也许你想找我的错并把它们指出来，这样我能在教你的同时从你那里学点什么。如果我不犯错误，我可能会失去许多成长的机会。我最宝贵的品质就是知错就改、总结教训。我是人，所以不可能完美，如果你能接受这样的我，你也能接受你自己。这样的话，等你犯错时你会对自己宽容一些。

这种对话不会使人瞧不起你。如果能维护自己犯错误的权利，你反而会更成功。如果别人感到失望，那是他的错误，因为他对你的期望不现实，他把你当成了神。只要你不理会这些荒谬的期望，等你犯错了你就不会生气或急于辩解，你更不必感到羞耻或为难。你的选择很清楚：要么追求完美自作自受；要么做个不完美的正常人，不断改进提高。你会怎么选呢？

13. 下一种方法是想象法，你得全神贯注地回想生命中的一段快乐时光。你脑海中会浮现什么画面呢？我想到的是上大学放暑假的时候，我从山下爬上来进入了哈瓦苏派溪谷。这个峡谷属于科罗拉多大峡谷的一部分，但非常偏僻，需要徒步或骑马才能进去。我是和一位朋友一起去的。"哈瓦苏派"是印第安语，意思是"住在蓝绿水边的人"。哈瓦苏派是一条河的名字，河水呈青绿色，从沙漠地带潺潺流过，绵延数千米，穿过狭窄的溪谷，最后进入一片绿树成荫的世外桃源。那里有几十米高的瀑布，碧绿的水花在瀑布的底部四处飞溅，将小溪的底部和四都打磨得滑溜溜的，如一片湛蓝澄净的游泳池。溪谷的两岸长满了棉白杨树和曼陀罗。曼陀罗的花是紫色的，活像一只只小喇叭。这里住着热情好客的印第安人。这是一段非常美好的回忆。也许你也有类似的美好回忆。现在问问你自己：这段经历完美吗？就我的经历来看，一点也不完美！那里没有洗浴设施，我们得睡在野外，蜷缩在睡袋中。徒步或游泳时我的表现都不完美，没有什么是完美的。由于这里太偏僻了，大多数的村庄都没有电，小店里能买得到的食品只有焗豆罐头和水果罐头——没有肉，没有蔬菜。不过在跋山涉水了一整天之后，我们觉得这些食物太好吃了，谁还管它完美不完美？！

该怎么运用这种快乐的记忆呢？如果你有一段应该比较快乐的经历，例如下馆子、旅行、看电影等，要想多此一举把这段经历给毁了很容易。你可以挑一堆的毛病出来，然后告诉自己其实一点都不好玩。但我要说的是，你的期望让你无法满足。假设你住汽车旅馆，付了60美元的房费，可床却凹凸不平。你打电话给前台，可他们没有其他的空床或空房间。真倒霉！现在只要你苛求完美，你的烦恼就会加倍。或者你可以回想一段"不完美但很快乐"的经历。记不记得你有一次在野外露营睡在地上？你是那么的开心。因此，只要你愿意，你也可以在这间客房中寻找快乐！这要看你怎么选择了。

14.另一个战胜完美主义的方法是"贪婪法"。这种方法基于一种原理——我们大多数人之所以苛求完美，是为了比别人强。可你有没有想过，如果你降低标准，你可能会更成功？例如，我在开始从事研究工作时，我发表了第一篇研究论文，但为此我花了两年多的时间。这篇论文写得很好，至今我还为它而自豪。但我注意到，我的许多同事和我智力相当，在同样的时间内他们却发表了许多论文。

所以我问自己：到底是写一篇95分的论文好，还是写10篇80分的论文好？如果是10篇80分的论文的话，那我的总分就会有800分了，那自然会更成功。意识到这一点之后，我很快就转变了态度，于是我决定把标准降低一点点。然后，我的效率大大提高了，满意程度也随之提高。

你如何才能运用这种方法呢？假设你在做一项任务，但进展却很缓慢。你觉得你的效率几乎越来越低了，这时你最好转头做下一项任务。我不是劝你半途而废，但你可能已经意识到，你和别人一样，都会认为多个80分比一个95分要好。

15.现在介绍最后一种方法。它的逻辑很简单。前提一：是人就会犯错误。你同意吗？好，现在告诉我：你是什么？人，这是你的回答吧。好，那意味着什么呢？当然你会犯错误，你也可以犯错误！以后，只要你因为犯了错而自责，就请把这句话告诉自己。你只用说："我是人，所以难免犯错误！"或者也可以说："哦，犯错误了？这样才像人嘛。"

此外，你还可以问问自己："我可以从错误中吸取什么教训呢？我能从中得到什么有用的东西呢？"你可以做试验，想想你以前犯过的一些错误，将自己从中吸取的教训全部写下来。有时，你只有犯错并吸取教训，才能学到一些最宝贵的知识。

不管怎么说，我们都是这样学会说话走路做事的。你不愿意这样成长吗？甚至可以说不完美和错误是你最宝贵的一些资产，那就珍惜它们吧！不要放弃犯错的机会，不然你就失去了前进的能力。如果你真的完美了会怎么样呢？你可以想象一下。你会什么也学不到，永远无法提高。你不用掌握知识，也不用努力，所以你的生活不会有挑战，也不会有成就感。这就好像要在幼儿园度过余生似的。你战无不胜，无所不知。不管做什么，你肯定会成功，因为你根本不会犯错误。和别人聊天你无法增长见识，因为你什么都知道。最重要的是，没人会爱你，你和别人也相处不好。谁会爱上一个完美无缺、无所不知的人呢？这完全不可能！这种生活是不是很寂寞、很无聊、很可怜呢？你真的还想追求完美吗？

第五部分

战胜绝望，拒绝自杀

▶ 15.最后的胜利——选择活下来

|15|
最后的胜利

——选择活下来

　　根据亚伦·贝克博士的研究报告，在轻度抑郁症患者中，产生过自杀念头的人比例为25%；而在严重抑郁患者中，这种比例高达75%。根据估算，有5%的抑郁患者实际上会死于自杀，这个自杀率是普通人群的25倍左右。事实上，抑郁患者如果死亡，6个里面大约有1个就是死于自杀。

　　无论你多少岁、处于何处社会地位、从事何种职业，都可能会有自杀的念头；想想那些自杀的名人吧。尤其让人震惊和不解的是——但绝不少见——小孩也会自杀。有一份研究以费城郊区某教区学校六年级和八年级的学生为样本，结果得出：近三分之一的小学生有明显的抑郁症状并产生过自杀念头。甚至婴儿在离开母亲时也会有抑郁综合征，他们会停止发育，严重的还会绝食自杀。

　　在你被吓倒之前，我们先看看硬币的另一面——正面。首先，自杀并不是不能避免的，而且，使用认知疗法可以迅速控制自杀冲动并将它逐步消除。

根据我们的研究，使用认识疗法或抗抑郁药物治疗都可以有效地抑制自杀冲动。许多采用认知疗法的患者治疗一两周就能看到症状改善。对于情绪容易波动的人来说，如果能现在重视预防抑郁症发作，也可以起到长期抑制自杀冲动的效果。

抑郁患者为什么会频繁地产生自杀念头呢？如何才能避免这些冲动？如果你能针对经常想自杀的人研究其思维模式，你就会明白答案。他们满脑子里都充斥着悲观的想法，生活似乎只是一场炼狱般的噩梦。他们回想过去时，脑海中浮现的只有压抑痛苦的时光。

当你情绪抑郁时，你有时也会这么痛苦，你甚至觉得你从来都没快乐过，以后也永远不可能快乐。如果有朋友或者家人告诉你，你在不抑郁的时候还是很开心的；你可能会认定他们错了，你也可能会认为他们只不过是想要你振作罢了。这是因为你在抑郁时已经把过去的记忆全部扭曲了。你想不出任何满足或快乐的记忆，所以你错误地认定它们不存在。因此，你误以为你一直都很惨，将来也会永远这么惨。如果有人坚持认为你快乐过，你也许会像我办公室里最近来的一位年轻患者那样说："哦，那时候不算。快乐只是一种幻觉。真正的我其实很压抑很没用。如果我以为自己很快乐，那就是自欺欺人了。"

无论你的感觉有多糟糕，如果你坚信一切最终都会好起来，那就还有救。如果你不合逻辑地认定你好不了，那就极其危险了，你很可能会自杀。你觉得将来肯定只会更痛苦更可怕！像一些抑郁患者一样，你可能会找来一大堆看似千真万确的数据来支持你的悲观预测，

最近有一位45岁、患有抑郁症的股票经纪人告诉我："医生，我的病治了10年，先后找过6位精神病医师。我接受过电击疗法，服用过所有种类的抗抑郁药物、镇静剂和其他药物。我付出了这么多，但我的病一分钟也没有好过。为了治疗，我花了不下8万美元。现在我几乎要崩溃，钱也快花光了。每位医生都对我说：'你会战胜病魔的，振作一点。'现在我终于知道他们在骗我。他们都在撒谎。我是个战士，我拼命地战斗，可你明白战败后是什么感觉吗？我觉得我真不如死了算了。"

根据研究显示，自杀者之所以会产生强烈的自杀欲望，最关键的因素之一是对现实的绝望感。由于你思维扭曲，你觉得自己陷入了死胡同，怎么也走不出来。所以你武断地认为，你的问题是无法解决的。你痛苦得无法忍受，而且

这种痛苦似乎永远都不会结束，于是你可能会误认为自杀才是唯一的出路。

如果你以前有过这种想法，或者现在正有这种强烈的想法，让我在这里告诉你一句话，你听清楚了：

你错了，自杀不是唯一的出路，它也不是最好的解决办法。

我再重复一遍：你错了！当你觉得自己已走上绝路、无可救药时，你的想法不但不合逻辑，而且也是扭曲不真实的。无论你想得有多么透彻，就算你能找到别人认同你，只要你认为患抑郁症了就可以自杀，你就是大错特错！用这种方法来结束痛苦是最蠢的。下面我会解释我的立场，并给你指明一条走出自杀阴影的光明大道。

评估自杀冲动

自杀的想法几乎人人都有，甚至没患抑郁症的人也有。但是，抑郁患者如果有自杀冲动，则一般会被视作一种危险的症状。你应该知道哪些自杀冲动是最致命的，这一点非常重要。在第2章的"伯恩斯抑郁状况自量表"中，问题23、24和25表示自杀念头和自杀冲动。如果你选了其中的一项、两项或三项，就表示你有自杀欲望。你必须评估它的严重性，如有必要，还应采取干预措施（见本书29页）。

对于有自杀念头的人来说，最严重的错误莫过于讳疾忌医。许多人都不敢谈论自己的自杀念头和欲望，他们怕别人批评，也怕自杀无法成功。这种想法完全是无稽之谈。如果能和专业的心理医生谈谈自杀念头，你很可能会觉得轻松许多，然后可能会摆脱这些可怕的想法。

如果你有自杀的念头，请问问自己："你是否真的这么想？你有时真的希望自己去死吗？"如果答案为"是"，那你求死的欲望是主动的还是被动的呢？被动的求死欲望指的是你想死，但不想自己动手。有一个年轻人对我坦白："医生，我每晚睡觉前都会祈求上帝，求他让我一早上醒来就发现自己得了癌症。然后我就可以平静地死去了，我的家人也会理解我。"

主动的求死就比较危险了。如果你郑重其事地准备自杀，那你必须想清楚以下几个问题：你想过怎么死吗？你的死法是什么？你有没有自杀计划？你做了哪些具体的计划？一般说来，你的计划越具体越详细，事实上你就越不可能成功自杀。此时就该去看专业的心理医生了！

你过去是否有过自杀行为？如果有，你应该把自杀冲动视作危险信号，并应立即寻求帮助。对于许多人来说，以前的这些自杀行为似乎都是"热身准备"，他们视自杀为儿戏；虽然选择了特定的自杀方法，但最终未能如愿。事实上，自杀者如果过去几次自杀未遂，他以后自杀成功的可能性就会增大。如果有人自杀过但没死，你不要以为他只是在无理取闹或是为了吸引他人关注而已，所以不用当回事。这样想就太危险了。根据时下的观点，如果有人有自杀的念头或行为，都一律必须严肃对待。不要把自杀念头和行为当作是"寻求帮助"的信号，这种想法的误导性太大了。许多有自杀念头的患者根本不需要帮助，因为他们百分之百地肯定他们已无药可救，任何帮助都没用。正因为这种不合逻辑的想法，他们但求一死，别无他想。

你是否随时都有可能主动自杀呢？要想评估这种可能性，就需要一个最重要的指标——绝望程度。该指标与实际自杀行为的关系似乎极为密切，这是其他任何指标都不能相比的。你必须问问自己："我是不是觉得自己肯定好不了？我是不是觉得已试过所有的治疗方法，但还是无药可救？我是不是百分之百地肯定这种痛苦将永远地无休无止、让我再也无法忍受？"如果你的答案全都是"是"，那你的绝望程度就很高了；现在就必须采取专业治疗！我需要强调一点——绝望是抑郁症的症状，就像咳嗽是肺炎的症状一样。这种绝望感并不代表你真的毫无希望，就像咳嗽并不代表你肯定会死于肺炎一样。在这种情况下，它只能表示你有抑郁症，你是个病人。这种绝望感并不是自杀的理由，它只是在明确地提醒你应该去寻求专业治疗。因此，如果你感到绝望，请寻求帮助！不要想什么自杀，哪怕想一分钟都不行！

最后一个重要的指标是阻力。你可以问问自己："有没有什么牵挂使我不能自杀？想一想家人、朋友或宗教信仰，我是不是该住手？"如果你没有任何阻力，那你真正自杀的可能性就会加大。

总结：如果有自杀念头，则必须运用常识实事求是地评估这些冲动。如果你符合以下几条，则属于高危人群：

（1）你严重抑郁，总是感到绝望；

（2）你有自杀史；

（3）你有具体的自杀计划，而且已做好准备；

（4）没有任何因素可以阻止你自杀。

如果你符合一条或多条，则必须立即寻求专业干预和治疗。尽管我深信所有的抑郁患者都应该有自助的态度，但此时事实摆在眼前，你必须立即寻求专业指导。

自杀不合逻辑

你是否认为抑郁患者有"权利"自杀？有些被误导的人和某些实习心理医生会过度地关注这个问题。假设有位慢性抑郁患者深感绝望，声称要自杀，此时需要你的帮助或劝解，你也许会问自己："我应该积极干预吗？或者我还是应该随他好了？在这个问题上，他的人身权利是什么？我有责任阻止他自杀吗？或者我还是应该告诉他自由选择，想怎么样就怎么样？"

在我看来，这个问题既荒谬又残忍，它完全没有意义。真正的问题不在于抑郁患者是否有权自杀，而在于他考虑自杀时的想法是否现实。如果我和想自杀的人交谈，我会弄明白他为什么想死。我也许会问："你自杀的动机是什么？你在生活中遇到了什么问题？难道真那么可怕非要走这条绝路吗？"然后我会帮助他，尽快地让他看清隐藏在自杀念头背后的歪曲思维。当你开始更客观地看待问题时，你的绝望感和自杀欲望就会慢慢减退，随后你便会产生求生的欲望。因此，对于要自杀的人，我会建议他们多想想快乐，不要老想着死亡；我会教他们如何尽快地找到快乐。我们来看个例子吧。

霍莉是个19岁的女孩，一位纽约的儿童心理分析医生引荐她来找我治疗。自霍利十一二岁患上严重的慢性抑郁症时开始，这位医生都一直在用分析疗法来治疗她，但多年都没有成效。其他的医生也对此束手无策。霍莉的抑郁症起源于家庭矛盾，正是这次矛盾使她的父母分居并最终离婚了。

霍莉患上慢性抑郁症后，她有过无数次的自虐行为。她说自己在沮丧绝望到极点时，就会忍不住地想猛掐自己。只有看到血从皮肤里流出来时，她心里才会好过点。我第一次看见霍莉时，就发现她的手腕上有一大片白色的伤痕，这表明她有自虐行为。除了自虐（自虐不是自杀）之外，霍莉还自杀过好几次。

　　尽管霍莉接受过各种各样的治疗，但她的抑郁症并没有好转。有时甚至还会很严重，不得不住院。在转诊到我这里来之前，霍莉曾在纽约一家医院的封闭式病房中被禁闭过几个月。转诊医生建议她还应该再连续住院3年；他似乎和霍莉一样都认为治疗之后也不会有什么明显的好转，至少在短期内是这样的。

　　具有讽刺意味的是，霍莉却是个聪明伶俐、能说会道的漂亮女孩。尽管有时她得住院不能上课，但她在高中的成绩却非常好。她请了家教帮她补课。许多10多岁的患者都希望将来能成为心理医生，霍莉也不例外。但她以前的心理医生却告诉她，这种理想不现实，因为她的情绪问题容易爆发，而且很难解决。这种看法对霍莉来说又是一次打击。

　　高中毕业后，霍莉大部分的时间都在住院，她差不多总待在精神病院里，因为医生认为她的病太重了，门诊治疗对她没用。霍莉的父亲偶然有一次看到有关我们研究抑郁症的文章，他把我们当成了救命稻草，于是联系了宾夕法尼亚大学。他要求咨询一下，想就此了解霍莉是否还有救。

　　在和我通话之后，霍莉的父亲从精神病院索回了霍莉的监护权，然后驱车到费城。他想让我和霍莉谈谈，看还有没有希望。看到他们后，我才发现他们的性格和我想象中的正好相反。霍莉的父亲温文尔雅，性格随和；而霍莉则是个长相非常标致的姑娘，她很听话，非常讨人喜欢。

　　我要求霍莉做了一些心理测试。从"贝克抑郁程度自量表"来看，她有严重的抑郁症。其他的测试也表明霍莉的绝望程度极高，有强烈的自杀愿望。霍莉直截了当地对我说："我想自杀。"他们家有几位亲戚都有自杀史——其中有两位成功自杀。我问霍莉为什么想自杀，她告诉我她是个懒人。她解释说，她太懒了，实在毫无价值，所以应该去死。

　　为了了解认知疗法是否对她有用，我使用了一种特殊的方法以吸引她的注意力。我提议我们做角色扮演，她得想象有两位律师就她的案子在法庭上展开了辩论。顺便提一下，她的父亲正好就是一位专门处理医疗纠纷的律师。在那个时候，我还是个心理医生新手，对于像霍莉这样棘手的病人我还没把握，这让我很有些焦虑。我要求霍莉扮演控方律师，她得想办法说服陪审团她应该去死。而我则扮演辩方律师的角色，不管她提出什么罪名，我都会想办法驳回。

这样我们就能将生的理由和死的理由摆一摆，看看真理到底站在哪一边：

霍　莉 对于我的当事人来说，自杀是一种解脱。

戴　维 这种论调对这世上的任何人都适用。但它本身可不是个站得住的理由，所以不能死。

霍　莉 控方说作为病人，她实在太痛苦了，她不想再多忍受一分钟。

戴　维 她都忍了一二十年了，所以应该还能再忍一下。她的过去并不全是痛苦，将来也不一定会一直痛苦下去。

霍　莉 控方说她活着对家人是一种负担。

戴　维 辩方需要强调一点，自杀不能解决问题，因为自杀对她的家人来说，可能是一种更大的打击。

霍　莉 但她又懒又自私，一无是处，她应该去死！

戴　维 在美国，懒人的比例是多少？

霍　莉 可能有20%吧……哦，也许只有10%。

戴　维 这意味着美国有两千万人都是懒人。辩方认为这些人并不一定非死不可，因此没有理由单单要这位病人死。你认为懒惰和冷漠是抑郁的症状吗？

霍　莉 好像是吧。

戴　维 辩方认为，在我们的文化中，并没有规定人只要出现了肺炎、抑郁症或其他任何疾病的症状就应该去死。而且，抑郁病人病好了之后也许不会再懒惰。

　　霍莉似乎进入了辩论的角色，她甚至觉得很好玩。在经过控方和辩方的一系列辩论之后，她只得承认她寻死的理由站不住脚，而且她也认为任何一个明理的陪审团都会站在辩方。更重要的是，霍莉学会了反驳和回应她的消极念头。经过这一过程，她的情绪好多了，虽然只有一部分好转，但效果却很快，多年以来她一直都没这么轻松过。在咨询结束后，她对我说："自我记事时开始，就从来没有这么开心过。但现在我脑子里又有消极思维了，例如'这种新疗法也许并不像别人说得那么神'。"由于这种想法，她突然又抑郁起来。我向她保证："霍莉，辩方律师认为真正的问题不在这里。如果这种疗法没有想象中的好，你也要几个星期之后才能知道；再说到那时你仍然可以选择长期住院。你没有任何损失。而且，这种疗法也许有一部分和你想象的一样好，甚至可能比你想象的还要好。你应该试一试。"听了我的建议之后，她决定来费城治疗。

霍莉的自杀欲望只是因为认知扭曲所致。她不知道懒散和冷漠是抑郁的症状，反而以为这是她的本性，所以她会给自己贴上"懒人"的标签。霍莉认为个人价值等于成就，所以她觉得自己一无是处，应该去死。她武断地认定自己永远也好不了，不如自杀，这样对家人更好。当她说"我受不了了"的时候，其实是放大了自己的痛苦。她的绝望感源于先知错误——她不合逻辑地断定自己好不了。不过等霍莉认清她只是被扭曲思维所蒙蔽时，她感觉轻松多了。为了保持疗效，霍莉不得不学会不断地修正她的扭曲思维。这是一个艰难的过程，但她没有轻言放弃！

在我们第一次谈话过后，霍莉被转到了费城的一家医院，我每周去看她两次，用认知疗法治她的病。她在医院里有时狂躁不安，情绪波动很大。不过，5个星期后她出院了，我说服她去参加暑期班。她的情绪偶尔还是像玩溜溜球一样上下起伏，但从整体来看她好多了。有时，霍莉会报告说她有几天感觉非常好。这是一个真正的突破，因为这是她自13岁以来第一次有一段快乐的日子。然后，她的情绪会突然低落，重新回到严重的抑郁状态。在这些时候，她又会总想着自杀，她会想方设法地要我相信生不如死。像许多青少年一样，她似乎仇恨所有人，并坚持认为活着没意思。

除了否定自我价值之外，霍莉对整个世界的看法都极其消极，甚至错得离谱。她不仅认为她的抑郁永远都好不了，而且和许多如今的青少年一样，她本人还相信一种极端怀疑论。这是一种最极端的悲观主义形式。极端怀疑论就是认为世间的一切都是虚幻，毫无意义；生活只有痛苦和折磨。对像霍莉这样的极端怀疑论者来说，这个世界带给人的只有痛苦。她认为宇宙万物从本质上来说都是邪恶可怕的。因此，她的抑郁就成了人间地狱般的感觉。在霍莉看来，只有死亡才能解脱，她渴望死亡。她不断长篇大论地抱怨活着是多么的残酷多么的悲惨，她坚持认为世上所有人都低劣下贱，都该去死。

要想让这位聪明固执的年轻女孩认识到自己思维的扭曲之处并承认错误，对心理医生来说可算是一项巨大的挑战！通过下面这段冗长的对话，你不仅可以了解她强烈的消极态度，也可以了解我要她认清自己思维的荒谬之处是多么的吃力！

| 霍 莉 | 活着不如死了的好，因为这世上的丑恶比美好多。 |
| 戴 维 | 假设我是抑郁患者，你是我的心理医生，如果我对你说这些，你会怎么劝我？ |

我之所以对霍莉使用这种方法，是因为我知道她的人生目标就是成为一名心理医生。我估计她会说些理智乐观的话，可从下面的这句话来看，她没中我的圈套。

霍 莉	我想说的是，我不能劝你！
戴 维	好，如果我是抑郁患者，我对你说活着不如死了算了，你会叫我从窗子里跳出去吗？
霍 莉	（大笑）是的，一想到这个问题，我也觉得最好的选择就是死。如果你满脑子里想的都是这个世界的坏事，你肯定会焦虑不安，情绪抑郁。
戴 维	那这样有什么好处呢？这样能让世上的坏事变成好事或别的什么吗？
霍 莉	不，你没法改变它们。
戴 维	你不能改变世上所有的坏事，还是不能改变一些坏事？
霍 莉	你不能改变任何大事。我认为你还是可以改变一些小事的，但这对这个宇宙间的丑恶于事无补。
戴 维	这么说吧，一天结束时，如果我一边回家一边对自己说这些，我肯定会难过的。换而言之，我要么就想着自己在这一天帮助了别人，并为此而开心；要么就想着这世上还有成千上万的人我永远都见不到，更没办法帮助他们，于是便开始绝望，深深地绝望。这样会让我感到很无能，我并不觉得无能对我有好处。你觉得无能对你有好处吗？
霍 莉	不。哦，我不知道。
戴 维	你喜欢无能的感觉吗？
霍 莉	不喜欢。除非我完全无能了才会喜欢。
戴 维	那会怎么样？
霍 莉	那我会死，我觉得那时不如死了的好。

戴 维　你觉得死亡很好玩吗?

霍 莉　嗯, 我不知道死亡是什么样的。我想死亡很可怕, 因为死了就什么都感觉不到了。可谁知道呢?

戴 维　看来死亡也许很可怕, 也许就是什么都感觉不到。在我看来, 和什么都感觉不到最相像的就是麻醉。如果你被麻醉了, 你觉得好玩吗?

霍 莉　不好玩, 但也不无聊。

戴 维　你能承认它不好玩, 我真高兴。你是对的, 什么都感觉不到的确不好玩。但生活中总有一些好玩的东西。

　　此时我才觉得真的起了一点作用了。但她仍是个处于青春期的叛逆少女, 觉得什么都不好, 她仍然不上我的当。不管我说什么, 她都一一反驳。她的反对使我的工作困难重重, 有时让我很沮丧。

霍 莉　但你知道, 生活中好玩的事太少了, 而且, 你得费尽千辛万苦才能得到这么一星半点的快乐。在我看来, 这太不值得了。

戴 维　你心情好的时候会有什么感觉呢? 你觉得这种快乐微不足道吗? 或者你只是在心情不好的时候才会这样想?

霍 莉　这完全要取决于我关注的重点, 不是吗? 只要我不想着宇宙间令我心烦的所有恶心事, 我就可以摆脱抑郁情绪。是吧? 所以, 当我心情好的时候, 这意味着我当时只关注好的方面。但丑恶现象仍然存在。既然丑恶比美好多, 所以只想着好的方面是虚伪, 就算感觉好、快乐又如何? 不过是自欺欺人。所以, 自杀是最好的选择。

戴 维　这么说吧, 这世间有两种"坏"。一种是"虚坏", 它不是真正的坏, 它只是我们用扭曲的思维方式营造出来的臆想。

霍 莉　(插话)哼, 在我看来, 报纸的强奸案和谋杀案应该算是"真坏"吧。

戴 维　对, 这就是我称之为的"真坏"。不过我们先谈谈"虚坏"。

霍 莉　举个例子, 你说的"虚坏"是什么意思?

戴 维 好，先看看你说的话——活着没意思。这句话是夸大不实之词。你已经说过，生活有好的方面、坏的方面和不好不坏的方面。因此，如果说活着没意思，或者说什么都没希望，就是夸大的不实之词。这就是我指的"虚坏"。另一方面，生活中的确有真正的问题。有的人会被谋杀，有的人会得癌症，这些事肯定存在。但据我看来，这些不愉快的事都是可以处理的。事实上，这世上虽然有问题，但你可以想办法解决这些问题的某些方面，你可以贡献你的力量。但是，要想过上有意义的生活，你得积极地处理问题，而不是被它吓倒，只能傻呆呆地坐着生闷气。

霍 莉 哦，我知道了，这就是我的做法。我一遇到不好的事，我就会被吓倒，然后就会觉得我应该去自杀。

戴 维 正是这样。嗯，如果这世上没有问题，也没有痛苦，那该多么美好啊。但那样的话，人们也没机会成长，更没机会解决问题。也许有一天，你解决了这世上的某个问题，你会因为自己的贡献而产生成就感。

霍 莉 哦，你不能这样利用问题，这不公平。

戴 维 那为什么不试试呢？我并不指望你能相信我说的每一句话，我只是想要你亲自试试，看看我说的是不是真的。测试的方法就是出去做点事，去上课、去工作，去学会和人交往。

霍 莉 我现在正开始做这些。

戴 维 嗯，你可以试一段时间，看看效果怎么样。你可以去上暑期班，为社会贡献一分力量，约朋友，参加一些活动、认真学习、获得好成绩。你可以通过做这些事获得成就感和快乐。你也许会发现，所有的这一切并不能让你满足，于是你可能会断定："嘿，还是抑郁好，我不喜欢快乐。"也许你会说："嘿，我不喜欢投入生活。"如果是这样，你仍然可以回到抑郁绝望的状态，你什么也不会失去。但是，你至少要试一下，不要直接就把快乐拒之门外。试一下吧。你可以积极地生活，努力地试一下，然后再看看生活是什么样的。届时你就可以知道事实的真相了。

这一次，霍莉的心情又轻松多了，她意识到自己不该固执地断定这个世界一无是处，活着不如死了的好。她终于明白她的这种固执，至少在一部分上是因为她看待事物的方式不合逻辑。她的错误在于只盯着消极的方面（心理过滤）以及武断地坚持认为这世上积极的东西都不算数（否定正面思维）。因此，她会认为世上的一切都是丑恶的，人活着不如去死。当她学会更正思维中的错误时，她的病情开始好转了。尽管她的情绪还是有一些波动，但其频率和严重程度都在逐渐减少。霍莉在暑期班的成绩非常优秀，等到秋天到来时，她被一所顶级的常春藤盟校录取了。她总是悲观地认为自己不聪明，成绩肯定不好，迟早会被学校劝退的。可是，令她惊奇的是，她在她们班却是很拔尖的。渐渐地，她学会了将强烈的负面情绪转化为学习和生活的动力，最后她成为一名高材生。

霍莉每周都找我进行心理治疗，但不到一年之后，我们却闹翻了。那次我们在理论时，她摔门冲出办公室，发誓再也不回来了。也许她不知道有别的告别方式，我相信她肯定是希望凭借自己的努力去实现理想。也许她最终厌倦了和我辩论，因为我和她都一样顽固不化！最近，她又打电话给我了，她告诉了我她的现状。尽管有时她还是得和自己的情绪较劲，但她现在已经读大四了，成了班上最优秀的学生。她希望大学毕业后能找到一份好工作，这个梦想似乎伸手可及！霍莉，愿上帝保佑你！

霍莉的想法代表了许多引发自杀冲动的思维误区。几乎所有想自杀的病人都无一例外地有不合逻辑的绝望感，他们都认为自己有无法解决的困难。只要你能发现这种思维中的扭曲之处，你的心情就会立刻轻松许多。这样，你会点燃希望之火，放弃危险的自杀念头。此外，心情放松还可以让你有机会喘息，使你能够更进一步更彻底地改变生活。

由于霍莉是一位叛逆不羁的青春期少女，你也许会觉得她的例子不能让人信服，那我们就看看引发自杀念头和行为的另一个更常见的诱因——中老年人有时会因为希望破灭而产生绝望感。你在回顾过去时，或许会产生壮志未酬的落寞之感。这就是中年危机。在这一阶段，你会将自己在生活中的实际成就与以前的梦想和计划做一番比较。如果你不能成功地解决这一危机，你可能会痛苦万分，失望到极点，甚至可能会想自杀。中老年危机的问题和现实的关系不大，你的痛苦这一次还是源于扭曲思维。

路易丝是一位50多岁的已婚妇女，她是在二战期间从欧洲移民到美国的。有一次她突然自杀，差一点就死了，后来被送到重症病房治疗。出院之后，她的家人把她送到了我的办公室。家人都不知道她有严重的抑郁症，因此路易丝突然自杀，家人们都觉得非常吃惊。路易丝在和我谈话时，她痛苦地告诉我，她的生活很失败。年轻时梦想的快乐和满足她从来都没有得到过；她说她有自卑感，并言之凿凿地说自己做人很失败。路易丝告诉我她一事无成，她觉得自己不如去死算了。

我认为必须立即采取干预措施，不然她会再次自杀，所以我采用了认知疗法，这样可以让她尽快地明白她的想法是多么的不合逻辑。首先，我要她列出她在生活中的成就，让她看看她是不是真的一事无成。

路易丝 嗯，在二战期间，我帮助家人逃出了纳粹的魔掌，然后我们来到这个国家定居。此外，我长大后还能流利地说几种语言——有5种语言。我们来到美国之后，为了让家人过上富足的生活，我做了一份压力很大的工作。我和丈夫养大了儿子，儿子非常优秀，他上了大学，现在是一位非常成功的商人。我很会做饭；可能还是一位很好的母亲，我的孙子似乎觉得我是一位慈祥的老奶奶。在我看来，这就是我在生活中的成就。

戴　维 看看这些成就，你怎么会觉得你一事无成呢？

路易丝 你要知道，我们家的每个人都会说5种语言。离开欧洲也只不过是为了逃生罢了。我的工作很普通，也不需要什么特殊的才华。母亲养育孩子是应该的，任何一个贤惠的妻子都会做饭。我做的所有的事都是分内之事，任何人都会这么做，所以它们不是真正的成就。它们简直不值得一提，所以我决定自杀。我的生活毫无价值。

我明白了，路易丝只要一想到她的优点，她就会说"这个不算"，她这样无异于自寻烦恼。她犯了一种最普通的认知扭曲——否定正面思维。路易丝只盯着她的不足或错误，所以才坚持认为她的成就一文不值。如果你这样否定你的成就，你也会产生错觉，认定自己是个毫无价值的废物。

为了能够生动地表明她的思维错误，我建议路易丝和我做一些角色扮演。我告诉她我将扮演一位抑郁的精神病医师，而她则扮演我的心理医生，她得想办法找出我抑郁的症结。

路易丝 （扮演心理医生）为什么你会觉得抑郁呢，伯恩斯医生？

戴 维 （扮演抑郁的精神病医师）嗯，我觉得我在生活中一事无成。

路易丝 你觉得你一事无成吗？但这种想法太荒唐了。你肯定还是做了一些事的。例如，你治疗了许多抑郁患者，我还知道你发表了一些研究文章，做过一些演讲。你似乎年纪轻轻就成就斐然。

戴 维 不，这些全都不算。你要知道，治病是每一个医生的职责，所以这不算。我只是在做自己的分内之事罢了。而且，在大学里做研究工作发表论文也是我的职责，所以这些都不算真正的成就；只要是老师都会这么做。我的研究一点也不重要，我的看法太普通了。所以从根本上来说，我的生活是失败的。

路易丝 （开始笑自己——再也扮演不了心理医生了）我明白了，我在过去的10年里都是这样批评自己的。

戴 维 （重新成为心理医生）是呀，你只要一想到自己的成就，就会对自己说："这个不算。"你不断地这样说，会有什么感觉呢？

路易丝 我对自己说"不算"的时候，心情会很抑郁。

戴 维 你为什么要老想着那些未能实现的愿望呢？你为什么就看不见你付出艰辛的努力和强大的意志后获得的成果呢？说这种话有什么意义呢？

路易丝 没有任何意义。

在经过干预治疗后，路易丝终于明白她不该反复地说"我做的这些远远不够"，她这样无异于专横地折磨自己。当她意识到她对自己是多么专横时，她的心情立刻轻松起来，而且自杀的念头也消失了。路易丝明白了，不管她在生活中做出多少成就，只要她想折磨自己，她总可以一边回忆一边说"这还不够"。这表明她的问题并不是真正存在的，这只能说明她陷入了一种思维误区。我们的角色转换似乎让她觉得很好玩，她笑了起来。在幽默感的刺激下，她更容易看清她的自我批评是多么荒谬，她开始同情自己——这种情绪是非常有必要的。

为什么你不该认为自己一无是处呢？它为什么是不合理的自挫性想法？我们来总结一下。首先请记住，抑郁症一般有自我痊愈的特点（虽然并不总是这样）；在大多数情况下，它甚至无须治疗最后也会消失。治疗的目的只是加速痊愈的过程。现在有许多有效的药物疗法和心理疗法，还有一些其他的方法也发展得很快。当前，医疗科技不断发展，我们正处于抑郁症治疗方法的复兴革命时代。由于我们无法百分之百地肯定哪一种心理干预方法或药物对于某个特定的病人效果最好，所以，在没有找到释放快乐的神奇钥匙之前，我们有时必须得采用多种方法。尽管这需要耐心和艰苦卓绝的努力，但你必须记住：如果一种方法甚至多种方法对你不起作用，并不等于所有的方法都会失效。实际上，事实可能往往正好相反。举例来说，最近的药物研究表明，病人如果对某一种抗抑郁药物没有反应，他往往会对另一种药物反应极好，这种概率很大。所以，如果某种疗法对你不起作用，此时试试另一种疗法，则康复的可能性就更大了。请想一想，如今有许多高效的抗抑郁药物、心理治疗干预疗法和自助疗法，所以最终能康复的可能性是非常之高的。

在心情抑郁时，你可能会将感觉和事实混为一谈。你的无助感和绝望感只不过是抑郁症的症状罢了。如果你以为你无可救药了，你自然而然地就会有这种感觉。不过你的感觉只能说明你的思维模式不合逻辑。只有治疗过上百位抑郁患者的专业医生才能比较准确地预测你能否康复。如果你有自杀冲动，这只能说明你需要治疗。所以，如果你觉得你"无可救药"了，一般来说，它只能证明你还有药可救。此时你需要的是治疗，而不是自杀。尽管以偏概全常常会误导人，但我还是会参照一条经验法则——觉得自己无药可救的病人决不会真正地无药可救。

绝望感是抑郁症最奇怪的一个症状之一。事实上，和患上晚期恶性肿瘤、几乎无康复希望的病人相比，严重抑郁患者的绝望程度一般会更强烈。所以，你必须尽快认清隐藏在绝望感背后的扭曲思维，只有这样才能避免真正的自杀行为。你也许会认为，你在生活中的问题是无法解决的。你或许还会认为，你已经陷入绝境，无路可走。这也许会让你沮丧到极点，你甚至会恨不得自杀以求解脱。但是，每次只要我遇上自认为陷入绝境的抑郁患者，只要我研究一下他（或她）所谓的"无法解决的问题"，我总能无一例外地发现对方只不过是受了蒙蔽罢了。在这种情况下，你就像是个邪恶的魔术师，你用思维幻术营造出了地狱般的幻象。你的自杀念头是不合逻辑、大错特错的扭曲想法。你之所以痛苦万分，不是因为现实，而是因为你有扭曲的思维和错误的假设。如果你能学会看看镜子的反面，你就会知道你一直在欺骗自己，然后你的自杀冲动也会随之消失。

不过，如果要说抑郁患者或有自杀念头的人绝不可能有"真正"的问题，这样也过于天真了些。我们所有人都会遇上真正的问题，比如财务、人际关系、健康等方面的问题。但这些问题总可以通过适当的途径解决，你没必要自杀。事实上，迎接这些挑战反而会帮助你提振情绪，实现个人成长。而且，我们已在第9章中讲述过，真正的问题决不会让人抑郁，甚至不会让人产生一丁点的抑郁情绪。只有扭曲思维才会夺走本该属于你的希望和自尊。在我遇到过的所有抑郁患者中，从来就没有一个人有除了自杀就"完全无法解决"的"真正"问题。

第六部分

应对日常生活中的压力

｜16｜
我是如何以身作则的

"医生，你医治自己吧。"——路加福音4:23

最近有一项关于压力的研究表明：从精神压力和心脏病发病率来看，全世界压力最大的工种之一是在机场航站楼工作的航空交通管制员。这项工作要求精确无误，航空交通管制员必须时刻保持高度警惕，否则一个失误就会酿成惨剧。不过，我还是觉得这份工作比我的要轻松一些。毕竟，飞行员还是愿意配合的，而且他们也希望能安全地起飞或降落。而我驾驭的"船"有时却故意要自寻死路。

先看看我上周四上午半个小时内的经历吧。在10:25，我收到一封邮件，这封信又臭又长，充满怨气，是一位名叫费利克斯的病人写来的。我只能匆匆看几眼，因为10:30我就得给一位病人做心理辅导了。费利克斯在信中宣布了他的"杀人"计划，他想杀3名医生，其中的两名医生是以前治疗过他的精神病医师！费利克斯在信中写道："我正在等待，等哪一天发了疯我就会去商店买枪支弹药。"我打电话找不到费利克斯，所以只得开始10:30的心理辅导。这次辅导的病人叫哈里。哈里长得瘦弱不堪，活像从集中营里出来的。他什么也不想吃，因为他认为他的肠道已经关闭了。他的体重减了30多千克。我和哈里商量住院的事，但他很反感，可是只有在医院里用强制性管道喂食的方法，哈里才不会饿死。我们正在谈的时候，我接到了一个紧急电话，是一位名叫杰罗姆的病人打来的，于是我只得中断心理辅导。杰罗姆告诉我他已经将绳索套在脖子上了，他正在很认真地准备在妻子下班回家之前上吊自杀。他告诉我，他不但不愿意再去门诊治疗，而且还坚持认为住院也毫无意义。

我在一天结束时总算解决了这3件紧急事件，然后准备回家好好休息。可我刚刚准备睡觉，又接到一个电话，是一位新病人打来的。她是个鼎鼎有名的大人物，是我的另外一位病人介绍过来的。这位名女人说她抑郁了几个月，这一天她在吃完晚饭后就一直站在镜子前拿剃刀练习割喉。她向我解释道，她给我打电话，只是因为介绍她找我治疗的朋友要求她打的；她本人并不想和我面谈，因为她确定她的问题是无法解决的。

虽然我不会每天都遇上这么多头疼的事，但有时我就好像生活在高压锅中似的。因此，我有一大堆的机会，随时都可以学习如何处理强烈的犹疑、焦虑、沮丧、愤怒、失望和内疚情绪。此外，我还有机会亲身体验认知疗法，这样就可以直接知道它的实际疗效了。这份工作也给了我许多快乐和成就感。

如果你看过心理治疗医生或心理顾问，你很可能会发现，大多数的时候都是你在说话，心理医生几乎只是在聆听而已。这是因为有专业素养的心理医生会保持相对被动的态度，他们不会给你什么指示——他们是一面"人类镜子"，只能反映你说的话 。在你看来，这种单向交流似乎没什么效果，有点让人丧气。你也许会想："我的心理医生到底是个什么样的人？他现在有什么感觉？他会如何处理这些感觉？他在治疗我或其他病人时会面临什么样的压力？"

许多病人会直接问我："伯恩斯医生，你真的会按照你说的方法去做吗？"事实上，我晚上坐火车回家时经常会在车上拿出一张纸，然后在纸中间画一条垂直的线，因为我得用双栏法来解决当天听完唠叨后遗留下来的心理问题。如果你很想知道幕后的内容，我将很乐意与你一起分享我的一些自助功课。这次该你舒舒服服地坐着听心理医生倾诉了！与此同时，你还可以了解，你所掌握的认知疗法不仅可以用来治疗临床抑郁症，它还可以用来处理日常生活中所有类型的沮丧情绪和压力。所以说，认知疗法是我们所有人生活中不可或缺的一部分。

化解敌意：一位连炒20位医生的病人

我经常需要处理一些高危情况，当然免不了要和愤怒苛刻、不讲道理的病人打交道。我甚至怀疑我治疗的一些病人很可能是东海岸脾气最暴躁的人。这些人常常会把满腔怒火发泄在最关心他们的人的身上，所以有时我也不能幸免。

汉克是一位脾气暴躁的年轻男人。在找我治疗之前，他已经炒了20位医生。汉克说他有时候背疼，他觉得自己肯定有某种严重的生理疾病。经过多次漫长细致的体检后，医生都没发现他有任何生理异常，所以许多医生都只得告诉他，他的疼痛和不适很可能和头痛一样，都是由于情绪紧张而引起的。汉克不能接受这个结果，他觉得医生只是随便打发他，压根都不在乎他的死活。所以他一次又一次地暴怒，把医生炒了一个又一个，接着又去找新医生。最后，他终于同意看心理医生了。他讨厌别人推荐给他的心理医生，在大约一年之后，他的病情毫无进展，于是他把他的心理医生给炒掉了。汉克来到我们的"情绪诊所"就诊。

汉克的抑郁症很严重，所以我得开始教他练习认知疗法。一天晚上，汉克的背又剧烈地疼起来，他马上沮丧万分，接着暴跳如雷，怒气冲冲地给我家打电话（他要我把家里的电话号码给他，因为他不想通过电话接听服务找我）。一开始的时候，他言之凿凿，一口咬定是我误诊了他的病。他坚持认为他的病是生理性的，和心理无关。然后他提出了一些不合道理的要求，这就等于下最后通牒了。他说："伯恩斯医生，你明天得给我安排电疗，不然我今晚就自杀。"他的绝大部分的要求一般都很难做到，因为根本不可能。举个例子来说，我没法做电疗，而且我并不认为汉克需要这种治疗。我想委婉地解释时，汉克又大发雷霆了，他威胁说要采取一些冲动的自毁行为。

在进行心理辅导时，汉克总是习惯于揪着我的每一个缺点不放（他说的其实是对的）。他常常在我的办公室咆哮，在家具上乱捶乱打，而且还说一大通污言秽语，疯狂地侮辱我。最让我生气的是汉克说我满脑子里只想着如何捞钱以及如何保持比较高的治疗成功率，根本不管他的死活。这让我很为难，因为他的指责有真实的成分。他总是要拖几个月才付给我治疗的费用，我很担心他病没治好就走了，更怕他以后会更绝望。此外，我也真的很想将他添加到我的成功案例中。由于汉克的指责确实有一些真实的成分，当他喋喋不休地攻击我时，我觉得很内疚，总忍不住要辩解一下。他当然能感觉到我理亏了，于是他就指责得更带劲了。

我不知道该如何处理汉克的愤怒，也不知道该如何有效地处理我的受挫感。我找"情绪诊所"的同事寻求帮助，其中贝克博士的意见对我尤其有用。首先，他强调说我的运气可不是一般的好，因为治疗汉克可是一个绝佳的机会，我可以从中学习有效地处理批评和愤怒。这话把我听懵了，因为我从来都没意识到我有什么好运气。贝克博士建议我使用认知疗法来减少（甚至消除）愤怒情绪。此外，他还建议我在汉克发怒时试着用"独门绝技"和他交流。这种"独门绝技"的关键要点如下：（1）不要急于为自己辩解，省得让汉克闹得更来劲。应该试试正好相反的方法——鼓励他说出所有对你的不满，说得越多越难听则越好。（2）找出他指责中的真实成分并认同他。（3）直截了当但又不失委婉地指出你认为不能认同的地方，注意决不能争辩。（4）再三强调你们之间虽然有一点意见上的分歧，但双方的合作还是非常重要的。我得提醒汉克，虽然他有时感到沮丧来找我闹腾，这样固然会影响我们的治疗进程，但不会毁掉我们之间的关系，也不会阻止我们夺取最终的胜利。

等到下次汉克又在我的办公室大吵大闹冲我咆哮时，我采用了这种方法。我按照计划鼓励汉克继续骂我，把他能够想象得到的难听话全都说出来。效果简直是立竿见影，太具有戏剧性了。顷刻之间，汉克的怒气全都消了——他所有的仇恨似乎已经无影无踪了。他开始能够冷静理智地说话，然后他坐下来。事实上，当我认同他的某些指责时，他就突然开始为我辩解，甚至还说我的好话！这种方法的效果太神奇了，所以在处理其他的性格暴躁、怒气冲冲的病人时我还是会使用同样的方法。事实上，我还很愿意看到他暴跳如雷地找我发泄，因为我找到应对的绝招了。

有一次汉克半夜给我打电话，我之后还使用了双栏法来记录我的下意识思维并进行了反驳（见表16-1）。根据同事的建议，我试着从汉克的角度来看问题，只有这样才能和他产生一点共鸣。这种方法很对症，它不仅能消除我的挫败感和愤怒，而且使我不再那么急于为自己辩解，心里顿时轻松多了。通过它，我终于明白汉克的愤怒在很大程度上是因为他想维护自尊，其实他并不想攻击我。我开始能够理解他的无助和绝望。我提醒自己，汉克在大多数的时间里都是很努力的，也很愿意配合我，所以我不能要求他一直都毫无条件地配合我，这样太愚蠢了。我可以更冷静、更自信地看待我和汉克之间的合作，于是我们的关系越来越好了。

表16-1

化解敌意

下意识思维	理性回应
1.我为汉克付出了这么多的心血，几乎从来都没有一个患者让我这样卖力过，可看看我得到了什么？——辱骂	1.不要抱怨了！你怎么变得和汉克一样呢？他是因为恐惧和沮丧情绪交织在一起才会陷入仇恨的。你不要以为你付出了心血，别人就应该感激你。也许他以后会感激你，但不是现在
2.为什么他就不相信我的诊断结果和治疗方法呢	2.因为他陷入了恐慌，他现在很难受，痛苦得受不了。而且这些结果也不能让他完全信服。他只有好转了才会相信你
3.但这个时候，他至少应该对我放尊重些	3.你希望他任何时候都能尊重你还是只能在某些时候尊重你？总的来看，他练习这种自助方法已经非常努力了，而且他对你还是很尊重的。他肯定会好起来的。——只要你不要求完美，你也不会这么心烦
4.他不应该总在晚上打我家的电话，这样太不公平了。他为什么就总喜欢骂人呢	4.当你们俩心情比较放松时，可以谈谈这事。你也可以建议他增加一种治疗方法，这就是加入自助小组，这样病人之间都可以互相打电话以获得精神上的支持。但你得记住，汉克并不是故意要烦你的，因为在他看来，这些痛苦非常可怕，而且非常真实

最后，汉克的抑郁和痛苦都消失了，所以他不需要再找我治疗了。我差不多几个月都没有再见过汉克，直到有一天我通过电话转接服务得知汉克给我留言，他想要我给他打电话。我突然就恐惧起来；他冲我咆哮、不断唾骂的画面又回到了我的脑海中，我的胃忍不住抽搐起来。这是一个星期六的午后，阳光灿烂，我累了一个星期，很想在这个时候休息一下。可我还是带着犹豫和复杂的感情拨了他的号码。电话那头是汉克的声音，他说："伯恩斯医生，我是汉克。你还记得我吗？有些话我一直想告诉你……"他停顿了一下，我想他马上又要咆哮了，可他接着说，"自一年以前我结束治疗之后，我基本上就没有再抑郁过了，背也不疼了。我的病全好了，我有了一份工作。而且我还在我们家乡的一个自助小组当上了组长。"

这完全不像我记忆中的汉克！我一下子感觉欣慰之极，心中充满了快乐。汉克仍在解释："但我打电话并不是为了说这些。我想对你说的是……"他又沉吟了一阵，然后说，"我很感激你对我的帮助，现在我终于知道你一直是对的。我的身体一点问题都没有，我只是被歪曲思维所困。我以前一直无法承认这一点，但现在我对此非常肯定。现在，我才觉得自己是个真正的男人，所以我得打电话告诉你我的近况……打这个电话对我来说很不容易。真不好意思，我费了这么长时间才把心里话说出来。"

谢谢你，汉克！我很想让你知道，当我写下这些文字时，我的眼中充满了喜悦和自豪的泪水。过去的痛苦我们即使再经历一百次，也是值得的！

如何应对忘恩负义的人：
一位从来不说"谢谢"的女人

你有没有这样的经历，你不遗余力地帮助别人，可换来的却是对方的冷漠甚至是仇恨？人总不能这么不知好歹吧，不是吗？如果你这么想，你很可能会把这事琢磨来琢磨去，耿耿于怀好几天。你的想法和思维越偏激，你的烦恼和痛苦就会越多。

让我来讲讲苏珊的故事吧。高中毕业后，苏珊就因为抑郁症反复发作而不得不求诊。她压根就不相信我能帮助她，所以她不断地提醒我她已经没救了。

几个星期以来，她一直都处在歇斯底里的状态中，因为有两所大学都录取了她，但她不知道该选哪一个。她发疯的样子就好像选错了就是世界末日似的。不过这个选择还真的不容易。苏珊坚持要消除所有的不确定因素，这完全是做不到的，所以她就无限期地烦恼下去了。

她泪流满面，痛哭流涕，动不动就对着男朋友和家人破口大骂。有一天，她打电话求我帮忙，因为她得做出选择了。不管我建议什么，她都一律否决，甚至还气势汹汹地命令我再想个更好的方法。她反复说："我还是没法选择，这足以证明你的认知疗法对我没用。你的方法都是骗人的鬼把戏。我永远没法选择，肯定是好不了了。"由于她的情绪太坏，所以我把下午的工作安排了一下，以便抽出时间找同事紧急咨询一下。后来同事给了我几条绝妙的建议；于是我给苏珊回电话，指点她该如何克服优柔寡断的毛病。15分钟后，苏珊做出了满意的选择，她立刻就觉得轻松多了。

等到该上下一次的例行心理辅导课时，苏珊来了。她告诉我，自从我们上次谈过之后，她的心情一直都很好。她准备去上她选择的那所大学，最后的手续都已经办好了。我想她应该感谢我，因为我为她可费了不少心血。于是，我问她是不是还认为认知疗法没有用，可她回答道："是的，当然没用！这正好证明了我的看法。我当时实在没有办法，只好硬着头皮做决定。事实上，我感觉好并不能证明这种好心情就会持续下去。这种愚蠢的疗法对我根本没用，看来我下半辈子还是得一直抑郁下去。"我不禁暗暗叫苦："我的天哪！你脑子进水了吗？看，我创造了一个多么大的奇迹，难道你瞎了吗？"我快被气疯了，所以我决定那天晚一点的时候用双栏法来平息我的愤怒和不满。

在写下下意识思维后，我终于明白我为什么会因为她忘恩负义而愤怒了。这一切源于我不合理的设想，它就是："如果我帮助了别人，别人就必须知恩图报。"如果所有的事都能按照我的设想发展，那倒也挺好的，但这却是不可能的。不管从道德上还是法律上来说，任何人都没有义务赞美我的智慧，就算我帮助了他们，他们也没有义务感谢我。所以为什么要强求呢？我决定适应现实，采用一种更实际的心态，这就是："如果我帮助了别人，别人可能会感谢我，这当然很好。不过有时也难免会遇上忘恩负义的白眼狼，但这只能说明没良心的人是那个白眼狼，而不是我。我为什么要难过呢？"这种心态使我的生活快乐了许多。而且从整体来看，绝大多数的病人都和我期望中的一样，他们都会感谢我。顺便说一下，后来有一天苏珊给我打电话了。她说她在学校里成绩很好，而且马上就要毕业了。但她的父亲患上了抑郁症，她想帮父亲找一位专业的认知疗法心理医生！也许这就是她表达谢意的另一种方式吧！

表16-2

应对忘恩负义的人

下意识思维	理性回应
1.这么聪明的女孩怎么能这么不讲道理呢	1.很简单！她不讲道理的思维方式正是她抑郁的根源。如果她不再否定正面思维，不再老盯着消极的东西，她就不会时常抑郁了。你得训练她摆脱抑郁，这是你的工作
2.但是我做不来。她这是在存心让我难堪。这个女孩是个忘恩负义的白眼狼	2.她没有让你高兴的义务，只有你才能让自己高兴。思维决定情绪，还记得这句话？为什么不自己表扬自己呢？干吗非要等她来表扬？你引导她做出了正确的决定，这应该是一件很开心的事
3.但她应该承认我帮助了她！她应该知道感恩	3.她凭什么"应该"？少做梦了。如果她能这样，她很可能早就感谢我了。可是她不能。总有一天她会明白的，不过她得把脑子里10多年以来根深蒂固的错误思维扭转过来。也许她以为只要不承认自己获得了帮助，以后就不会再绝望。也许她只是怕你说"我早就跟你说过"。像福尔摩斯那样去猜测她的心理吧。但不要强迫她感激你，这样没有任何意义

如何处理彷徨和无助：
一心要自杀的女人

每个星期一在去办公室的路上，我总会想：这个星期会发生点什么事呢？终于，在一个星期一的早上，我被彻底地震住了。我一打开办公室的门，就赫然看见门底下有一些纸，是周末的时候被人塞进来的。原来是一位名叫安妮的病人写的信，足足有20页！几个月以前安妮经人推荐来找我，那天她正好过20岁生日。不过在这之前，她已经因为患上可怕而怪异的情绪障碍症治疗了8年，心理医生也换了好几个；虽然完全成功治愈过，但后来总是复发。从12岁开始，安妮就产生了抑郁情绪和自残倾向，生活一下子变成了一场噩梦。她喜欢用尖利的东西把手臂划得鲜血淋漓，有一次居然要缝200针。她还有几次自杀差点得逞。

我忐忑不安地拿起她的信。安妮最近看起来非常绝望。除了抑郁症之外，她还有严重的暴食症。上个星期她强迫性地暴饮暴食，毫无节制，居然一连吃了3天。这种表现非常奇怪。她从一家餐馆到另一家餐馆，往嘴里不停地塞东西，一吃就是几个小时。最后吃到吐，把肚子里的东西全吐出来之后，她又继续狂吃。她在信里称自己是个"人体垃圾桶"。她说她知道自己基本上就是一个"废物"，早就无可救药了，所以决定放弃一切希望。

我来不及继续看，马上打电话到她住的公寓。她的室友告诉我3天前安妮已经收拾好东西去外地了，走的时候也没说要去哪里去干什么。我的脑子里顿时拉响了警报！安妮在治疗前自杀过好几次，正好都是采取这种形式。她开车去汽车旅馆，用假姓名开房，然后服用大量的安眠药。我继续读她的信。她在信里写道："我已经筋疲力尽，我就像一只烧坏了的电灯泡。你仍然可以给它通电，但它不会再亮了。我很抱歉，但我想现在为时已晚。不要再给我任何虚幻的希望，我不会再相信了……在生命即将终结的这一刻，我一点也不难过。曾经一度，我总想把握生命，我希望能牢牢地抓住点什么，任何东西都可以。——但最后什么也没抓住，我只落得两手空空。"

这封信虽然没有明确地表示意图，但看起来似乎是一封言语诚恳的遗书。突然间，我感到彷徨无助，几乎要崩溃——她就这样消失了，无影无踪。我既愤怒又担心，我什么也做不了。于是我决定写下脑海中闪过的下意识思维，我希望能借助一些理性思维来帮助我消除心中强烈的无助感（见表16-3）。

表16-3

处理彷徨和无助

下意识思维	理性回应
1.她很可能采取了自杀的行为，而且已经死了	1.还没证据表明她已经死了。为什么不在证据出现之前假设她还活着？这样你就不用担惊受怕了
2.如果她死了，我就是凶手	2.不，你不是凶手。相反，你还是一直都在帮助她的人
3.如果我上个星期能预料到的话，我就可以阻止这一切了。这都是我的错	3.你不是神，你没法预料未来。你已经运用一切知识尽力帮助她了。——你的责任只能到此为止，请尊重你自己
4.这不应该发生。——我付出了那么多心血	4.事情发生了就是发生了。不要以为你尽力了，就一定会有好结果。你控制不了她，你能控制的只有你自己
5.这意味着我的方法没用	5.你的方法是有史以来最成功的方法之一，你为此付出了很多心血和努力，而且效果极好。你不是二流医生
6.她的父母会恨我	6.他们也许会，也许不会。他们知道你对安妮已经尽力了
7.贝克博士和其他同事会恨我。他们会知道我很没用，而且他们会瞧不起我	7.这太荒谬了！如果我们尽力帮助了病人，但最终还是失去了他（或她），我们所有人都会难过的。而且同事们不会认为你没用。如果你不相信的话，打电话去问他们吧！你要以身作则，伯恩斯
8.在没有得到安妮的消息之前，我会很难过很内疚。我应该会有这种感觉	8.你只有产生消极思维时才会难过。可能性有两种：(1) 她还活着；(2) 她的病好转了。这样想你会感觉好一些。你没有义务必须难过——你有责任拒绝烦恼

在记下这些思维后，我决定打电话找我的同事贝克医生求助。他认为在没有证据表明安妮已死亡之前，我得假设她还活着。他建议说，如果安妮真的死了，我就得学会处理自己的情绪危机——这也是心理医生可能会患上的一种职业病。如果她正如我们假设的那样还活着的话，那就必须坚持治疗，一定要根治她的抑郁症。

在做完书面练习并和贝克博士谈过之后，我的心情轻松多了。我意识到我没有必要把事情往最坏的方面想，虽然安妮要自杀，但我不能为此而把自己击垮，这是我的责任。我决定不再对她的行为负责，因为我只能对自己负责。我对安妮已经尽到了自己的本分，如果她还活着，我还会继续坚定不移地帮助她，直到我们共同努力最终战胜她的抑郁症、取得胜利的果实为止。

我的焦虑和愤怒一下子完全消失了。等到星期三上午得到安妮的消息时，我的精神为之一松，心情平静了许多。有人发现安妮在距费城80千米的一家汽车旅馆房间中昏迷不醒。这是她第8次自杀，但还是没有死掉。她现在在一家郊区医院的重症病房中，还是像以往那样抱怨个没完。她没有生命危险，但需要做整容手术。因为她昏迷太久，肘部和脚踝处的皮肤产生溃烂，需要重新植皮。我安排她转往宾夕法尼亚大学的医院，以便继续对她采取认知疗法。

我在和她谈话时，发现她表现出强烈的愤慨和绝望。在接下来几个月的治疗中，安妮极端狂躁不安。但是，在治疗的第11个月时，安妮的病情终于开始好转。等到她21岁生日时，距她第一次找我治疗起正好满1年的时候，她的抑郁症状完全消失了。

回报：我得到了极大的快乐。女人分娩后第一次看到孩子时肯定会有这种快乐，它会将十月怀胎、一朝分娩的所有痛苦通通抵消。因为这是在庆祝新生命的诞生，多么激动人心的体验！我发现，病人的抑郁症持续的时间越长，病情越严重，治疗起来就越困难。但是，如果病人和我最终发现了破解密码，在打开内心安宁之门的那一刹那，我们将收获到难以想象的巨大财富。和这相比，这一路上遭遇的艰难困苦又算得了什么呢？！

注释：

❶ 现在有一些新的心理治疗方法（例如认知疗法）允许心理医生多谈话，心理医生和病人的谈话可以各占50%，这样他们就可以相互平等，以便更好地发挥团队作用。

情绪化学

｜17｜
寻找"黑胆汁"

也许有一天，科学家会研究出一种可以随意改变情绪的先进技术。这种技术可以采取安全、快速起效的药物形式，患者在服用后几小时内就能消除抑郁症状，而且还几乎没有副作用。这一突破可能会成为人类历史上最杰出、最容易在哲学上引起混乱的研究之一。在某种程度上来说，它的意义不亚于发现伊甸园——但我们可能会面临新的道德难题。人们很可能会问类似这样的问题：我们什么时候可以服用这种药呢？我们应该永远快乐吗？我们是应该将偶尔的悲伤视为正常健康的情绪，还是应该将其视为必须治疗的一种疾病？健康与病态的分界线在哪里？

有些人认为这种技术已经面世，它就是"百忧解"胶囊。不过等你看完下面的几章，你就会明白这种看法的错误了。尽管市面上有许多抗抑郁药物，但它们只对某些患者起效；而另外的一些患者服用后则无法达到满意的效果，即使他们的情绪有所好转，但往往还是无法彻底治愈。显然，我们要想达到目标，还有很长的路要走。

此外，人脑和情绪之间的关系现在仍然是一个未解之谜。我们不知道为什么有些人总是容易产生消极思维和抑郁情绪，几乎一辈子都摆脱不了；而另外一些人则永远乐观向上，能始终保持积极的心态和快乐的情绪。抑郁症有一部分是因为遗传吗？它会不会是因为某种类型的化学物质或激素失衡所致？它到底是先天遗传的还是后天形成的？虽然许多人误以为心理医生应该知道答案，但这些问题却仍然让我们迷惑不解。

有关治疗方法的问题我们也同样无法回答。哪些病人应该采取药物治疗？哪些病人应该采取心理治疗？这两种疗法结合在一起的疗效会比单一的疗法好吗？这些问题看似简单，但它们的答案却比你预料的更具争议性，你稍后就会知道了。

我会在这一章解答这些问题。我将先探讨导致抑郁症的主要因素是遗传（先天）还是环境（后天），然后再解释人脑的工作原理。此外，我还会提供一些证据，以便你了解脑部化学物质失衡为什么可能会引发抑郁症。最后，我将讲解抗抑郁药物解决这种失衡问题的作用方式。

在第18章，我将探讨"心灵—身体问题"，介绍"心灵"治疗（例如认知疗法）和"身体"治疗（例如抗抑郁药物）之间的当前矛盾。在19章和20章，我将从实用的角度来介绍当前治疗情绪障碍症的所有抗抑郁药物。

导致抑郁症的主要因素到底是先天遗传还是后天环境

为了确定导致抑郁症的主要因素是先天遗传还是后天环境，科学家们已经进行了许多研究，但还是不知道哪一个因素更重要。不过，在双相情绪障碍症（躁郁症）这方面，证据却是显而易见的——遗传因素起到的作用更大。例如，一对双胞胎在长相完全相同的情况下，如果其中一个患上了双相情绪障碍症（躁郁症），另一个患上这种病的概率就会高达50%~70%。相反，一对双胞胎在长相不同的情况下，如果其中一个患上了双相情绪障碍症（躁郁症），另一个患上这种病的概率不会很高，只有15%~25%。如果你的父亲或母亲或兄弟姐妹（非双胞胎）有双相情绪障碍症，你患上有这种病的概率则大约为

10%。而一般人患上这种病的概率就低多了，估计连1%都不到。

请记住，长相完全相同的双胞胎其基因完全一样，而长相不同的双胞胎则只有一半基因相同。所以我们差不多可以说，长相完全相同的双胞胎如果其中一个患上这种病，另外一个的患病概率会远高于长相不同的双胞胎一个患上这种病之后另一个的患病概率；而且，如果你的家人患有双相情绪障碍症，你的患病概率也会大于普通人群。长相完全相同的双胞胎即使一出生后就分开，分别由不同的家庭抚养，只要其中一个患有双相情绪障碍症，另一个的患病概率也一样高达50%~70%。虽然长相完全相同的双胞胎一般不可能由两个不同的家庭抚养，但有时这种情况还是会发生。在某些情况下，科学家们会在这类双胞胎分隔多年之后再找到双方，以研究他们的相同点和差异之处。这类双胞胎虽然生长环境不同，但基因却是一模一样的，所以这种非有意而为之的实验可以告诉我们先天遗传和后天环境孰轻孰重。经过研究发现，在双相情绪障碍症这方面，先天遗传的影响非常强大。

不过，如果要谈到普通的抑郁症，即不会产生无法控制的狂躁情绪的抑郁症，我们就无法知道遗传基因是否会有影响作用了。因为，遗传学研究专家遇到问题了，这就是诊断抑郁症远远不像诊断双相情绪障碍症那样简单明确。双相情绪障碍症（躁郁症）是一种非常特殊的病，所以诊断一般很容易，病情严重时诊断就更容易了。病人往往会在没有接触药物或酒精的情况下性情突然大变，让人生畏。其伴随症状有：

• 心情过度欣快，常常很容易激动；

• 精力过剩，身体可以不断地运动或无休无止地不停摆动；

• 几乎不需要睡眠；

• 有强迫症，能滔滔不绝地讲话；

• 思维跳跃性极强，能从一个话题迅速转移到另一个话题；

• 行为具有强迫性，鲁莽冲动，不顾后果（例如花钱无节制）；

• 举止轻浮，过分地喜欢调情；性生活没有节制；

• 出现错觉（在病情严重时）。

这些症状一般一眼就能看出，而且往往无法控制，病人可能需要住院采取药物治疗。在康复后，病人一般都能恢复到以前完全健康的状态。双相情绪障碍症的症状非常明显，所以这方面的遗传学研究就相对比较简单，判断病人的患病时间和康复时间往往都不难。此外，这种病一般都会发生在年轻人身上，许多病人都是在20～25岁第一次发病的。

相比之下，诊断抑郁症就困难多了。正常的悲伤情绪是什么时候消失的？临床抑郁症又是何时开始的？这些问题几乎没有固定的答案，但它们的答案却会极大地影响研究结果。此外，遗传学研究专家还需要面对另一个难题，这就是：要等多久才能判断一个人是否患有临床抑郁症？例如，假设某人有严重的抑郁症家族病史，但他还没等到临床抑郁症发作就在21岁出车祸丧生了。在这种情况下，我们可能会认为他没有继承易患抑郁症的倾向。不过，如果这个人没有死，他以后可能会患上抑郁症。因为抑郁症的第一次发作，一般都在21岁之后。

虽然像这样的问题并不是不能解决的，但它们却加大了抑郁症遗传研究工作的难度。事实上，以前虽然有许多有关抑郁症遗传的研究报告，但它们都有许多缺陷，而且都没有针对遗传和环境孰轻孰重这一方面提供任何明确的结论。值得庆幸的是，有关专家现在正在开展多项细致认真的研究工作，在未来的5～10年内，我们可能能够更好地回答这些问题。

抑郁症是由于大脑中的"化学物质失衡"所致吗

几个世纪以来，人们一直在探索抑郁症的根源。甚至早在古代，就有人怀疑忧郁是由于人体化学物质失衡所导致的。希腊名医希波克拉底（公元前460～前377年）则认为"黑胆汁"才是罪魁祸首。在最近的几年里，科学家们开始致力于寻找这种神秘的黑胆汁，他们很想知道是否有某种大脑化学物质失衡会导致抑郁情绪。要解答这一问题还是有很多线索的，不过科学家现在还是没有发现抑郁症的根源。虽然现在的研究工具越来越先进，但仍然不够用。

尽管如此，科学家们还是认为，临床性抑郁症可能是由于某种类型的化学物质失衡或大脑异常所致。因为目前至少有两个重要的论据可支持这一观点。第一，从严重抑郁症的生理（或身体）症状来看，患者可能有器质性病变。这类生理症状包括激动不安（神经质的动作增多，例如不停地走来走去、拼命地扭绞手指）或冷漠麻木（麻木不仁，对任何事都不关心，觉得自己就像一堆砖头似的，什么也不想做）。此外，你可能还会有"早重晚轻"的变化规律。这表示你的抑郁症状早上比较严重，晚上会有所减轻。其他的抑郁症生理症状还包括睡眠障碍（最常见的就是失眠）、便秘、食欲变化（食欲减少或增加）、注意力无法集中和性冷淡。由于这些抑郁症状都是生理性的，所以我们有理由认为抑郁症的根源来自于身体。

还有第二个论据也可以说明抑郁症的根源来自于身体，即至少有某些情绪障碍症似乎有家族性，这说明遗传因素起到了一定的作用。如果某种先天性异常使某些人更容易患抑郁症，那它的表现形式应该是人体化学物质失调，因为许多遗传病都是这样的。

遗传论据虽然很有意思，但目前还没有找到支持的证据。双相情绪障碍症（躁郁症）的遗传影响证据有很多，但形式更普遍、使更多人深受折磨的抑郁症其遗传影响证据却不足。此外，有许多东西虽然没有遗传影响，但也一样具有家族性。例如，美国的家庭一般总是说英语，而墨西哥的家庭则一般总是说西班牙语。所以，语言虽然具有家族性，但它却是学来的，而不是遗传的。

我无意于抹杀遗传因素的重要性。最近的一些研究表示，长相一模一样的双胞胎即使在一出生后就开始隔离由不同的家庭抚养，他们也会显示许多相同的特征。虽然我们认为这是后天学来的，但事实上却是遗传的。甚至一些像内向或外向这样的性格特征似乎也有一部分遗传因素；还有个人喜好——例如喜欢某种口味的冰激凌——可能也会在很大程度上取决于基因。此外，至于我们看待事物的方式是积极乐观还是消极悲观的，这也可能会遗传，而且这一观点似乎还很可靠。不过，要想证明遗传的可能性，目前我们还需要进行许多研究。

大脑是如何工作的

大脑从根本上来说就是一个电子系统，从某种程度上来说它类似于计算机。大脑的各个部分具有各种不同的功能。例如，后脑勺上面的大脑表层称为"枕叶皮质"，它负责视觉功能。如果大脑的这个部位受到重击，则很可能会影响视觉。左半脑表层有一块小小的区域叫作"布洛卡区"，这部分负责语言功能。如果大脑的这一部分被击伤，你说话可能就会有困难。也许你还是能够知道自己要表达的意思，但会"忘记"该怎么说。大脑还有一个非常重要的部分——"边缘系统"，它专门负责控制像高兴、悲伤、恐惧或愤怒这样的情绪。不过，我们还是无法知道大脑的哪个部位会产生积极情绪和消极情绪，也不知道这些情绪是怎么产生的，这方面的知识仍然十分有限。

我们知道神经类似于大脑"电路"的"电线"。神经的细长部分称为"轴突"。当神经受到刺激时，它会通过轴突将电子信号传送到神经末梢。不过，神经要比简单的电线复杂得多。例如，一条神经可能会收到其他的成千上万条神经发送的输入信号；只要它一受到刺激，它的轴突就会将信号发送给其他的成千上万条神经。这是因为轴突不仅可以分为许多分支，还可以向这些分支发送信号。每个分支还能继续分出更多的小分支，这就像树干可以长出许许多多的树枝一样。由于这种分支功能，大脑中的一条神经发送信号时，整个大脑中可以接收得到该信号的其他神经可能会有25000条之多。

大脑中的神经如何将电子信号传送到其他神经？要了解这一过程，请看看图17-1。这是一幅简图，里面有两条神经。两条神经相交的部分称为"突触"。这个名词也许对你来说很陌生，但不要以为它就很高深莫测。它指的只是两条神经中间的区域。左边的神经称为"突触前神经"，右边的神经称为"突触后神经"。同样，这些名词也没有任何玄乎或神秘的意思。它们只是指图中突触左端或右端的终点（突触前神经）或起点（突触后神经）。

图17-1 突触前神经发出信号时，许许多多的5-羟色胺分子（神经递质）会进入突触。它们将游向突触后神经表面上的受体。

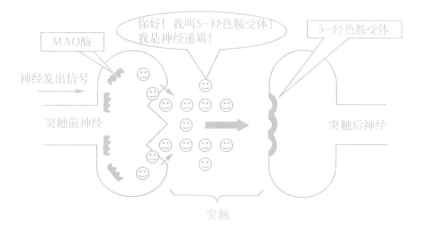

要想了解大脑的工作原理，我们必须先了解电子信号通过突触的传送过程。左边突触前神经和右边突触后神经的中间是突触区域，它充满了液体。这一发现可是神经科学史上的一项重要突破。在你看来，这一发现可能不算什么，因为我们的身体主要成分本来就是水。但这对于科学家来说可真是太神奇了，因为他们知道神经的电子脉冲的力量很微弱，根本无法越过突触液。既然如此，那图17-1中的突触前神经是如何通过充满液体的突触将电子信号传送到突触后神经的呢？

我们来假设一下，想象你出门远游，现在有一条河挡住了路。你必须到达河的对岸，但水太深了。而且，河上没有桥，水面很宽，你也跳不过去。那你怎么才能到达河的对岸呢？也许你需要一条船，或者你也可以游过去。

神经也面临着同样的问题。由于电子脉冲太微弱，没法跳过突触，所以神经只能派出一些小小的游泳员带着信号游过去。这种小小的游泳员是一种化学物质，它的名字叫"神经递质"。在图17-1中，神经派出的神经递质叫"5-羟色胺"。

在图17-1中你可以看到：突触前神经发出信号，于是它将许多小小的5-羟色胺分子释放到突触中。这些化学"信使"一经释放后，就会通过分子扩散运动游过充满液体的突触。在突触的另一端，5-羟色胺分子将吸附在突触后神经表面的受体上。它们会发出信号，告诉突触后神经应该发出信号，具体请参见图17-2。

不同的神经会使用不同类型的神经递质。大脑里有许多这样的神经递质。从化学上来说，它们中间有许多可以归到"生物胺"这一类，因为它们来自于我们所吃的食物中的氨基酸。这些胺递质就是大脑的生化信使。大脑边缘（情绪）区域中有3个胺递质，它们分别是5-羟色胺、去甲肾上腺素和多巴胺。从理论上来说，这3个胺递质在多种精神病中都起到了一定的作用，所以精神病研究专家一直都在致力于研究它们。由于这些化学信使可以称为"生物胺"，因此，认为它们和抑郁症或狂躁症有关的理论我们也可称之为"生物胺理论"。但我们现在还找不到事实依据。

化学信使在接触到突触后神经之后，是如何命令神经发出信号的呢？让我们来想象一下，假设突触前神经中的化学递质是5-羟色胺（我可以选择任何一种，因为它们的工作方式都是一样的）。突触后神经的表面上有一些很小的

图17-2 5-羟色胺分子接触到突触后神经上的受体，刺激神经发出信号。

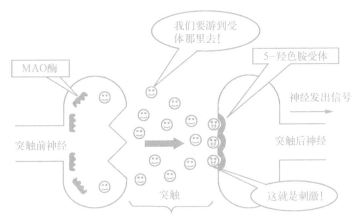

区域，它们是"5-羟色胺受体"。你可以把这些受体当作锁，因为它们没有相应的钥匙是打不开的。这些受体位于隔膜上，形成了神经的外表层——这些神经膜有点类似于身体的皮肤。

现在，请将5-羟色胺当作打开突触后神经的钥匙。5-羟色胺就像一把真正的钥匙，这只是因为它具有特定的形状。突触区域还有许多其他的化学分子，但它们不能打开5-羟色胺的锁，因为它们的分子形状不符。只有当钥匙和锁正好吻合时，锁才能打开。这将会引发另一个化学反应——突触后神经通过电子方式发出信号。当神经发出信号时，5-羟色胺（钥匙）将离开突触后神经上的受体（锁），重新回到突触液中。最后，它再次通过扩散运动"游回"突触前神经，具体请参见图17-3。

5-羟色胺已经完成了它的工作，突触前神经必须得把它毁掉，不然它会在突触区域晃悠，甚至可能会再次游回突触后神经。这会让人神经错乱，因为突触后神经可能会认为这是一个新的信号，然后它又会再次受刺激发出信号。

为解决这一问题，突触前神经在其表面上配备了一个泵。只要5-羟色胺游回来，它就会吸附在突触前神经表面上的受体上（另一个"锁"），然后会有一个名为"隔膜泵"或"再摄取泵"的东西将它吸回神经，具体请参见图17-3。

再摄取泵将5-羟色胺吸入后，突触前神经将重新使用它，不过如果已经

图17-3 5-羟色胺分子游回突触前神经，它们将会被再摄取泵吸入神经内。进入神经后，MAO 会将它们一一销毁。

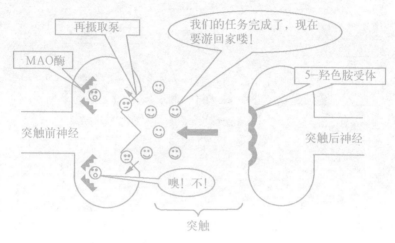

有足够的5-羟色胺可用于发送下一个电子信号的话，突触前神经则会销毁多余的5-羟色胺。销毁多余5-羟色胺的过程称为"新陈代谢"，它意味着将一种化学物质变为另一种化学物质。在这种情况下，5-羟色胺会变为另一种可吸收到血液中的化学物质。神经中执行这一流程的酶称为"单胺氧化酶（monoamine oxidase）"，也可简称为MAO。MAO酶会将5-羟色胺转化为一种称之为"5-羟吲哚乙酸"或5-HIAA的新化学物质。这又是另一个玄乎的术语，但你只需要把5-HIAA看作是5-羟色胺的废渣就行了。5-HIAA将离开大脑，进入血液，然后随血液流到肾脏。肾脏会将5-HIAA从血液中分离，将它送到膀胱。然后，5-HIAA将随尿一起排出人体。

到这里，5-羟色胺的循环就介绍完了。当然，为了不使5-羟色胺的总量减少，突触前神经肯定还会继续制造新的5-羟色胺，否则无法命令神经发出信号。

抑郁症的问题出在哪里

首先，我要重新强调一点，科学家并不知道抑郁症或任何其他精神病的根源。目前只是有许多有趣的理论，但任何一条都还没有找到证据。也许有一天，我们会找到答案。到那时等我们回过头来看这个时代，会觉得它落后得可笑。但不管怎样，这方面的科学肯定会出现突破口，而且对大脑的研究将呈爆炸式的速度飞速发展。毫无疑问，在未来的10年内，各式各样的新理论将会不断涌现出来。

我在这一章介绍的内容其实过于简单。大脑是一个极其复杂的系统，我们在大脑工作原理这方面的知识仍然还处于原始阶段。对于人脑的"硬件"和"软件"，我们还有太多的未解之谜。一条神经或一系列的神经是如何将受到的刺激转换为思维或感觉的？这是最难解的科学之谜之一。对我来说，这个问题就像宇宙的起源一样神秘。

不过，你不需要回答这些问题。就目前来说，我们的目标还很简单。如果你能理解图17-1、图17-2和图17-3，你就很容易理解当前一些抑郁症根源方面的理论。

你应该已知道，大脑中的神经相互之间发送信号时需要通过名为"递质"的化学信使。而且你还应该知道，在大脑边缘系统中，某些神经需使用5-羟色胺、去甲肾上腺素和多巴胺作为它们的化学信使。

因此，一些科学家做出了一个假设，这就是：抑郁症可能是因为大脑中缺乏一种或多种这样的生物胺递质，而狂躁症（过度欣快或兴奋的状态）则是由于一种或多种这样的递质过量而引起的。一些研究学者认为，5-羟色胺对抑郁症和狂躁症的影响最大；而另外一些研究学者则认为，去甲肾上腺素或多巴胺异常也会有一定的影响。

根据这些生物胺理论，我们可以得出一个结论：抗抑郁药物也许有效，因为它们可以提升抑郁患者体内5-羟色胺、去甲肾上腺素和多巴胺的数量或使它们更活跃。至于这类药物的治疗原理，我在后面会详细介绍。

如果图17-1中的突触前神经没有5-羟色胺等化学信使，那会怎么样？那么，这条神经就无法通过突触将其神经信号正确地发送给突触后神经，大脑中的电路就会出现连接故障。这会使人的精神和情绪产生干扰，就像收音机调谐器电线松了的时候传出来的音乐一样。情绪干扰的类型分为两种，一种是因为5-羟色胺不足，这会引发抑郁症；另一种则是因为5-羟色胺过量，这会引发狂躁症。

最近，这类胺理论有了一点变化。一些科学家不再认为5-羟色胺不足或过量会引发抑郁症或狂躁症。相反，他们开始假定情绪障碍症是因为神经膜上的一个或多个受体出现了异常。请再看看图17-2，想象一下突触后神经上的5-羟色胺受体有问题。例如，受体的数量不够，那神经之间该如何沟通呢？尽管突触中也许会有许多5-羟色胺分子，但突触前神经发出信号时，突触后神经却无法发出相应的信号。如果5-羟色胺受体的数量过多又会怎么样呢？这可能会产生相反的效果，即5-羟色胺系统会过于活跃。

到目前为止，我们已发现大脑中至少有15种不同类型的5-羟色胺受体；随着时间的推移，我们还会发现更多的类型。所有的这些受体很可能会对荷尔蒙、感觉和行为产生不同的影响。不过，至于这些不同类型的受体会起到什么作用，以及它们如果有异常是否会引发抑郁症或狂躁症，科学家们还没有一个非常清晰的概念。这些5-羟色胺受体的种类虽然很多，但这方面的研究发展极快，也许在不久的将来我们就能更好地了解它们的生理影响和心理影响了。

在大脑功能中，5-羟色胺受体到底起到什么作用呢？尽管我们在这方面还知之甚少，但已有证据表明，采用抗抑郁药物治疗时，突触后神经上的受体数量可能会有变化。例如，如果你服用的药可以在神经之间的突触中增加5-羟色胺的数量，那么几周后，突触后神经膜上的5-羟色胺受体的数量将会减少。这可能是因为神经为了避免刺激过多而采取的补偿手段；换而言之，神经会尝试减少信号的数量。这种反应称为"下调"。相反，如果你减少突触前神经中的5-羟色胺（见图17-1），则进入突触的5-羟色胺也会相应减少。几周后，突触后神经可能会采取补偿手段增加5-羟色胺受体的数量；神经将尝试增加信号的数量。这种反应称为"上调"。

我再说一遍，这些术语听起来很专业，但它们的意思却很简单。"上调"表示"增加受体"；"下调"则表示"减少受体"。我也可以说"上调"表示调高系统，"下调"表示调低系统——就像调节收音机的音量一样。

众所周知，抗抑郁药物一般需要几个星期甚至几个月才能起效。研究人员一直想找出个中原因。一些研究人员认为，"下调"也许可以说明抗抑郁药物的治疗原理。换而言之，抗抑郁药物之所以可以起效，也许不是因为以前所认为的它可以上调5-羟色胺系统，而是因为它们可以在几周后下调5-羟色胺系统。这或许可以说明5-羟色胺数量降低根本不是抑郁症的根源。相反，抑郁症可能是由于大脑中5-羟色胺的活动增加而引起的。而抗抑郁药物或许可以在几个星期后解决这一问题，因为它可以调低5-羟色胺系统。

这些理论可靠吗？有证据吗？不，它们只是假设。我已经说过，要想出某种理论实在太容易了，可难就难在找证据。到目前为止，要想证明它或否定它都不可能，因为找不到令人信服的证据。此外，目前也没有相关的临床测试或实验室测试，我们没法在一组患者或单个患者的大脑中准确无误地发现任何引发抑郁症的化学物质失衡现象。

当前的这些理论的主要价值在于激发研究的兴趣，这样随着时间的推移，我们就可以对大脑的工作原理有更多的了解。我相信，我们总有一天会想出更可靠的理论，并能提供可以测试这些理论的强大工具。

也许你会想："就只能这样了吗？"科学家似乎只会坐着空想，说什么"抑郁症可能是因为大脑中的这种或那种递质或受体过剩或不足"。他们是不是就只能这样呢？从某种程度上来说，也只能这样。这个问题有一部分原因在于我们对大脑还知之甚少，所以在抑郁症这方面，我们的理论还远远不够成熟。

也许抑郁症不是因为任何化学递质或受体的问题。也许有一天我们可能会发现，抑郁症事实上更像是一种"软件"问题，而非"硬件"问题。换而言之，如果你有电脑的话，你会知道电脑随时都会死机。有时是因为硬件出了问题。例如，也许是因为你的硬盘出现故障。但更多的时候，死机是因为软件问题——在某种情况下，可能会因为某个漏洞使程序运行出错。因此，在研究抑郁症和大脑的关系时，我们也许总以为是"硬件"问题（例如，先天性的化学物质失衡），但实际上，真正的问题却出在"软件"上（例如，由于认知错误而产生的消极思维模式）。这两种问题都是"有机的"，因为它们都和大脑组织有关，但它们的解决方法却有天壤之别。

此外，研究抑郁症的专家还必须处理另一个关键问题，这就是先有蛋还是先有鸡的问题。我们在大脑中发现的变化到底是抑郁症的因还是果？要说明这个问题，我们先来做个默想实验。请想象树林中有一只活泼而快乐的小鹿。假设我们有一台先进的机器，通过这台机器我们可以看到小鹿大脑中的化学活动和脑电活动。比方说，我们有一台便捷式的未来型脑成像机器，它可以远距离操作，就像交警用来测量驾驶速度的激光枪一样。不过，这头小鹿肯定不知道我们在监控它的大脑活动。突然，它发现有一群饿狼正在向它靠近，于是它惊慌失措。此时，我们的脑成像机器可以检测到小鹿大脑中的脑电活动和化学活动立刻产生了巨大的变化。这些化学变化和脑电变化到底是恐惧的因还是果？

我们可以说这头小鹿之所以害怕是因为它大脑的化学物质突然失衡吗？

同样，抑郁患者的大脑中有各种各样的化学变化和脑电变化。当我们感到快乐、愤怒或恐惧时，我们的大脑都会有很大的变化。哪些大脑变化是这些强烈情绪的因？而哪些大脑变化又是这些强烈情绪的果？对于研究抑郁症的专家来说，最痛苦的挑战之一莫过于区分因和果。这个问题不是不能解决，只是太难了。虽然我们很想认可当前的这些抑郁症理论，但总是找不到证据。

显然，要想验证这些理论中的任何一条都得进行研究，而这种研究工作却是极其艰难的。最大的一个问题就在于我们目前还无法准确地了解人脑中的化学过程和脑电过程。我们没法打开抑郁患者的脑袋去观察里面的变化！就算我们能，我们也不知道该看哪个部位、该怎么看。不过，PET（正电子断层扫描仪）扫描和MRI（磁共振成像）等先进工具使这方面的研究工作成为可能。于是，科学家们开始能够"看见"人脑内部的神经活动和化学过程。这无疑是开天辟地的伟大发现。但这项研究仍处于初级阶段，我们只有寄希望于10年以后，但愿那时会有更多的发展。

抗抑郁药物如何起效

在20世纪50年代早期，研究人员测试了一种名为异丙烟肼的新型药物。虽然它是用来治疗肺结核的，但却意外地大大促进了抑郁症药物治疗研究的发展。测试结果表明，异丙烟肼治疗肺结核的效果并不好。但是，调查人员却发现，一些患者服用该药物后会提振情绪，所以他们觉得异丙烟肼可能有治疗抑郁症的作用。这使许多制药公司都开始争相研究这种药物，他们都想成为第一家研制和销售抗抑郁药物的公司。

研究人员知道异丙烟肼可以抑制我们前面谈过的MAO酶。因此，他们将这种药归入到MAO抑制剂一类，也可简称为MAOI。制药公司研制出了几种新的MAOI药物，它们的化学结构都和异丙烟肼相似。其中有两种——苯乙肼和反苯环丙胺——至今仍在使用。第3种MAOI是司来吉兰，它是治疗帕金森症的认可药物，不过有时也可以用来治疗情绪障碍症。其他国家还有其他的新型MAOI，它们也许最终都会在美国上市。

不过，医生现在几乎不再像以前那样频繁使用MAOI了。这是因为病人在服用药物的同时如果食用像奶酪这样的食品，会使血压升高到非常危险的程度。如果和某些药物同时服用，MAOI还会引发中毒反应。为消除这些隐患，制药公司又研制了一些更新、更安全的抗抑郁药物。这些新型药物的治疗原理和MAOI完全不同。但不管怎么说，如果某些抑郁患者使用其他药物都不起作用，那MAOI也许会对他们非常有效。而且，如果患者和医生都能遵守第20章中的医嘱，服用MAOI也还是非常安全的。

异丙烟肼的发现开创了抑郁症化学研究的新时代。科学家们都很想了解MAOI的治疗原理。他们知道，MAOI可使聚集在大脑边缘区域中的3种化学信使——5-羟色胺、去甲肾上腺素和多巴胺——无法分解。因此，科学家们认为，这3种物质中如果有一种或多种缺乏可能会引发抑郁症，而抗抑郁药物则可以增加这些物质的数量。这些是生物胺理论产生的来龙去脉。

现在，让我们来回顾一下大脑的工作原理。请重新看图17-1、图17-2、图17-3。突触前神经发出信号，于是将5-羟色胺放入突触。5-羟色胺在接触到突触后神经上的受体后，又游回突触前神经。然后，再摄取泵将它吸入神经内，由MAO酶将其最后销毁。现在请想一个问题：如果我们不让MAO酶销毁5-羟色胺会怎么样？

你很可能已经猜到答案了，突触前神经中的5-羟色胺越积越多，因为这条神经总会制造许多新的5-羟色胺。如果它不能销毁5-羟色胺，那它内部的5-羟色胺就会不断增加。只要突触前神经发出信号，它就会向充满液体的突触区域释放5-羟色胺，而且数量会比平常更多。突触中的5-羟色胺过量后，可能会使突触后神经受刺激过度。这相当于调大了收音机的音量。如需了解MAOI抗抑郁药物的治疗原理，请参见图17-4。

这就是MAOI药物能提振情绪的原因吗？也许是的，科学家认为这正是MAOI药物的治疗原理。研究报告证明，人类或动物在服用这种MAOI药物后，大脑中的5-羟色胺、去甲肾上腺素和多巴胺数量都会增加。但是，抗抑郁药物为什么会起效呢？是因为这种生物酶增加了吗？或者还是因为这些药物对大脑产生了其他的影响？很可惜，我们现在还不知道确切的答案。

除此以外，你还能想出这种MAOI药物能够起效的其他原因或其他原理吗？情绪之所以好转，是因为突触后神经受到了额外的刺激吗？或者还是因为其他的原因？先不要继续往下读，你可以想想前面介绍过的下调，猜一下

图17-4 MAOI封锁了突触前神经中的MAO酶，所以5-羟色胺越积越多。于是，突触前神经只要一发出信号，就会往突触区域释放过量的5-羟色胺，最后导致突触后神经受到了强烈的刺激。

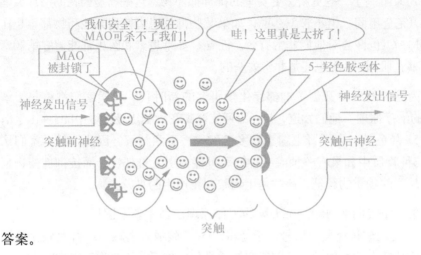

答案。

你很可能已经想起来了——服药几周后，突触后神经的反应和第一次服药时的反应正好相反。突触可能会因为5-羟色胺过多而在几周后下调突触后神经中的5-羟色胺受体，这种下调也许就是抗抑郁药物的反应（请记住，尽管一些科学家认为抑郁症是因为5-羟色胺缺乏，但还有一些科学家则认为抑郁症是因为大脑中的5-羟色胺活动过多）。如果你能想到这一点，这就说明你真的读懂了神经化学。这次突击测验你可以得满分了！

如果你认为MAOI药物之所以能够治疗抑郁症，是因为它能影响大脑中其他的某些系统，你也一样可以得满分。这是因为科学家也不知道抗抑郁药物是如何治疗抑郁症的，这方面的理论没有得到证实。

而且，图17-4中的模型过于简单。实际上，MAOI对大脑的影响作用远比这幅图复杂得多。任何抗抑郁药物的影响作用很可能都不会仅限于大脑中某个特定的区域，也不会限于大脑中某种特定类型的神经。请记住，在大脑中，每条神经都会和其他成千上万根神经相连，因此，所有的神经都会连接其他的成千上万根神经。患者服用抗抑郁药物后，会使大脑中许许多多化学系统和脑电系统产生巨大变化。

这些变化中的任何一种都有可能提振患者的情绪。探求这种药物确切的治疗原理无异于大海捞针。不过，这些药物为什么会起效，它们又是如何起效的，这些问题都不重要，重要的是这些药物似乎对一些抑郁患者有帮助。

我前面已经说过，自20世纪50年代以来，制药公司研制和销售了许多不同种类的新型抗抑郁药物。这类新型抗抑郁药物和MAOI不一样，它们不会像图17-4中那样使突触后神经中的5-羟色胺等递质增加。相反，它们会接触突触前神经或突触后神经表面上的受体，从而模拟大脑自然递质的影响作用。

想知道新型抗抑郁药物是如何做到这一点的吗？先回忆一下钥匙和锁的比喻吧。自然递质就像钥匙，神经表面上的受体就像锁。钥匙只有和锁的形状相匹配才能打开锁。不过，如果你会变魔术的话，就像魔术大师哈利·胡迪尼那样，那你不用钥匙也能轻而易举地开锁。

抗抑郁药物就像制药公司制作的一把假钥匙。由于制药师知道5-羟色胺、去甲肾上腺素和多巴胺等自然递质的三维形状，所以他们能够制造出形状极其相似的新药。这些药和神经表面上受体的形状正好吻合，因此它们可以模拟自然递质的影响作用。大脑不知道锁中的钥匙是抗抑郁药物——大脑还以为神经表面受体中的是自然递质。

从理论上来说，人工钥匙（抗抑郁药物）在接触到受体时，它有两个选择。第一，开锁；第二，堵住锁孔，它并不需要真正地开锁。我们将可以开锁的药物称为"激动剂"或"兴奋剂"，这种药只能模拟自然递质的影响作用。那可以堵住锁孔的药物是什么呢？我们将它称为"对抗剂"。对抗剂会封锁自然递质，使它们无法发挥作用。

抗抑郁药物是如何在突触前神经和突触后神经上的受体上产生作用的呢？我们可以想象几种不同的作用方式。为便于讨论，我们假设突触前神经使用的递质为5-羟色胺，不过作用原理实际上适用于任何一种递质。如果我们封锁再摄取泵上的受体会怎么样？这样，突触前神经就无法将5-羟色胺从突触吸回了。每次只要神经发出信号，它就会将更多的5-羟色胺释放到突触区域。最后，突触中会挤满了5-羟色胺。

这正是当前大多数抗抑郁药物的治疗原理。你可以看看图17-5，药物在突触前神经上封锁了再摄取泵上的受体，导致突触区域中的递质越积越多。最后产生的结果和使用前面说过的MAOI药物一样。在这两种情况中，突触区域中的5-羟色胺会越积越多。只要突触前神经发出信号，就会有更多的5-羟色胺"游"到突触后神经，以刺激突触后神经发出信号。可以这么说，这一次的原理还是"上调"5-羟色胺系统。

这种解释合理吗？它就是抗抑郁药物能提振情绪的确切原因吗？事实上，这只是当前的理论，这个问题目前恐怕还没人能回答。

抗抑郁药物不同，它们封锁的胺泵也会不同，所以它们针对的效果也会不同。以前的三环类抗抑郁药物——例如阿米替林、丙咪嗪和类似的其他药物——可以封锁再摄取泵，导致5-羟色胺和去甲肾上腺素无法被销毁（三环的意思是"三只圆环"，有点像三轮车，因为这些药物的化学结构很像三只相连的圆环）。因此，如果服用这类药物，大脑中的递质就会增加。这些三环类抗抑郁药物有的会对5-羟色胺泵产生相对强烈的作用，有的则会对去甲肾上腺素泵产生相对强烈的作用。对5-羟色胺泵产生强烈作用的药物称为"5-羟色胺能"，对去甲肾上腺素泵产生强烈作用的药物则称为"去甲肾上腺素能"。那么，对多巴胺泵产生强烈作用的药该称为什么呢？你可以想一下。对了，它就叫"多巴胺能"！

一些新型药物——例如氟西汀——和以前的三环类抗抑郁药物有些不同，它们专门针对5-羟色胺泵发挥作用。我们可以运用刚刚学到的新词，将百忧解称为高度"5-羟色胺能"。这是因为服用它之后，大脑中的5-羟色胺将积累增加。不过，百忧解只封锁5-羟色胺泵，因此去甲肾上腺素、多巴胺等其他递质的数量将不会增加。根据分类，百忧解属于"选择性5-羟色胺再摄取

图17-5 大多数抗抑郁药物都能封锁再摄取泵，导致5-羟色胺在神经发出信号后仍然留在突触区域。这样，突触区域中的5-羟色胺越积越多，突触后神经受到的刺激就越强烈了。

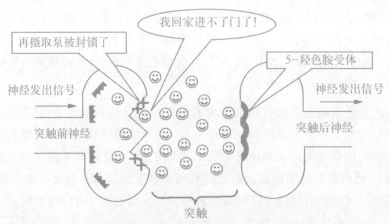

抑制剂"（简称SSRI），因为它只是选择性地针对5-羟色胺泵发挥作用。SSRI也是一个名称复杂但意思简单之极的词。SSRI的意思是"这种药只封锁5-羟色胺泵，它不会封锁任何其他的泵"。美国目前使用的SSRI处方药有5种，我将在第20章详细介绍。

还有一些新型的抗抑郁药物则不具有选择性——它们会封锁多种再摄取泵。例如，文拉法新可以封锁5-羟色胺泵和去甲肾上腺素泵，因此它又被称为"双重再摄取抑制剂"。生产文拉法新的制药公司推出的广告理念就是这种药物更有效，因为它可以提高两种递质（5-羟色胺和去甲肾上腺素）的水平，而不仅仅只是一种。事实上，这种理念并不可信。我们在前面已经讲过，以前大多数的抗抑郁药也可以发挥同样的作用，而且它们还更便宜。此外，目前还没有证据能够表明文拉法新的疗效比以前的抗抑郁药更快更好。不过，文拉法新的副作用比以前的一些三环类抗抑郁药物要少得多。也许这在一定程度上可以说明文拉法新的价格为什么会更高。

到目前为止，你已经了解了MAOI和泵抑制剂（例如三环类抗抑郁药物和SSRI）。除此以外，抗抑郁药物还有没有其他的作用方式呢？如果你是制药公司的制药师，也许你想制造一种完全不同的抗抑郁药物，那么，你的新药会有一些什么样的疗效呢？有一种可能，你制造的新药也许能够直接刺激突触后神经上的5-羟色胺受体。这样的药可以模拟真正的5-羟色胺的影响作用，它就是一种人工的5-羟色胺。丁螺环酮就可以起到这样的作用。这种药能直接刺激突触后神经上的5-羟色胺受体。几年以前，丁螺环酮是市面上第一种用于治疗焦虑症的非成瘾药物，但它也有一点点治疗抑郁症的效果。不过，无论是治疗抑郁症还是焦虑症，它的疗效都不是很特别突出。因此，焦虑症患者或抑郁症患者一般也不会服用丁螺环酮。

为什么丁螺环酮治疗抑郁症不太有效呢？事实上，科学家无从回答。请记住，大脑中至少有15种不同类型的5-羟色胺受体。所有的这些受体都有不同的功能，只是我们现在还不能完全了解。如果有一种药物能刺激所有类型的5-羟色胺受体，也许它治疗抑郁症的效果会更好。你现在应该已经意识到，我们对大脑的工作原理知道得越多，就越觉得复杂。

如果你是制药公司的制药师，你也可以研制一种可以在突触后神经上封锁5-羟色胺受体的新药，就像图17-6中表示的一样。这种药可以使真正的5-羟色胺无法发挥作用，所以从理论上来说，它会使抑郁症更严重。不过事实上，这种可以封锁5-羟色胺受体的药物已经研制出来了，奈法唑酮和曲唑酮就属于这类药物。尽管这些药物应该划入"5-羟色胺对抗剂"一类，但它们也可用于治疗抑郁症。

有些药物会对某些类型的突触前神经和突触后神经产生复杂的作用。米氮平是另外一种新型抗抑郁药物，这种药自1996年开始在美国市场上销售。米氮平似乎可以封锁突触后神经上的5-羟色胺受体，但它也可以在使用去甲肾上腺素作为递质的突触后神经上刺激受体，从而使这类神经能够释放更多的去甲肾上腺素。因此，如果服用米氮平，5-羟色胺系统的水平将下调，而去甲肾上腺素系统的水平则会上调。

奈法唑酮、曲唑酮和米氮平治疗抑郁症的效果也许和你根据5-羟色胺理论所想象的正好相反。尽管它们会下调5-羟色胺系统，但它们却能治疗抑郁症。这是怎么回事呢？如果你开始被弄糊涂了，那么我要告诉你，不止你一个人如此！请记住，大脑中5-羟色胺受体的类型有很多种，它们各自都会发挥不同的作用。另外还有一点也请记住，在大脑中，"电路"之间会产生许多快速而复杂的交流。只要我们刺激大脑某个区域中的一个神经系统，大脑其他区域中成千上万条其他的神经差不多都会立即受到影响。总而言之，抗抑郁药物的治疗原理和治疗方式仍然是一个谜，这个问题就连全球最顶尖的神经系统科学家也没法彻底地弄明白。

图17-6 5-羟色胺对抗剂封锁了突触后神经上的5-羟色胺受体。因此，突触前神经发出信号后，5-羟色胺无法相应地刺激突触后神经。

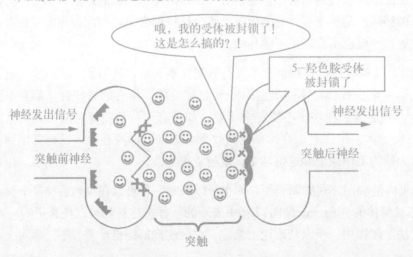

总之，当前的大多数抗抑郁处方药的作用都在于影响5-羟色胺、去甲肾上腺素或多巴胺系统。其中有一些是选择性地影响某一个递质系统，还有一些则是影响多个递质系统。但是，当前的这些抗抑郁处方药虽然能影响这3大系统，但实际上，这并不能合理可靠地解释它们为什么会有疗效。例如，你已经知道，有一些抗抑郁药物可以刺激5-羟色胺水平，还有一些则可以封锁5-羟色胺受体，另外还有一些似乎对5-羟色胺完全不起作用，但它们的疗效都一样好。显然，我画的图17-4、图17-5和图17-6都过于简单，但不管从哪方面来看，当前抗抑郁药物治疗原理的理论似乎都有所欠缺。

我并无否定抗抑郁药物之意。请记住，我并没有怀疑当前抗抑郁处方药的作用；我仅仅只是想说明药物治疗原理的理论并不能解释一切问题。

幸运的是，大多数的神经系统科学研究学者现在都承认这一点，所以这方面的研究范围扩大了很多。研究学者并没有只盯着生物胺的水平，他们针对大脑中的调控机制展开了广泛的研究，从而提出了许多新的理论。这些理论涉及大脑中的其他递质、多种突触前受体或突触后受体、神经中的"二级信使"系统、神经膜上的离子流以及神经内分泌系统、免疫系统和生物节律异常情况。随着研究范围的不断扩大，我相信我们总有一天会解开大脑调节情绪之谜。

目前，大脑研究已经开始深入化了，其发展速度之快令人咋舌。而且在未来的10年之内，这个速度还会更快。我相信，这一研究一定会推动多方面的医学发展。例如：

• 临床测试患者是否有引发抑郁症的化学物质失衡情况；

• 测试以检测患者是否有基因异常，是否更容易患上抑郁症和躁郁症；

• 用药更安全，副作用更少——第20章将介绍这方面的重大发展；

• 出现疗效更好、更快的药物疗法和心理疗法；

• 出现更好的药物疗法和心理疗法，使患者在康复后能将复发率降至最低甚至为0。

尽管我们目前在这方面还知之甚少，但我们已经开始了一项重大的科学研究。只要坚持下去，也许有一天我们会找到神秘的"黑胆汁"。

| 18 |
心身问题

自法国哲学家笛卡尔开始，学者们就一直在苦苦地思索"心身问题"。这个问题来源一种理念，即我们人类至少有两个可以分割的部分——心灵和身体。心灵由我们的思想和感受所构成，它们是看不见摸不着的。我们知道它们的存在，因为我们感觉得到；但我们不知道它们为什么会存在，也不知道它们是如何存在的。

另一方面，我们的身体是由组织——血液、骨骼、肌肉、脂肪等——所构成的，而这些组织最终又是由分子所构成的，分子最终又是由原子所构成的。它们就像搭起来的一堆积木，本身是毫无生气的（我们先假设原子没有意识）。但是，这些我们大脑中没有生气的组织又是如何赋予我们意识，使我们能够眼明耳灵、有感觉有爱憎的呢？

在笛卡尔看来，我们的心灵和身体肯定是以某种方式相连的。笛卡尔认为，大脑中肯定有某个部位可以连接身体和心灵，他将这个部位称为"灵魂之门"。几百年以来，哲学家们一直都在千方百计地寻找"灵魂之门"。到了现代，神经系统科学家又继续寻找，他们也想找出大脑产生情绪和意识思维的奥秘。

我们在治疗像抑郁症这样的疾病时，也正是秉承了身心可以分离的理念。所以，我们有专门针对"身体"的生物疗法，也有专门针对"心灵"的心理疗法。生物疗法通常需要使用药物，而心理疗法则往往需要某种类型的谈话治疗。

不过，"药物治疗"阵营和"谈话治疗"阵营之间往往会产生激烈的竞争。一般来说，精神病医师更倾向于站在"药物治疗"阵营，这是因为精神病医师一开始就是医生。他们会开处方药，更容易接受药物诊治模式。如果你有抑郁症去找精神病医师的话，他们很可能会说，你的抑郁症是因为大脑中的化学物质失衡所引起的。而且，他们还会建议你服用抗抑郁药物治疗。如果给你治疗抑郁症的是家庭医生，他（或她）也很有可能会采取药物治疗。这是因为许多家庭医生都没接受过心理治疗方面的培训，而且他们也没什么时间和患者谈生活中的问题。

相比之下，心理学家、临床社会工作者和其他类型的咨询师则更倾向于站在"谈话治疗"阵营。他们没接受过医学方面的培训，而且也不会开处方药❶。由于他们的教育背景，他们更容易认为抑郁症的根源在于心理因素和社会因素。心理医生一般站在"谈话治疗"阵营中，如果你有抑郁症去找他们的话，他们很可能会着重询问你的成长环境、心态或者是否有像失恋失业这样的痛苦遭遇。你的心理医生还很可能会建议你采取心理疗法，例如认知行为疗法。但事无定则，还是有很多例外的情况。许多心理医生尽管没有医学背景，但他们却认为生物因素对抑郁症的影响很大，而且有许多精神病医师也是非常优秀的心理医生。有时，精神病医师和没有医学教育背景的心理医生会在一起合作，这样患者就能享受到这两种治疗方式的好处。

但不管怎样，心灵（心理）学派和身体（生物）学派之间仍然存在着很大的分歧，他们之间的对话往往充满火药味和敌对情绪。有时，决定他们讨论立场的似乎不是科学研究结果，而是政治因素和经济因素。最近有一些研究表明，两派之争可能纯属瞎折腾，因为似乎永远也争不出个所以然来。这些研究还表示，抗抑郁药物和心理疗法对精神和身体的作用有可能是相同的——换而言之，它们的治疗方式也许是一模一样的。

例如，1992年，加州大学洛杉矶分校医学院的刘易斯·巴克斯特博士、小杰弗里·施瓦茨博士、肯尼思·伯格曼博士和他们的同事在《综合性精神病学纪要》上发表了一份著名的研究报告。为了研究患者大脑中的化学变化，他们将18名强迫症患者平均分为两组，一组采用认知行为疗法（不使用药物），另外一组服用抗抑郁药物（不采用心理疗法）。不使用药物的患者需要接受个人心理治疗和小组心理治疗，他们的治疗主要分为两个部分：第一部分是"暴露与反应阻止"，这是一种行为疗法，它可以鼓励患者摆脱强迫性冲动（例如反复检查门锁、反复洗手等）；第二部分就是这本书中描述的认知疗法。请记住，第二部分中的患者没有服用任何药物。

无论是采用药物治疗还是采用心理治疗，研究人员都会在治疗前10周和治疗后10周通过正电子发射断层扫描仪（PET扫描）检查患者大脑各个部位中的葡萄糖新陈代谢率。这种大脑扫描方法可以研究大脑不同部位的神经活动。有一个大脑部位引起了研究人员的极大兴趣，这就是右半脑上的尾状核。

这两种疗法都很有效，两个小组中的大多数患者都有所好转，而且这两组的疗效差别不大。这一点也不奇怪——以前就有研究学者报告过，药物疗法和认知行为疗法治疗强迫症的效果差不多。但是，PET扫描的结果却让人惊奇不已。根据调查者的报告，患者无论是使用药物治疗（不采用心理治疗）还是使用心理治疗（不服用药物），他们康复后右脑尾状核中的活动都减少了许多。而且，这两组患者的症状和思维模式好转的程度都差不多——这两种疗法没有孰优孰劣之分。最后还有一点，症状好转的程度和右脑尾状核的变化程度有很大的关系。换而言之，患者右脑尾状核的活动减少得越多，他（或她）康复的效果就越好。活动减少了则意味着大脑的这个部位已经冷静下来了，不管采取药物治疗还是心理治疗都是如此。

从这项研究我们可以得出两个重要的推论：第一，右脑尾状核的活动过多可能会使人产生强迫症的症状；第二，抗抑郁药物和认知行为疗法都可以恢复大脑的结构和功能，而且疗效可能相差无几。

绝大多数的研究报告都存在这样或那样的明显漏洞，这份报告也不能例外。它有一个问题：如果某种特定的精神疾病会使人的大脑产生任何变化，这也许只能说明这种变化是"果"，而不是真正的"因"。换而言之，强迫症患者的右脑尾状核活动增加，这也许只是大脑中一种较为普遍的问题，它可能不像前面所说的那样是引发症状的"元凶"。

　　另外还有一个问题，那就是抽样调查的患者太少了，而调查者需要研究的大脑部位又太多了，因此这些发现有可能——甚至很有可能——只是碰巧罢了。这种可能性是存在的，因为根据其他调查者的报告，患者服用抗抑郁药物后大脑会产生其他类型的活动。所以，独立调查者在从事此类调查时必须调查更多的患者，否则我们无法接受他们的研究结果。不过，尽管巴克斯特博士和他的同事们提供的报告有这些局限性，但这却第一次提出了药物治疗和心理治疗都可以影响大脑功能以及情绪的观点，可能会起到抛砖引玉的作用，也许以后会有调查者沿着这个思路发表更全面的重量级新型报告。

　　还有一些其他的研究报告也表示，抗抑郁药物可能真的会改变抑郁患者消极的思维模式。实际上，华盛顿大学圣路易斯分校医学院的安妮·西蒙斯博士、索尔·加菲尔德博士和乔治·墨菲博士就做过这样的调查，他们随机选择了一些抑郁患者，有的只使用抗抑郁药物治疗，有的只使用认知疗法治疗，然后研究这两组患者的思维模式变化。他们发现，无论是服用抗抑郁药物的患者还是使用认知疗法的患者，他们的思维模式好转的程度都差不多。请记住，服用药物的患者没有进行心理治疗，使用认知疗法的患者也没有服用任何药物。因此，这项研究可以说明，在改变思维模式这方面，抗抑郁药物和认知疗法的效果是一样的。抗抑郁药物为什么可以治疗抑郁症呢？原因有两个：第一，它可以影响心态和思维；第二，从生物学的角度来看，它也可以影响大脑中不同的递质系统。不过，第一个原因似乎更有说服力一些。

　　在这些著名的研究报告中，研究者认为我们应该停止心灵派和身体派之间的门户之争，转而开始研究这样一个问题——可不可以把这两种不同的疗法结合起来以影响思维和大脑呢？这种合作可以使心理医生和研究者发扬团队精神，从而能够从不同的角度研究问题，这也许会帮助我们更好地理解情绪障碍症。有些抑郁患者的病因在于某种类型的遗传问题或生物问题，可他们不服用药物只采用心理疗法也能康复。许多研究报告，以及我们自己临床经验，都可以证明严重抑郁的患者虽然有很多身体上的症状，他们的问题似乎是生物上的问题，但他们不服用任何药物只使用认知疗法往往也能迅速好转。

　　抗抑郁药物亦同样有效。我碰到过许多棘手的抑郁患者，他们让我束手无策，不管用什么心理干预方法都没用。后来我给他们开了抗抑郁药，这些病人中的大多数都好转起来，而且心理疗法也开始起作用了。看来药物似乎真的能帮助他们改变消极的思维模式，从而摆脱抑郁。

如果抑郁症是遗传的，
是否意味着应该采用药物治疗呢

我在第17章就已经谈过，我们不知道遗传因素会对一般的抑郁症（不包括狂躁症状）造成多大的影响。不过，假设科学家最后发现，几乎所有类型的抑郁症都是遗传的（至少遗传起到部分作用），这是不是就意味着抑郁症应该采用药物治疗呢？

答案是：不一定。例如，晕血症至少有一部分遗传因素，但一般来说，采用行为疗法就差不多可以迅速轻松地治愈。对于绝大多数的晕血症，选择的治疗方法都是让患者置身于这种危险的环境中，鼓励他们勇敢面对以对抗焦虑感，直到恐惧逐渐消除为止。许多患者一开始时会因为害怕而抵触这种疗法，不过如果能说服他们坚持下去，成功率是非常高的。

我本人就是一个很好的例证。我从小就怕血，后来读医学院，我得和同学们互相抽手臂中的血。这让我无法忍受，于是我退学了。第二年，我决定去斯坦福大学医院的临床实验室工作，因为我想战胜恐惧。医院让我只负责抽血，而且我一抽就是一整天。先开始抽血时，我总是精神高度紧张。不过，在最初的紧张过去之后，我便开始适应了。很快，我就爱上了这份工作。这可以证明，至少有一些遗传问题不依靠药物仅凭借行为疗法就可以治愈。

我们再举一个更普遍的例子吧。我们所有人都可能会继承父母的体型。我们有些人天生就比别人高或者比别人矮。有些人骨架比较大，有些人骨架比较小。不过，饮食和习惯却可以影响我们成年之后的体型。许多专业的健身教练小时候都骨瘦如柴，他们对自己的身材很自卑，所以才会去健身房健身。他们中间有许多人通过不懈的努力，最终成为健美冠军。也许基因会在很大程度上决定他们出生时的体型，但后天的努力和毅力却可以重塑他们成年之后的体型。

反过来看也一样。如果抑郁症完全是由后天环境所导致的，和遗传没有一点关系，这也并不意味着抗抑郁药物就毫无价值。例如，如果你接触到有脓毒性咽喉炎的人，你很可能也会受到感染，因为链状球菌的感染性很强。这时，我们可以说你的脓毒性咽喉炎几乎完全是环境所造成的，和基因无关。但是，我们还是可以用抗生素来治疗你的咽喉炎，你根本没必要采用认知疗法！

在治疗双相躁郁症时，答案就简单多了。这种病似乎有很强的生物因素，虽然我们没法确切地知道它的根源是什么，但患者一般都必须服用像锂或丙戊酸这样的情绪稳定剂。抑郁症或严重的狂躁发作时，也可以使用其他的药物。但是，良好的心理治疗对这种双相躁郁症也很有用。根据我的经验，将锂或丙戊酸这样的药物和认知疗法相结合，会比单纯的药物治疗有效得多。

从实际的角度来看，作为一名临床医生，我目前需要面对的问题是：如果暂且不管每个特定抑郁患者的患病原因如何，对于患者来说，最佳的治疗方式是什么呢？这很难说（先不论是否有基因问题），有时药物很有用，有时心理疗法很有用。还有的时候，结合心理治疗和抗抑郁药物似乎是最佳方案。

药物治疗和心理治疗孰优孰劣

有许多研究都将抗抑郁药物的疗效和认知疗法的疗效作了一番对比。从整体来看，这些研究都表明：当抑郁症患者急性发作第一次寻求治疗时，这两种疗法的效果似乎都不错；不过，康复后的情况就大不一样了。一些长期研究表明：患者如果只接受药物治疗，完全不采用心理治疗，将来会比较容易复发；不过，如果接受单纯的认知疗法或接受认知疗法结合抗抑郁药物的治疗，则复发率会低得多。这很可能是因为接受过认知疗法的患者可以学到许多处理方法，以后遇到任何情绪问题他们都可以想办法解决。

如果你想了解有关药物治疗和心理治疗疗效对比这方面的最新研究，我建议你看一篇这方面的专业文章，它是由内华达大学的戴维·安东努乔博士和克里夫兰医疗中心的古兰德·德内尔斯凯博士合著的。两位作者回顾了全球有关药物治疗和心理治疗疗效对比这方面的研究资料，然后他们得出了一些和时下的治疗观点截然不同的结论，让人颇为震惊。他们认为，在治疗抑郁症这方面，认知疗法的疗效似乎和药物疗法一样好，甚至还有可能更好。根据他们的结论，严重抑郁症似乎真的有"生物"因素，因为病人有许多身体上的症状，例如疲劳或性冷淡等。此外，作者还对制药公司测试新药的方法提出了质疑。这篇学术文章引起了许多争议，不过它写得很简洁明了，如果有兴趣不妨找来看看。

从我自己的临床经验来看，我认为对大多数患者来说纯药物治疗并不是最佳方案。就算你的运气很好，服用抗抑郁药物后能够好转，但有效的心理干预似乎也是必不可少的。如果你能掌握这本书中的自助认知疗法，我相信，你以后再有任何情绪问题都会有心理准备，差不多可以应付自如。

我在临床工作中一直都很重视结合疗法。在我位于费城的诊所里，大约有60%的患者都没有服用药物，只使用了认知疗法；还有大约40%的患者接受了认知疗法和抗抑郁药物的结合治疗。这两类患者的康复情况都很不错，我们认为这两类治疗方法很有效。我们不会单纯地使用药物治疗而不使用心理治疗，因为根据我的经验，纯药物治疗的效果不太令人满意。

对于某些类型的抑郁症，对症服用抗抑郁药物可能有助于治疗，它也许会帮助你更好地适应合理的自助方法，从而加快治疗的进程。此外我还认为，许多抑郁患者服用抗抑郁药物后，似乎可以更快地意识到他们的消极思维原来是荒谬扭曲的，这一点我在前面已经提到过。不过总而言之，我的理念是：任何方法只要安全合理，对你有用，就是最好的方法！

我认为，你在接受治疗后的感觉是非常重要的，因为它可能关系到疗效。如果你的病在很大程度上是生物性的，你也许使用药物治疗会更有效。相反，如果你更多的是心理问题，则采用心理治疗会更好。你必须和心理医生在治疗方法上达成一致，否则你可能会失去信心并拒绝治疗，这样成功的概率就小多了。相比之下，如果你觉得治疗有用，你心中就会充满希望，对医生也会更信任更有信心。所以，你治愈的可能性也会随之增加。

不过，有一些消极的心态和不合理的想法可能会影响相应的药物治疗或心理治疗。我在这里要讲解12个心理误区，前8个和药物治疗有关，后4个和心理治疗有关。在药物治疗这方面，我虽然认为患者在服用任何药物之前最好慎之又慎，但如果抱着伪科学的态度过于保守也同样不可取。此外，我还认为，患者应该对心理治疗保持适当的怀疑态度，谨慎一点并没错；但不能过于悲观，因为这样有可能影响治疗效果。

12个心理误区

心理误区1："如果我吃了药，我就会失去自我。我会行为失常，感觉不对劲。"再没有比这更荒唐的想法了。尽管药物有时会缓解抑郁情绪，但它们一般不会让你情绪好得不正常，更不会让你感觉不对劲、不正常或者兴奋过度。事实上，许多病人说他们服用抗抑郁药物后才觉得找到了真正的自我。

心理误区2："这些药太危险了。"大错特错。如果你能遵循医嘱，配合医生的工作，那么大多数的抗抑郁药物也没什么可怕的。只要你配合医生，一般很少会有副作用，即使有也通常能安全有效地消除。和抑郁症相比，抗抑郁药物要安全多了。毕竟，抑郁症这种病必须治疗，否则有可能死于自杀！

但是，这并不意味着你就可以掉以轻心，无论是服用抗抑郁药物还是服用像阿司匹林这样的其他药物，你都必须慎重。在后面的章节，我会讲述所有类型的抗抑郁药物和情绪稳定剂的毒副作用。如果你要服用一种或多种这样的药物，请阅读第20章了解相关信息。这些信息一点都不复杂，它们可以帮助你安全有效地服用医生开的抗抑郁药。

心理误区3："不过可能有副作用，这太可怕了。"错！副作用微乎其微，如果你调整一下剂量，一般几乎都感觉不出来有什么副作用。即使调整了剂量仍然感觉不适，那在一般情况下，你还可以改换另一种疗效相同但副作用少的药物。

你还应该记住：抑郁症如果不治疗的话，它也会有许多"副作用"。这包括疲倦、食欲增加或减少、失眠、懒散、无力、性冷淡等。如果你能找到有效的抗抑郁药物，这些"副作用"一般都会消失。

心理误区4："但我已无药可救了，我很可能还会用这些药来自杀。"有些抗抑郁药物如果服用过量，或者和某些其他的药物一起服用，可能会致命。不过如果能和医生谈一下这个问题的话，也就没什么好怕的了。但是，如果你真的很想自杀，则应该一次只拿几天或者一个星期的药量，这样就会安全很多，因为你手中的药量根本不足以致命。而且，医生也可以想办法给你开一种比普通型抗抑郁药更安全的新型药物，以免你有意或无意地服用过量。请记住，只要药物一开始起效，你的自杀冲动就会减少。此外，你还应该经常看心理医生，去门诊或住院都可以，最好能够进行强化治疗，直到再也没有任何自杀的想法为止。

心理误区5："我会吃药上瘾的，弄不好还会和街头的吸毒人员一样。到最后一停药就痛不欲生，那我一辈子可就废了。"你又错了。抗抑郁药物和安眠药、麻醉剂、弱镇静剂（苯二氮卓类）一样，它让人上瘾的可能性微乎其微。只要药物一起效，你就可以减少剂量，这对抗抑郁效果不会有什么影响。我在前面也说过，如果学会了认知疗法和预防复发的措施，在一般情况下，你即使停药也可以摆脱抑郁症。

如果要停药的话，我建议你慢慢来，最好花一两个星期的时间逐步减少药量，因为突然停药可能会产生不适。逐步停药可以避免复发，可以起到防患于未然的作用。

如果患者有严重抑郁症，康复后很容易复发的话，许多医生都会建议采取长期性的巩固疗法。如果你在康复后的一两年内仍继续服用抑郁药，则可以起到很好的预防效果。这样可以将抑郁症复发的可能性降至最低。如果你的抑郁症很严重，在一段时间内很容易复发，那最好坚持长期服药。但是，你应该明白一点：抗抑郁药物绝对不会让人上瘾。我从医多年，只遇到过极个别的服用抗抑郁药上瘾一年以上的病人，但无限期服用抗抑郁药的病人差不多一个没有。

心理误区6："我才不会服用任何精神类药物，不然别人还会以为我有精神病。"这种想法的误导性太强了。抗抑郁药物是用来治疗抑郁病的，它不是治疗"精神病"的。如果医生建议你用抗抑郁药物，这只能说明他（或她）认为你有情绪问题，这并不等于你不正常。不过，你要是因为有这种想法而拒绝抗抑郁药，那你才是不正常。因为这样你可能会更痛苦，无异于自讨苦吃。矛盾的是，你也许吃了这种药才会很快感觉正常起来。

心理误区7："但是，如果我吃了抗抑郁药物，别人肯定会看不起我的。他们会觉得我很没用。"这种恐惧很荒谬。只要你不告诉别人你在吃抗抑郁药，他们怎么会知道呢？——他们没有其他的途径知道。就算你告诉了别人，他们很可能还会觉得轻松一些。如果他们关心你，他们很可能还会佩服你，因为你在想办法帮助自己克服可怕的情绪障碍症。

当然，也可能会有人说你不该服药，甚至还可能会嘲笑你。但这却是个极好的机会，因为你可以学习用第6章中的方法来对付别人的批评和指责。如果能这样的话，你总有一天会充满自信，不必再看别人的脸色，也不必管他们是否认可你的行为。

心理误区8："吃这种药真丢人。我自己应该就能对付抑郁症。"情绪障碍症全球调查报告明确表示，许多患者如能采取积极的系统性自助疗法（即本书中描述的认知疗法），即使不服用药物也能顺利康复。

但是，它同时还明确地指出，心理疗法并不一定适合所有人，许多抑郁患者仍然需要抗抑郁药的帮助，不然会恢复得很慢。此外，在许多情况下，抗抑郁药物都可以提高自助疗法的疗效，这一点我在前面已经讲过。

难道顽固地坚持不服药说什么"我自己能解决"，然后无休无止沮丧痛苦下去就有意义吗？不过，抑郁症这种病不管你用不用抗抑郁药，你都必须自己解决。抗抑郁药也许可以起到一点点促进作用，使你能够更有效地处理问题，它可以帮助你更快地恢复健康。

心理误区9："我严重抑郁，难过死了，只有吃药才管用。"药物和心理疗法对治疗严重抑郁症都很有帮助。我认为，你不能被动地等着药物来帮助你，这样是很不明智的。根据我的研究，患者如果有了自助的意愿，不管服不服用药物，治疗的效果都会好得出奇。患者如能在心理治疗期间完成一些自助作业，似乎也有助于加快康复的进程。因此，你应该采取药物治疗和心理治疗双管齐下的办法，全面武装自己，打一场必胜的仗。

我前面已经说过，我治疗过许多纯药物治疗的病人，他们并没有完全康复。不过只要我增加认知疗法，他们中间有许多人就好转了。我认为，药物治疗和心理治疗相结合的疗效比纯药物治疗要好得多，而且起效更快，往往还可以保持长期疗效。这一规则似乎也同样适用于轻微抑郁的患者和严重抑郁的患者。例如，我们在斯坦福大学医院用小组式认知疗法治疗过许多严重抑郁的门诊患者。这些方法和这本书中介绍的方法差不多。我们发现小组的形式效果非常好，许多患者在采用小组式治疗后出现了明显的好转。一般来说，患者参加真正的治疗小组都会好转。只要患者能学会有理有据地反驳他们的消极想法，他们的心态和情绪往往就会迅速明显好转。不过你要知道，这些患者此外还需要服用主治医生给他们开的抗抑郁药物。因此，他们所有人接受的都是药物和心理治疗的结合疗法——我们可不是纯粹主义者，我们不会只支持一种疗法。

　　我记得有位严重抑郁的女病人，她一说话就眼泪汪汪的。就算你看她一眼，她也会忍不住哭起来，仿佛你触动了她的哪根神经似的。我问她哭的时候在想什么，她说她在想精神科医生说的话。精神科医生说她的病是"生物性的"，和遗传有关。所以她认定，如果她的病是遗传性的，那她肯定会把这种病遗传给她的子子孙孙。事实上，她的儿子情绪也不好。她认为这是抑郁症基因所导致的，所以总是恨自己不该毁了儿子的生活。她自责不已，觉得自己一开始就不应该结婚生子，她甚至还断定她的后代肯定都会这样无穷无尽地痛苦下去。这个女人说这些话的时候又开始哭起来。

　　现在，从你的角度来看，她的自责可能荒唐得没有道理。而且，你也许还会觉得她不该断定她的子子孙孙就会永远痛苦下去，无法挽回。这种想法太荒唐了。但从她的角度来看，她所有的自责似乎都是完全合情合理的，而且她所有的消极预测也似乎都是百分之百有效的。所以，她才会这么强烈地痛恨自己、折磨自己。

　　她哭完了之后，我问她如果遇到另外一位有孩子的抑郁症妇女，她会怎么劝她。她会强烈地指责这位妇女吗？不过我这一招不管用，这位女病人看起来甚至都没听懂我的意思。她没有回答我的问题。相反，她又不可抑制地哭了起来，一时间泪如雨下，连整个身子都不住地颤抖。

　　过了一会儿，她再次停止了哭泣。这时，我请另外的两位女病人自愿做角色扮演来帮助她。我称这种练习为"心灵对话"，因为你需要在心中说出自己的消极想法，然后再学着一一反驳。我需要有其他的病人来演示一下反驳消极思维的方法，这样她只用站在一旁听着就可以了。我要她假设这两位女病人情况都和她差不多，她们都患有抑郁症，而且都有孩子和孙子。

　　第一位女病人扮演她心中消极的自己，她大声说出这位抑郁症妇女的一些想法："如果我的抑郁症会遗传，那我儿子的抑郁症就是我害的。"第二位女病人则扮演积极理智、懂得自爱的自己，她会反驳消极的思维："如果别人也像我这样，她的儿子也有抑郁症，我肯定不会怪她的。所以，我没必要怪罪自己。如果我和儿子有矛盾，或者如果他有问题，我可以想办法帮他。这才是有爱心的母亲应该做的事。"然后，她们可以继续这样对话，将反驳其他自责想法的方式一一演示出来。这两位女病人也可以将消极思维和积极思维的角色互换一下。

在角色扮演结束后，我问这位眼泪汪汪的女病人哪个角色辩赢了，是消极的角色还是积极的角色？哪种声音更理智更可信？她回答说消极的声音不现实，所以积极的声音获胜。我告诉她，这两位女病人说的话其实都是她自己的自责想法。

尽管在小组治疗结束后，她的抑郁症并没有明显的好转，但她的心情似乎轻松了一点。等到第二次我看见她出现在小组中时，她的情绪好多了。她变得优雅迷人，说话时也不再哭哭啼啼了，这是参加小组后的第一次。她说她很想在小组中练习角色扮演，因为她希望能学会反驳。她还认为这种方法对她肯定有效，她打算在小组解散后在她家附近找一名认知疗法的心理医生，因为她想继续练习。

这种可以帮助患者的方法也可称为"双重法"。这个名称来源于双重标准。有很多人都会犯双重标准的毛病，我们可能会用苛刻挑剔的严格标准来要求自己，但对别人却会采用宽容合理的标准。小组式治疗的目的是放弃双重标准，从而用一套基于事实和理解的标准来评价所有人（包括我们自己），这样我们在就不会再用另外一套扭曲变态的标准来评价自己了。

心理误区10："接受心理治疗可真丢人，这意味着我精神脆弱或有精神病。还是吃药比较好，别人就只会以为我得了像糖尿病这样的病。"事实上，抑郁症患者不管是采用药物治疗还是采用心理治疗，他们很多人都有这种羞耻感。我在前面介绍的双重法对他们一般都会很有用。例如，假设你发现自己的好友患上抑郁症正在采用心理治疗，而且这位好友也认为这种治疗很有用，请问问你自己，你会对好友说些什么？你会不会说："哦，心理治疗只能说明你精神脆弱，有精神病，你应该去吃药。你难道不知道羞耻吗？"如果你不会对朋友这么说，那你为什么又会给自己传达这样的信息呢？双重法的绝妙之处就在这里。

心理误区11："我的问题是现实存在的，心理疗法很可能没用。"事实上，对于生活中真正有问题的抑郁症患者来说，认知疗法的效果似乎是最好的。即使患者身患绝症、处于癌症晚期或做了截肢手术，或者破产、个人关系出现严重问题，这种方法也一样能奏效。我发现，有实际问题的患者在经过一些认知心理治疗后一般都能好转。相比之下，一些慢性抑郁患者他们的生活中没有任何可以导致其抑郁的明显问题，可他们往往却很难治疗。尽管从理论上来说，他们应该很好治，但他们很可能需要更细致、持续时间更长的治疗。

心理误区12："我的问题是没法解决的，所以不管是心理治疗还是药物都救不了我。"说这话只是因为你有抑郁症，这不是事实。源于扭曲思维的绝望感虽然可怕，但它却只是抑郁症的一个常见症状，就和其他的症状一样。有一种认知扭曲叫"情绪化推理"——抑郁症患者可能会这样推理："我感觉很绝望，所以我肯定是没救了。"另一种可能会引发绝望感的认知扭曲是先知错误——你一开始就消极地预测你永远都好不了，然后假设这个预测肯定会实现。此外，还有一些其他的认知扭曲也会引发绝望感。它们包括：

- 非此即彼思维——你觉得自己要么只能百分之百地快乐，要么只能百分之百地痛苦，中间不存在灰色地带。因此，如果你不能百分之百地快乐或者没有完全恢复，你就认为自己陷入了百分之百的痛苦，完全没救了。

- 以偏概全——在你看来，现在心情抑郁就表示这种挫败感和痛苦会伴随你一辈子；

- 心理过滤——你有选择性思维，你只会想着不快乐的时刻，然后就觉得你这辈子都不会幸福；

- 否定正面思考——你顽固地认为，心情好的时候全都可以不算；

- "应该"句式——你总在不停地告诉自己你"不应该"抑郁（或者你"不应该"又开始抑郁），你不会用系统性的方法来克服这种感觉；

- 乱贴标签——你告诉自己，你已无药可救，你注定就是个废物。你认定自己永远都不可能恢复正常，永远都不会快乐、有价值。

还有一些其他的认知扭曲也可能会引发绝望感，例如放大或罪责归己。尽管这些感觉并不能代表事实，但它们可能会成为自证预言。如果放任自己，那你就只有一直痛苦下去，最后你会觉得自己真的没救了。

病人绝望时一般都不知道他们只是在欺骗自己。他们差不多总是对这些感觉深信不疑。如果我能说服他们努力自救，质疑一下这种绝望感是否代表事实的话（即使他们顽固地认为这不可能），他们一般也会开始好转。开始也许会好得很慢，但后来会变得快起来，最后差不多都完全康复。

对于任何一位心理医生来说，最重要的任务之一就是帮助抑郁症患者找回对抗这种绝望感的勇气和决心。这场恶战打起来异常艰难，一点也不轻松；但从长期来看，你的付出还是绝对值得的。

注释：

❶　有些心理医生正在争取开药的权利，而且一些军队的心理医生现在已经有了开药的权利。不过，这种提议的争议很大。一些心理医生认为他们应该有开药的权利，这样他们就会有和精神病医师抗衡的优势，对患者也更有利。还有一些心理医生则认为开药需要广泛的医学知识，而且一旦心理医生也可以开药的话，那么心理疗法的重要地位将不复存在。他们还指出，这样会使统筹医疗机构中的精神病医师变得毫无优势可言。目前，许多保健机构的精神科医师都不得不接诊一大堆的患者，因此他们问诊的时间短得可怜，只够和患者讨论药物，他们没有时间做心理治疗或了解患者生活中的问题。

|19|
常用抗抑郁药使用常识

这一章将介绍抗抑郁药的使用常识。什么人服用抗抑郁药效果最好？什么人服用抗抑郁药效果最差？如何确定抗抑郁药是否真正有效？疗效能保持多久？药物如果不起效怎么办？这些问题你都可以在这一章找到答案。通过这一章，你还可以了解副作用以及将副作用降至最低的方法。此外，你还可以知道抗抑郁药和哪些其他的药物（包括处方药以及药店和便利店销售的非处方药）同服可能会产生不良反应。在下一章，我会详细介绍当前常用的每一种抗抑郁药物和情绪稳定剂。

在读这一章时，请记住，使用抗抑郁药仍然是一门需要将艺术和科学融为一体的技术。在这方面，每位执业医师的理念都不尽相同，你的医生所使用的方法不一定会和我的一样。在这里我说的只是我的一己之见。

首先，我对抗抑郁药物的疗效要求很高。我认为，任何抗抑郁药物都应该见效快、疗效好，不然也没法继续使用。此外，我还坚持认为每位患者在服用抗抑郁药物后应进行抑郁程度测试（类似第2章中的测试），每周至少测试一次。因为这种测试（或任何其他可靠的抑郁症测试）的得分可以有效地证明抗抑郁药是否有效。如果药物的效果不太明显，或者对改善情绪的作用还值得怀疑，我建议你停止使用。如果测试的得分只是减少了一点点（例如，只改善了30%~40%），我很可能只会认为这纯属心理安慰作用，不是真正的药物效果。至于情绪能好转多少，这取决于用药时长、心理疗法或患者是否信任药物。如果患者用药的剂量足，用药的时间也比较久，但情绪好转的效果却微乎其微的话，我很可能会建议患者停止服用这种药。患者可以改服其他药物，也可以试着结合药物和心理疗法，或者只采用心理疗法。

现在，有些读者可能会想了："情绪改善40%？这不是挺好的嘛。这似乎是真正改善了吧，那岂不是快好了一半了？"情绪不管好转了多少，这当然都是好事，但有一些调查结果表明，没有任何药效的安慰剂也可以起到很好的治疗效果。经证明，情绪好转40%就是典型的心理安慰作用。不管服用什么药物，你只用问一句话：这种药有效吗？在我看来，治疗的效果就是摆脱抑郁，恢复健康。大多数患者都希望能完全康复，而不是情绪只改善一点点或一些。如果谨遵医嘱服用抗抑郁药经过一段合理的时间后，还是没有完全康复，我会建议患者改换另一种药物或尝试其他的疗法。

其次，我从来都不会单纯地使用药物疗法。如果我给病人开了一种抗抑郁药，我一般都还会结合心理疗法。尽管在刚刚当医生的时候，我给许多病人试过纯药物疗法，但疗效几乎总是差强人意。

例如，我当年在宾夕法尼亚大学完成住院医生培训后获得了博士后学位，然后我就在费城荣军医院开了一家锂治疗诊室。我的许多患者都是患有双相躁郁症的退伍军人，我治疗时采用的是锂和其他抗抑郁药物的结合疗法。尽管药物的效果看起来还不错，但结果却让人大所失望。这些可怜的老兵大多数都得不断地往医院跑，他们很少有人能过上积极乐观、快乐安宁的生活。后来在工作中我掌握了认知疗法，在这之后，只要碰到双相躁郁症患者我都会采用药物和心理治疗相结合的疗法，因为结合疗法的效果要好很多。自那之后，我治疗过的双相躁郁症患者几乎没有复发过。我只记得有一位患者狂躁症复发来找过我，他当时要求住院。

抑郁症患者的治疗效果很相似。我刚刚当医生时，我治疗抑郁症患者只采用纯药物治疗、药物结合传统支持疗法的治疗。每次接待患者时，我都会给他们做抑郁程度测试（类似于第2章的测试）。结果很明显，虽然有些患者服用抗抑郁药物后症状改善了很多，但另外一些患者还是没有什么起色。许多患者只改善了一点点，还有一些则完全没有效果。在这之后，我开始将抗抑郁药物和所学的新型认知疗法相结合，然后我发现这种疗法的效果要好得多。最后，我再也没有采用纯药物疗法来治疗过患者。

其次，我一般一次只使用一种药物，我不会把许多不同种类的药物混在一起使用，虽然有时肯定会不得已而破例，但我一般会遵循这一原则。有些医生之所以这样混杂用药，是因为他们认为如果一种药物的效果很好，那使用两三种或更多种药岂不是会更好？！有时，患者服药会产生副作用，为了消除副作用，医生又会另外再开药。混合用药存在着许多潜在隐患，例如它会产生更多副作用、引发更多潜在的药物相互作用。我会在第20章的末尾再详细讲述混合用药的情况，并介绍一些可以混合用药的具体情况。

最后，患者在康复后，我一般不会要求他们无限期再继续服用抗抑郁药。相反，在患者感觉完全好转了几个月之后，我会逐渐减少他们的药量。根据我的经验，患者康复后即使不服用药物一般都能保持轻松的好心情。请记住，我所有的患者不管他们服用了抗抑郁药与否，他们都接受过认知疗法的治疗。他们之所以能取得良好的长期效果，这很可能要归功于认知疗法。因为这些患者掌握了制胜的法宝，他们在以后的生活中只要心情抑郁就可以自我治疗。

不过，许多医生会采用其他的疗法。他们会要求患者务必一直服用抗抑郁药，以便能纠正"大脑中失衡的化学物质"，并预防抑郁症再次复发。虽然旧病复发是个大问题，但我发现，只要能指导患者运用认知疗法，他们在康复后即使偶尔心情抑郁也一样能保持疗效。事实上，有许多对照良好的长期跟踪调查已经证明，认知疗法的复发率远低于药物治疗。

不过，总的来说，这只是我的一家之言。请记住，"绝对正确"的方法一个也没有，你的医生的想法可能会和我想的不一样。而且，凡事都有例外，也许你的诊断结果或个人病史比较特殊，所以你采用的疗法可能会和我说的不同。如果你对治疗方法有任何疑问，都应该和你的医生谈谈。根据我的经验，要想获得满意的治疗效果，患者和医生之间必须相互配合、互相尊重，这一点始终都是最重要的。

抗抑郁药使用"22条必知"

1.如果我患有抑郁症，这是否意味着我大脑中的"化学物质失衡"

我们的文化中有一种想法，这就是抑郁症可能是因为大脑中某种化学物质或激素失衡所致。不过，这几乎是一种迷信。因为，这种理论没有得到证实，它不是事实。我们在第17章中已经讲过，我们现在还不知道抑郁症的根源，也不知道抗抑郁药物为什么会起作用以及如何起效。抑郁症源于化学物质失衡的理论至少已经流传了两千年，但现在仍然没有证据，因此我们对此仍持保留态度。而且，目前也没有测试或临床症状可以证明某个患者或某一类患者的抑郁症就是由于"化学物质失衡"所导致。

2.如果我患有抑郁症，这是否意味着我应该使用抗抑郁药物

许多人都认为，有抑郁症就应该服用抗抑郁药。不过，我不认为抑郁症患者必须服用抗抑郁药物。许多发表在知名科学杂志上的研究报告都表明，一些新型的心理疗法其疗效可以和抗抑郁药物相媲美，有时甚至还要略高一筹。

当然，有许多抑郁症患者在服用抗抑郁药物后都成功地康复了，他们都非常信任抗抑郁药物。药物是极好的治疗手段，我也很高兴可以用到它们。有时抗抑郁药物的确很有帮助，但它们一般来说都不是万能的，而且有时也不是非用不可的。

3.我该如何决定是否该服用抗抑郁药物

患者在第一次求诊时，我总会问他们是否愿意使用抗抑郁药物。如果患者强烈拒绝抗抑郁药物的治疗方式，我会只使用认知疗法，而且通常都会比较成功。但是，如果患者努力练习了6~10周仍然没有起色的话，我一般会建议他（或她）服用抗抑郁药以提高疗效。在一般情况下，这有助于增强心理疗法的疗效。

如果患者在第一次求诊时就强烈地要求使用抗抑郁药，我则会立即使用抗抑郁药物和心理治疗的结合疗法。不过，我一般都不会只使用药物疗法，这一

点我在前面已经说过。根据我的经验，纯药物治疗效果并不能令人满意。因此，不管从短期疗效还是从长期疗效来看，药物和心理治疗的结合疗法都比单纯的药物疗法要好得多。

也许让患者来决定是否使用药物有点不科学，不过当然还是有例外情况的。有时患者不愿意服药，我仍然还是得建议他（或她）服药。但大多数情况下，如果治疗时能尊重患者的意愿，他们都能恢复得比较好。

因此，如果你患了抑郁症，而且很强烈地认为抗抑郁药对你有效的话，那么采用药物和心理治疗的结合疗法会恢复得更快。如果你强烈反感药物治疗，你也可以恢复得比较好。不过，我还是会建议你灵活考虑。如果你接受药物治疗，我会建议你同时也试试认知疗法或人际心理治疗，这可以使你恢复得更快。如果你接受的是心理治疗，但恢复得很慢，我会建议你服用药物以提高疗效。

4.任何人都可以服用抗抑郁药物吗

绝大多数人都可以服用，但必须遵从医生的专业指导。如果你有癫痫、心脏病、肝病、肾病、高血压或某些其他疾病的病史，则需要特别小心。有一些药物小孩和老人不能使用，或者只能谨遵医嘱服用少量。如果你除了服用抗抑郁药物之外还要服用其他药物，有时还需要小心药物相互作用。如果能听从医生的指导，抗抑郁药还是很安全的，而且它也许还能救你一命。不过，一定要谨遵医嘱，不能自行其是。

孕妇可以使用抗抑郁药物吗？这是个敏感的问题，一般需要精神病医师和产科医师协商解决。由于药物可能导致胎儿致畸，所以必须将服药的好处、抑郁的严重程度和怀孕月份等因素全部考虑进去。通常，我们会首先使用其他的治疗方法，例如本书中介绍的积极自助方法，患者有时采用这种疗法可以不需要药物。当然，这对发育中的胎儿也可以起到理想的保护作用。但是，如果孕妇严重抑郁，有时也需要使用抗抑郁药。

5.什么人服用抗抑郁药物效果最好，什么人服用抗抑郁药物效果最差

如果你符合以下情况，对症下药就可以起到很好的效果。

（1）你由于抑郁无法完成每天的工作和活动。

（2）你由于抑郁产生了许多身体上的症状，例如失眠、焦虑不安、反应迟钝或郁郁寡欢等，而且早上症状会加重。

（3）你的抑郁症很严重。

（4）你非常清楚地知道自己是什么时候开始抑郁的。

（5）你抑郁的时候和正常的时候感觉大不一样。

（6）你有抑郁症家族病史。

（7）你以前吃抗抑郁药效果很好。

（8）你强烈地认为你应该服用抗抑郁药。

（9）你非常想康复。

（10）你已婚。

如果你符合以下情况，即使对症下药也起不到什么效果。

（1）你容易发怒。

（2）你常常抱怨指责别人。

（3）你曾经对药物的副作用严重过敏。

（4）你有过医生无法诊断的多种身体不适，例如疲倦、腹痛、头痛、胸口疼痛、四肢疼痛等。

（5）你在患上抑郁症之前曾有过其他的精神疾病或幻觉症，而且病史很长。

（6）你强烈抗拒抗抑郁药物。

（7）你吸毒酗酒，而且不愿意戒掉它们。

（8）你可以因为抑郁症而得到经济赔偿，或者你希望因此而得到经济赔偿。例如，你可以因为抑郁症而得到伤残抚恤金，或者你正在打官司，希望能因为抑郁症而获得经济赔偿，所以任何疗法都对你没用。因为如果你康复了，你就没钱可拿。这涉及到利益冲突。

（9）你吃其他的抗抑郁药无效。

(10) 你就是不想康复。

以上这些原则只是一般性的，它既不全面也不详细。至于什么人采用抗抑郁药或心理疗法效果最好，我们的预测能力还极其有限。许多人虽然符合所有的积极指标，但服用抗抑郁药却可能会毫无效果；还有许多人符合所有的消极指标，但一服药可能就会立竿见影。因此，我们只有希望使用抗抑郁药的规则在将来会像使用抗生素一样变得更科学更详细。

如果你符合许多消极的指标，这是坏事吗？不，我并不这么认为。绝大多数具有所有消极指标的患者都可以成功治疗，只是可能治疗的时间会比较长。此外还有一点，我已经重复很多次了，如果能将药物疗法和本书中介绍的有效的心理疗法相结合，疗效有时会比纯药物疗法要好得多。

6.抗抑郁药物的疗效有多快、有多好

大多数研究报告都表明，60%～70%左右的抑郁症患者服用抗抑郁药物都会起效。这类研究报告还声称，30%～50%的抑郁症患者即使服用糖丸（一种安慰剂）也会好转，所以抗抑郁药肯定能增加康复的概率。

但是，请记住，"起效"并不等于"康复"，而且抗抑郁药只能起到部分的帮助作用。换而言之，在你做类似于第2章中的抑郁程度测试时，虽然得分可能会减少，但还是没有减少到5分以下，这意味着你还没有真正地快乐起来。因此，我几乎总是得使用结合疗法——既使用抗抑郁药，也使用本书中介绍的认知疗法和行为疗法。绝大多数患者都不愿意自己的病情只部分好转，他们要完全好转。他们希望自己每天早晨一睁开眼就会对自己说："嘿，生活真美好！"

我已经说过了，我治疗过的抑郁症患者、焦虑症患者他们在实际生活中一般都会有一些问题，例如婚姻不幸福或工作不顺利，他们几乎都被消极的思维模式所挫败。根据我的经验，如果能将药物疗法与心理疗法相结合，患者会恢复得更快，而且疗效也会更让人满意。许多医生只使用单纯的药物疗法，他们不进行心理治疗——在我看来，这种方法的效果不是很好。

7.哪一种抗抑郁药物最有效

对绝大多数的患者来说，当前的所有抗抑郁处方药效果都差不多，见效速

度也一样快。到目前为止，还没有哪一种新型的抗抑郁药其疗效和见效速度能够超越已销售了几十年的常规药物。但是，抗抑郁药物类型不同，其价格和副作用也会千差万别。一般来说，新药的价格会高许多，因为它们仍然还在专利期内。不过，新药会更受欢迎，因为它和价格低的老式药物相比，副作用会少许多。如果你的身体有一些特殊情况，那你可能只适合服用某些类型的抗抑郁药，因为它们比其他的抗抑郁药相对要安全些。我会在第20章详细介绍这方面的问题。

有时，某位患者可能会对某种抗抑郁药或某种类型的抗抑郁药反应非常好。可不幸的是，我们一般无法事先预测患者到底适合哪种类型的药物，所以大多数医生只能采用反复尝试的方法。不过，对症下药还是有一些普遍规律可遵循的。例如，如果患者有强迫症（简称OCD），他（或她）可以服用能够调节大脑的5-羟色胺类药物，这样会很有效。强迫症患者总是有一些不合逻辑的思维（例如害怕炉子会着火把房子给烧了），因此他们总会强迫性地反复做同一件事（例如反复检查炉子是否关了）。针对OCD的处方药常常包括一些类似于氯丙咪嗪的三环类抗抑郁药物，还有一种类似于氟西汀或氟伏沙明的SSRI药物，以及像反苯环丙胺这样的MAOI药物。

如果抑郁患者还有焦虑症的症状，例如恐慌或害怕社交，那么医生也可以选择SSRI或MAOI类型的抗抑郁药物，因为这类药物的效果一般都还不错。另外，如果医生认为病人需要放松以缓解焦虑情绪的话，则还可以选择像曲唑酮或多塞平这样的镇静型抗抑郁药物。

在我治疗的患者中，有许多人都患有一种叫作边缘型人格障碍症（简称BPD）的慢性严重抑郁症，这种病很难治。得了这种病的患者很容易产生强烈的、不断波动的负面情绪，例如抑郁、焦虑和愤怒。此外，BPD患者处理人际关系还会非常糟糕。根据我的经验，很多BPD患者服用MAOI抗抑郁药会很有效，因此我一般都会给这类患者开MAOI药物。不过，有的BPD患者太容易冲动，他们服用更安全一点的新型抗抑郁药物可能会更好。这是因为MAOI药物和某些应该忌口的食物以及某些药物混合服用会很危险。我会在第20章详细谈谈这方面的问题。

除此之外，还有一些其他的指导原则，不过不应该把它们看得太重，因为这些原则的例外情况太多了。我们只需要知道一点：任何抑郁症患者在服用任何抗抑郁药物时，只要服用的剂量正确，服药的时间够长，差不多都会有效果。如果你的医生给你推荐了一种特别的抗抑郁药，你可以问问他（或她）推荐的理由。不过，大多数医生都只会选择他们熟悉的抗抑郁药。这是个好习惯，当前抗抑郁处方药需要注意的细节太多了，很少有医生能全部掌握。因此，绝大多数的医生都只了解他们经常使用的一两种药物。这样也有好处，他们对自己推荐的药了如指掌，所以会很专业。

8.我怎么知道抗抑郁药物真的在起作用呢

在我看来，可以采用类似于第2章中的抑郁程度测试作为指导。你在治疗期间可以每周测试一两次，这非常重要。通过测试，你可以知道自己是否好转了以及好转的程度。如果病情没有好转甚至反而加重的话，你的得分就不会降低。相反，如果你的得分在稳定地下降，则表示药物很可能起效了。

可不幸的是，大多数医生都不会要求患者在每次心理辅导后进行情绪测试。他们只会凭借自己的临床判断来评价疗效。这太可惜了，因为研究结果表明，医生在判断患者内心的感受时往往会失之准确。

9.我的情绪将会改善到什么程度

你的目标就是将抑郁程度测试（类似于第2章中的）的得分降到正常快乐的范围。无论你采用的是抗抑郁药物治疗，还是心理治疗，或者还是这两种治疗的结合疗法，你的目标都应该如此。只要得分还处在抑郁范围之内，那治疗就不能算完全成功。

10.如果一种抗抑郁药物起了一点作用，那同时服用两种或多种抗抑郁药物是不是会更有效

一般来说，同时服用两种或多种抗抑郁药是没有必要的，甚至还是有害的。两种药可能会产生相互作用（这个很难预料），而且还可能会产生许多副作用。当然，这种情况也有例外。例如，如果你心神不宁，总是失眠，为了增强第一种抗抑郁药的疗效，医生有时可以另外再开第二种抗抑郁药，但最好是小剂量的。这种方法称为"强化"疗法，我在第20章将详细介绍这种方法。但就一般情况来看，一次只服用一种药效果往往最好。

11. 要多长时间才能好转

抗抑郁药一般至少需要两周才能开始起效改善情绪。有些药可能需要更长时间。例如，百忧解也许要等5~8周才能发挥作用。至于抗抑郁药为什么起效这么慢，现在还没人知道（谁要是找到原因很可能会获得诺贝尔大奖）。许多患者还没等到3个星期就想放弃抗抑郁药，因为他们觉得药不起作用，十分失望。这种想法是不合逻辑的，因为药物不可能立即起效。

12. 如果抗抑郁药物不起作用该怎么办

我见过许多患者服用一种或多种抗抑郁药都不起作用。事实上，在我费城的诊所里，绝大多数转诊过来的患者都是服用过许多抗抑郁药，并采用了心理治疗但仍然没有好转的，所以他们才会来找我。在大多数情况下，我们通过结合认知疗法和药物疗法（给他们服用之前没有试过的某种抗抑郁药），最后一般都能起到很好的治疗效果。因此，治疗有一条重要原则，这就是不断地努力，直到康复为止。有时这需要强大的毅力和必胜的信心。虽然患者总是想放弃，但坚持就是胜利。

我在前面已经说过，绝望感很可能是抑郁症最坏的一个方面。这种感觉有时会使患者产生自杀的念头，因为患者会认为自己无药可救。他们觉得情况一直都会很糟，他们还认为自己永远也摆脱不了自卑感和绝望情绪。此外，抑郁症还有一个特征，那就是患者对自己的绝望感太肯定了，肯定得有点不可思议，甚至过不了多长时间，连医生和家人都可能会开始相信他们。我在刚刚当医生的时候就动摇过，时不时地就想放弃某些特别棘手的患者。不过，有一位值得信赖的同事劝我决不能有"患者没治了"的想法。后来在我的职业生涯中，这种信念让我获得了成功。无论采用何种治疗方法，信心和毅力都是成功的关键，它们的重要性再怎么强调也不过分。

13. 如果抗抑郁药物似乎不起作用，我还要服用多长时间

当然，如果你想停药或改换其他药物，一般应该先咨询一下医生。不过一般来说，服用4~5周试一试是比较合适的。如果你的情绪并没有明显的改善，那你很可能就应该改换其他药物了。但有一点非常重要，在这段时间内服用的剂量必须正确，因为剂量过多或过少都可能会影响疗效。有时，医生可能还会建议你做血液测试，以确定你服用的剂量是否合适。

医生也会犯错误，最常见的错误之一就是让你服用某种特定的抗抑郁药物；即使你的情绪没有明显好转，他（或她）可能还会要求你继续服用几个月甚至几年。在我看来，这种做法毫无意义！但是，我见过许多严重抑郁的患者，他们说几年以来他们一直都在服用一种抗抑郁药，但是没觉得有任何疗效。他们做了第2章中的抑郁程度测验，得分一般都表明他们仍然还是严重抑郁。我问他们为什么要服这么长时间的药，他们通常都会说这是因为医生要他们这样的；或者是因为他们的大脑"化学物质失衡"，所以有必要这样。如果你的情绪没有改善，这就说明药物不起作用，情况似乎再明显不过了，那么为什么还要继续服用它呢？你可以做一下类似第2章中的抑郁程度测试，如果得分明显表明情绪没有持续好转，则证明药物没什么疗效，这时一般应该改换其他的抗抑郁药。

14. 如果抗抑郁药物有效，那我还应该继续服用多久

你应该和医生一同来决定。如果这是你第一次抑郁症发作，要想彻底摆脱抑郁症，你差不多还需要继续服药半年到一年，之后才能停药。有时，如果抗抑郁药的效果非常好，患者只需继续服用3个月就可以停药。在这种情况下，治疗的时间一般没必要超过半年。不过，在这方面，不同的医生会有不同的想法。

如何预测以后是否会复发呢？根据研究报告的结果，最重要的预测指标之一就是治疗结束时的好转程度。换而言之，如果你的抑郁症完全好了，能真正地快乐起来，而且你做第2章中的抑郁程度测试时得分低于5，那你的复发率就会很低。另一方面，如果你只是部分好转了，但你的抑郁程度测试得分还有是点偏高，那你的抑郁症以后可能还会复发甚至病情加重，不管你是不是继续服用抗抑郁药都会这样。

我为什么喜欢结合抗抑郁药和认知行为疗法呢？除了这种疗法的疗效更好之外，还有另外一个原因。这就是根据我自己的经验，绝大多数的患者康复后都不会复发，所以也不会回来找我再继续治疗。

15. 如果医生说我必须无限期地服用抗抑郁药物，我该怎么办

人一旦患上某种抑郁症，差不多就一定要长期服用抗抑郁药。例如，如果患者有双相躁郁症，情绪波动强烈，无法控制，则可能需要长期服用情绪稳定

剂，例如锂、丙戊酸或卡马西平等。

如果你多年以来一直患有抑郁症，或者你的抑郁症很容易复发，则可能需要服药一段时间以巩固疗效。对于情绪障碍症的复发问题，医生比你更清楚，所以他们会要求你长期服用抗抑郁药，以起到预防作用。

有些医生习惯于建议患者无限期地服用抗抑郁药，就像有些医生会坚持要糖尿病患者每天注射胰岛素以控制血糖一样。一些研究报告表明，这种巩固治疗可以预防抑郁症复发。但是，研究结果还指出，本书中介绍的认知疗法也可以预防抑郁症复发，而且认知疗法的预防作用可能比抗抑郁药物的预防效果更好。认知行为疗法有一个非常重要的优势，这就是你可以学到预防抑郁症复发的技巧，从而减少复发的可能性。例如，你在心情压抑的时候可以写下自己的消极思维并予以反驳。这种练习虽然简单，但却非常有效。

根据我个人的经验，我治疗的绝大多数的抑郁症患者在康复后都没有无限期地服用抗抑郁药。他们中的绝大多数人不服药也能保持很好的疗效。其秘诀只有一个，那就是他们在康复以后只要感到抑郁就运用认知疗法。这很让人振奋，因为它意味着认知疗法不仅可以治疗抑郁症，它还可以避免抑郁症以后复发或病情加重。不过，服用抗抑郁药物对学习和练习本书中的认知疗法也非常有帮助。

只要你能掌握本书中的方法，你就能改变你的消极思维模式；也许你会发现即使不服用任何药物，你也一样可以远离抑郁。不过，你必须和医生谈一下这个问题。如果要停药或改变药量，必须事先和医生商量，自作主张是非常不明智的。

16.如果我逐渐停药而抑郁症加重了怎么办

事实上，这种问题非常普遍。想知道我个人的处理方法吗？我说给你听听吧。首先，患者在逐渐停药时，我会要求他（或她）每周务必做一两次本书第2章中的抑郁程度测试。然后我们才会制定逐渐减少抗抑郁药剂量的计划。我会告诉患者，如果在逐渐停药时开始感觉心情抑郁了（这一点在抑郁程度测试中得到了印证，因为分数增加了），他（或她）就应该在一两个星期内暂时增加一点点药量。一般来说，这样会使情绪又开始好转。然后，患者又可以逐渐减少药量。这种方法很可靠，因为它可以控制患者的病情。像这样试过一两次之后，绝大多数的患者都可以逐渐停用抗抑郁药，而且以后再也不会抑郁了。

17. 如果抑郁症复发了该怎么办

如果抑郁症复发了，你可以服用以前对你很有效的抗抑郁药，因为它很可能还会再次起效。它可能就是打开你心结的钥匙，因此只要以后抑郁症复发，你也许还可以继续服用它。如果你有直系亲属患了抑郁症，这种药可能对他们也会很有效。因为人对抗抑郁药的反应和抑郁症本身都是一样的，它们似乎都会受到遗传因素的影响。

这一原理也可应用于心理治疗。如果某位患者又因为同一件事（例如被长辈或上司批评）而导致心情抑郁，此时采用以前用过的认知疗法一般都能好转。我发现这一规则对绝大多数的患者都适用。一般来说，患者即使不服药也能将卷土重来的抑郁症迅速击退。我会建议患者以后只要再次感到抑郁就来找我调节一下心情。这种心理调节一般只是一两次心理辅导，因为我们只是将以前对他们非常有效的疗法重新运用一下而已。

18. 抗抑郁药物最常见的副作用是什么

我们在第17章已经谈过，所有治疗抑郁症、焦虑症和其他精神疾病的药物都可能会产生各种各样的副作用。例如，以前有一些抗抑郁药——例如阿米替林——会产生一些比较明显的副作用，像口干、犯困、头昏、体重增加等。许多新型的抗抑郁药——例如氟西汀——也会引起精神紧张、多汗、肠胃不适、性冷淡、性高潮困难。

我将在第20章详细介绍每种抗抑郁药物的副作用。你从中可以看出，有些药物的副作用很多，而另外的一些药物则几乎没有副作用。

我在本书380～382页列出了"副作用自查表"，里面是所有副作用的清单，非常准确，你在服药时可以选一下，以供你和医生参考之用。如果你每周使用这张表测试一两次，你就会知道副作用的变化情况了。

但是，请记住，许多这些所谓的副作用，有时你即使不服药也会有。因为许多副作用也是抑郁的症状，疲倦、失眠、性冷淡就是其中典型的例子。因此，在服用任何药物之前，你应该至少将"副作用自查表"填写一两次，这非常有用。通过这张表，你可以知道不良反应是在服药前还是服药后产生的。如果服药之前就已经这样了，那显然就不应该是药物的问题了。

还有一点也应该注意，这就是根据调查结果，只服用安慰剂（糖丸）的患者也会产生许多副作用。这是因为他们以为自己在服用真正的药物。因此，现在还没有证据可以证明某种特定的副作用肯定是由于服用某种药物所导致的。如果对此有任何问题，请找医生咨询。

思维有时会欺骗我们。我先举个非常生动的例子吧。我曾经治疗过一位患有抑郁症的高中老师，她对心理治疗的反应并不是很好，所以我觉得她服用反苯环丙胺也许会很有效（我将在第20章中介绍反苯环丙胺）。但是，她对任何药物都有强烈的恐惧，很有些顽固。她说她很怕有副作用。我告诉她，我只会开一点剂量；而且根据我的经验，绝大多数的患者服用这种药都不会产生很多副作用，剂量那么小就更不会了。但我费尽唇舌也无济于事，她坚持说她受不了药物的副作用，就是拒不接受处方单。

我问她是否愿意做一个小小的试验验证一下。我告诉她，我会给她两个星期的药量，用14个信封单独包装；每个信封上都写好了日期和星期，她只用按日期打开信封服用药物即可。我还告诉她，有的信封里装的只是安慰剂，它们当然不会有任何副作用。有一半的药是黄色，还有一半是红色，但她不知道自己服用的是真正的药还是安慰剂，不管哪一天都不可能知道。第一天的信封里装的是一片黄色的药丸，第二天的信封里装的是一片红色的药丸。第三天、第四天的信封里分别装了两片黄色药丸，第五天、第六天的信封里分别装的是两片红色的药丸。最后，第二个星期的每张信封中装的都是3片黄色药丸或3片红色药丸。

我要她每天都填写"副作用自查表"并写下日期。我告诉她，如果她在服药的任何一天产生副作用，这种试验可以让我们知道导致副作用是真正的抗抑郁药还是安慰剂效应。她勉强同意了，不过她还是强调说她的身体对药物非常敏感。在她看来，做这个试验只是为了证明我是错的。

终于她开始服药了，不过很快她就给我打电话，几乎每天都打，她说副作用太严重了，十分可怕。尤其是那种黄色的药丸，服用后感觉很不好。她说这些不良反应要持续很久，等她服红色药丸的时候还有。我告诉她，不良反应一般只能慢慢消失。我劝她再继续试试。

在星期天的晚上，她通过电话接听服务找到我，说有紧急情况。她说副作

副作用自查表

说明：请在每一项的后面画钩（√），以表示你在过去的几天中是否产生过项目中的副作用。每一项都必须画钩。	0—完全没有	1—有一点	2—偶尔	3—经常	4—极其频繁
口腔和肠胃					
1.口干					
2.经常口渴					
3.食欲减退					
4.恶心反胃					
5.肚子痛或肠胃不适					
6.食欲增加或暴饮暴食					
7.体重增加或减少					
8.便秘					
9.腹泻					
眼睛和耳朵					
10.眼花					
11.眼睛对光线过于敏感					
12.视力有问题，例如看到物体的边缘有光晕					
13.耳鸣					
皮肤					
14.经常出汗					
15.出皮疹					
16.在阳光下极容易晒伤					
17.肤色改变					
18.容易出血或擦伤					
性					
19.性冷淡					
20.难以"性"奋					
21.勃起困难（男性）					
22.性高潮困难					
23.月经不调（女性）					

▶接上页表格

说明：请在每一项的后面画钩（✓），以表示你在过去的几天中是否产生过项目中的副作用。每一项都必须画钩。	0—完全没有	1—有一点	2—偶尔	3—经常	4—极其频繁
刺激和紧张程度					
24.容易受刺激					
25.焦躁不安					
26.焦虑、忧虑或紧张					
27.感觉不舒服或昏昏沉沉的					
28.精力过剩					
睡眠问题					
29.感觉疲倦或筋疲力尽					
30.浑身乏力					
31.犯困					
32.失眠					
33.睡得不熟					
34.早上醒得太早					
35.做噩梦或奇怪的梦					
肌肉和协调性					
36.肌肉痉挛或抽筋					
37.说话含糊不清					
38.容易发抖					
39.走路困难或容易失去平衡					
40.反应慢					
41.手臂、腿或舌头僵硬					
42.感觉不安，例如总得不停地摆动手臂或晃腿					
43.喜欢扭绞双手					
44.动不动就不断地晃腿，而且还很有节奏					
45.面部、嘴唇或舌头抽搐					

▶ 接上页表格

说明：请在每一项的后面画钩（√），以表示你在过去的几天中是否产生过项目中的副作用。每一项都必须画钩。	0—完全没有	1—有一点	2—偶尔	3—经常	4—极其频繁
肌肉和协调性（续）					
46. 身体的其他部分（例如手指或肩部）抽搐					
47. 舌头、下颚或颈部的肌肉痉挛					
其他					
48. 记忆力减退					
49. 头晕眼花或浑身无力					
50. 心跳加快或加重					
51. 手脚出汗					
52. 排尿困难					
53. 头痛					
54. 胸部发胀或胀大					
55. 乳头分泌乳汁					

如有任何其他的副作用，请写在此处：＿＿＿＿＿＿＿＿＿＿＿＿＿＿

＿＿＿＿＿＿＿＿＿＿＿＿＿＿＿＿＿＿＿＿＿＿＿＿＿＿＿＿＿＿＿＿

用不但没有消失，反而还加重了，甚至严重到她无法正常生活的地步。她头昏眼花，神志不清，浑身无力，嘴巴干得像棉花。她走路摇摇晃晃，几乎都下不了床。她说她头痛欲裂，这药再也不能吃了。她想知道我为什么要这样折磨她。

我向她道歉并叫她立即停药，我准备星期一的第一件事就是约见她进行紧急治疗。我向她再三保证，虽然她现在显然很痛苦，但她的症状没有一个会置人于死地。我告诉她看病的时候把"副作用自查表"带过来，第二天让我看一下表格，就会知道她哪一天吃的是安慰剂、哪一天吃的是真正的抗抑郁药了。

第二天早上我向她解释，她服用的所有药都是医院药剂师给的安慰剂。只是这些安慰剂分为红色和黄色两种颜色——任何一个信封里都没有反苯环丙胺。

她知道后惊呆了，然后就开始哭起来，满脸都是泪。她说她从来都没想到自己的思想对身体有这么大的影响力，她居然会百分之百地肯定这些副作用都是真的。于是，她开始服用小剂量的反苯环丙胺，一两个月之后，她的情绪就好多了。此外，每次心理辅导后她也开始用心地做心理治疗作业，每周还是继续填一次"抑郁程度自测表"和"副作用自查表"；不过她再也没有说自己有很多不良反应了。

我并不是说，所有的副作用都是心理作用，这种情况比较少。其实大多数的副作用都是真的，而且绝大多数的病人说的副作用都是真实准确的。因此，你最好每天填写"副作用自查表"，如果出现任何症状的话，这样能便于你和医生了解症状的类型和严重程度。如果副作用过多或比较危险的话，医生可以相应地调整一下用药方式。

19.抗抑郁药物为什么会有副作用

我已经在第17章介绍过，抗抑郁药会刺激或封锁神经递质类化学物质的受体，以改变神经之间相互传递信息的方式。在那一章中我们主要讲的是5-羟色胺，因为科学家认为这种递质可以调节情绪。不过，科学家发现抗抑郁药也可以影响大脑中其他几种化学递质的受体。这差不多是过去20年最重要最有用的发现之一。抗抑郁药的许多副作用似乎都是因为这种影响作用而起。

在大脑的受体中，科学家们研究得最多的有3种，它们分别是组胺受体、α肾上腺素能受体和蕈毒碱受体。这些受体所在的神经分别使用组胺、去甲肾上腺素和乙酰胆碱作为它们各自的化学递质。我们把能够封锁组胺受体的药物称为"抗组胺剂"。这个名称你很可能听说过。此外，我们还把可以封锁α肾上腺素能受体的药物称为"α受体阻断剂"，可以封锁蕈毒碱受体的药物称为"抗胆碱药物"。

每种类型的受体都可能引发某种类型的副作用。这些药物会对其相应的大脑系统产生强烈的影响，如果你了解了这一点，那药物的副作用就是可想而知的。抗抑郁药物可能会产生许多副作用，这是因为它们所封锁的组胺受体、α肾上腺素能受体和胆碱能受体（也可称为"蕈毒碱受体"）遍布大脑和整个身体的神经表面。如果你不记得"受体"是什么，那我告诉你，受体就是神经表面上的一块区域，它可以打开或关闭神经。组胺受体所在的神经使用组胺作为化学递质；α肾上腺素能受体所在的神经使用去甲肾上腺素作为化学递质；而胆碱能受体所在的神经则使用乙酰胆碱作为化学递质。如果封锁了这3种受体中的任何一个，你的神经就会关闭。不同的抗抑郁药物会对这3种受体产生不同的影响，这类药物的许多副作用就源于此。

例如，阿米替林这种以前常用的药就可能引发许多副作用，其中包括犯困、发胖、头昏、口干、眼花和健忘。这只是几个常见的例子。虽然大多数的副作用都不是很危险，但它们会让人不适。下面我讲讲阿米替林对这3种神经受体的影响作用，也许可以帮助你更好地了解副作用。

科学家们已经发现，阿米替林可以封锁大脑中的胆碱能受体、组胺受体和α肾上腺素能受体。我们先来看看这种药的抗胆碱能作用。胆碱能神经一般会做些什么呢？它的任务之一就是控制口腔中的唾液数量。如果刺激胆碱能神经，就会使许多唾液从脸颊的腺体流入口腔。

如果将这些一般用来分泌唾液的神经关闭，结果会怎么样？你的嘴巴会变得很干。当你紧张时、当你长时间在太阳下锻炼没有喝一滴水的时候，你的嘴巴可能会干得像棉花一样。此外，胆碱能神经还能降低心率，因此，像阿米替林这样的抗胆碱能药物会使人心跳加快。抗胆碱能药物也可能会使人健忘、神志不清、眼花、便秘和排尿困难。

除此之外，阿米替林还可以在使用去甲肾上腺素作为递质的神经上封锁α肾上腺素能受体。如果刺激这些α肾上腺素能受体，你的血压一般都会升高。相反，如果封锁它们，你的血压则一般都会降低。因此，阿米替林会使某些人的血压降低。如果你突然站起来，这个问题就更明显了，因为血压骤降会使你头晕。阿米替林和许多其他的抗抑郁药都会使人起身时头晕，这是一个常见的副作用。

正如前面讲过的，阿米替林也可以封锁大脑中的组胺受体。我们将可以封锁组胺受体的药物称为"抗组胺剂"。你在过敏或鼻塞的时候，很可能会服用抗组胺剂。能够封锁组胺受体的药物会让你犯困，总觉得饿。因此，阿米替林和许多其他的可以封锁组胺受体的药物都会使人疲倦发胖。

我们将以前使用的许多抗抑郁药都归到"三环类"抗抑郁药中。三环类药物对这3种大脑受体的影响相对较强，因此它们往往会引发一些副作用。事实上，我在第20章的407～408页列出了所有三环类药物的副作用，你可以看看，了解一下每种药物对这3种大脑受体的影响程度。通过表中的信息，你可以知道每种药物的副作用以及副作用的强烈程度。

相比之下，许多新型抗抑郁药物（例如百忧解和其他的SSRI类药物）对大脑组胺受体、α肾上腺素能受体和胆碱能受体只会有一点点的影响。因此，和以前的药物——例如阿米替林——相比，它们的副作用往往要少得多。举例来说，SSRI类药物就不大可能会使人有犯困、食欲过于旺盛、眼花、口干、便秘等不良反应，它们对心率也几乎没什么影响。

但是，我们现在却发现，像百忧解这样的SSRI类药物也有它们自己不同的副作用。例如，有30%～40%之多的患者服用此类药物后，产生了类似于性冷淡或性高潮困难之类的性问题。SSRI类药物还会引起肠胃不适、食欲减退、紧张不安、失眠、疲劳、发抖、出汗过多和其他的一些副作用。

20.如何避免或减少副作用

任何副作用的发生概率和严重程度往往取决于药量。一般情况下，如果开始只服用很少的剂量，然后缓慢增加，副作用差不多就可以减少到最低限度了。此外，许多副作用还会随着时间的推移而逐渐减少。有时，在不降低抗抑郁效果的情况下减少剂量便可以减少副作用；有时则需要改换另一种抗抑郁药。如果你能和医生配合，一般都能找到一种既能改善情绪又不会产生太多副作用的药物。

为了消除抗抑郁药的副作用，医生也许还会给你开第二种药，或者他（或她）也会开情绪稳定剂。有时这是必要的也是有效的；有时则是没有必要的。我会在第20章详细谈谈这个问题。不过，我在这里先举几个具体的例子。

假设你有躁郁症，目前正在服用锂。锂有一个常见的副作用，这就是手容易发抖。这也许会让你签名时字都是歪歪扭扭的，甚至拿咖啡的时候手也会发抖。我有一位患者手抖得厉害，最后把咖啡都泼出来了。显然，副作用严重到这个程度是不应该的。

医生也许会给你加一种名为β-受体阻断剂的药，这种药可以使手不再颤抖。药物普萘洛尔一般可以起到这个作用。但是，β-受体阻断剂会对心脏产生强烈的影响，它也会产生一些副作用。而且，锂和β-受体阻断剂可能还会和精神病医师或家庭医生开的其他药产生不良反应；因此，这个问题很快就变得非常复杂了。在我看来，问题在于：手抖是不是严重得让人无法正常生活，非得另外再服强心剂不可？有没有除了加药之外的其他办法可以消除这种副作用？可以减少药量吗？有时可能的确需要使用β-受体阻断剂，而有时则是没有必要的。

这一原理对抗抑郁药也同样适用。有时为了消除副作用有必要使用第二种药，但一般来说，这并非最佳方案。假设你有抑郁症，正在服用百忧解。百忧解的副作用一般有三种，它们分别是失眠、焦虑和性问题。我们看看医生该如何解决这些问题：

- 如果百忧解对你的刺激太大，导致你失眠，医生可能会给你开第二种镇静效果更强的抗抑郁药，让你晚上服用，它的剂量很小。举例来说，一般服用50~100毫克的曲唑酮就可以了。这种方法很不错，因为曲唑酮和大多数的安眠药不一样，它不会让人上瘾。不过，减少百忧解的药量，将服药时间提前一点，也许也可以抵消刺激性过大的作用。因此，你也许没必要服用第二种药。还有一点也请记住，第一次服用百忧解的时候往往会有副作用，但一两个星期之后副作用会逐渐消失。

- 百忧解可能会使人焦虑不安，尤其是第一次服用的时候更是如此。为了消除你的紧张情绪，医生可能会另外开一点苯二氮卓类药物（弱效镇静剂），例如氯硝西泮或阿普唑仑。但是苯二氮卓类药物如果每天服用并连续服用3周以上的话，可能会形成依赖性。而且，患者即使不增服这类药物一般也可以控制焦虑情绪。举例来说，减少百忧解的剂量往往就很有效。SSRI类抗抑郁药物（例如百忧解）的药效似乎并不取决于剂量，因此没必要多服，以免产生过多的不适。一般来说，过一段时间也就好了。因为服用百忧解几个星期之后，焦虑感可能会自行消失。

- 有些患者在服用百忧解几个星期或几个月后，可能会产生第二波的紧张和焦虑情绪。我们有时将这种不安的状态称为"静坐困难症"。这是一种综合征，患者的手脚会动个不停，根本没法安静地坐下来。患者如果服用了治疗精神分裂症的安定药，出现这种让人极为不适的副作用是很普遍的，但大多数抗抑郁药物一般不会产生这种副作用。不过，百忧解的代谢速度极其缓慢，所以在最开始服药的5个星期内体内的药量会不断增加。也许开始的时候服用某个特定的剂量——例如每天服用20~40毫克——还没什么问题，但一个月左右之后每天还是服用这么多，那药量对你来说可能就太大了。此时，减少药量也许可以使副作用明显减少，而且一点都不会影响抗抑郁药的效果。但是，患者如果一旦有了"静坐困难症"，他们就必须停服百忧解，改换其他的药物，因为"静坐困难症"意味着副作用已经严重得让人无法忍受了。此时，医生可能会暂时增加另一种药物以治疗静坐困难症。不过，假如万一有了静坐困难症，还是应该减少百忧解的剂量或停服百忧解，这样似乎更谨慎一些。

• 前面已经说过，有40%之多的男性患者和女性患者在服用百忧解（和其他的 SSRI类抗抑郁药物）之后会产生性问题，其中包括性冷淡和性高潮困难。因此，医生也许会另外再开安非他酮、丁螺环酮、育亨宾或金刚烷胺，它们都是当前用来消除性方面副作用的药。虽然这些药也许会很有用，但它们同样也会使人产生不适，所以应该试试其他的办法。我很少会让患者无限期地服用SSRI药物，因此大多数患者情愿忍受副作用，他们知道这不是个长期问题。如果SSRI药物会明显改善情绪，而且又没有其他副作用的话，失去"性"趣也是可以接受的，因为不过是几个月而已。不过这当然只是我的个人之见，你应该和医生讨论一下具体方案再做决定。

对于绝大多数服用抗抑郁药的患者，我个人并不推荐服用多种药物，在下一节我会具体谈谈这个问题。如果你一次要服多种药物，那么药物相互作用的危险性就会增加。而且，第二种药也可能会引起其他的副作用。在一般情况下，如果你能和医生好好谈谈运用一点常识的话，用其他药物来消除抗抑郁药的副作用其实是没有必要的。

21.既然抗抑郁药和其他药物（包括非处方药）之间可能产生危险的药物相互作用，那我该如何避免

近年以来，医生已经逐渐意识到某些药物相互之间可能会产生危险的作用。在服用两种药的时候，如果能错开时间服用，可能还比较安全，而且副作用很少甚至没有。但是，如果同时服用两种药的话，则可能会产生后果，因为它们之间也许有相互作用。

近来以来，药物相互作用的问题已逐渐凸显。这里有两个原因。第一，精神科医师在给许多患者开药时，越来越倾向于一次开多种精神类药物。虽然我不能完全认同这种方法，但不管怎么说，这种现象却非常普遍。每多开一种

药，就会多增加一分药物相互作用的危险，因为不同的精神科药物相互之间可能会产生危险的作用。而且，我在前面已经讲过，长期服用抗抑郁药（或其他类型的精神科药物）的患者越来越多，他们有的还会无限期地服用。我对这种方法也不能认同，而且我发现大多数的抑郁症患者都没必要长期服。但是，许多精神病医师都会给患者长期开药——这种方法现在很流行。如果你长期服用精神类药物，在你得其他的病的时候，最后很可能还得找其他医生另外开药。举例来说，如果你有过敏、高血压或感染，或者你的身体某个部位疼痛，你可能会找医生开药。此外，如果你有感冒、咳嗽、头痛或肠胃不适，你可能也会买一些非处方药。现在，药物相互作用的问题就无法避免了，这些药物会和精神科药物产生相互作用。

当然，精神类药物也会和烟酒以及可卡因或摇头丸等街头毒品产生相互作用，这自不必说。有时，这种相互作用是非常危险的，甚至会置人于死地。有些抗抑郁药物会和常用药（包括非处方药）之间产生极其危险的相互作用，这并不是危言耸听。如果你在这方面能多了解一点知识，并且能和医生多商量的话，服用抗抑郁药还是比较安全的。

在这一部分，我将介绍药物相互作用的原因以及相互作用的方式。此外，我还会在第20章针对每种药物（或你可能会服用的每类药物）讲解一些危险的药物相互作用。请记住，药物相互作用方面的知识更新很快，几乎每天都会有新的信息。请确保你求诊的每位医生都能了解你服用的每种药物（包括你服用的非处方药），而且手上都能有完整准确的相关列表。要记得询问医生是否会有任何危险的药物相互作用，买药时也要问药剂师同样的问题。如果他们不确定，你可以要他们帮你查一下。要想记住所有可能的药物相互作用，这几乎是不可能的，因为几乎每天都有新的信息，它们多得没法记。有些参考资料和电脑程序可以列出危险的药物相互作用，你可以借助它们查询。你不妨掌握一点这方面的知识，这样在和医生讨论服用的药物是否会产生相互作用时，你会更有把握，而且也能表现得更专业一些。

我会在第20章针对你可能会服用的抗抑郁药物或情绪稳定剂列出详细的药物相互作用表。举例来说，如果你服用的是百忧解，你可以看看它的药物相互作用表。只用花一两分钟就可以看完。

也许你会想："没必要看这些表吧！任何药物相互作用方面的知识医生都会了如指掌，有他们在，我肯定没事。"这种想法有几个问题。第一，即使你的医生真的是无所不知，但他（或她）毕竟是人，而新的信息层出不穷，不管他（或她）有多聪明，也不可能全部都知道。第二，即使你的医生会告诉你每一种可能会发生的药物相互作用，你也绝不可能全部记住！第三，在这个统筹医疗的时代，医生要治疗的病人越来越多。你要是偶尔去医院的话，处方医生可能只会花几分钟的时间问一下你的症状和剂量，他们没时间和你讨论所有你想知道的潜在药物相互作用。

22.药物为什么会发生相互作用，及其是怎么发生的

两种药物相互反应的方式基本上有四种。第一，一种药可能会使另一种药的血药浓度升高——有时会很危险，即使这两种药你服用的只是"正常"剂量也不能幸免。血药浓度突然上升会有什么后果？第一，可能会有更多的副作用，因为副作用一般都和剂量有关。第二，许多的精神类药物的剂量都不能过多或过少，否则可能会失效。第三，任何药物的血药浓度过高都可能引起中毒反应，甚至会置人于死地。

第二种药物反应正好相反。一种药可能会使另一种药的血药浓度下降，从而导致第二种药失效，即使服用的是正常剂量也有这种可能。因此，你和医生也许会误以为药不起作用，根本没想到真正的问题是血药浓度过低。

第三种药物反应是两种药物的药效或者副作用差不多，导致它们相互之间发生强烈反应。举例来说，假设你在吃降压药，然后又吃了一种有副作用会使人血压降低的精神科药物。结果，你的血压可能会猛然下降，甚至突然起身时还会昏倒。

第四种药物反应就比较可怕了，它和血液变化无关，但是却和某些药物混合服用所产生的中毒反应有关。换而言之，两种药单独服用时可能没事，但如果混合服用的话可能会产生极其危险的反应。

现在，我们来仔细地看看前两种药物反应。为什么一种药有时会使另一种药的血药浓度大幅上升或下降呢？嗯，打个简单的比方吧。这就像你给浴缸放水一样，如果没有塞上浴缸塞，水一放进来可能就流走了。因此，不管你打开水龙头多长时间，浴缸里的水总是少得没法洗澡。不过，如果你塞上浴缸塞并一直打开水龙头的话，浴缸里的水又会漫出来。

现在，请将你的身体比作浴缸（我的意思当然不是说你的身材很差），你

每天吃的药就好比流进浴缸的水，肝脏中的某些酶系统则可以比作浴缸底部的排水孔。肝脏中的酶会通过化学方式将药物转化为其他物质（称为"代谢物"），然后由肾脏迅速排出体外。这一过程就是"新陈代谢"。你服用的药物一般会通过排尿的形式代谢出去。

当你服用第二种药时，肝脏代谢第一种药物的速度可能会减缓。这就像用浴缸塞将浴缸底部的排水孔塞住一样。因此，你只要坚持服用第一种药物，它的血药浓度将不断升高，这就像浴缸中的水位不断上升最后漫出来一样。不过，你服用的第二种药也可能会产生相反的效果，它的作用相当于使浴缸底部的排水孔变大。在这种情况下，肝脏的新陈代谢速度加快，很快就将第一种药排出体外了。因此，你虽然每天都在服用第一种药（剂量不变），但药物的血药浓度却极低，起不到满意的抗抑郁效果。这就好像水一进入浴缸就迅速流出一样。

基本原理差不多就是这样了。一般来说，药物在肝脏中如果是通过"细胞色素P450"酶系统代谢的，则很容易产生相互作用。这样的酶系统在肝脏中有很多，不同的药物会通过不同的酶系统代谢，只有某些药物（或某些药物组合在一起）才会刺激或抑制这类酶系统。精神科药物相互之间可能会起反应，它们也可能会和抗生素、抗组胺剂或止痛药等非精神科药物起反应。换而言之，如果医生给你开了其他的药物（例如降压药），它的药效可能会受到精神科药物的影响；同样，其他的药物也可能会影响你服用的精神科药物。关键问题在于如果你同时服用多种药物，那么其中任何一种药物的血药浓度都可能会过高或过低。

现在，我来举一些具体的例子，以便让你更好地了解药物反应。假如你正在服用一种名为帕罗西汀的选择性5-羟色胺再摄取抑制剂（简称SSRI），这种药和百忧解非常相似。现在假设帕罗西汀的效果不怎么好——这种情况有时会发生，你仍然觉得抑郁。因此，医生可能会给你开第二种抗抑郁药。如果医生选择开地昔帕明的话，你服用的帕罗西汀就会起到"塞住浴缸排水孔"的效果。现在，你的身体可以很好地吸收新药地昔帕明。结果，地昔帕明的血药浓度可能会比正常浓度高2~3倍。绝大多数的精神病医师都知道这种药物反应，因此，如果患者正在服用类似于帕罗西汀这样的SSRI类药物，他们开地昔帕明会非常小心的，一般只会开一丁点剂量。不过，如果你的精神病医师不了解这种特定的药物反应，并且给你开"正常"剂量的地昔帕明的话，你血液中的地昔帕明含量可能会过高，甚至会引发中毒反应。

听起来很可怕吧。是呀，这里有三个潜在的问题。第一，地昔帕明的血药浓度过高可能会失去药效。第二，浓度过高时可能会引起许多副作用。第三个问题比较少见，地昔帕明的血药浓度过高可能会导致心率过快，有时甚至会致命。

这样的药物反应很少见吗？不，它并不少见。在服用抗抑郁药时，如果不经考虑就服用其他药物——例如常用的处方药或非处方药，则可能导致抗抑郁药的血药浓度大幅升高或降低。我在第20章画了一张表，专门列出了服用常用的抗抑郁药时特别需要注意的药物反应。

最后我要说的是，某些中毒反应以及危险的药物相互作用和剂量或血药浓度无关。例如，许多像百忧解这样的新型抗抑郁药都会对大脑5-羟色胺系统产生强烈的影响。单胺氧化酶抑制剂MAOI也会影响大脑的5-羟色胺系统，但它是通过另外一种机制影响的。抗抑郁药反苯环丙胺就是这类MAOI药物中的典型例子。如果你混合服用百忧解和反苯环丙胺，可能会引发一种极其危险的反应——"5-羟色胺综合征"。这种病的症状包括发烧、肌肉僵硬、血压迅速上升或下降，以及焦虑不安、精神错乱、痉挛、昏迷和死亡。很明显，这两种药是不能混合服用的！

想知道服用MAOI类药物时不能服用哪些药物吗？我会在第20章介绍许多危险的药物。严禁服用的药物包括许多抗抑郁药、一些减充血剂（尤其是包含右美沙芬的减充血剂，右美沙芬是感冒制剂中一种常用配方）、抗组胺剂、局部麻醉剂、一些抗癫痫药、止痛药（例如哌替啶）、抗痉挛药（包括环苯扎林）和减肥药。这样的药物可能会引发我前面讲过的5-羟色胺综合征，甚至还可能会引发另一种危险反应——"高血压危象"。高血压危象的严重症状有脑出血、瘫痪、昏迷和死亡。如果你服用的是MAOI类药物，有些常见的食物（例如奶酪）也应该禁食，因为它们也会引发高血压危象。

许多医生都不敢开MAOI类药，因为他们担心会出现这些中毒反应。也许你也会想："是呀，我该吃安全一点的药，省得担心。"这样想是有道理的，因为还是有许多安全的药可用。但是，许多常用的抗抑郁处方药也会导致危险的药物反应。例如，奈法唑酮和氟伏沙明就不能和一些常用的处方药一起服用。这类药物包括特非那定（用于治疗过敏）、阿司咪唑（用于治疗过敏）或西沙必利（用于刺激肠胃道）。服用奈法唑酮或氟伏沙明时不能服用这类药物，否则可能导致心率异常，甚至会引发猝死。

　　当然，我的意思并不是说抗抑郁药物很危险。相反，抗抑郁药物一般都很安全，也很有效。而且我说的致命的药物反应其实很少会发生，你无须过于担心。除此以外，大多数精神病医师都会尽量地去学习一些最新的医学知识，他们还会想方设法地去了解副作用和药物相互作用这方面的新知识。不过，在我们的现实生活中，没有医生是完美的，对于所有可能发生的药物相互作用，他们也不可能全部都知道。举例来说，精神病医师开的抗抑郁药物，你的家庭医生可能就不怎么了解。因此，你应该了解一点这方面的知识，这会很有帮助。作为一名精明的消费者，你应该看看第20章的内容，里面有常用的抗抑郁药的相关知识。你也可以看看药物说明书，只花5～10分钟就可以看完。然后，你可以向医生问一些比较专业的问题，提醒他（或她）充分考虑问题的方方面面。如果你们能相互配合，你服用抗抑郁药就会更安全，效果也会更好。正所谓未雨绸缪，防患于未然，事先做好准备总是没错的。

|20|
抗抑郁药物消费完全指南

在这一章，我将会介绍一些实用的知识，以便你能了解当前所有抗抑郁药物和情绪稳定剂的价格、剂量、副作用和药物反应。这一章请不要一次就全部读完，我建议你最好把它当作参考资料——这里的详细信息太多，一次没法全部消化。如果你想了解你或你的家人正在服用的某种抗抑郁药物，不妨看看本书394页的"抗抑郁药物表"。这张表相当于这一章的索引。例如，我们假设你正在服用氟西汀，你就可以翻到本书418页，开始阅读介绍SSRI类抗抑郁药的那一部分。此外，你可以多看看从本页开始的药物费用信息和从本书496页开始的内容。这些内容一般读者都会比较感兴趣。

表20-1

抗抑郁药物表

抗抑郁药物类别	中文名	化学名称	商品名	页码
三环类抗抑郁药物	阿米替林	amitriptyline	Elavil 或 Endep	397
	氯丙咪嗪	clomipramine	Anafranil	
	地昔帕明	desipramine	Norpramin 或 Pertofrane	
	多塞平	doxepin	Adapin 或 Sinequan	
	丙咪嗪	imipramine	Tofranil	
	去甲替林	nortriptyline	Aventyl	
	普罗替林	protriptyline	Vivactil	
	曲米帕明	trimipramine	Surmontil	
四环类抗抑郁药物	阿莫沙平	amoxapine	Asendin	397
	马普替林	maprotiline	Ludiomil	
SSRI类抗抑郁药物	西酞普兰	citalopram	Celexa	418
	氟西汀	fluoxetine	Prozac	
	氟伏沙明	fluvoxamine	Luvox	
	帕罗西汀	paroxetine	Paxil	
	舍曲林	sertraline	Zoloft	
MAOI类抗抑郁药物	异卡波肼	isocarboxazid	Marplan	428
	苯乙肼	phenelzine	Nardil	
	司来吉兰	selegiline	Eldepryl	
	反苯环丙胺	tranylcypromine	Parnate	
5-羟色胺对抗剂	奈法唑酮	nefazodone	Serzone	456
	曲唑酮	trazodone	Desyrel	
其他抗抑郁药物	安非他酮	bupropion	Wellbutrin	461
	文拉法新	venlafaxine	Effexor	
	米氮平	mirtazapine	Remeron	
情绪稳定剂	卡马西平	carbamazepine	Tegretol	470
	加巴喷丁	gabapentin	Neurontin	
	拉莫三嗪	lamotrigine	Lamictal	
	锂	lithium	Eskalith	
	丙戊酸	valproic acid	Depakene	
	双丙戊酸钠	divalproex sodium	Depakote	

抗抑郁药物的费用

我们一般总会认为越贵的东西就越好，但这条理论用在抗抑郁药物上就不一定灵了。因为事实证明，不同的药物虽然价格差别很大，但这并不意味着它们的药效也天差地别。换而言之，有时便宜的药其药效并不输于价格比它高出40多倍的药，甚至还要略胜一筹。因此，如果你很在乎药物的价格，那应该了解一下这方面的知识，也许可以省很多钱。

本书398～402页的表20-2中列出了常用抗抑郁处方药和情绪稳定剂的价格和剂量。请注意，表20-2中每种抗抑郁药的价格都是最低的批发价，药店里的价格可能会高一些。同一种药物如果商标不同，价格可能也不同。阅读以下所有有关药物价格的内容时，都应该牢记这一点。

如果将不同类型的药物和不同的剂量规格对比一下，你会得到一些有趣的信息。举例来说，你可以看到以前的三环类药物和四环类药物现在已成为非专利药。制药公司在第一次研制某种药物时，他们可以获得为期17年的专利权，在这17年中，他们可以独家销售这种药物。受专利权保护的新药一般价格都相对较高，因为研发和测试的费用都包括在里面。等专利期一过，其他的制药公司就可以参与竞争，生产同样的药物，因此这种药的价格会迅速下跌。

在表20-2中你可以看到，和仍处于专利期的新药相比，这些所谓的"非专利"药要便宜得多。我们假设一下，你患有抑郁症，医生给你开了丙咪嗪，一天的药量是150毫克，需要服3片50毫克的药，总共花费不到10美分，一个月也才3美元左右。这是因为丙咪嗪现在已成为非专利药了。相反，如果医生给你开了百忧解，每片20毫克，每天2片，那你每天的费用就差不多达到4.5美元了，一个月就是135美元——比丙咪嗪的费用高出了40倍还不止。如果医生开给你给的剂量是一天4片百忧解——这是最大剂量，那你一个月就得花270美元了。这个价格对许多人来说都太高了。请不要忘记，这还只是批发价，零售的价格可能会更高。

百忧解真的比丙咪嗪好40倍甚至100倍吗？当然不是！下面你可以看到，大多数抗抑郁药的效果其实都差不多。研究报告也一直无法证实百忧解的效果就一定比丙咪嗪好——事实上，在治疗严重抑郁症时，它的药效甚至可能还不如丙咪嗪。但是，百忧解有一个极大的优势，那就是它的副作用小，不会产生类似于口干或犯困这样的不良反应。对一些人来说，这一点可能很重要，他们也许认为价格高一点也值得。另一方面，你要知道百忧解本身也有副作用，例如30% ~ 40%的患者服药后出现了性功能障碍（性高潮困难），而且也许还有其他的问题。如果你接受不了这种副作用，你可能会更愿意服用便宜一点的药。

在表20-2中，你还可以看到，药丸中某种特定药物的含量越高，并不意味着价格就越高，有时它比含量少的药丸还便宜一些。如果你服用的是正处于专利期的新型药则更是如此了。因此要想省钱的话，你可以买药物含量高的药丸。例如，从表20-2中可以看出，有一种奈法唑酮的规格是每片含量100毫克，这种药100片的价格是83.14美元。还有一种奈法唑酮的剂量规格要高一些，它每片的含量为150~250毫克，但它的价格却和规格为100毫克的完全一样。因此，如果你需要的剂量比较大（假设每天需要500毫克），你可以服用5片规格为100毫克的药片（一天的费用为4.16美元），也可以服用两片规格为250毫克的药片（一天的费用为1.66美元）。

此外，你也可以买大片剂的药，将每片药分为两半服用，这样一般也可以省钱。我们继续举相同的例子，如果你现在服用的是规格为250毫克的药片，那你应该改换规格为500毫克的药片，因为将它分成两半服用差不多可以省一半的钱。

非专利药的情况就不一样了。一般来说，它们的价格普遍都比较低，而且它们的价格都取决于剂量，所以买剂量高的并不一定就能省很多钱。不过，由于许多制药公司都可以生产这种药，所以价格也不一定总会和剂量成正比——有时剂量少的事实上比剂量多的还要贵。举例来说，你可以看看398页三环类抗抑郁药地昔帕明的定价结构。你可以看到，100片规格为10毫克的药片价格为15.75美元，而100片规格为25毫克的药片其价格却只有7.14美元。因此，大片剂的药事实上还便宜一些。这是因为生产这两种药物规格的制药公司不同。

让人更迷惑的是，有时大片剂的药事实上会更贵，你还不如服用小片剂的药，这样更省钱。例如，你可以看看398页地昔帕明的价格。你会看到100片规格为75毫克的药片价格为12.42美元，100片规格为150毫克的药片价格为109.95美元。因此，你还不如吃2片75毫克的药片，这比吃1片150毫克的药片更划算，可以省很多钱。这也是因为生产这两种规格药物的制药公司不同。你也许会觉得这很奇怪，但有时定价的确是毫无道理可言。

如果你或你的家人正在服用抗抑郁药，请务必仔细阅读表20-2，并和药剂师谈一下价格问题。如果花一点时间了解最基本的问题，你也许可以省下不少钱。

另外还有一点也很重要（它在表20-2中看不出来），这就是相同的非专利药和相同的剂量其价格可能会千差万别，因为生产非专利药的制药公司实在是太多了。在表20-2中，每种药我一般只列出最便宜的非专利药商品名，相同的药物价格高一些的商品名称我都没有列出。例如，制药公司HCFAFFP生产的规格为50毫克的丙咪嗪每100片的价格仅为3.08美元。因为这是价格最低的非专利药品牌，所以我把它列入表20-2。相比之下，另一家制药公司诺华（Novartis）生产的相同规格的丙咪嗪每100片的价格却高达74.12美元——要高出20多倍。请记住，如果医生给你开的抗抑郁药物只写了化学名称（见表20-2），在有药的情况下，药剂师完全可以给你选择最便宜的非专利药。

在此我无意于推荐任何一种药或任何一类药，因为所有的抗抑郁药都有利有弊。重要的是，药并不是越贵就越好。如果你能了解一下这类药物的价格，你就可以和医生以及药剂师一起选择最划算的药物和药物品牌。

三环类抗抑郁药物和四环类抗抑郁药物

394页"抗抑郁药物表"中的第一项和第二项分别是"三环类"和"四环类"抗抑郁药。三环类抗抑郁药物和四环类抗抑郁药物只是在化学结构方面有一点点的区别。"环"指的是圆圈或圆环。三环化合物是由3个相连的分子环构成的，而四环化合物则是由4个分子环构成的。

"抗抑郁药物表"中有8种三环类抗抑郁药物和2种四环类抗抑郁药物。这8种三环药物包括阿米替林、氯丙咪嗪、地昔帕明、多塞平、丙咪嗪、去甲替林、普罗替林和曲米帕明。这8种三环类抗抑郁药以前曾经是医生开得最多的抗抑郁药，它们现在仍然是所有抗抑郁药中最有效的药物之一。由于非专利药的原因，这类药物中有许多的价格现在已经降了下来。不过，三环类药物的副作用往往比新药多，因此现在不像以前那么受欢迎了。但不管怎么说，这类药物已经用了几十年。根据这几十年的记录来看，它们的药效还不错，而且也比

表20-2

抗抑郁药的名称、剂量和价格

化学名[a]	商品名[b]	规格	最低批发价[c]（100片）	每日剂量范围[d]	是否有非专利药[e]
三环类抗抑郁药					
阿米替林 amitriptyline	Elavil	10毫克	1.73美元	75～300毫克	有
		25毫克	1.85美元		
		50毫克	2.78美元		
		75毫克	3.53美元		
		100毫克	4.28美元		
		150毫克	2.09美元		
氯丙咪嗪 clomipramine	Anafranil	25毫克	78.29美元	150～250毫克	无
		50毫克	105.57美元		
		75毫克	138.97美元		
地昔帕明 desipramine	Norpramin	10毫克	15.75美元	150～300毫克	有
		25毫克	7.14美元		
		50毫克	10.91美元		
		75毫克	12.42美元		
		100毫克	40.89美元		
		150毫克	109.95美元		
多塞平 doxepin	Sinequan	10毫克	3.98美元	150～300毫克	有
		25毫克	4.43美元		
		50毫克	6.60美元		
		75毫克	8.93美元		
		100毫克	11.25美元		
		150毫克	14.96美元		

▶ 接上页表格

化学名[a]	商品名[b]	规格	最低批发价[c]（100片）	每日剂量范围[d]	是否有非专利药[e]
三环类抗抑郁药（续）					
盐酸丙咪嗪 imipramine hydrochloride	Tofranil	10毫克	1.88美元	150～300毫克	有
		25毫克	2.33美元		
		50毫克	3.08美元		
双羟萘酸丙咪嗪 imipramine pamoate	Tofranil—PM（缓释片）	75毫克	103.67美元	150～300毫克	无
		100毫克	136.29美元		
		125毫克	169.95美元		
		150毫克	193.73美元		
去甲替林 nortriptyline	Aventyl	10毫克	11.55美元	50～150毫克	有
		25毫克	15.90美元		
		50毫克	19.43美元		
		75毫克	24.83美元		
普罗替林 protriptyline	Vivactil	5毫克	46.46美元	15～60毫克	无
		10毫克	67.36美元		
曲米帕明 trimipramine	Surmontil	25毫克	64.08美元	150～300毫克	无
		50毫克	108.14美元		
		100毫克	157.20美元		
四环类抗抑郁药					
阿莫沙平 amoxapine	Asendin	25毫克	32.87美元	150～450毫克	是
		50毫克	53.44美元		
		100毫克	89.16美元		
		150毫克	43.87美元		
马普替林 maprotiline	Ludiomil	25毫克	19.43美元	150～225毫克[f]	是
		50毫克	29.10美元		
		75毫克	40.88美元		

▶接上页表格

化学名[a]	商品名[b]	规格	最低批发价[c]（100片）	每日剂量范围[d]	是否有非专利药[e]
SSRI类抗抑郁药物					
西酞普兰 citalopram	Celexa	20毫克	161.00美元	20～60毫克	否
		40毫克	168.00美元		
氟西汀 fluoxetine	Prozac	10毫克	218.67美元	10～80毫克	否
		20毫克	224.54美元		
氟伏沙明 fluvoxamine	Luvox	50毫克	198.67美元	50～300毫克	否
		100毫克	204.37美元		
帕罗西汀 paroxetine	Paxil	10毫克	189.33美元	10～50毫克	否
		20毫克	189.20美元		
		30毫克	214.80美元		
舍曲林 sertraline	Zoloft	50毫克	176.23美元	25～200毫克	否
		100毫克	181.33美元		
MAOI类抗抑郁药物					
苯乙肼 phenelzine	Nardil	15毫克	40.24美元	15～90毫克	否
司来吉兰 selegiline	Eldepryl	5毫克	215.90美元	20～50毫克	否
反苯环丙胺 tranylcypromine	Parnate	10毫克	45.80美元	10～50毫克	否
异卡波肼 isocarboxazid	Marplan	10毫克	无资料	10～50毫克	无资料
5-羟色胺对抗剂					
奈法唑酮 nefazodone	Serzone	100毫克	83.14美元	300～500毫克	无
		150毫克	83.14美元		
		200毫克	83.14美元		
		250毫克	83.14美元		

▶ 接上页表格

化学名[a]	商品名[b]	规格	最低批发价[c]（100片）	每日剂量范围[d]	是否有非专利药[e]
5-羟色胺对抗剂（续）					
曲唑酮 trazodone	Desyrel	50毫克	5.03美元	150~300毫克	是
		100毫克	11.70美元		
		150毫克	58.43美元		
其他抗抑郁药物					
安非他酮 bupropion	Wellbutrin	75毫克	62.17美元	200~450毫克	是
		100毫克	82.96美元		
文拉法新 venlafaxine	Effexor	25毫克	105.53美元	75~375毫克	否
		37.5毫克	108.68美元		
		50毫克	111.93美元	75~375毫克	否
		75毫克	118.66美元		
		100毫克	125.78美元		
	Effexor XR（缓释胶囊）	37.5毫克	193.88美元	75~375毫克	否
		75毫克	217.14美元		
		150毫克	236.53美元		
米氮平 mirtazapine	Remeron	15毫克	198.00美元	15~45毫克	否
情绪稳定剂[g]					
锂 lithium	Eskalith	150毫克	7.63美元	900~1500毫克[h]	是
		300毫克	5.23美元		
		600毫克	13.23美元		
	Lithobid，Eskalith CR（缓释片）	300毫克	15.53美元		
		450毫克	35.80美元		
卡马西平 carbamazepine	Tegretol	100毫克	14.67美元	800~1200毫克	是
		200毫克	10.08美元		
丙戊酸 valproic acid	Depakene	250毫克	12.98美元	750~3000毫克	是

▶ 接上页表格

化学名[a]	商品名[b]	规格	最低批发价[c] (100片)	每日剂量 范围[d]	是否有 非专利药[e]
情绪稳定剂[g]（续）					
双丙戊酸钠 divalproex sodium	Depakote[i]	125毫克 250毫克 500毫克	30.95美元 60.76美元 112.08美元	750～3000毫克	否
拉莫三嗪 lamotrigine	Lamictal	25毫克[j] 100毫克 150毫克 200毫克	—— 175.54美元 184.43美元 193.33美元	50～150毫克[k]	否
加巴喷丁 gabapentin	Neurontin	100毫克 300毫克 400毫克	37.80美元 94.50美元 113.40美元	900～2000毫克	否

a. 如果医生在处方单上写了化学名称或"通用"名称，药剂师一般都可以换一种便宜一点的品牌，价格可以比专利药低许多。

b. 此处只列出了最初的药物品牌。非专利药有其各自的商品名称。

c. 价格资料来源：《Mosby's GenRx,1998(8th Edition):The Complete Reference Guide for Generic and Brand Drugs》，St.Louis:Mosby出版。表中所列价格均为当前最便宜药物品牌的平均批发价（100片药），该价格系零售药剂师购买药物的无折扣价。如果你购买的话，价格可能会更高，这取决于药剂师的具体加价情况。

d. 此药量可用于治疗抑郁症。有些患者所需的药量可能会比正常药量范围高或低。如果患者在康复后还需要长期服药，可能药量只用一点点就够了。在改变药量之前，请务必先咨询医生。

e. 表中注明为"是"的药物均为1998年通用品牌的药物。大多数当前的抗抑郁药物只要过了新药专利期，市面上就会出现同样的非专利药。

f. 长期服用马普替林的患者一天的药量不能超过175毫克。制药商建议，如果服药期在6周以内，每天的药量最多不能超过225毫克。

g. 患者在服用一些情绪稳定剂时，必须根据血液测试来确定药量。因此，患者不同，所需的药量可能也会不同。这取决于患者的年龄、性别、体重、诊断情况、个人的新陈代谢情况，以及患者可能会服用的其他药物情况。

h. 如果患者有急性狂躁症，所需的药量可能很高，因为狂躁症发作时，人体似乎会迅速地代谢锂。

i. 也可以服用Depakote Sprinkle（125毫克），这种药可以洒在食物上。

j. 《Mosby's GenRx (1998 edition)》中没有列出25毫克Lamictal的价格。

k. 这是和丙戊酸一起服用以治疗癫痫症的建议药量范围。如要单独服用此药治疗癫痫症，建议的药量范围为每天300～500毫克。

较安全。

表中所列的2种四环类抗抑郁药物分别是阿莫沙平和马普替林。这2种四环药物为合成药物，它们是在三环药物已使用一段时间后推出的。人们希望它治疗某些类型的抑郁症时疗效会更好，副作用更少，能够比三环药物好很多。

可遗憾的是，这种药事实上让人颇为失望。这2种四环药物和前面介绍过的8种三环药物在药效、作用机制和副作用方面基本上都差不多。

三环类抗抑郁药物和四环类抗抑郁药物的剂量

398～399页的表20-2列出了9种三环类抗抑郁药物和2种四环类抗抑郁药物的价格和药量范围。从表中可以看出，在这些药物中，有很多都不贵，因为它们的专利期已过，因此出现了非专利药。但你不要以为抗抑郁药便宜效果就不好，如果这样想你就错了。许多研究结果表明，它们的效果可能比许多像百忧解这样的新药还要好。

医生最容易犯的一个错误就是在开三环类抗抑郁药物时开很小的剂量。也许你不能认同我的说法，因为你可能认为应该只服用最低剂量。但在服用三环类抗抑郁药时，如果开的剂量太低，药效可能会发挥不出来。坚持服用最低剂量无异于浪费时间，这起不了任何作用。另一方面，剂量也不能超出表20-2中建议的最大药量，这样会很危险，甚至会加重抑郁症。

话说回来，我也得承认，我在表中列出的药量也不是绝对的，有的人（尤其是老人）服用的药量比表中的少，也一样有效；还有的人服用的药量比表中的多，也没有危险。这种情况的原因之一就是：不同的人代谢抗抑郁药的速度千差万别，它在一部分程度上取决于遗传，也取决于肝脏中某些酶的水平。如果你代谢得快，你可能需要服用大剂量的药物才能保持有效的血药浓度；如果代谢得慢，则可能需要服用小剂量。此外，下面我还要介绍药物相互作用，有些其他的药可能会使三环类药物的血药浓度下降或上升——下降会失去药效，而上升则可能会引发中毒反应。

如果你怀疑你服用的药量可能过高或过低，你可以查看表20-2中的药量范围，也可以和医生谈谈你的问题。服用大多数的三环类抗抑郁药物后都可以查血药浓度，因此医生可能会要你做血液测试，以便确定你服用的药量没有过高也没有过低。

服用三环类药物的最佳方案就是开始时服用小剂量，然后每天增加一点点，直到药量达到正常的治疗范围为止。一般一两周内就可以完成逐渐加药的过程。就拿表20-2中常用的三环类抗抑郁处方药丙咪嗪来说，它可以按以下步骤增加药量：

第1天——睡前服50毫克；

第2天——睡前服75毫克；

第3天——睡前服100毫克；

第4天——睡前服125毫克；

第5天——睡前服150毫克。

你和医生也许希望能更缓慢地增加药量。如果每天最多只服用150毫克的话，你可以一天只服用一次，睡觉前服用即可。这样很方便，而且抗抑郁药将发挥药效一整天。让人心烦的副作用一般都只会在晚上发生，睡着了就感觉不到了。如果每天所需的剂量大于150毫克，超出的剂量则应在白天分几次服用。

对于镇静效果较强的三环类抗抑郁药物来说，应该只服用建议最大药量的一半，也许一天只需服用一次。最好睡前服用，因为这类药可以促进睡眠。有些三环类抗抑郁药物，包括地昔帕明、去甲替林和普罗替林，会让人兴奋，它们应该分两次在早上和中午服用；晚上服用可能会影响睡眠。

如要减少三环类抗抑郁药物的剂量或准备停药，最好逐步减少药量，决不能操之过急。任何抗抑郁药都不能突然停药，否则可能会产生副作用，例如肠胃不适、多汗、头痛、焦虑或失眠。一般来说，停服三环类抗抑郁药的时间只需一两周即可，在这期间你可以逐步减少药量直到停药为止，这样既安全又不会产生任何不适。

三环类抗抑郁药的副作用

407～408页的表20-3中列出了三环类抗抑郁药的常见副作用。在这张表中，你可以看到所有的三环类抗抑郁药都有一些副作用，这是它们最大的一个弊端。最常见的副作用包括犯困、口干、双手轻微颤抖、突然起身时暂时头晕、发胖和便秘。它们也会引发多汗、性交困难、晚间睡觉抽筋，和表20-3中列出的一些其他副作用。大多数的这些副作用都不危险，但它们会让人感到不适。

通过前面的内容，你应该已经知道抗抑郁药的副作用是可想而知的，因为你知道它们会强硬地封锁住大脑中的组胺受体、α肾上腺素能受体和蕈毒碱受体（也称胆碱能受体）。在表20-3中，你可以看到每种抗抑郁药对大脑中这3种受体的作用方式都不同，因此它们的副作用也不同。

大脑中的组胺受体被封锁时，人会觉得饥饿困倦。在表20-3中，有4种三环类抗抑郁药物（阿米替林、氯丙咪嗪、多塞平和曲米帕明）对组胺受体有强烈的影响。因此，这4种抗抑郁药很可能会使人饥饿困倦。如果你失眠，这种副作用也许对你有好处；但是，如果你本来就懒散没有活力的话，这种药就无异于雪上加霜了。如果你由于患有抑郁症本来就很瘦，胃口突然大增会对你有好处。不过，要是你本来就很胖，那可能需要节食和锻炼以避免体重增加，这也许会让你很痛苦。现在有许多不会导致发胖的抗抑郁药物，因此你也许可以换一种药。请看表20-3，有3种三环类抗抑郁药（地昔帕明、去甲替林和普罗替林）对组胺受体只有一丁点的影响，因此它们一般不会让人犯困发胖。而且，在其他的类别中也有许多抗抑郁药没有犯困和发胖的副作用。

也许你还记得大脑中的α肾上腺素能受体封锁了会导致血压下降，这会使人在突然起身时出现暂时性的头昏或眼花，原因在于此时腿部血管突然畅通，然后血液迅速涌入腿部，结果就使心脏一时间没法为大脑提供足够的血液。因此，你可能会两眼发黑，头昏眼花，不过几秒钟后就好了。抗抑郁药物如果会对大脑α肾上腺素能受体产生相对强烈的影响，则可能会使人在突然起身时头昏。从表20-3可以看出，许多三环类药物都对α肾上腺素能受体有强烈的影响，但只有两种药（地昔帕明和去甲替林）对它的影响不大。因此，这两种药不大可能会使人头昏或血压下降。

最后我们要谈到封锁大脑蕈毒碱受体会导致的副作用，它们包括口干、便秘、眼花、排尿困难和心率过快（甚至休息时也会心率过快）。由于这些影响都是针对心脏的，所以对于有心脏病的患者来说，最好不要服用表20-3中对蕈毒碱受体有强烈影响的三环类药物。有抗胆碱能作用的药物也会影响人的记忆。许多患者都说他们在服用这种药后，有时话到嘴边就忘了，有时也会忘记别人姓甚名谁。健忘现象和药量有关，患者停药后一般都会恢复正常。

你可以再看看表20-3，有2种三环类药物（地昔帕明和去甲替林）几乎没有抗胆碱能作用，因此它们不大可能会引发像口干和健忘这样的副作用。这2种药对组胺受体和α肾上腺素能受体的影响也很小。它们的副作用很小，所以在三环类抗抑郁药物中，它们是最受欢迎的。

要想完整地介绍抗抑郁药的所有副作用，只谈药物对大脑中这3种受体系统的影响还是不够的。在右栏中，我列出了每种药常见（或明显）的副作用。举例来说，你可以看到有些药会引发皮疹。有些三环类药物——尤其是氯丙咪嗪——会使癫痫病突然发作，因此癫痫病患者最好不要服用这种药。

你和医生在选择表20-3中的某种抗抑郁药时，应该考虑一下副作用再做决定。这是因为所有的这些药物效果都差不多，因此在选择药物时副作用可能就是最重要的标准了。如果你晚上失眠的话，选择镇定效果好的抗抑郁药可能会比较好。此外，这种镇静剂也具有舒缓情绪的效果，因此，如果你焦虑不安的话它们对你也有好处。

表20-3中三环类抗抑郁药物的许多副作用都只是在服药的前几天出现，等你慢慢适应药物后，它们一般都会减轻（口干和发胖除外）。所以，你只用暂时忍耐一下，许多副作用过几天就会自行消失。如果副作用太强烈让你不适的话，医生可能会给你减少剂量，这往往很有效。

有些副作用之所以产生，是因为你服用了过量的药。这类副作用包括排尿困难、眼花、神志不清、严重发抖、严重头昏或多汗。如果有这类症状，必须减少剂量。如果便秘的话则需要使用大便软化剂或轻泻剂。前面已经说过，头晕的现象一般在突然起身时才会发生，这是因为大脑供血暂时不足。头晕一般只会持续几秒钟。如果你能小心一点，慢慢起身，或者如果你在起身前能运动一下双腿的话（就像原地运动时绷紧腿部肌肉然后再放松一样），这也不会成为问题。双腿在运动之后，腿部肌肉中的血液将流回大脑。此外，穿护腿长袜也可以起到一定的效果。

有些患者在第一次服用三环类抗抑郁药物后，说他们几天都觉得"头昏眼花"或"神志不清"。根据我的经验来看，多塞平这种三环药物似乎更容易引发这种"头昏眼花"的副作用。如果患者在服用抗抑郁药的头一两天说有怪怪的感觉，我一般会建议他们坚持下去。因为，在绝大多数情况下，这种感觉在几天后都会完全消失。

如果你给患者开抗抑郁药物，其实给的是糖丸（安慰剂）的话，他们也会说有副作用，而且副作用和服用抗抑郁药的患者所描述的副作用还非常相似。例如，在一项调查中，有25%的患者服用氟西汀后说晚上睡不着觉。因此

表20-3			

三环类抗抑郁药物副作用一览表[a]

注意：此表不包括所有的副作用。一般来说，5%或10%或更多的患者出现的副作用都会在此表中列出，不常见但很危险的副作用也会在此表中列出

副作用[b]	镇定作用和发胖[c]	头昏和眩晕	眼花、便秘、口干、心跳加快、尿潴留	常见（或明显）的副作用
大脑受体	组胺（H_1）受体	α肾上腺素能（α_1）受体	草毒碱（M_1）受体	
阿米替林 amitriptyline	+++	+++	+++	头昏；心跳加快；心电图异常；口干；便秘；发胖；排尿困难；眼花；耳鸣；多汗；体虚；头痛；发抖；疲倦；失眠；神志不清
氯丙咪嗪 clomipramine	++~+++	+++	++~+++	头昏；心跳加快；心电图异常；口干；肠胃不适；食欲减少；便秘；发胖；排尿困难；月经不调；性功能障碍；眼花；多汗；体虚；抽筋；发抖；疲倦；失眠；焦虑；头痛；皮疹；癫痫发作
地昔帕明 desipramine	+	+	+~++	口干；皮疹；焦虑不安；头痛；失眠；容易兴奋

► 接上页表格

副作用[b]	镇定作用和发胖[c]	头昏和眩晕	眼花、便秘、口干、心跳加快、尿潴留	常见（或明显）的副作用
大脑受体	组胺（H_1）受体	α肾上腺素能（$α_1$）受体	莨毒碱（M_1）受体	
多塞平 doxepin	+++	+++	++~+++	头昏；心跳加快；口干；便秘；发胖；眼花；多汗；犯困
丙咪嗪 imipramine	++	++~+++	++~+++	头昏；心跳加快；心电图异常；口干；便秘；发胖；排尿困难；眼花；多汗；体虚；头痛；疲倦；失眠；焦虑；容易兴奋；皮疹；癫痫发作；怕光
去甲替林 nortriptyline	+~++	+	++	口干；便秘；发抖；体虚；神志不清；焦虑或容易兴奋
普罗替林 protriptyline	0~+	+~++	+++	头昏；血压升高或下降；心电图异常；恶心；便秘；眼花；多汗；体虚；失眠；容易兴奋；头痛
曲米帕明 trimipramine	+++	++~+++	++~+++	头昏；血压升高或下降；心电图异常；口干；便秘；发胖；眼花；多汗；体虚；头痛；发抖；犯困；神志不清；怕冷或怕热

a. 表中的级别符号+表示特定的副作用发生的概率，+号越多，概率越大。副作用发生的实际严重程度因人而异，它也取决于剂量。如果在不降低药效的情况下减少剂量，一般都可以减少副作用。

b. 许多副作用如果让人不适，不妨减少一下剂量，这样可以消除副作用。副作用一般在开始服药的前几天最严重，过一段时间会自行消失。

c. 具有镇定作用的药物可能也会有消除焦虑的作用。换而言之，它们可以让人冷静下来，不再焦虑不安。晚上服用这种具有镇定作用的药可以改善失眠。

你也许会认为，服用这种药的患者有1/4都会失眠。但是，这项调查还表示，有15%的患者只是服用了安慰剂，之后他们也说有失眠问题。因此，氟西汀实际引发失眠的概率应该是25%减15%，即10%。当然，这种副作用是"真实存在"的，只是它的概率没有你开始以为的那么高罢了。

这类研究结果表示，许多"副作用"也许事实上并不是由于服用的药物所引起的，有些副作用可能源于患者对药物的恐惧，或者源于抑郁症本身，或者源于患者生活中的其他压力（例如和爱人闹矛盾等），总之不全是源于药物本身。

四环类抗抑郁药物的副作用

我在410页的表20-4中列出了四环类抗抑郁药的副作用。你可以看一下，它们的副作用其实和三环类抗抑郁药的副作用差不多。不过，四环类药物有一些它们自身特有的副作用，你在服用这类药物时不能不考虑。和以上的8种三环类抗抑郁药相比，马普替林似乎更容易导致癫痫发作，这是一种非常痛苦的副作用。尽管癫痫发作的可能性很小，但有癫痫病或颅脑损伤病史的患者也许不能服用这种药。最近有一些研究表示，马普替林的剂量如果增加得过快，或者患者服用的剂量如果至少连续6周高于建议剂量的话（每天225～400毫克），癫痫发作的可能性就会大大增加。因此，制药商已建议患者应该极其缓慢地增加剂量，如果患者服用此药的时间需要超过6周，那么每天的剂量不得超过175毫克。

阿莫沙平的副作用非常特殊，也非常烦人，它和其他大多数的抗抑郁药都不一样。这是因为它有一种代谢物会封锁大脑中的多巴胺受体，这一点很像氯丙嗪等安定药和其他许多用来治疗精神分裂症的药物。因此，服用安定药的患者产生的一些副作用，在服用了阿莫沙平的患者身上可能也会有，不过这种情况极少。例如，女性患者可能会溢乳（乳房产奶）。此外，"锥体束外"反应也有可能发生。其中一种"锥体束外"反应叫"静坐不能"，它是一种多动症。这种反应很少见，它会让你觉得浑身不自在——你的四肢会动个不停，所以总坐不住，你会忍不住地动来动去或走来走去。"静坐不能"虽然让人心烦意乱，但它并不危险。

此外，阿莫沙平也会引发类似于帕金森症的症状，它包括懒散消极、不想动、静止不动时拇指和其他手指震颤做出"搓药丸"的动作、走路时手臂摆动的动作减少、身体僵硬、驼背和其他症状。不过这种情况也极其少见。如果有

表20-4

四环类抗抑郁药物的副作用ª

注意：此表不包括所有的副作用。一般来说，5% 或 10% 或更多的患者出现的副作用都会在此表中列出，不常见但很危险的副作用也会在此表中列出

副作用	镇定作用和发胖	头昏和眩晕	眼花、便秘、口干、心跳加快、尿潴留	常见（或明显）的副作用
大脑受体	组胺（H_1）受体	α 肾上腺素能（$α_1$）受体	草毒碱（M_1）受体	
阿莫沙平 amoxapine	++	++	+~++	头昏；心跳加快；口干；肠胃不适；便秘；排尿困难；眼花；皮疹；发抖；疲倦；失眠；EPSᵇ；泌乳；不安；过于激动；迟发性运动障碍；乳溢；NMSᶜ
马普替林 maprotiline	++	+	+	口干；便秘；发胖；眼花；皮疹；犯困；癫痫发作；容易兴奋；怕光；浮肿（脚踝浮肿）

a. 表中的级别符号+表示特定的副作用发生的概率，+号越多，概率越大。副作用发生的实际严重程度因人而异，它也取决于剂量。如果在不降低药效的情况下减少剂量，一般都可以减少副作用。

b. EPS=锥体束外症状（extrapyramidal symptoms），我们在前面已经讲过，它包括静坐不能和肌紧张异常反应以及迟发性运动障碍。

c. NMS=抗精神病药恶性综合征（neuroleptic malignant syndrome）。这是一种有可能致命的反应，服用了安定药（也叫"抗精神病药"）也有可能会有这种反应。其症状包括发烧、肌肉僵硬、精神状态改变、脉搏或血压异常、心跳加快、多汗和心律失常。

这些症状，请立即告诉医生。医生很可能会要求你停药并改换其他药物。这些症状虽然很吓人，但并不危险，一般停服阿莫沙平后也都会消失。

但是，阿莫沙平和许多其他的安定药有一个更严重的副作用，这就是"迟发性运动障碍"。有迟发性运动障碍的患者其脸部会产生无意识的重复动作，尤其是嘴巴和舌头更是如此；四肢可能也会有这种反常的动作。有时，迟发性运动障碍只要一发作，就会无法恢复，怎么也治不好。老年妇女产生这种副作用的概率最大，不过任何患者都有这种可能。服用这类药的时间越久，患上迟发性运动障碍的概率就越大。不过，有时即使只是在短时间内服用低剂量的阿莫沙平，也有可能患上这种障碍症。

如果这些还不够让你胆战心惊的话，那么还有最后一点——阿莫沙平会引发一种极其少见但会致命的并发症"抗精神病药恶性综合征"（也可简称为NMS）。NMS的症状有高烧、精神错乱、肌肉僵硬、血压异常、心跳失常和心律失常等，严重时甚至会致命。显然，在服用阿莫沙平之前，你应该仔细地权衡一下利弊。其实，市面上有很多药效相同但安全得多的药物，你没必要非服用阿莫沙平不可。

三环类抗抑郁药物和四环类抗抑郁药物（Tricyclic and Tetracyclic Antidepressant，简称TCA）的药物相互作用

我在第19章已经讲过药物相互作用的问题。简而言之，如果你服用多种药物，药物之间可能会产生有害的相互作用——第一种药可能会使第二种药的血药浓度上升或下降。结果，第二种药可能会引发过多的副作用（如果血药浓度过高），或者可能会失效（如果血药浓度过低）。而且，有时两种药的相互作用也会引发非常危险的中毒反应。

在412～417页的表20-5中，我列出了三环类抗抑郁药和四环类抗抑郁药的多种药物相互作用。这份列表虽然不能无所不包，但它包括了许多比较常见或者需要重视的相互作用。如果你在服用TCA时也服用了任何其他的药物，请最好查阅一下此表。请注意，此表列出了处方药和非处方药，其中包括许多精神科药物和非精神科药物。此外，如果你需要服用多种药物，请询问你的医生和药剂师这些药物之间是否会产生药物相互作用。

从表20-5中可以看出，烟和酒都可能导致TCA的血药浓度降低，因此会降低药效。为确定你的血药浓度是否正常，医生也许会要求你做血液测试。此

表20-5

三环类抗抑郁药物和四环类抗抑郁药物（TCA）的药物相互作用说明[a]

注意：左栏中的药物可能会和TCA产生相互作用，右栏"说明"中为相互作用类型。此表无法包含所有信息，因为药物相互作用的信息更新很快。如果你在服用TCA的同时还需服用任何其他药物，请咨询医生和药剂师，以免产生任何药物相互作用

抗抑郁药物

药物	说明
三环类和四环类抗抑郁药物（TCA 之间会相互作用）	地昔帕明会使其他TCA的血药浓度↑——结果导致心律失常
SSRI类抗抑郁药物	TCA 的血药浓度将↑（高出 2～10 倍）——导致心律失常；SSRI 的血药浓度也会↑
MAOI类抗抑郁药物	5-羟色胺综合征[b]——尤其是和氯丙咪嗪混合服用；血压降低；高血压反应
5-羟色胺对抗剂——包括曲唑酮和奈法唑酮	奈法唑酮可能会降低血压
安非他酮	癫痫发作的可能性↑；需要格外小心
文拉法新	差不多没问题；从理论上来说，TCA会使文拉法新的血药浓度↑
米氮平	无相关信息

抗生素

药物	说明
氯霉素	TCA的血药浓度以及毒性可能会↑
多西环素	TCA的血药浓度以及药效可能会↓
异烟肼	TCA的血药浓度以及毒性可能会↑

▶ 接上页表格

抗真菌剂	
药物	说明
咪唑类药物——例如氟康唑、伊曲康唑、酮康唑和咪康唑	TCA的血药浓度可能会↑（尤其是和去甲替林混合服用）
灰黄霉素	TCA的血药浓度可能会↑

糖尿病药物	
药物	说明
胰岛素	血糖将降到极低的程度
口服降糖药	血糖将降到极低的程度

身体疾病	
疾病	说明
青光眼	服用具有强烈抗胆碱作用的TCA会引发闭角型青光眼；症状包括眼睛痛、眼花和虹视
心脏病	慎服TCA，它可能导致心律失常
肝病	慎服TCA，它可能会影响肝脏的新陈代谢功能，同时会使血压迅速升高，引发更多副作用和中毒反应
癫痫病	慎服TCA；TCA可能会使癫痫发作的可能性↑（即TCA会降低癫痫"阈值"）
甲状腺	甲状腺患者或者需用甲状腺类药物的患者需慎服TCA，它可能导致心律失常

治疗心律失常的药物	
药物	说明
丙吡胺	心律失常
肾上腺素	TCA可能会增强药效，导致心动过速、心律失常、血压↑
奎尼丁	奎尼丁和TCA的血药浓度可能会↑；心律失常、心肌衰弱，最后出现充血性心力衰竭

▶ 接上页表格

降压药	
药物	说明
β－受体阻断剂——例如普萘洛尔	β－受体阻断剂可能会加重抑郁症状；TCA可能会使血压下降到极低的程度
可乐定	TCA，例如地昔帕明，可能会降低可乐定的药效，因此血药浓度会↓
钙通道阻滞剂	血压可能会下降到极低的程度
胍乙啶	和TCA——例如地昔帕明——混合服用可能会失去降压效果
甲基多巴	血压可能会降到极低的程度，和阿米替林混合服用更是如此；有些TCA——例如地昔帕明——可能会影响降压效果
哌唑嗪	血压可能↑，因为哌唑嗪的血药浓度可能会↓
利舍平	血压可能会降到极低的程度；还可能导致过度刺激
噻嗪类利尿剂——例如氢氯噻嗪	血压可能会降到极低的程度；TCA的药效可能增强
升压药（用于休克患者）	
药物	说明
肾上腺素	TCA的药效可能增强，导致心动过速、心律失常和血压↑
情绪稳定剂和抗痉挛药	
药物	说明
卡马西平	TCA和卡马西平的血药浓度可能会↓；TCA可能会使癫痫病更容易发作
锂	可能会增强抗抑郁效果
苯妥英	TCA的血药浓度可能会↑或↓；TCA可能会使癫痫病更容易发作
丙戊酸	阿米替林和丙戊酸的血药浓度可能会↑

▶ 接上页表格

止痛药和麻醉剂	
药物	说明
对乙酰氨基酚	TCA的血药浓度可能会↑；对乙酰氨基酚的血药浓度可能会↓
阿司匹林	TCA的血药浓度可能会↑
氟烷	TCA的血药浓度可能会↑；TCA如有强烈的抗胆碱作用，可能还会导致心律失常
环苯扎林（一种治疗肌肉痉挛的肌肉松弛剂）	可能导致心律失常
美沙酮	可能造成麻醉过度；例如，地昔帕明可能会使美沙酮的血药浓度翻倍
哌替啶	可能造成麻醉过度；可能需要减少哌替啶或另外一种止痛药的剂量
吗啡	可能造成麻醉过度和镇静作用过度；TCA的血药浓度可能会↓
泮库溴铵	心律失常，不能和具有强烈抗胆碱作用的TCA同服，否则心律失常更严重

镇静剂和安定药	
药物	说明
酒精	可能会增强镇静效果，这在开车或操作危险性设备时会很危险。可能导致TCA的血药浓度↓
巴比安类药物——例如苯巴比妥	增强镇静效果；可能导致TCA的血药浓度↓.
丁螺环酮	和上述一样，也能增强镇静效果
水合氯醛	TCA的血药浓度可能会↓
乙氯维诺	据报告，和阿米替林混合服用可能会导致暂时性的精神错乱；根据推断，它和其他的TCA药物同服可能也会如此
强效镇静剂	TCA和吩噻嗪类安定药——例如氯丙嗪——的血药浓度可能会↑，继而会增强镇定效果，引发更多的副作用；和甲硫哒嗪、氯氮平以及匹莫齐特混合服用可能导致心律失常
弱效镇静剂	镇静效果增强

▶接上页表格

兴奋剂和毒品	
药物	说明
安非他明 可卡因 苯丙胺 芐非他明 右旋苯异丙胺 甲基苯丙胺 哌甲酯	这些药物不仅能使某些TCA——例如丙咪嗪、氯丙咪嗪、地昔帕明——的血药浓度上升，而且还能增强TCA的药效；TCA也可以使这些药物的血药浓度上升并增强它们的药效；经证明，TCA与可卡因同服可能会引发心律失常和高血压，但TCA与任何兴奋剂同服似乎都有这种可能

减肥药和食欲抑制药	
药物	说明
芬氟拉明	与氯丙咪嗪同服可能引发5-羟色胺综合征；TCA的血药浓度可能会↑

其他药物	
药物	说明
抗组胺剂	犯困；服用无镇静作用的抗组胺剂可能会更安全
乙酰唑胺	TCA的血药浓度可能会↑；血压可能会↓
口服避孕药和其他含有雌激素的药物	TCA的血药浓度可能会↑，引发更多副作用；雌激素剂量较大时可能会影响TCA的药效
咖啡因——咖啡、茶、苏打水、巧克力中均含咖啡因	TCA的血药浓度可能会↑
炭片	由于肠胃吸收功能减弱，TCA的血药浓度可能会↓
考来烯胺	TCA的血药浓度可能会↓
甲腈咪胍	TCA的血药浓度可能会↑（引发更多副作用）
戒酒硫	TCA的血药浓度可能会↑（引发更多副作用）；根据两份病例报告，戒酒硫和阿米替林混合服用可能会导致严重的大脑反应（器质性大脑综合征）和精神错乱以及定向力障碍

▶接上页表格

<table>
<tr><td colspan="2" align="center">其他药物（续）</td></tr>
<tr><td align="center">药物</td><td align="center">说明</td></tr>
<tr><td>麻黄碱——Bronkaid、Marax、Primatene、Quadrinal、Vicks' Vatronol滴鼻剂和一些其他的哮喘药、感冒药中均含有麻黄碱</td><td>麻黄碱虽然一般会使血压↑，但TCA可能会抑制这种作用；麻黄碱的血药浓度和药效可能会↓</td></tr>
<tr><td>高纤维食品</td><td>由于肠胃吸收功能减弱，TCA的血药浓度可能会↓</td></tr>
<tr><td>碘塞罗宁</td><td>TCA的药效可能增强；可能导致心律失常；TCA的血药浓度可能会↑</td></tr>
<tr><td>丙氯拉嗪</td><td>TCA的血药浓度可能会↑，引发更多副作用和中毒反应</td></tr>
<tr><td>洋车前子</td><td>由于肠胃吸收功能减弱，TCA的血药浓度可能会↓</td></tr>
<tr><td>东莨菪碱</td><td>TCA的血药浓度可能会↑</td></tr>
<tr><td>左旋多巴</td><td>由于肠胃吸收功能减弱，TCA的血药浓度可能会↓；TCA和左旋多巴的药效都可能会↓</td></tr>
<tr><td>茶碱</td><td>TCA的血药浓度可能会↑</td></tr>
<tr><td>烟草（即吸烟）</td><td>TCA的血药浓度可能会↓</td></tr>
</table>

a. 表格中的信息来源：《临床精神药理学手册》（Manual of Clinical Psychopharmacology）和《精神科药物速查资料》（Psychotropic Drugs Fast Facts）。这两份参考资料非常专业，我在此强烈推荐。

b. 这种综合征非常危险，甚至有可能致命，它的症状包括生命体征迅速变化（发烧、血压不稳）、多汗、恶心、呕吐、肌肉僵硬、肌阵挛、容易激动、精神错乱、癫痫发作和昏迷。

外，酒精可能会增强三环类抗抑郁药物的镇定效果；如果在服药后又喝了酒，在开车或操作危险性设备时则容易引发事故。

对于有某种疾病的患者来说，有些抗抑郁药物可能会带来极大的危害。举例来说，有心血管疾病的患者服用三环类药物可能会很危险，尤其心律失常、有高血压或心脏病曾经发作过的患者更要小心。甲状腺患者也需要采取特殊的预防措施。如果你有任何疾病，请在医生开药时务必告知，以便让他（或她）能采取相应的预防措施。

我在前面已经讲过，有些三环类抗抑郁药物和四环类抗抑郁药物会引发癫痫发作，但这种情况并不多见。根据报告，服用氯丙咪嗪、丙咪嗪和马普替林的患者癫痫发作的概率高达1%～3%。这些数字也许估计得太高了。不管怎么说，药物剂量只要能够逐步增加并且不超出剂量范围的话，这些危险都是可以避免的。不过，如果患者有癫痫病史、颅脑损伤史或其他与癫痫有关的神经疾病史，则应该小心使用这类药物。此外，如果在服用这类药物时也要服用其他可能会降低癫痫阈值的药物——例如强效镇静剂（安定药）和其他药物，也必须小心。突然停服像弱效镇静剂、巴比妥类药物这样的镇静剂或者突然戒酒也可能会引发癫痫发作。因此，在服用这类镇静剂时，应该慎服氯丙咪嗪、丙咪嗪和马普替林。

选择性5-羟色胺再摄取抑制剂（SSRI）

当前最受欢迎的抗抑郁药物莫过于选择性5-羟色胺再摄取抑制剂（简称SSRI）。美国的SSRI处方药现在有五种，它们分别是于1988年上市的第一种SSRI类药物氟西汀（商品名"百忧解"）、1998年上市的新型SSRI类药物西酞普兰、氟伏沙明、帕罗西汀和舍曲林。和前面介绍过的三环类抗抑郁药物和四环类抗抑郁药物相比，这些SSRI类药物对大脑的作用更具选择性，其针对性也更强。它们不需要和大脑中许多不同的系统相互作用，它们的作用对象只是使用5-羟色胺作为递质的神经。

百忧解第一次出现在市场上时，曾经引起了人们的极大兴趣，因为从化学上来说，它和以前的抗抑郁药物截然不同。和三环类、四环类抗抑郁药不同的是，它只对大脑中的5-羟色胺神经起作用。在人们看来，5-羟色胺缺乏是导致抑郁症的"元凶"，所以人们希望百忧解会比三环类药物和四环类药物更有效。毕竟它更具针对性，不会像它们那样作用于大脑中许多不同的系统。此外，人们还希望百忧解（和其他SSRI类药物）的副作用比三环类药物和四环类药物更少。这是因为百忧解对组胺受体、α肾上腺素能受体和胆碱能受体都不会产生强烈的影响。

不过，这两个愿望只有一个实现了。百忧解和其他4种SSRI类药物的副作用的确要比三环类药物和四环类药物少很多，而且服用后的感觉也更好。例如，它们不大会让人犯困、发胖、口干、头昏等，而且它们也更安全，因为它们不会对心脏造成不良影响。这种药就算患者有意或无意地服用过量，也不大可能会致命。从这些方面来看，我们应该向研制这种新药的生物化学家致敬。

但不幸的是，SSRI类药物的药效并没有超过老式药物。60%～70%的抑郁患者在服用SSRI类药物后症状有所改善，但这个比例和老式药物的比例差不多。在治疗慢性抑郁患者时，患者好转的比例似乎还要低一些。在治疗严重抑郁患者时，SSRI的效果似乎也不如老式的三环类抗抑郁药物。此外，患者就算好转，往往也只是部分好转——他们的抑郁情绪可能少了一些，但不会重新获得百分之百的自尊心，也不会重归快乐的日常生活。不过这是所有抗抑郁药的一个问题，并不是SSRI类药物所独有。尽管SSRI类药物的药效平平，但它们的价格却比老式药物高出许多，而且它们也有一些新的副作用。这些在SSRI类药物首次面世时并未公之于众，它们和老式抗抑郁药物的副作用都不一样，我在后面会详细介绍。

由于SSRI类药物副作用少，服用安全放心，所以它们迅速占领了抗抑郁药物市场。1995年，百忧解的销售收入就高达25亿美元；而在1991年，所有其他抗抑郁药的销售收入也只有20亿美元。SSRI类药物大受欢迎有一个重要原因，那就是现在的家庭医生愿意开抗抑郁药了，因为SSRI类药物实在是很安全。所以，许多不愿意看精神科医师或心理医生的抑郁患者就直接找家庭医生要SSRI类药物。

由于SSRI类药物的应用非常广泛，又加上媒体的大肆宣传，许多人都以为SSRI类药物的效果肯定好得出奇，简直就是灵丹妙药。但事实并非如此，我在前面已经说过。对于某些抑郁患者来说，SSRI类药物可能非常有效；但对另一些患者来说，它们只是有一点效果。而且一般来说，它们似乎完全没有一点治愈抑郁症的效果。这也是当前所有抗抑郁药的通病——它们只是克服抑郁症的利器，但一般不可能完全治愈抑郁症。因此，它们肯定不是能解救你于水火之中的灵丹妙药。

由于SSRI类药物的药效并不能超越以前的药物，因此科学家们不得不重新思考他们的抑郁症5-羟色胺理论，因为它不一定站得住脚。你可能还记得，这一理论认为，抑郁症是由于大脑缺乏5-羟色胺而引起的，所以只要增加5-羟色胺就可能好转。如果这个理论成立，那SSRI类药物应该可以让抑郁患者立即快乐起来。但是，百忧解需要5~8周才能发挥作用。不过，先暂且不论抑郁症的根源是什么，也不管抗抑郁药物是如何起效的，对于许多抑郁患者来说，SSRI类药物还是很有帮助的。

SSRI类药物的剂量

我在400页表20-2中列出了5种SSRI类药物的剂量。SSRI类药物和以前的抗抑郁药不一样，医生开的老式药物的剂量一般都很小，但SSRI类药物开的剂量往往却比较高。由于它们几乎没什么副作用，所以医生觉得开多点没问题，他们开的剂量可能会超出患者真正所需。例如，虽然根据制药商的最初建议，百忧解每天的剂量应该是20~80毫克，但对于许多患者来说，一天10毫克差不多就够了。只要他们感觉好一些，甚至一天5毫克或更少也行。减少剂量不仅可以省钱，而且也可以减少副作用。

百忧解的剂量低也一样有效，这种药在体内停留的时间比大多数其他药物都要长，它长达几周。百忧解在服用时，它的血药浓度每天都会持续增加，因为这种药排出体外的速度极慢。过一段时间后，它的血药浓度就会很高了。因此，如果你服用百忧解的时间已有几周或更久，可能只需要服用一丁点就可以了。

为了让你更透彻地理解这一点，我还是继续再用第19章的"浴缸"类比法来解释药物相互作用吧。你服用的百忧解就好像流入浴缸的水，但是浴缸下面的排水孔很小，流进来的水总比流出去的多。所以过一段时间后，浴缸中的水位就会上升。浴缸中的水位就好比百忧解的血药浓度。过了四五个星期后，水位终于达到有效的治疗范围。现在，你可以把水龙头关小一点，不然浴缸里的水位就会不断上升最后溢出来了。这就好像服用了几个星期的百忧解，然后需要减少药量一样。现在，你服用的百忧解药量比最开始服用时小了，但血药浓度仍然很高，这似乎有点矛盾。

从专业术语来说的话，那就是现在已到达"稳定状态"。"稳定状态"的意思是血药浓度差不多保持不变了，因为你每天服用的药量和身体每天排出的药量几乎相当。其他的4种SSRI类药物没有这个特点，因为它们排出体外的速度比百忧解快。患者在服用几周后一般不需要减少剂量。

现在在精神病治疗领域，医生都知道百忧解的剂量就算极低也能发挥药效。不过，我在百忧解一进入市场后就知道了这一点，这是我的患者告诉我的。许多患者都说他们在服用了一两个月的百忧解之后，似乎就只需要一丁点药就可以了，一般一天只服用1/10片药，有时更少都可以。一开始的时候，我还以为这些患者的想象力过于丰富，但很快这么说的患者越来越多。于是我建议他们把一片百忧解磨碎，放在水中或苹果汁中溶化，然后再放入冰箱。这样调整药量比较容易，只需每天喝一点含有百忧解的饮料就可以了。举例来说，如果你将一片规格为20毫克的药放入苹果汁中溶化，每天喝1/10杯苹果汁，这样就相当于每天服用了2毫克的药。不过，如果要采用这种方法的话，最好在果汁上贴上标签，以免家人吃早餐时会误服了你的百忧解！而且，事先一定要和医生商量，等他（或她）同意了才能这样做。

此外，你还必须知道在停服百忧解之后，它还会在你体内停留很长时间，这是因为它排出体外的速度太慢了。这就像浴缸里放满了水，一旦你拔出浴缸塞，还是要花点时间才能排完水。等你停用百忧解之后，药物在血液中停留的时间还会长达5周之久，甚至还会更长，之后才会从体内完全排出。许多药物都不能和百忧解同服，这样会很危险。因此，如果要服用其他一些特定的药物，必须在完全停服百忧解至少超过5周后才能服用。例如，抗抑郁药物反苯环丙胺属于MAOI类药物（我们下面会详细介绍），它（和其他的MAOI类药物）不能和百忧解同服，不然会很危险，甚至有可能致命。因此，在停服百忧解之后，必须至少再等5~8周才能开始放心地服用反苯环丙胺。

其他的SSRI类药物——例如西酞普兰、氟伏沙明、舍曲林和帕罗西汀——排出体内的速度要比百忧解快得多。不过，它们的代谢速度还是很慢。举例来说，如果你停服这类药物，过了一天身体也只能排出体内一半的药量；一般需要4~7天才能排出体内大半的药量或全部药量，不过比百忧解还是快多了。因此，其他的SSRI类药物就算连续服用几个星期，也不会在血液中积累到如此高的程度。由于它们出入血液的速度都比较快，所以这些药患者一天可以服用几次，而百忧解一天只能服用一次。

在服用SSRI类药物时，年龄也会影响剂量需求。例如，西酞普兰、氟西汀和帕罗西汀在老年人（65岁以上）体内积累的药量差不多是年轻人的两倍。如果你是65岁以上的老人并且需要服用此类药物的话，你需要减少剂量。舍曲林在老年人体内积累的药量也很高，不过差距没那么明显。相比之下，氟伏沙明在血液中的药量似乎并没受到年龄的影响。

有时，性别因素也会起到影响作用。例如，男性和女性在分别服用氟西汀后，男性的血药浓度比女性的血药浓度低40%～50%。同样，如果年轻男性和年轻女性分别服用舍曲林，年轻男性的血药浓度平均比年轻女性的血药浓度低30%～40%。因此，男性服用这类药物可能需要相对较高的剂量，而女性则可能需要相对较低的剂量。

疾病问题也可能会影响剂量需求。肝病、肾病或心脏病患者代谢SSRI类药物的速度可能比较慢，因此他们需要的剂量相对比较少。如果你有肝病、肾病或心脏病的话，请务必征询医生的意见。

SSRI的副作用

我在424～425页的表20-6中列出了5种SSRI类药物最常见的副作用。我在前面已经说过，SSRI类药物的副作用比老式药物的副作用少多了，不然它们也不会这么受欢迎。它们不会像三环类抗抑郁药物那样让人口干、便秘或头昏。患者在第一次服用它们时也不会影响食欲；不过有些患者在一开始服用SSRI时可能会体重减轻。可不幸的是，如果长期服用SSRI类药物，有时副作用就会多了。举例来说，有些患者在服用这类药物一段时间后说他们的食欲大增，虽然在开始服用时体重会减轻，但到后来却发胖了。

SSRI类药物会引发一些让人不适的副作用，其中最常见的有恶心、腹泻、抽筋、胃灼热和一些肠胃不适的其他症状。在早期测试SSRI类药物时，有20%～30%的患者服用后报告说有这些症状❶。在表20-6中，你可以看到氟伏沙明最容易引起便秘，而舍曲林则比较容易引发腹泻。服用了帕罗西汀和舍曲林的患者比较容易口干，因为这些药有抗胆碱作用。在某些调查中，有20%的患者在服用帕罗西汀后报告说口干（但在上表中，这一比例较低，因为它减去了心理作用的比例）。

肠胃方面的大多数副作用一般都只在开始服药一两周时出现，等身体适应了药物之后它们会自行消失。此外，如果一开始只服用小剂量的SSRI类药物，然后逐渐增加，副作用出现的概率就会小很多。随食物一起服药也可以减少副作用（前面介绍过的三环类药物和四环类药物也可以随食物服用，这样可以减少肠胃方面的副作用）。

第一次服用SSRI类药物时有时可能会头痛。在表20-6中，氟西汀和氟伏沙明似乎最容易引发头痛；相比之下，西酞普兰、帕罗西汀和舍曲林不怎么让人头痛，因为它们引发头痛的比例和服用安慰剂后报告头痛的患者比例差不多。此外，还有患者报告说有多汗的现象——尤其是在服用了帕罗西汀之后，但这一般都不会很严重。服用SSRI类药物过量的患者可能会容易发抖，在所有的SSRI类药物中，这种副作用的发生概率似乎都差不多。

在最开始的时候，根据患者报告，性高潮延迟应该是一种"极少见"的副作用；但现在在服用了SSRI类药物的男性和女性患者中，这种现象已非常普遍了。有些患者还说他们会没有性欲或无法勃起。在上市销售前的研究试验期间，报告有这类副作用的患者比例还不到5%。但现在服用SSRI类药物的患者越来越多，根据临床试验来看，这种副作用明显已屡见不鲜了。有这种副作用的患者比例高达30%甚至更多。不过，如果这类药物能战胜抑郁症，有点性方面的副作用可能也算是合理的代价。请记住，无性欲也是抑郁症本身的一个症状。而且，患者一般不可能无限期地服用药物。只要感觉好了然后一停药，性功能仍然会立即恢复正常。

你可能会想："在上市销售前的研究试验期间，这些副作用为什么会不明显呢？"在1998年的斯坦福精神药理学大会上，有一位发言人开玩笑地说，制药公司似乎对某些副作用（包括性方面的副作用）采取了一种"不问就不说"的策略。我猜这可能是因为怕说出来让人担心吧。在我看来，这种策略是行不通的。虽然它能暂时误导食品药物管理局（以及潜在消费者），使他们对新药的药效、副作用情况和安全性保持乐观态度，但药物在广泛使用几年之后，真相终将会大白于天下。

这类药物对性的影响是可以预料的，因此，帕罗西汀现在已成为治疗男性早泄（性交时射精过早）的有效药物。有些患者服用SSRI类药物没有性高潮延迟的问题；还有一些患者虽然有这类问题但觉得不算什么，另外还有一些患者实际上还把它当成一种好处。这要看你怎么想了，如果你觉得这是个问题，那应该在停药之前和医生商量一下。也许可以在不影响抗抑郁效果的情况下减少药量。

要想消除性方面的副作用，在服用SSRI类药物时可以加服用几种药物。有4种药物可以起到这个效果，它们分别是安非他酮（每天服用225～300毫克）、丁螺环酮（每天服用15～30毫克）、育亨宾（每天3次，每次5毫克）和金刚烷胺（每天3次，每次100毫克）。

西酞普兰是美国市场上出现的新型SSRI类药物，它在性方面的副作用可能比其他SSRI类药物少。从表20-6可以看出，它基本上比其他4种SSRI类药物的副作用少。而且，它在治疗严重抑郁症方面似乎比其他SSRI类药物更有

表20-6

SSRI类抗抑郁药物的副作用

注意：表中仅列出了每种药的常见副作用。表中的数字比例＝服药后声称产生某种副作用的患者比例－服用安慰剂后声称产生相同副作用的患者比例。例如，如果服用百忧解的患者有20％的人说精神紧张，服用安慰剂的患者有10％的人也说精神紧张，那表中的数字比例就是10％。它表示的是百忧解引起精神紧张的"真正"估算比例。在每一行副作用栏中，比例高的药物用粗体表示

	氟西汀	氟伏沙明	帕罗西汀	舍曲林	西酞普兰
服用药物的患者	1730	222	421	861	1063
服用安慰剂的患者	799	192	421	853	466
一般症状					
头痛	**5%**	**3%**	0%	1%	—[a]
头昏眼花	4%	1%	**8%**	5%	—
紧张不安	**10%**	8%	5%	4%	1%
疲倦	6%	**17%**	14%	8%	8%
失眠	**7%**	4%	**7%**	**8%**	1%

▶ 接上页表格

	氟西汀	氟伏沙明	帕罗西汀	舍曲林	西酞普兰
一般症状（续）					
肌肉疲劳或无力	6%	6%	10%	3%	—
容易发抖	6%	6%	6%	8%	2%
口腔和肠胃					
口干	4%	2%	6%	7%	6%
无食欲	7%	9%	5%	1%	2%
恶心或肠胃不适	11%	26%	16%	14%	7%
腹泻	5%	0%	4%	8%	3%
便秘	1%	11%	5%	2%	—
其他					
多汗	5%	0%	9%	6%	2%
性功能					
无性欲 性高潮延迟或无性高潮	目前尚无 SSRI 类药物在性功能方面副作用的详细对比数据。但是，服用 SSRI 类药物的患者中有 30% ～ 40% 的人产生过某些性方面的副作用[b]				

a. 破折号表示服药的副作用比例和服用安慰剂的副作用比例大致相当。

b. 在第一次药物测试调查时，调查人员没有直白地询问患者性方面的副作用。因此，这方面副作用的估算数字极低。

效。不过，现在下结论还为时过早，我们需要等西酞普兰广泛使用了一段时间之后，再看它的药效是否更好、副作用是否更少。因为有些药物在最初进入市场时宣传得神乎其神，但后来经过临床验证（或一些独立调查机构的后续调查）证明言过其实。

虽然氟伏沙明也许会引发许多副作用，不过在SSRI类药物中，氟西汀似乎是最活跃的（即刺激作用是最强的）。由于氟西汀的刺激作用最强，有时在早上和中午服用比在睡觉前服用好。对于总是感到疲倦懒散、没有动力的抑郁患者来说，这种刺激作用反倒还会让他们因祸得福。另一方面，氟西汀和氟伏沙明也可能引发焦虑或神经过敏，这一比例高达10%～20%。如果抑郁患者已有这些症状，这类副作用有时可能会加重他们的病情。

氟西汀的刺激作用并不一定是坏事，就算对于容易焦虑不安的患者来说也是如此。从某种程度上来说，焦虑和抑郁差不多总是成对出现的，许多患者既需要治疗焦虑，也需要治疗抑郁。焦虑情绪明显——例如慢性焦虑症、恐慌症、陌生环境恐惧症——的患者一般都会说一开始服用氟西汀时他们的紧张情绪反而加重了。我经常会告诉这类患者这种紧张是好事，因为它表示药物对大脑起作用了。我会鼓励他们继续服药，这样一两周之后他们的抑郁情绪和焦虑情绪可能会有明显的改善。大多数有焦虑症的患者都能坚持服用氟西汀，而且差不多都能获得预期的改善效果。这说明积极的心态有时可以帮助患者克服药物副作用。

尽管所有的SSRI类药物都可能会引发睡眠问题，但氟西汀的刺激作用是最大的。事实上，帕罗西汀和氟伏沙明对一些患者来说还具有很强的镇定作用。换而言之，这些药物会让你感到放松或疲倦，而不是像氟西汀那样刺激你。帕罗西汀有时可以在睡觉前两小时服用，这样到了睡觉的时间它就可以发挥最大的催眠效果。如果你抑郁的一个主要症状是失眠的话，那服用帕罗西汀或氟伏沙明会比较好。不过请记住，服用帕罗西汀的患者也容易感到肌肉疲劳或无力。西酞普兰和舍曲林似乎介于两者之间——它们一般不会有过多的刺激作用或镇定作用，它们在这方面比较温和。

在后面介绍5-羟色胺抑制剂时，我会讲一种具有镇定安抚作用的抗抑郁药——曲唑酮。服用SSRI类药物的患者可以服用小剂量的曲唑酮，睡觉前服用50～100毫克。这样做有3个潜在的好处：(1) 曲唑酮的镇定作用可以减少SSRI类药物引发的紧张感；(2) 睡觉前服用曲唑酮可以促进睡眠；(3) 曲唑酮有时可能还能增强SSRI类药物的抗抑郁效果，从而加速患者康复的进程。

虽然有这些好处，不过我在治疗患者时一般还是遵循一次只开一种药的原则。这样不仅可以避免任何其他的副作用，而且也消除了药物不良相互作用的隐患。根据我的经验，一次只服用一种药物一般都会比较成功。如果你减少任何SSRI类药物的剂量，你差不多就能在不增服其他药物的情况下消除副作用。我在这一节的末尾会再详谈一次服用多种药物的问题。

举例来说，如果你开始服用氟西汀，但产生了紧张不安、失眠或肠胃不适的副作用，这时你可以减少剂量，然后再慢慢地增加剂量。此外，如果你服用氟西汀长达几周或者更久，这时可以减少剂量（一般可以大量减少）。这样一般可以在不影响药物抗抑郁效果的情况下消除副作用。我在前面已经说过，氟西汀在一段时间后会在体内沉积，因此如果还服用同样的剂量可能会使血药浓度过高，这样也许会引发很多副作用。事实上，服用任何SSRI类药物都不需要大剂量，血药浓度也不需要太高。因为经过证明，低剂量和高剂量一样有效。

SSRI类药物的药物相互作用

我在429～431页的表20-7中列出了SSRI类药物的一些常见的药物相互作用。在表20-7中你可以看到，许多精神科药物——包括强效镇静剂、弱效镇静剂和情绪稳定剂——都会和SSRI类药物相互作用。表中也列出了SSRI类药物和非精神科药物之间比较危险的相互作用。如果你在服用SSRI类药物的同时还需服用一种或多种其他的药物（包括处方药和可以在药店购买的非处方药），那最好应该看看这张表。此外，你还应该问问医生或药剂师是否有任何应该注意的药物相互作用。

从表中可以看出，SSRI类药物可能会使其他抗抑郁药的血药浓度升高。这是因为SSRI类药物会减缓其他药物在肝脏中的代谢速度，这一点我们在第19章已经讲过。在某些情况下，这种药物相互作用是很危险的。例如，SSRI类药物和三环类抗抑郁药物同服可能导致心律失常。尽管患者一般不可能同服这种两药物，但万一同服了，对心脏的影响却是极其严重的。此外，SSRI类药物与安非他酮同服还会增加癫痫发作的风险——对于安非他酮来说，癫痫发作这种副作用极少见，但却非常危险。不过，我在前面已经讲过，服用SSRI类药物时有时可以增服少量的安非他酮，这样可以减少SSRI类药物所带来的性方面的副作用。一般来说，这样用药还比较安全。但是，如果你有癫痫病或颅脑损伤病史的话，请务必告诉医生，因为你也许不能同服SSRI类药物和安非他酮。

我在第19章已经讲过，SSRI类药物和MAOI类抗抑郁药的相互作用极其危险，就算这两种药只服用一点点也一样危险。因此，患者应该避免同服这两种药，因为它也许会引发第19章中谈到的"5-羟色胺综合征"，这种病是有可能致命的。此外还要记住，SSRI类药物和MAOI类药物在停药后还需要相当长的时间才能从身体里完全排出。如果你停服百忧解，然后几个星期后开始服用

MAOI类药物，你可能会患上5-羟色胺综合征，因为这时你的血液中可能还有百忧解。同样，如果你在停服MAOI类药物两周内开始服用百忧解，你也可能会患上5-羟色胺综合征。不过，MAOI类药物的药效只会持续一两周，因此从MAOI类药物改换到SSRI类药物并不需要等多长时间，它不像从SSRI类药物改换到MAOI类药物那样需要等很久。

表中还列出了SSRI类药物和常用药之间一些比较危险的相互作用，因为许多患者也有可能要服用感冒药、糖尿病药、降压药、抗过敏药等。例如表中的右美沙芬，它是一种止咳剂，许多非处方感冒药中都少不了它。如果右美沙芬和SSRI类药物同服，患者可能会产生幻觉。据报告称氟西汀和右美沙芬同服有过这种问题，但从理论上来看，任何SSRI类药物都有这种危险。此外，你还可以发现，两种常见的抗组胺剂——特非那定和阿司咪唑——与SSRI类药物同服可能会导致心律失常甚至致命，而第3种抗组胺剂赛庚啶又有可能使SSRI 的抗抑郁效果无法发挥。

在服用SSRI类药物时，请务必阅读此表。如有任何问题，请咨询医生和药剂师。不过，绝大多数患者服用SSRI类药物都不会有什么问题。只要患者和医生之间多沟通多配合，服用SSRI类药物的效果还是很好的。

MAOI类抗抑郁药物

394页的"抗抑郁药物表"列出了4种MAOI类抗抑郁药物，它们分别是异卡波肼、苯乙肼、司来吉兰和反苯环丙胺。你也许还记得在第17章我们讲过，自从安全性更高的新型药物研制出来之后，MAOI类药物就使用得相对较少了。它们受到冷落很可能有两个原因，一是它们不能和一些常见的食物（例如奶酪）和药物（包括许多常用的非处方感冒药、止咳药和退烧药）混合服用，否则可能会很危险；二是因为开药的医生必须具有相当精湛的医术。

在最近这几年，MAOI类药物又开始受到热捧。这其实非常正常，因为患者对其他的抗抑郁药物没有反应时，服用MAOI类药物往往会十分有效。许多这样的患者都是慢性抑郁症患者，他们多年以来饱受病魔的折磨，痛不欲生，而MAOI类药物的疗效有时会让他们惊喜不已。

MAOI类药物对治疗"非典型抑郁症"也特别有效。在此我介绍一下非典

表20-7

SSRI类抗抑郁药物的药物相互作用说明[a]

抗抑郁药物

药物	说明
三环类和四环类抗抑郁药物	SSRI类药物会使TCA类药物的血药浓度↑——导致心律失常
SSRI类抗抑郁药物 MAOI类抗抑郁药物	一般不可能混合服用；但如果服用会导致SSRI类药物的血药浓度↑，从而引发5-羟色胺综合征[b]
5-羟色胺对抗剂——曲唑酮和奈法唑酮	曲唑酮、奈法唑酮及其各自的代谢物（mCPP）在血液中的浓度将↑；引发焦虑情绪
安非他酮	癫痫发作的可能性↑；需慎服
文拉法新	文拉法新的血药浓度可能会↑
米氮平	无相关信息

抗组胺剂

药物	说明
特非那定和阿司咪唑	氟伏沙明可能会使特非那定和阿司咪唑的血药浓度↑；可能会引发致命的心脏病
赛庚啶	可能使SSRI类药物的抗抑郁效果无效

糖尿病药物

药物	说明
甲苯磺丁脲	氟伏沙明可能会使甲苯磺丁脲的血药浓度↑；导致低血糖
胰岛素	氟伏沙明可能会使血糖↓；胰岛素的血药浓度可能需要调整

心脏病药和降压药

药物	说明
地高辛和洋地黄毒苷	洋地黄毒苷的血药浓度可能会↑，继而引发中毒反应（包括神志不清）

▶ 接上页表格

心脏病药和降压药（续）

药物	说明
降压药	美托洛尔和普萘洛尔等β-受体阻断剂也可以用于治疗心绞痛，它们的血药浓度可能会↑，导致心跳过慢和心电图异常；硝苯地平和维拉帕米等钙通道阻滞剂的血药浓度也可能↑，从而加大对血压的影响作用
治疗心律失常的药物	SSRI类药物如果和控制心律的药物——例如氟卡尼、恩卡尼、美西律和普罗帕酮——混合服用，心律失常的可能性也许会↑

其他精神科药物

药物	说明
苯二氮卓类药物（弱效镇静剂）——包括阿普唑仑、地西泮和其他药物	苯二氮卓类药物在血药浓度可能会↑；过度犯困或神志不清；也许需要减少苯二氮卓类药物的药量；氟伏沙明在这方面的副作用最强，但据报告显示，氟西汀也有类似问题；氯硝西泮和替马西泮可能比阿普唑仑、地西泮更安全
丁螺环酮	可能会增强SSRI类药物的药效，但氟西汀可能会降低丁螺环酮的药效，有些强迫症患者混合服用这两种药物会加重病情
锂	血药浓度可能↑或↓；即使锂的血药浓度处于正常水平也有可能引发锂中毒
L-色氨酸	可能使人容易兴奋、动个不停、肠胃不适或引发5-羟色胺综合征
强效镇静剂——例如氟哌啶醇、奋乃静和硫利达嗪	强效镇静剂的血药浓度可能会↑，引发多种副作用；在这方面氟伏沙明可能是最安全的SSRI类药物，它可以和强效镇静剂一起服用；利培酮和氯氮平可能会使SSRI类药物无法发挥抗抑郁效果
美沙酮	氟伏沙明会使美沙酮的血药浓度↑
情绪稳定剂和抗痉挛药	SSRI类药物——尤其是氟伏沙明和氟西汀——会使卡马西平和苯妥英的血药浓度↑；不管哪一种SSRI类药物和苯妥英同服都可能引发苯妥英中毒

▶ 接上页表格

其他药物	
药物	说明
酒精	使人更犯困
咖啡因——咖啡、茶、苏打水、巧克力中均含咖啡因	氟伏沙明可能会使血液中的咖啡因浓度↑；可能使人紧张过度
西沙必利	氟伏沙明可能会使西沙必利的血药浓度↑；有可能心律失常甚至致命
环孢霉素——一种用于器官移植的免疫抑制剂	环孢霉素的血药浓度可能会↑
右美沙芬——一种止咳剂，许多非处方药中都有右美沙芬	据报告，和氟西汀一起服用会导致精神错乱，也许和任何SSRI类药物同服都会如此
他克林	氟伏沙明可能会使他克林的血药浓度↑
烟草（即抽烟）	可能会使氟伏沙明的血药浓度↓
茶碱	氟伏沙明会使茶碱的血药浓度↑，可能会产生中毒反应（包括紧张过度）
华法林——一种抗凝血剂	氟伏沙明可能会使华法林的血药浓度↑；导致流血过多；而流血过多又会导致凝血酶原时间测试（这种出血时间测试可用来监测华法林的剂量）无任何结果，这是因为在华法林作用于凝血蛋白时SSRI类药物也会通过作用于血小板影响血液凝结

a. 表格中的信息来源：《临床精神药理学手册》(Manual of Clinical Psychopharmacology) 和《精神科药物速查资料》(Psychotropic Drugs Fast Facts)。这两份参考资料非常专业，我在此强烈推荐。

b. 这种综合征非常危险，甚至有可能致命，它的症状包括生命体征迅速变化（发烧、血压不稳）、多汗、恶心、呕吐、肌肉僵硬、肌阵挛、容易激动、精神错乱、癫痫发作和昏迷。

型抑郁症的特点，它有以下几种症状：

- 暴食（和一般的抑郁症无食欲正好相反）；

- 疲劳、嗜睡（不是失眠）；

- 易怒或性格暴躁（除抑郁之外的症状）；

- 受不了一点反对的意见。

这种抑郁症的患者有时也会强调说总有疲倦感，四肢如有千钧重，几乎瘫痪。这种病真的是抑郁症的一种亚型类别吗？或者它只是任何抑郁患者都可能有的一类特定的症状？我们目前尚不得而知。

不过，根据哥伦比亚大学的调查报告显示，对于有这类症状的患者来说，MAOI类药物事实上可能比三环类抗抑郁药物效果更好。如果患者除感到抑郁之外，还有高度的焦虑情绪——包括恐惧症（例如社交恐惧症）、无缘无故地恐慌或过分忧虑，MAOI类药物的效果也会非常有效。此外，如果患者有反复的强迫思维和具有仪式性、毫无意义的强迫习惯（例如反复洗手或反复检查门锁），服用 MAOI类药物也同样可能会改善许多。

如果抑郁症还伴随有长期愤怒的情绪或强迫性的自毁行为，MAOI类药物也会很有帮助。对于有这类症状的患者，医生的诊断结果有时会是"边缘型人格障碍症"。尽管治疗这类患者有时会困难重重，但我看到许多患者服用MAOI类药物后都大为好转。不过，所有服用MAOI类药物的患者都必须严格遵循饮食禁忌和医嘱，如果做不到这一点或者不愿意这样，则应该使用其他类型的药物。

MAOI类药物的机制和其他类型的抗抑郁药物都不同。我在第17章中已经讲过，大多数抗抑郁药物都是通过在神经末梢上封锁神经递质的泵来起作用，因此，5-羟色胺、去甲肾上腺素和多巴胺等化学递质的数量会在突触区域越积越多。相比之下，MAOI类药物的作用机制似乎是阻止销毁神经中的化学递质。因此，5-羟色胺、去甲肾上腺素和多巴胺将在神经末梢中越积越多，而且在神经受到刺激时，释放到突触中的递质还会更多。结果，突触另一端的神经会受到更大的刺激。

服用MAOI类药物不仅需要严格遵循医嘱，而且还需要和医生密切配合。不过，你的付出还是非常值得的，因为有时服用其他的药物都没效果，而服用这类药却会让情绪明显好转。它们可能会使血压升高，所以对于60岁以上的患者或有心脏病的患者则一般不做推荐。此外，有中风或动脉瘤等严重脑血管疾病的患者以及脑肿瘤患者一般也不能服用这种药。不过有趣的是，高血压患者反而有时还可以服用MAOI类药物，因为这种药往往有降压的效果●。如果你有血压类疾病，请务必咨询心血管科医师，以确保MAOI类药物和其他的血压类药物没有危险的药物相互作用。

和其他的抗抑郁药物一样，MAOI类药物一般也至少需要两三周才能见效。在开始服用这类药物之前，医生很可能会先要求你做医学鉴定。医学鉴定也许会包括体检、胸透X光、心电图、血常规、血液生化检测和验尿。

MAOI类药物的剂量

400页的表20-2中列出了MAOI类药物的剂量。其中的反苯环丙胺和苯乙肼是最常见的处方药，它们是用来治疗抑郁症和焦虑症的。而异卡波肼已经不在美国市场上销售了，不过在加拿大等其他国家仍有销售。此外，抑郁症患者很少会使用司来吉兰，因为这种药一般是用来治疗帕金森症的，而且只用小剂量即可（每天5～10毫克）。司来吉兰最近才刚刚开始用于治疗抑郁症和一些其他的精神类疾病，不过服用的剂量要比治疗帕金森症时高一点，具体请参见表20-2。虽然食品药物管理局还没有批准司来吉兰用于精神类疾病，但近期有一些研究结果表示，这种药治疗非典型抑郁症和严重的慢性抑郁症也很有效。

医生在开MAOI类药物时，最容易犯的一个错误就是一下子开一大堆。举例来说，你在400页的表20-2中可以看到，反苯环丙胺的剂量是每天10～50毫克。而有些医生开的剂量会高出这个标准。其实在我看来，许多患者每天只服用一两片就很有效了。由于MAOI类药物有某些毒副作用，我认为不妨谨慎一些，一开始只服用低剂量，然后再极其缓慢地增加，决不能一下就服用很多。一般来说，在患者服用MAOI类药物的第一周，我只会让它们一天服用一片，然后再增加到一天2片。如果患者服用的剂量够多了——比如说一天3、4片反苯环丙胺或苯乙肼，但还是没有好转的迹象，我一般不会再加大剂量。相反，我只会换其他的药并另外再换一种心理疗法。

MAOI类药物要服用多久才能看出它有效或无效？在我看来，如果在服用3～4周后还没有明显的改善（根据第2章"伯恩斯抑郁状况自查表"的每周测试结果来判断），你差不多就可以下定论了。此时，你可以试试其他类型的药物或本书中描述的认知疗法，也许它们对你会更有用。

如果MAOI类药物对你作用不大，那还用继续服用多久？不管是服用什么类型的抗抑郁药物，你都应该咨询医生，因为目前有许多处理方式。有的医生认为患者的"化学物质失衡"，需要无限期地服用抗抑郁药物进行纠正。不过，我并不认同这种看法，患者一般没必要无限期地服用MAOI类药物或其他抗抑郁药物。我见过许多患者，他们在康复了一段时间后——有时只要3个月，有时可能要6~12个月，就可以停服MAOI药了，之后差不多都能保持疗效。

MAOI类药物和大多数抗抑郁药物一样，在停服时都应该逐渐减量，否则可能会有停药效应。如果骤然停药，有的患者可能会突然出现狂躁反应。如果突然停服司来吉兰还可能会引起反胃、头昏和幻觉，因此患者必须小心，停药务必要慢慢来。

如果停服MAOI类药物之后又抑郁了怎么办？如果你以前服用MAOI类药物有用，那么在以后再次服用同样的MAOI类药物很可能也会迅速好转。根据我的经验，许多患者服用MAOI类药物——通常为反苯环丙胺——效果都很好，即使停药多年也不会复发。不过，有一些患者以后仍然会再次抑郁，于是他们会找我调整情绪。我通常会在第一时间约见他们。如果他们的抑郁情绪似乎非常严重，我会要求他们再次开始服药。我还会告诉他们重新开始做心理治疗作业，尤其是双栏法练习——即写下消极思维然后一一反驳。等到几天之后见到他们时，他们中间有许多人都已经感觉好多了。有些患者告诉我，他们在第二次开始服用MAOI类药物之后，几乎不到一天就开始好转了。在我看来，他们能好得这么快，药物疗法和认知疗法功不可没。

不过，我还没有看到其他类型的抗抑郁药物有这么快的疗效，至于MAOI药物有时候为什么会这么神奇，具体原因我也不清楚。有些患者告诉我，他们的身体似乎能立刻"识别"MAOI类药物的药效，尤其是反苯环丙胺的刺激作用，因为它的感觉太好了。于是，他们终于"忆起"了无忧无虑的感觉。有时，患者的情绪在服用第一颗药的一两小时内即可好转。不过，在大多数情况下，上一两次心理治疗课程似乎就可以将卷土重来的抑郁症迅速扼杀。

MAOI类药物的副作用

我在436~437页的表20-8中列出了一些最常见的副作用。前面已经讲过，反苯环丙胺的刺激性往往很强。如果抑郁患者感觉疲惫困倦、懒散无力的话，反苯环丙胺的刺激作用会很有效，因为它可以提供一些必要的"动力"。不过，正因为反苯环丙胺有这种刺激作用，它也可能会导致失眠。为了尽量减少失眠的副作用，这种药应该一天只服用一次（上午服用），或者也可以分两次服用（上午和中午服用）。不过根据医生的最新建议，反苯环丙胺的服用时间最好是在晚上6点。苯乙肼的刺激性没有反苯环丙胺那么强，因此，如果患者觉得反苯环丙胺的刺激作用太大，苯乙肼倒是个很不错的选择。

MAOI类药物的其他副作用和我们前面介绍过的三环类、四环类抗抑郁药物的副作用差不多，不过它们一般比较温和，在服用低剂量的MAOI类药物时更是如此。从表20-8中可以看出，MAOI类药物对蕈毒碱受体（又称胆碱能受体）的影响并不强烈。因此，它们不大可能会导致口干、眼花、便秘或排尿困难。虽然有些患者服用MAOI类药物会食欲大增，但似乎并不会怎么发胖。和苯乙肼相比，反苯环丙胺引起发胖的程度要轻一些。因为反苯环丙胺具有刺激性，它事实上反而可能会降低食欲，在这方面它和氟西汀等SSRI类药物很相似。

有些患者突然起身时可能会头晕，因为这类药物对α肾上腺素能受体的影响相对较强。如果有头晕的现象，可以采取我们前面介绍过的一些干预措施。它们包括：（1）询问医生是否能在不影响抗抑郁效果的情况下减少剂量；（2）慢慢起身，原地运动一下双腿再起来；（3）穿护腿长袜；（4）保证充足的饮食营养，为身体提供足够的电解液。

和大多数抗抑郁药物一样，MAOI类药物有时也会引发皮疹（虽然我似乎没见过）。此外，还有可能导致腹泻或便秘。有些患者甚至说感觉肠胃不适。不过，随食物一起服用这类药物可以缓解不适。有些患者说有肌肉痉挛的现象，但这一般不会很危险。如果患者有肌肉疼痛、抽筋或手指刺痛等这些我从未见过的副作用，可以每天服用50~100毫克的维生素B_6，这也许会有帮助。MAOI类药物可能会影响维生素B_6代谢，因此增服维生素B_6也许可以消除这种副作用。有些医生在给你开MAOI类药物时，会习惯于建议你增服维生素B_6。

MAOI类药物有时会对性功能有一定的影响，剂量越高影响就越大。有些患者会出现性欲减退、勃起困难或性高潮困难的问题。在这方面，MAOI类药物和前面介绍过的SSRI类药物很相似。性方面的副作用可能是因为这类药物影响了大脑的5-羟色胺受体，不过这一点目前还不能确定。尽管性方面的副

表20-8

MAOI类抗抑郁药物的副作用[a]

注意：此表不包括所有的副作用。一般来说，5% ~ 10% 或更多的患者出现的副作用都会在此表中列出，不常见但很危险的副作用也会在此表中列出

副作用	镇定作用和发胖	头昏和眩晕	眼花、便秘、口干、心跳加快、尿潴留	常见（或明显）的副作用[b]
大脑受体	组胺 (H_1) 受体	α 肾上腺素能 (α_1) 受体	蕈毒碱 (M_1) 受体	
异卡波肼	+	+++	0 ~ +	头昏；心律和心率改变；过度兴奋或狂躁；容易发抖；神经过敏；神志不清；健忘；失眠；水肿；体虚；多汗；肠胃不适；性高潮延迟
苯乙肼	+	+++	0 ~ +	眩晕；头昏；疲劳；失眠；体虚；容易发抖；抽筋；口干；肠胃不适；便秘；发胖；性高潮延迟；神经过敏；过于兴奋；排尿困难；浮肿；多汗；皮疹
司来吉兰	0	+	+	(相关信息有限)[c]；反胃；消瘦；性高潮延迟；神志不清；口干；眩晕；可能还有其他副作用

▶ 接上页表格

副作用	镇定作用和发胖	头昏和眩晕	眼花、便秘、口干、心跳加快、尿潴留	常见（或明显）的副作用[b]
大脑受体	组胺（H_1）受体	α 肾上腺素能（$α_1$）受体	莨菪碱（M_1）受体	
反苯环丙胺	0 ～ +	+++	0 ～ +	刺激过度；过于兴奋或有狂躁情绪；多动症；焦虑；失眠；疲倦或体虚；抽筋；容易发抖；肌肉痉挛；肠胃不适；无食欲；便秘；腹泻；头痛；性高潮延迟；感觉麻木或有刺痛感；浮肿；心动过速；眼花

a. 表中的级别符号 "+" 表示特定的副作用发生的概率，+ 号越多，概率越大。副作用发生的实际严重程度因人而异，它也取决于剂量。如果在不降低药效的情况下减少剂量，一般都可以减少副作用。

b. MAOI 类药物的许多副作用只要在减少剂量的情况下差不多都能减少甚至消除。服用小剂量的 MAOI 类药物一般不会有什么副作用，而且也一样非常有效。

c. 这是因为这种药一般只用来治疗帕金森症，帕金森症患者需要服用很多其他的药物，而且他们的许多症状也是因为帕金森症而引起的。因此，一般很难确定司来吉兰会使抑郁患者出现哪些副作用。不过，如果服用的司来吉兰剂量较大，它引发的副作用很可能和其他的 MAOI 类药物差不多。

作用颇为让人头疼，不过如果药物能改善情绪的话，这点牺牲还是很值得的。你无须为此担心，因为性方面的副作用和剂量有关，只要停服 MAOI 类药物，它一般会完全消失。

我以前治疗过一位男性患者，他反而认为性方面的副作用对他有好处。他说他以前总有早泄的毛病，但后来服用反苯环丙胺后，这个问题一下子就消失了。而且，他实际上还可以延长做爱时间，再也不必担心早泄了。他的女朋友觉得这真是个天大的奇迹，他甚至建议我去买生产这种药的制药公司的股票！

MAOI类药物有一个好的副作用，那就是药物的效果好得过分了。换而言之，有很多患者不仅战胜了抑郁症，他们还开始过度兴奋起来。这并不一定是坏事，不过有时不免乐极生悲，患者可能会产生轻度狂躁症的症状。对于有双相躁郁症病史（即以前情绪极度起伏，但并非是因为酒精或药物所致）的极少数患者，MAOI类药物还可能会让他们的狂躁症完全爆发。不过，这个问题并不仅仅只是MAOI类药物所特有的，事实上大多数抗抑郁药物都不能幸免。

如果你开始觉得快乐得不正常，则应联系处方医生，以确保这种感觉不会失控。根据我的经验，这一般不是什么大问题——这种极度快乐的感觉对抑郁患者来说是一种令人愉悦的放松，一般一周左右就会自行消失，如果减少剂量它也会消失。

艾伦·斯查兹伯格博士和他的同事们已指出，有些患者在服用MAOI类药物后可能会像喝醉酒或嗑了药似的；患者还可能会神志不清，甚至身体的协调功能也会出现问题。这些不良反应往往在剂量极高时才会有。显然，出现这类中毒反应时，应该立即减少剂量。不过，我个人还从来没有见到过这类反应，因为我从来就不会把MAOI类药物的剂量增加到不正常的程度。

有两种MAOI类药物会对肝脏产生不良影响，它们是苯乙肼和异卡波肼。因此，在服用这两种药物之前，医生可能会要求你做血液测试，以监测某些可以反映肝功能的酶的水平。只要你服用MAOI类药物，每隔几个月就要做一次血液测试。有肝病或肝功能测试不正常的患者一般不建议服用MAOI类药物——包括反苯环丙胺。

艾伦·斯查兹伯格博士和他的同事们还指出，司来吉兰的副作用可能比其他的MAOI类药物少，至少是在低剂量的时候副作用比较少。如果只服用低剂量，司来吉兰似乎不大可能会使人产生性问题、失眠或在起身时头昏。司来吉兰比其他MAOI类药物贵得多，但在一般情况下，它的药效和其他MAOI类药物差不多。此外，所有的MAOI类抗抑郁药物只要降低剂量都可以减少副作用。根据我的经验，许多患者服用低剂量的MAOI类药物也一样很有效。因此，和另外两种老式的便宜药相比，司来吉兰实际上并没有任何明显的优势。

所有的MAOI类药物都有饮食禁忌，如果患者摄取了禁忌的食物，血压可能会升高到危险的程度，这一点我在后面会详细介绍。司来吉兰的这种副作用比较轻，但也只有在服用低剂量（一天10毫克或更少）的时候副作用才会比较轻。精神病患者往往需要服用大剂量的司来吉兰；服用大剂量时，饮食禁忌和其他的MAOI类药物一样，都必须严格遵守。所以，不要认为抑郁患者服用司来吉兰就不用严格限制饮食，否则会发生悲剧。

高血压危象和高烧危象

MAOI类药物用药不当会引发两种极其少见的严重中毒反应，因此许多医生都不开这类药。不过，只要掌握一定的知识并采取预防性的医学手段，MAOI类药物还是可以安全服用的。如果你要服用MAOI类药物，请务必仔细阅读这部分的内容。

其中一种危险反应是"高血压危象"，它表示血压会突然升高。血压升高一般不危险，在很多情况下血压都有可能升高，甚至你不服药也有可能这样。例如，人在举重时血压会迅速升到180/100的范围（甚至更高），因为此时人的身体绷得紧紧的，需要使出全身的力气来举起杠铃。血压暂时升高很正常，我们的身体都能适应。但是，如果你服用MAOI类药物并摄取了某种禁忌食物的话，你的血压可能会升高到危险的程度，而且在一个小时或更长时间内它一直都不会降下来。如果你还继续食用会与MAOI类药物相互作用的禁忌食物，过不了多久，你的大脑血管就会因为机械压力而破裂。这会诱发中风，服用抗抑郁药得到这样的后果显然是得不偿失的。

如果大脑血管破裂或损伤，最开始的症状会有头部剧烈疼痛、脖颈僵硬、反胃、呕吐和多汗等。如果不止血的话，患者还可能会瘫痪、昏迷甚至死亡。由于高血压危象极其危险，因此医生在每次问诊时都会量血压。60岁以上的患者中风的概率相对较高。因为他们的动脉老化弹性较差，如果血压突然升高，很可能会承受不了压力而破裂或损伤。不过，只要你服用MAOI类药物，不论处于何种年龄阶段，你都必须经常检查血压并严格遵守饮食禁忌。

有时，这类高血压危象也可称作"去甲肾上腺素危象"，因为科学家认为这种危象是因为去甲肾上腺素释放过多而引起的。去甲肾上腺素是大脑和身体中的神经所使用的递质。如果你食用了含有酪胺成分的某种禁忌食物，或者服用了我在后面详细介绍的某种禁忌药物，高血压危象就会发生。其实只要小心一些，发生严重高血压危象的概率还是微乎其微的。

MAOI类药物的另一个危险反应是"高烧危象"。有高烧危象的患者可能会有高烧，并同时伴随一些可怕的症状，例如怕光、血压迅速变化、呼吸急促、多汗、反胃、呕吐、肌肉僵硬、痉挛和抽筋、神志不清、容易激动、精神错乱、癫痫发作、休克、昏迷和死亡。高烧危象有时也可称作"5-羟色胺综合征"，因为只有在大脑5-羟色胺的水平上升异常、到了危险的地步才会引发这种病。如果患者服用了不得和MAOI类药物同服的某种禁忌药物，则有可能引发高烧危象。发生高烧危象时，患者必须立即停服MAOI类药物并进行急救。急救治疗的手段可能包括静脉注射和服用5-羟色胺对抗剂——赛庚啶，剂量为4～12毫克。

几十年以前，MAOI类药物刚刚问世，那时医生并不知道患者的血压升高是因为吃了含有酪胺的食物或是服用了某些禁忌药物（下面我会谈到）所致。因此高血压危象在那时比较常见，而且也比较严重。现在，医生和患者对这方面有了更多的了解，因此这种情况就少多了。事实上，极端严重的高血压反应和高烧反应并不多见。我本人只见过一例，那位患者是我在波士顿的同事治疗的，患者在服用MAOI类药物时由于高血压危象（去甲肾上腺素综合征）而导致中风。这么多年，我只有差不多6位患者因血压突然升高而打电话找我，对于其中的每一位患者，我的回答一律是去当地医院急诊室观察治疗。最后，每位患者只用留院观察、没采取任何治疗措施血压就迅速恢复正常了。这些患者都没有任何不良反应。我从来没有见过一位服用MAOI类药物产生高烧危象（5-羟色胺综合征）的患者。

归根结底，这是因为我们了解导致这两种反应的根源，而且我们也知道该如何避免。如果你服用MAOI类药物，你必须仔细学习以下内容，以便用知识来武装自己。为了用药安全，你必须避免服用某些类型的药物，此外还得严格遵守饮食禁忌。平时多注意一些是有好处的，这样也是为了保护你自己。

如何避免高血压危象和高烧危象

服用MAOI类药物时，要想避免高血压危象或高烧危象，关键在于两点。第一，必须买一只血压计，随时监测血压。第二，必须注意不能摄取某些食物，不能服用某些药物（包括某些街头毒品），因为它们有可能引发这些反应。我在后面会详细介绍这些禁忌食物和药物，你看了之后就会知道，可能引发高血压危象的物质和可能引发高烧危象的物质还是有些区别的。

你应该在当地药店买一只血压计，以随时监测血压。尽管血压计一开始似乎不好使用甚至让人摸不着头脑，但它量血压其实是非常简单的，你练习几次后就会知道了。我在工作中会要求每位服用MAOI类药物的患者都这样做。如果患者觉得买血压计、学习量血压很麻烦（这种情况很少），我会拒绝给他（或她）开MAOI类药物。

开始的时候，你可以每天量一次血压；如果你愿意的话，也可以一天量两次。不过在服用MAOI类药物一两周后，你就不需要频繁地量血压了。一般来说，一周量一次足够了。如果你不小心吃了某种禁忌食物，则应该检查一下血压。如果你觉得头昏、恶心或者有剧烈头痛，也应该检查一下血压。我们所有人都有头痛的时候，但它们一般都不可能是中风的前兆。不过，如果你有血压计的话，还是最好量一下血压，以确定没有危险。

如果你的血压上升到危险的程度，则应该打电话给医生或去看急诊。血压要上升到什么地步才算危险呢？血压一般有两个数字，高的那个数字是"心脏收缩"血压，而低的数字则是"心脏舒张"血压。比如说血压值120/80，这对大多数人来说都算是正常值。一般来说，只有当血压达到190~200/105~110这个范围时，才会让急诊室的医生紧张起来。如果到了这个程度，医生可能会仔细观察你的情况，每隔几分钟就要给你量一次血压。在一般情况下，血压升高不需治疗即可自动下降。如果血压还在继续升高，急诊室的医生会给你服用解毒剂——例如芬妥胺或哌唑嗪，以便使血压恢复到正常范围。

量血压的最佳时间是在服药后的1~1.5小时以内。此时，大约有25%的患者都会注意到血压有轻微上升，即使没有服用443页表20-9中的任何禁忌食物或446~451页表20-10中的任何药物也会上升。这种血压上升的情况一般都不可怕，也不危险——心脏收缩血压升高20%或30%是很正常的。不过，如果遇到这种情况，我会建议患者停服药物，因为患者似乎不适应MAOI类药物对血压的影响作用。患者没必要为此担心，更没必要冒险，此时可以换另一种抗抑郁药物，也许会取得更好的治疗效果。

禁忌食物

含有酪胺的食物（见表20-9）可能会引发高血压危象。在服用MAOI类药物时，如果摄取的酪胺含量过高，大脑控制血压的功能就会受到影响。酪胺会使神经向突触前神经和突触后神经之间的突触区域释放过多的去甲肾上腺素。然后，大量的去甲肾上腺素就释放出来了，这些突触后神经可能会因此而刺激过度。由于突触后神经可以控制血压，所以一旦释放的去甲肾上腺素过多，血压就会突然上升，这非常危险。

也许你还记得，我在第17章介绍过一种突触前神经中的酶——单胺氧化酶MAO。只要突触前神经中的去甲肾上腺素过多，这种酶一般就会将多出的腺素一一销毁，以免在神经发出信号时会释放过量的去甲肾上腺素。但MAOI类药物会封锁单胺氧化酶，因此突触前神经中的去甲肾上腺素数量会大大增加。如果你食用了含有酪胺的食物，多余的去甲肾上腺素就会突然进入突触区域，结果导致神经刺激过度，无法再控制血压。

如果小心注意饮食，你的血压很可能就不会不正常地升高了。最可能导致血压升高的食物是奶酪，尤其是重味奶酪。因此，在服用MAOI类药物期间，你只有放弃比萨饼和烤奶酪三明治。

大多数禁忌食物都含有蛋白质的分解物——包括酪胺。因此，像刚刚烹制的鸡肉这样的食物是完全安全的，但放了几天的剩鸡肉就很危险了，因为此时的鸡肉已经分解，产生了酪胺。我有位病人一直在服用反苯环丙胺，他吃了在冰箱里放了几天的剩鸡肉。才刚刚吃一点，血压立即大幅度升高。这是因为鸡肉在细菌的作用下已经部分分解了。不过值得庆幸的是，这位病人还没什么大碍，但这对他来说却是一次深刻的教训，以后他会更加小心。表20-9中列出的发酵处理的肉或部分分解的肉（例如干香肠或熏鱼以及重味奶酪）都可能含有大量的酪胺，它们都极其危险。有些专业人士甚至还建议患者在服用MAOI类药物期间放弃中国菜，这可能是因为中国菜含有酱油、味精或其他成分。

摄取多少酪胺会引发高血压反应呢？这因人而异。一般来说，如果你服用的是苯乙肼，那么摄取的食物中至少要含有10毫克酪胺才会引发高血压反应。但如果服用的是反苯环丙胺的话，只要5毫克的酪胺就足以引发高血压反应了。哪些食物会含有5毫克的酪胺呢？嗯，大多数啤酒的酪胺含量都不到1.5毫克，而且许多甚至还少于1毫克，因此你得喝好几杯才会有危险。不过，有些浓啤酒一杯就含有3毫克酪胺，还有一些生啤酒也非常危险。例如，一杯凯旋（Kronenbourg）、鹿特丹窖藏啤酒（Rotterdam's Lager）、鹿特丹比尔森啤酒（Rotterdam's Pilsner）或上加拿大窖藏啤酒（Upper Canadian Lager）的酪胺就在9～38毫克。因此这种啤酒一杯就够危险了。

奶酪的差别也很大。每份美式加工奶酪（processed American cheese）的酪胺含量只有1毫克，但利德克兰兹（Liederkranz）奶酪、纽约州切达干酪

表20-9

服用MAOI类抗抑郁药物时禁止摄取的食物和饮料[a]

完全禁止摄取的食物

奶酪：尤其是重味奶酪或熟成奶酪——可以吃乡村鲜奶酪（cottage cheese）和奶油奶酪（cream cheese）

啤酒和淡啤酒：尤其是生啤酒、小酿造厂生产的啤酒和烈性啤酒

红酒：尤其是西昂蒂葡萄酒（Chianti wine）

啤酒酵母片或酵母粉：面包和加热处理后的酵母可以食用，但保健食品店的酵母粉却非常危险。某些汤中有酵母粉，某些蛋白粉式的营养补充剂也可能含有酵母粉

蚕豆荚（又称意大利绿豆角）：除了这种豆角之外，一般的绿色豆子都可以食用

烟熏、风干、发酵的肉或鱼肉；未冷藏或变质的肉或鱼肉。其中包括：

- 发酵或风干的香肠，例如意大利腊肠（salami）和摩泰台拉香肚（mortadella）。——某些专业人士声称大红肠（bologna）、意大利辣香肠（pepperoni）、熏腊肠（summer sausage）、咸牛肉（corned beef）和肝泥香肠（liverwurst）可以食用

- 腌制的鲱鱼

- 肝脏（牛肝或鸡肝），尤其是老鸡的肝（小鸡的肝可以食用）

熟透了的香蕉或鳄梨（大多数的水果都绝对安全）

泡菜（sauerkraut）

某些汤，包括用牛肉羹汤或亚洲国家的老汤（即日本味噌汤）

（听装或盒装的汤只要不含牛肉羹或肉类提取物都应该比较安全）

大量摄取可能会引发问题的食物或饮料

白酒或烈酒，例如伏特加或杜松子酒

酸奶油；酸奶：必须用巴氏杀菌法处理，存放不能超过5天，否则不能饮用；酱油

人工甜味剂（NutraSweet）

巧克力；饮料（咖啡、茶和苏打水）中的咖啡因和巧克力

无花果（不能食用熟透了的无花果）

嫩肉剂

鱼子酱、蜗牛、鱼罐头和法国肉馅饼（pate）；葡萄干

a.资源来源：B.McCabe 和 M.T.Tsuang 在《临床精神医学杂志》43（1982）号178～181 页发表的文章《服用MAOI类药物的饮食禁忌》，内容有修改。

(New York State cheddar)、英国斯第尔顿奶酪（English Stilton）、蓝奶酪（blue cheese）、瑞士奶酪（Swiss cheese）、熟成白奶酪（aged white cheese）和卡门培尔（Camembert）奶酪每份的酪胺含量都在10毫克以上。

如果你不小心吃了某种禁忌食物，然后量血压却发现它并没上升，这意味着什么呢？对于禁忌食物的影响作用，每个人的敏感度都不同。也许你的反应不强，所以血压不大可能升高。不过你并不能因此而沾沾自喜，因为这种高血压反应是无法预测的。如果你心存侥幸，一次又一次地吃禁忌食物，则无异于玩俄罗斯轮盘赌❶。也许你犯忌一次侥幸没事，然后你又屡屡再犯。例如，也许有9次吃比萨饼血压都没升高，然后你以为吃比萨没问题。但这样想就大错特错，因为等你第10次吃时说不定就会血压猛然上升，离死期不远了。至于为什么会有这种情况，目前尚不得而知，但这却进一步说明了服用MAOI类药物期间必须恪守饮食禁忌的重要性。

禁忌药物

许多处方药、非处方药和街头毒品都不能和MAOI类药物同服，否则会引发高血压危象或高烧危象，446～451页的表20-10中列出了这些药物。由于这类反应极其危险，因此必须小心避免此类药物。有些药物和MAOI类药物会相互反应，但并不会引发如此严重的反应。例如，咖啡因可能会让你比平时更激动更兴奋，但适量的咖啡因还是比较安全的（你也许以为咖啡因是食物，不是药物，但事实上它是一种中度兴奋剂）。

和MAOI类药物相互反应的药物包括：

• 大多数抗抑郁药物——几乎任何一种都很危险；

• 许多抗哮喘药；

• 许多含有拟交感神经剂或止咳剂右美沙芬的常用感冒药、咳嗽药、抗过敏药、窦炎药物和退烧药（后面会详细介绍）；你必须仔细查看药物标签，因为许多非处方药都含有这类制剂；

• 治疗糖尿病的药物——如果和MAOI类药物同服它们的药效可能会增强，结果导致血糖下降过低；

• 一些治疗低血压或高血压的药——这两种药有时和MAOI类同服会导致

血压上升；

• 情绪稳定剂和抗痉挛药；

• 一些止痛药，包括某些局部麻醉药和全身麻醉药；

• 镇静剂（包括酒精）和安定药——如果和MAOI类药物同服，它们的麻醉效果可能会比平时更强，会使人昏昏欲睡，这在开车时非常危险；

• L-色氨酸——天然氨基酸；

• 兴奋剂（兴奋丸）和街头毒品；

• 许多减肥药（食欲抑制剂）；

• 咖啡因，咖啡、茶、多种苏打水、热可可和巧克力中都有咖啡因，一些处方药和非处方药——例如麦角胺咖啡因（Cafergot）栓剂/片剂、Darvon Compound-65、提神药NoDoz、止痛药Fiorinal、镇痛药Excedrin和许多其他的感冒药或止痛药——也含有咖啡因；

• 戒酒药双硫仑；

• 治疗帕金森症的药物左旋多巴。

拟交感神经剂一类中的药物尤其危险，因为许多常用的非处方药（例如感冒药）中都含有这种物质。之所以称它们为"拟交感神经剂"，是因为它们会模拟交感神经系统的作用，这样会影响血压的控制情况。

拟交感神经剂分为几种，许多处方药和非处方感冒药、减充血剂和退烧药中都少不了它们。这些拟交感神经剂包括麻黄碱、苯肾上腺素、苯丙醇胺和伪麻黄碱。例如，Bronkaid、Primatene、Vicks' Vatronol滴鼻剂和一些其他的哮喘药、感冒药中含有麻黄碱；Dimetane、Dristan减充血剂、Neo-Synephrine喷鼻剂/滴鼻剂和许多其他类似制剂中含有苯肾上腺素；Alka-Seltzer Plus感冒药（夜片）、康泰克减充血剂、Coricidin D减充血剂、Dexatrim食欲抑制药、Dimetane-DC止咳糖浆、Ornade缓释胶囊、Robitussin-CF、Sinarest、St.Joseph感冒药和许多其他的感冒药中含有苯丙醇胺；Actifed、Advil感冒药/窦炎药物、Allerest No Drowsiness、Benadryl、Dimetane-DX止咳糖浆、Dristan Cold Maximum Strength、Robitussin-DAC糖浆、Robitussin-PE、Seldane-D药片、Sinarest No

表20-10

服用MAOI类药物期间禁止服用的处方药和非处方药[a]

注意： 由于药物相互作用方面的信息会不时更新，因此本列表难免有遗漏之处。服用MAOI类药物期间如需服用任何其他药物，请咨询医生和药剂师是否有任何药物相互作用

抗抑郁药物	
药物	说明
三环类抗抑郁药物[b]——尤其是地昔帕明和氯丙咪嗪	有些药物（例如氯丙咪嗪）可能会引发高烧危象或癫痫发作，有些（例如地昔帕明）则可能会引发高血压危象
四环类抗抑郁药物——尤其是安非他酮	高血压危象（去甲肾上腺素综合征）
SSRI类药物（所有这类药物都极其危险）	高烧危象（5-羟色胺综合征）
其他的MAOI类药物	高烧危象（5-羟色胺综合征）；高血压危象（去甲肾上腺素综合征）
5-羟色胺对抗剂——包括曲唑酮和奈法唑酮	高烧危象（5-羟色胺综合征）
米氮平	高血压危象（去甲肾上腺素综合征）
文拉法新	高血压危象（去甲肾上腺素综合征）

哮喘药	
药物	说明
麻黄碱——支气管扩张剂，Marax、Quadrinal和一些其他的哮喘药中均含有这种物质	高血压危象
吸入剂——沙丁胺醇、奥西那林或其他的β肾上腺素能支气管扩张剂中均含有这种物质	血压升高和心跳加快；倍氯米松和非全身性的类固醇吸入剂一般会更安全一些
茶碱——哮喘药中的常见成分	心跳加快，焦虑不安

▶ 接上页表格

| 感冒药、咳嗽药、抗过敏药、窦炎药物、减充血剂和退烧药
（包括片剂、滴剂和喷剂） ||
药物	说明
抗组胺剂：特非那定	可能导致MAOI类药物的血药浓度升高
右美沙芬——许多感冒药和止咳药中都有这种物质，尤其是名称中有DM或Tuss字样的任何药物，这包括Bromarest—DM/—DX、Dimetane—DX止咳糖浆、Dristan Cold&Flu、含有右美沙芬的异丙嗪、Robitussin—DM、几种泰诺感冒药、止咳药和抗流感药以及许多其他的药	高烧危象（5—羟色胺综合征）；也可能会暂时使人精神错乱或产生古怪行为
麻黄碱——在Bronkaid、Primatene、Vicks' Vatronol滴鼻剂和一些其他的哮喘药、感冒药中均含有这种物质	高血压危象（去甲肾上腺素综合征）
羟甲唑啉——治疗鼻充血的滴鼻剂或喷鼻剂	高血压危象（去甲肾上腺素综合征）
苯肾上腺素——Dimetane、Dristan减充血剂、Neo—Synephrine喷鼻剂/滴鼻剂和许多其他类似制剂（包括一些滴眼液）均含有这种物质	高血压危象（去甲肾上腺素综合征）
苯丙醇胺——Alka—Seltzer Plus、Night—Time感冒药、Allerest、康泰克减充血	高血压危象（去甲肾上腺素综合征）

▶ 接上页表格

<table>
<tr><th colspan="2">感冒药、咳嗽药、抗过敏药、窦炎药物、减充血剂和退烧药
（包括片剂、滴剂和喷剂）（续）</th></tr>
<tr><th>药物</th><th>说明</th></tr>
<tr><td>剂、Coricidin D减充血剂、Dexatrim食欲抑制药、Dimetane—DC止咳糖浆、Ornade缓释胶囊、Robitussin—CF、Sinarest、St. Joseph感冒药、泰诺感冒药和许多其他的药中均含有这种物质</td><td></td></tr>
<tr><td>伪麻黄碱——Actifed、Allerest No Drowsiness、Benadryl、CoAdvil、Dimetane—DX止咳糖浆、Dristan Cold Maximum Strength、Robitussin—DAC糖浆、Robitussin—PE、Seldane—D药片、Sinarest No Drowsiness、Sinutab、Sudafed、Triaminic Nite Light和许多泰诺抗过敏药、窦炎药物、抗流感药和感冒药以及几种Vicks产品（例如NyOuil）中均含有这种物质</td><td>高血压危象（去甲肾上腺素综合征）</td></tr>
<tr><th colspan="2">糖尿病药物</th></tr>
<tr><th>药物</th><th>说明</th></tr>
<tr><td>胰岛素</td><td>可能导致血糖大幅下降</td></tr>
<tr><td>口服降糖药</td><td>同上</td></tr>
<tr><th colspan="2">治疗低血压的药物（用于休克患者）</th></tr>
<tr><th>药物</th><th>说明</th></tr>
<tr><td>拟交感胺，包括：
• 多巴胺
• 肾上腺素
• 异丙肾上腺素</td><td>高血压危象（去甲肾上腺素综合征），因为这些药物会使血管收缩</td></tr>
</table>

▶接上页表格

治疗低血压的药物（用于休克患者）（续）	
药物	说明
• 间羟胺 • 甲基多巴 • 去甲肾上腺素	
治疗高血压的药物	
药物	说明
胍那决尔	这些降压药和和MAOI类药物同服可能反而会使血压升高
胍乙啶	
肼屈嗪	
甲基多巴	
利舍平	
β-受体阻断剂	和MAOI类药物同服，药效可能会增强；此时血压可能会大幅下降，人起身时会头晕
钙通道阻滞剂	和MAOI类药物同服似乎还比较安全；请咨询医生并密切注意血压，以防血压大幅下降
利尿剂	注意血压，以防血压大幅下降；MAOI类药物的血药浓度可能会上升
情绪稳定剂	
卡马西平	高烧危象（5-羟色胺综合征）；MAOI类药物可能会使卡马西平的血药含量下降，因此癫痫患者可能会发作
锂	动物试验的结果表明，可能会引发高烧危象（5-羟色胺综合征）
止痛药和麻醉药	
药物	说明
麻醉药：全身	告诉麻醉师你在服用MAOI类药物；如有可能，在做非紧急性手术前的两周内可以停服MAOI类药物。像琥珀酰胆碱、筒箭毒碱这样的肌肉松

▶ 接上页表格

止痛药和麻醉药（续）

药物	说明
	弛剂其药效可能会更明显或更长；而类似氟烷这样的全身麻醉剂可能会使人兴奋、过于抑郁或产生高烧反应
麻醉药：局部	有些可能含有肾上腺素或其他的拟交感神经剂；请务必告知牙医你在服用MAOI类药物
环苯扎林——肌肉松弛剂，可治疗肌肉痉挛	高烧危象（5-羟色胺综合征）或癫痫发作
哌替啶	只打一针就可能导致癫痫发作、昏迷甚至死亡（5-羟色胺综合征）；大多数其他的麻醉药——例如吗啡或可待因，都比较安全，可以和MAOI类药物一同使用

镇静剂和安定药

药物	说明
酒精	可能会加强镇静效果，和苯乙肼一同服用时更是如此，这在开车或操作危险性设备时会很危险
巴比妥酸盐——例如苯巴比妥	同上，可能会增强镇静效果
丁螺环酮	同上，可能会增强镇静效果
强效镇静剂	同上，可能会增强镇静效果；有些强效镇静剂在和MAOI类药物混合使用时可能导致血压下降
弱效镇静剂——例如阿普唑仑、地西泮和其他药物	同上，可能会增强镇静效果
安眠药	同上，可能会增强镇静效果
L-色氨酸	高烧危象（5-羟色胺综合征）；血压升高；定向力障碍、健忘和其他的神经变化

兴奋剂和街头毒品

药物	说明
安非他明 可卡因	可能引发高血压危象（去甲肾上腺素综合征）；哌甲酯的危险性比安非他明要小一些

▶ 接上页表格

兴奋剂和街头毒品（续）

药物	说明
苯丙胺	
苄非他明	
右旋苯异丙胺	
甲基苯丙胺	
哌甲酯	

减肥药和食欲抑制药

药物	说明
匹莫林	目前尚没有用人来做药物相互作用的试验，不过应该小心；某些专家声称在一些情况下匹莫林可以和MAOI类药物混合使用
芬氟拉明	高烧危象（5-羟色胺综合征）
苯甲曲秦	高血压危象（去甲肾上腺素综合征）
芬特明和一些非处方药	高血压危象（去甲肾上腺素综合征）
苯丙醇胺	高血压危象（去甲肾上腺素综合征）
兴奋剂（如上所列）	高血压危象（去甲肾上腺素综合征）

其他的MAOI类药物相互作用

药物	说明
咖啡因（咖啡、茶、苏打水和巧克力中均含有咖啡因）	适量使用很可能比较安全，不过要避免大量使用；可能导致血压上升、心跳加快和焦虑不安
戒酒药双硫仑	和MAOI类药物混合服用可能会引发严重反应
左旋多巴——治疗帕金森症的药物	高血压危象（去甲肾上腺素综合征）

a. 表格中的信息来源：《临床精神药理学手册》（Manual of Clinical Psychopharmacology）和《精神科药物速查资料》（Psychotropic Drugs Fast Facts）。这两份参考资料非常专业，我在此强烈推荐。

b. 许多患者在医生的密切观察下使用了MAOI类药物和三环类抗抑郁药物的结合疗法并成功治愈，但这种药物组合非常危险，需要专家级的高度监管。

Drowsiness、Sinutab、Sudafed、Triaminic Nite Light和许多泰诺抗过敏药、窦炎药物、抗流感药和感冒药以及几种Vicks产品（例如NyOuil）中均含有伪麻黄碱。

一些感冒药和止咳药中含有右美沙芬。右美沙芬不是拟交感神经剂，它只是一种咳嗽抑制剂。不过，右美沙芬也属于禁忌药物，因为它会引发高烧危象。任何药物只要名称中带有DM或Tuss字样都含有右美沙芬；还有许多药物没有这些字样也含有右美沙芬，例如Bromarest-DM/DX、Dimetane-DX止咳糖浆、Dristan Cold&Flu、含有右美沙芬的非那根、Robitussin-DM、几种泰诺感冒药、止咳药和抗流感药以及许多其他的药。

许多常用的非处方药都含有拟交感神经剂或右美沙芬，因此表20-10几乎无法列出所有的药物。要想保护好自己，最好应该仔细看看药品标签上的警告内容并咨询医生或药剂师，然后再决定是否要和MAOI类药物一起使用。

糖尿病患者如需服用MAOI类药物，则应该知道MAOI类药物也可能会使胰岛素和一些口服降血糖药的血药浓度升高，结果可能会导致血糖大幅下降。这也许会引发低血糖反应，使患者产生头昏、眩晕、多汗等症状。这是因为血液给大脑供应的血糖不够。医生如果知道你在服用MAOI类药物，他（或她）可能会调整你的糖尿病药物剂量。

任何MAOI类药物都会降低血压，因此只要你服用医生开的其他降压药——包括利尿剂和β-受体阻断剂，它们都会增强降压效果。此外，MAOI类药物还会使一些降压药的血药浓度上升，这也往往会增强降压效果。不过，有些降压药和MAOI类药物混合服用反而会导致血压上升，这一点我在前面已经说过。因此，如果你在服用MAOI类药物，请必须告诉医生。许多强效镇静剂也可以使血压下降，如果和MAOI类药物混合服用，血压可能会降到极低的程度。

有些止痛药在服用MAOI类药物期间必须禁止使用。例如，患者在服用MAOI类药物期间，只打一针止痛药哌替啶就有可能癫痫发作、昏迷甚至死亡。其他的麻醉药——例如吗啡——则比较安全。大多数温和型的非处方止痛药只要不含咖啡因，也都比较安全。不过，环苯扎林——通常用来治疗局部肌肉痉挛的药物——有可能会引发高烧、癫痫发作甚至死亡。这种药应该完全禁止。

许多局部麻醉药和全身麻醉药都可能会和MAOI类药物相互作用。有些局部麻醉药含有麻黄碱或拟交感神经剂，因而可能会引发高血压反应。如果你在服用MAOI类药物，请务必告知牙医，以便让其帮你选择安全的局部麻醉药。如果你在服用MAOI类药物期间需要做非紧急性手术，则最好在做手术前的一两周内停服MAOI类药物。有些全身麻醉药——例如氟烷——在和MAOI类药物混合使用时，不仅可能会使人兴奋或麻醉过度，还可能引发高烧反应。麻醉师使用的像琥珀酰胆碱、筒箭毒碱这样的肌肉松弛剂和MAOI类药物混合使用也可能会增强药效；如果你在服用MAOI类药物，请务必告知麻醉师。

酒精、强效镇静剂、弱效定静剂、巴比妥酸盐和安眠药等镇定类药物都会和MAOI类药物相互作用，其中要数和苯乙肼的相互作用最强。由于苯乙肼一般也有镇定作用，因此它会增强任何其他镇定类药物的药效。所以，不能将MAOI类药物和镇定类药物混合使用，否则会使人犯困，这在开车或操作危险性设备时尤其危险。

L-色氨酸是另外一种不能和MAOI类药物混合使用的镇静剂，因为它可能会引发高烧危象（5-羟色胺综合征）。L-色氨酸属于必需氨基酸，肉类和奶制品等食物中都少不了它。以前保健食品专卖店中销售过L-色氨酸，后来它通过种种营销手段摇身一变，成为了治疗失眠的天然镇静剂。此外，它还可以用来治疗抑郁症，不过它的抗抑郁效果并不明显。L-色氨酸在摄取后会迅速在大脑中堆积，然后转化为5-羟色胺。如果L-色氨酸的剂量足够大的话，你会开始犯困。在服用MAOI类药物时，大脑中的5-羟色胺将会大量增加。这是因为你在服用MAOI类药物时，大脑无法将过多的5-羟色胺代谢出去。因此，5-羟色胺会越积越多，直至到了危险的地步，最后引发5-羟色胺综合征。

不过，有些研究专家有意结合MAOI类药物和L-色氨酸（每天2~6克）来治疗抑郁患者，他们希望能增强MAOI类药物的疗效。之所以推出这种强化疗法，是因为有些患者服用MAOI类药物无效，研究人员只有寄希望于强化疗法。有些研究结果表明，这种结合疗法的效果比单纯的MAOI类药物疗法更有效。不过，这种疗法风险太大，很可能需要专家级的医生用药，而且难治型抑郁症患者不能使用此疗法❶。乔纳森·科尔博士及其同事做了一个试验，他们给服用了几周甚至更长时间MAOI类药物的患者服用3~6克的L-色氨酸。结果发现这些患者产生了一些5-羟色胺综合征的早期征兆，因此他们认为这种结合疗法弊大于利，很可能不值得冒险。

在做动物试验时，研究人员发现锂和MAOI类药物结合在一起也会引发5-羟色胺综合征。这是因为锂会使L-色氨酸更迅速地进入大脑。我们吃的食物中含有L-色氨酸，一顿丰盛的大餐中L-色氨酸的含量可能会高达1克。如果在服用MAOI类药物的同时服用锂，患者吃完饭后，大脑中的5-羟色胺可能会大量增加。不过，有时MAOI类药物如果没有效果，有些医生会要求患者增服锂。这就和要求患者增服L-色氨酸是一样的道理，它们都是为了增强MAOI类药物的抗抑郁效果。患者如要混合服用MAOI类药物和锂，必须在医生的严密监督下进行，这样可以确保患者不会产生任何5-羟色胺综合征的症状——例如发烧、容易发抖、肌肉痉挛或神志不清。

MAOI类药物和锂一起配合使用有时还有另外一个原因。双相情绪障碍症患者的情绪会疯狂地上下波动，他们经常需要无限期地服用锂或另一种情绪稳定剂（我在后面会介绍）。在情绪抑郁时，许多双相情绪障碍症患者都需要服用抗抑郁药物和锂才能摆脱抑郁。MAOI类药物和许多其他种类的抗抑郁药物都可以用在这方面，不仅疗效好，而且也很安全。但是，患者需要在医生的严密监督下用药，以防出现高烧危象和狂躁症发作的任何症状。因为双相情绪障碍症患者在服用抗抑郁药物时有过这种先例，虽然这种情况极少见，但决不能掉以轻心。

兴奋剂和减肥药在和MAOI类药物混合使用时极其危险。这类药物有一些属于拟交感神经剂，因此它们会引发高血压危象。例如，用于治疗儿童和成人注意力缺失症的哌甲酯应用很广，但它却是一种可能会引发高血压反应的拟交感神经剂。有一些常用的街头毒品和处方药也属于拟交感神经剂，它们包括苯丙胺、右旋苯异丙胺和梅太德林等安非他明类药物和可卡因。安非他明可以用来减肥，但它们实在太容易被滥用了，所以大多数医生都不会给需要减肥的患者开这种药。不过，许多常用的新型减肥药如果和MAOI类药物混合服用也非常危险。例如，芬特明就可能会引发高血压反应，而最近备受争议但却依然大受欢迎的芬氟拉明则可能会引发高烧危象。

众所周知，咖啡因也是一种中度兴奋剂。如果和MAOI类药物混合服用，它可能会导致心跳加快、心律异常或血压升高。咖啡因是咖啡、茶、苏打水和巧克力中必不可少的成分，它不需要严格禁止。尤其是适量的咖啡因就更没必要禁止了，因为它们的作用一般都比较温和。不过，患者还是应该避免大量摄取咖啡因，因为它有可能引发高血压危象。有些专家认为患者喝的咖啡、茶或苏打水每天不能超过两杯。此外，如果你用血压计监测自己的血压

（前面已经讲过），你就可以知道每天早上喝一两杯咖啡是否会真正使血压升高了。如果血压真的升高了，则应该在服用MAOI类药物期间减少摄取咖啡因或完全禁止。

从表20-10中可以看出，治疗帕金森症的药物左旋多巴在和MAOI类药物混合服用时，也可能导致血压升高。有帕金森症的患者可以服用MAOI类药物司来吉兰，不过有时也可以服用其他的药物。将左旋多巴和MAOI类药物混合服用时，一开始只能服用极小剂量的左旋多巴，然后缓慢加量，同时还要密切观察血压。

我在前面已经说过，大多数禁忌药物都有警示标签，上面会说明它们在和某些抗抑郁药物混合服用有不良反应。如果你在服用MAOI类药物，则应在服用任何其他的药物之前仔细查看警示标签；另外也别忘了咨询药剂师或医生。

禁忌食物和药物列表也许有点复杂，让人摸不着头脑。如果医生给你开了MAOI类药物，他（或她）也许会给你一张可以装在钱包中的卡片，上面写了禁忌食物和药物。有疑问的时候，你可以把卡片拿出来看看。有些专业人士还建议服用MAOI类药物的患者随身携带药物警示卡，以免患者在出现意外或昏迷不醒需要急救时，急救室的医生不知道他（或她）在服用MAOI类药物。如果有药物警示卡的话，医生就可以在使用麻醉药或其他药物时采取相应的预防措施。

请记住，MAOI类药物的化学作用会在体内停留很长时间，即使停药一两周后它还会在体内。因此，你在停服MAOI类药物后，至少在两个星期内还必须继续遵守药物禁忌和食物禁忌。不过在我看来，你还应该坚持更久一点。然后才能开始吃像奶酪这样的禁忌食物，一开始只能吃一点点，吃完后还应该量血压。如果血压没受影响，你可以慢慢地增加，直至最后恢复正常饮食。如要停服MAOI类药物改换另一种抗抑郁药物，你在停服MAOI类药物后两周内也同样不能服用任何药物，否则不能开始服用新的抗抑郁药物。

如果你需要停服另一种药而开始服用MAOI类药物，也应遵循这一规则——你必须等一段时间，具体要等多久要视服用过的药物而定。在停服百忧解改换MAOI类药物之前，你必须至少先等5个星期，因为百忧解这种药会在血液中停留很长时间。而大多数其他的SSRI类药物排出体外的速度都比百忧解快，一般等两个星期就够了。有些抗抑郁药物——例如奈法唑酮和曲唑酮——排出体外的速度就更快了，停药后你可能只用等一星期就可以开始服用MAOI类药物。不过，在变更用药之前请一定要先征询医生的意见。

好了，现在你可能要问："MAOI类药物看起来既麻烦又危险，那还有必要服用这种药吗？"这个问题提得很好，尤其是当前这个时候，因为现在市面上安全的新型药物太多了。一般来说，我一开始会让患者试试其他的药物，至少要先试两种。患者如果对MAOI类药物反应好，一般服用SSRI类药物效果也会特别好。不过，我要强调一点，根据我的经验，MAOI类药物用药一般都比较安全。这么多年以来，我给许多患者都开过MAOI类药物。如果只服用极低的药量，副作用几乎微乎其微。不过，如果MAOI类药物一旦能够起效的话，效果将会非常神奇。

事实上，在我用药最成功的病例中，有几次使用的都是MAOI类药物——尤其是反苯环丙胺。此外，我还给许多"问题"患者用过这类药，他们试过其他的药和心理疗法都没用。当这类患者服用MAOI类药物好转时，有时效果会好得出奇。使用MAOI类药物的成功经验让我大受鼓舞，因此有些医生喜欢开MAOI类药物，这我深表理解。如果医生建议你服用MAOI类药物，这可能意味着你需要牺牲（不吃比萨饼）、自我克制（避免某些食物和药物）和付出额外的努力（每天量血压），但这一切都是值得的！

最后要说的是，在加拿大、欧洲和南美等其他国家和地区，已经出现了更安全的新型MAOI类药物——吗氯贝胺。吗氯贝胺和我介绍过的MAOI类药物不一样，它的影响作用在停药后不会在体内停留。此外，它似乎也不会像其他MAOI类药物那样会和食物中的酪胺产生强烈的相互作用。艾伦·斯查兹伯格博士和他的同事们认为，吗氯贝胺的副作用似乎微乎其微，而且它几乎没有危险的药物相互作用，因此风险极低。我们精神病医师都希望吗氯贝胺和另外一种新型的MAOI类药物溴法罗明最终能在美国市场上销售。

5-羟色胺对抗剂

394页的表中有两种抗抑郁药属于"5-羟色胺对抗剂"，它们是曲唑酮和奈法唑酮。它们的作用机制似乎和大多数其他的抗抑郁药物都有所不同。曲唑酮和奈法唑酮会封锁神经突触上的5-羟色胺再摄取泵，以增加5-羟色胺的数量，这个同前面介绍过的SSRI类药物差不多。不过，5-羟色胺对抗剂对5-羟色胺泵的影响作用比SSRI类药物小得多，甚至老式三环类抗抑郁药物的影响作用都比它强。因此，我们猜测的作用机制很可能不正确。

我在第17章已经介绍过，曲唑酮和奈法唑酮似乎会封锁突触后神经膜上的某些5-羟色胺受体。迄今为止，科学家已在大脑中至少发现了15种不同的5-羟色胺受体。曲唑酮和奈法唑酮封锁的两种受体分别是5-HT$_{2A}$受体和5-HT$_{2C}$受体。5-HT是5-羟色胺的缩写；5-HT后面的数字和字母表示受体的特定类型。曲唑酮和奈法唑酮能够间接刺激另一种5-羟色胺——5-HT$_{1A}$受体。这种受体似乎是引发抑郁、焦虑症和暴力行为的元凶之一。根据这一理论，刺激这类5-HT$_{1A}$受体似乎就是曲唑酮和奈法唑酮的抗抑郁原理了。此外，曲唑酮和奈法唑酮还是有效的抗焦虑药物。如果你像许多抑郁患者一样感到紧张焦虑，这类药物也许会对你很有用。

曲唑酮和奈法唑酮的剂量

曲唑酮的最低剂量为每天50～100毫克。大多数患者一天需要150～300毫克。奈法唑酮的最低剂量为每天100毫克（分两次服用）。这两种药的剂量都可以极其缓慢地增加，几星期后最多可以增加到每天600毫克。

奈法唑酮和曲唑酮的半衰期都很短。半衰期指的是药物从体内排出一半所需的时间。半衰期短的药物可以比较迅速地排出体内，因此每天必须服用2～3次。相比之下，像百忧解这样的药物半衰期就非常长，它们排出体外的速度极慢，因此一天服用一次就够了。

不管服用哪一种抗抑郁药物，你都应该做抑郁程度测试（类似第2章中的表）来观察自己的情绪，服用奈法唑酮和曲唑酮也是如此。这会表示药物是否有效以及起效的程度。如服药3～4周后还是没有明显好转，此时可能应该改换另一种药物。尽管奈法唑酮和曲唑酮一般不可能会有停药症状，不过停药最好还是应该慢慢来，不能突然停药。停服任何一种抗抑郁药物都应该遵守这条原则。

曲唑酮和奈法唑酮的副作用

459页的表20-11中列出了这两种药物最常见的副作用。其中有一种副作用最常见，这就是肠胃不适（例如反胃）。SSRI类药物和其他刺激大脑5-羟色胺系统的药物几乎都有这种副作用。空腹服用曲唑酮和奈法唑酮时就更容易引发肠胃不适了，因此随食物服药会比较好，这一点和服用SSRI类药物一样。

有些患者服用曲唑酮和奈法唑酮还可能会口干。这两种药都有可能使人起身时血压暂时下降，让人觉得头昏眼花。曲唑酮比奈法唑酮更容易引发这一问题，老人很容易头昏晕倒，因此他们选择奈法唑酮会更好一些。我们在前面已经介绍过缓解这种症状的几种方法：慢慢起身；起身前运动一下双腿，让腿部的血液流回大脑；穿护腿长袜；多喝水，摄取适量的盐分，预防脱水。如有头昏或其他副作用，请告诉医生；他（或她）可能会减少药量。

曲唑酮另一种常见的副作用是让人犯困，因此最好在晚上服用。如果你服用的是另外一种抗抑郁药物，医生也可能会要求你在临睡前服用小剂量的曲唑酮，以促进睡眠。这是因为有些抗抑郁药物——例如百忧解和MAOI类药物——可能刺激性很强，甚至会影响睡眠。曲唑酮不会让人上瘾，它不像某些安眠药那样容易让人形成依赖性。此外，曲唑酮还有镇静安抚的作用，可以缓解焦虑情绪。如果你高度紧张，忧心忡忡，这种药可能会很对症。奈法唑酮的镇静效果不如曲唑酮，它不能用来治疗失眠。事实上，它的作用正好相反，有时还会导致失眠，在这方面和SSRI类药物差不多。

曲唑酮的另外一个副作用是"阴茎异常勃起"。阴茎异常勃起指的是阴茎无意识地勃起。幸运的是，这种副作用极其少见，在男性患者中发生的概率只有1/6000。迄今为止，报告的病例仅有几百例。我个人从来没有碰到过一例阴茎异常勃起，不过服用曲唑酮的男性患者应该知道有这种极小的可能性。如果发生阴茎异常勃起，必须立即治疗，否则可能会造成阴茎损伤，甚至导致永久性的阳萎（即永远无法勃起）。有些患者要求做手术来解决这一问题。事实上，只要发现得早，在阴茎中直接注射类似于肾上腺素这样的药物有时即可治疗阴茎异常勃起。如果发生了这种少见的副作用，或者你开始发现阴茎勃起后一直不变软，请立即联系医生或直接去医院急诊室。需要注意的是，奈法唑酮不会导致阴茎异常勃起。

阴茎异常勃起听起来很可怕，不过我可不是建议男性患者对曲唑酮退避三舍。阴茎异常勃起是曲唑酮的一种极其罕见的副作用，它一般不会发生。即使发生了，只要在症状最初出现时立即去任何一家医院的急诊室都可以治愈。

表20-11

5-羟色胺对抗剂的副作用[a]

注意：此表不包括所有的副作用。一般来说，5%或10%或更多的患者出现的副作用都会在此表中列出，不常见但很危险的副作用也会在此表中列出

副作用	镇定作用和发胖	头昏和眩晕	眼花、便秘、口干、心跳加快、尿潴留	常见（或明显）的副作用
大脑受体	组胺（H_1）受体	α肾上腺素能（$α_1$）受体	草毒碱（M_1）受体	
奈法唑酮	＋～＋＋	＋＋	＋	口干舌燥；头痛；疲劳；失眠；反胃；便秘；体虚；头昏；眼花；视力异常；神志不清
曲唑酮	＋＋＋	＋＋～＋＋＋	0	头昏；口干舌燥；肠胃不适；便秘；眼花；头痛；疲劳；犯困；神志不清；焦虑；阴茎异常勃起（少见的症状，文中有具体说明）

a. 表中的级别符号＋表示特定的副作用发生的概率，＋号越多，概率越大。副作用发生的实际严重程度因人而异，它也取决于剂量。如果在不降低药效的情况下减少剂量，一般都可以减少副作用。

有些患者说服用这类药物后看移动的物体时，会产生视觉拖影或残留的影像。这种副作用也极其少见，有些服用了迷幻药（LSD）的瘾君子有时也会有这种幻觉，不过这种副作用并不危险。奈法唑酮引起视觉拖影的概率要比曲唑酮高，服用奈法唑酮的患者只有10%多一点的人才会有这种反应，而且随着时间的推移一般都会消失。

曲唑酮和奈法唑酮的药物相互作用

前面已经说过，有些药物混合服用非常危险，这是因为一种药物可能会导致另一种药物的血药浓度升高到危险的程度。奈法唑酮可能会让一些药物的血药浓度升高。这类药物包括一些治疗焦虑症的常见处方药，其中包括许多弱效镇静剂，例如阿普唑仑、三唑仑、丁螺环酮和其他药物。因此，在将这类药物和奈法唑酮混合服用时应该特别小心，否则你可能会极度犯困。

曲唑酮也会增强其他镇静剂的镇定效果，因为曲唑酮本身就会使人犯困。任何药物——例如酒精、巴比妥类药物、安眠药、止痛药、某些强效镇静剂和某些抗抑郁药——只要会让人犯困，曲唑酮和奈法唑酮都能增强它们的镇定作用。因此，如要将任何一种镇静剂和奈法唑酮或曲唑酮混合服用都必须非常小心，尤其是需要开车或操作危险性机器的患者更要谨慎。

奈法唑酮会增加几种三环类抗抑郁药物——尤其是阿米替林、氯丙咪嗪、丙咪嗪的血药浓度，因此这几种药物在和奈法唑酮混合服用时必须减少剂量。

奈法唑酮和任何一种SSRI类药物混合服用都可能导致奈法唑酮的代谢物mCPP（全称m-chlorophenylpiperazine）在血液中堆积。这种物质可能会使人焦虑不安或者感到恐慌或抑郁。如果停服SSRI类药物改换奈法唑酮的话，mCPP也可能会在体内堆积，因为SSRI类药物即使停药也会在体内停留几周。曲唑酮和奈法唑酮都不能和MAOI类抗抑郁药物混合服用，这样可能会引发我们前面介绍过的5-羟色胺综合征（高烧危象）。

如果你正在服用降压药，在服用奈法唑酮之前请务必告诉精神病医师和普通科医生，因为同时服用曲唑酮和降压药可能会使血压大幅下降。如果血压降得太低，你在突然起身时可能会头昏。许多精神科药物也会降低血压，其中包括许多三环类药物和一些强效镇静剂。如果将这类药物和曲唑酮或奈法唑酮混合服用，血压可能会下降得非常明显。

此外，曲唑酮还可能会使抗痉挛药物苯妥英和心脏病药物地高辛的血药浓度增加，因此混合服用可能会使苯妥英或地高辛达到中毒血浓度。如要服用曲唑酮，请务必请医生仔细监测你血液中的苯妥英或地高辛浓度，因为血药浓度过高会非常危险。

曲唑酮对血液稀释剂华法林可能会有影响，它可能会增加或减少华法林的血药浓度。如果华法林的血药浓度增加，你很可能会流血；如果华法林的血药浓度减少，你的血液则很可能会凝结。你可以请医生给你验血以观察血液的任何变化，必要的时候还可以调整华法林的剂量。

奈法唑酮和两种常见的处方抗组胺剂之间的相互作用就更危险了，这我们在前面讲过，这两种抗组胺剂都是治疗过敏的药物，它们分别是特非那定和阿司咪唑。奈法唑酮会使这两种抗组胺剂的血药浓度上升，从而导致心律失常，甚至有可能致命。此外，奈法唑酮还不能和西沙必利（用于刺激肠胃道）混合服用，原因也一样——可能导致猝死。

其他抗抑郁药物

安非他酮

394页的"抗抑郁药物表"中列了3种其他类型的抗抑郁药物，它们分别是安非他酮、文拉法新和米氮平。它们不仅和前面介绍过的抗抑郁药物不同，而且它们相互之间也各不相同。

安非他酮本应在1986引入美国，但它却推迟到1989年才进入美国市场，这是因为有一些暴食症患者服用这种药后会癫痫发作。进一步的研究结果表明，癫痫发作和安非他酮的剂量有关，没有暴食症的患者几乎没这种问题，于是这种药物又重返美国市场。由于服用安非他酮引发癫痫发作的可能性较大，因此制药商不建议有过癫痫病、头部重伤、脑瘤、暴食症或神经性厌食症的患者服用此药。

安非他酮不会影响大脑中的5-羟色胺系统。相反，它的作用机制似乎是刺激去甲肾上腺素系统，这和三环类抗抑郁药物中的地昔帕明很相似。也有一些证据表明安非他酮可能会刺激大脑中的多巴胺系统，但这种刺激作用要小得多，而且目前尚不清楚这种刺激作用是否有助于安非他酮的抗抑郁效果。不过，由于安非他酮会作用于去甲肾上腺素系统和多巴胺系统，有时可以将它归入"去甲肾上腺素能/多巴胺能结合型抗抑郁药物"一类。

安非他酮用于治疗抑郁症门诊患者和住院患者，不管他们的抑郁严重度如何，都可以服用这种药物。初步研究结果显示，它也许还解决一些其他的问题，例如戒烟、社交恐惧症和注意力缺失症。安非他酮虽然疗效广泛，但这并不能说明它有什么特别之处，因为几乎所有的抗抑郁药据称都可以解决许多问题——包括抑郁症、各种类型的焦虑症、进食障碍、愤怒和暴力、慢性疼痛等，至少是部分有效。这类抗抑郁药物之所以疗效广泛，也许因为它们不是具有针对性的抗抑郁药物，它们的作用对象是大脑中的多个系统。

安非他酮有一种新的用法，那就是增强SSRI类抗抑郁药物的药效。举例来说，假设你正在服用像百忧解这样的药物，但并没有起到适当的效果。此时，医生没有建议你改换另一种药物，他（或她）只是增开了低剂量的安非他酮，这样可以增强百忧解的药效。服用SSRI类药物如果有性方面的副作用（例如无性欲和性高潮困难），也可以每天增服225～300毫克的安非他酮，这样可以消除副作用。

不过从我的临床经验来看，这种药物组合的效果一般都不尽如人意。如果一种药物不见效，我往往更倾向于改换另一种药物而不是再新增一种药物。有的医生喜欢开一大堆的药，剂量越开越大。但患者服药过多可能会有危险，对此我个人很有些担心。而且，我在临床工作中比较依赖心理治疗干预手段，对我来说药物疗法并不是唯一的解决之道。因此，如果一种药物或多种药物都不能起效，我也不会有多着急；我只会改换另一种药物并继续试一些新的心理治疗方法，在我看来，这种综合疗法才是最有效的。

安非他酮的剂量。401页的表20-2中列出了安非他酮的常用剂量范围——每天200～450毫克。每天的剂量如果低于450毫克，癫痫发作的概率大约会是4/1000。不过，每天的剂量如果高于450毫克，这个概率就会翻到10倍，高达4/100。因此，为了消除癫痫发作的风险，只要有可能，就应该将剂量保持在较低的范围。此外，一次服用的剂量也不得超过150毫克。

安非他酮的副作用。465～466页的表20-12中列出了安非他酮最常见的一些副作用。安非他酮和三环类抗抑郁药物不同，它不会导致口干、便秘、头晕或疲倦。此外，它还不会影响食欲，这对怕发胖的患者来说不啻于一大福音。不过，据有些患者说，服了这种药后会肠胃不适（反胃）。

安非他酮也有一点刺激性，它可能会导致失眠。因此，对于容易疲倦、犯困和懒散无力的患者来说，这种药可能相对会比较有效——它的刺激作用也许会让这类患者活跃起来。在这方面，它和一些三环类抗抑郁药物（例如地昔帕明）、SSRI类药物（例如百忧解）以及MAOI类药物（例如反苯环丙胺）有些相似。

安非他酮的药物相互作用。由于安非他酮可能会大大增加癫痫发作的风险，因此它不能和其他有可能诱发癫痫发作的药物混合服用。这包括许多精神科药物，例如三环类和四环类抗抑郁药物、SSRI类药物、两种5-羟色胺对抗剂（曲唑酮和奈法唑酮）以及许多强效镇静剂。此外，酗酒者突然戒酒、患者突然停服弱效镇静剂（类似于阿普唑仑和地西泮这样的苯二氮卓类药物）、巴比妥类药物或安眠药，癫痫发作的概率会大大增加。因此，酗酒者和定期服用镇静剂或安定药的患者不能服用安非他酮，这会非常危险。

许多非精神科药物（例如皮质激素类药物）也可能会增加癫痫发作的风险。因此，安非他酮在和这类药物混合服用时必须特别小心，尤其是在安非他酮的剂量很高时更应如此。如果服用安非他酮时还需服用其他的任何药物，请务必咨询医生或药剂师以了解是否有任何药物相互作用。

此外，还有一些其他类型的药物相互作用，你在服用安非他酮时必须注意：

- 巴比妥类药物会使安非他酮的血药浓度下降，导致安非他酮失效。

- 苯妥英也会使安非他酮的血药浓度下降，导致安非他酮失效。不过，苯妥英是癫痫患者的常用处方药，因此服用苯妥英的患者一般不可能服用安非他酮。

- 甲腈咪胍可能会增加安非他酮的血药浓度。这可能会引发副作用或中毒反应，其中包括癫痫发作。

- 安非他酮不能和MAOI类药物混合服用，否则可能会引发高血压危象。

- 左旋多巴会增加安非他酮的副作用；混合服用这两种药物时必须小心谨慎。

文拉法新

这是一种相对较新的抗抑郁药物，它和其他的抗抑郁药物都不同。文拉法新于1994年上市，它被称为"双摄取抑制剂"或"混合摄取抑制剂"。这些名称的意义非常简单，它们表示文拉法新可以将再摄取泵封锁住，导致大脑中两种类型的化学信使（也称神经递质）——5-羟色胺和去甲肾上腺素——在进入突触区域后无法再回到突触前神经，因此它们的数量将增加。

如果回忆一下第17章的内容，你就会知道增加两种化学递质的数量并不算是什么新技术。许多以前的三环类抗抑郁药物——例如阿米替林——都可以这样，它们的价格还便宜得多。文拉法新的特别之处在于它的副作用少，因为它不会刺激组胺受体、α肾上腺素能受体和蕈毒碱受体，因此它不会引发疲倦、头昏、口干等副作用。不过，文拉法新却有一些它自己的副作用，我在下面会具体讲到。有些副作用和SSRI类抗抑郁药物的很相似，比如反胃、失眠、性功能障碍；还有一些则和三环类抗抑郁药物的差不多，例如疲倦。

据说文拉法新的药效可能会比较快，因为它有双重作用，会同时影响5-羟色胺受体和去甲肾上腺素受体。这种说法似乎站不住脚，因为以前的三环类抗抑郁药物也有双重作用，也可以同时影响5-羟色胺和去甲肾上腺素受体，但它们的抗抑郁效果并不神速。目前，研究人员正在研究文拉法新的药效是不是真的快得多。

抗抑郁药物如果见效快，就意味着重大突破，但我们也许不应该对此过于乐观。很多新型抗抑郁药物上市时都被人说得神乎其神，但一般都没有得到证实，这需要独立研究机构在药物上市一段时间后进行详细、系统的调查。此外，你在后面会看到文拉法新在刚开始服用时必须只能服用一点点，然后再极其缓慢地增加剂量，这样做是为了避免副作用。对于大多数患者来说，这样服药不可能实现快速的抗抑郁效果。

文拉法新还有一大疑问亟待解答，那就是对于某些类型的患者（尤其是住院的严重抑郁患者）来说，它的双重作用是不是就意味着它的抗抑郁效果比SSRI类药物好呢？目前，有关机构正在研究这一问题。这非常重要，因为SSRI类药物（例如百忧解）现在非常受患者欢迎，但它对某些患者却没有特别的疗效。有一项研究的结果表明，治疗忧郁型抑郁症的住院患者时，文拉法新比百忧解更有效。忧郁型抑郁症是一种比较严重的抑郁症，它有许多器质性

表20-12

其他类抗抑郁药物的副作用ª

注意：此表不包括所有的副作用。一般来说，5％或10％或更多的患者出现的副作用都会在此表中列出，不常见但很危险的副作用也会在此表中列出

副作用	镇定作用和发胖	头昏和眩晕	眼花、便秘、口干、心跳加快、尿潴留	常见（或明显）的副作用
大脑受体	组胺 (H_1) 受体	α 肾上腺素能 ($α_1$) 受体	莨菪碱 (M_1) 受体	
安非他酮	0~+	0~+	0~+	口干；嗓子痛；肠胃不适；无食欲；胃痛；多汗；头痛；失眠；烦躁不安；容易发抖；焦虑；多汗；头昏；皮疹；耳鸣；癫痫发作
文拉法新	0	0	0	头昏；口干舌燥；肠胃不适；无食欲；便秘；多汗；头痛；犯困；失眠；焦虑；体虚；容易发抖；眼花；性高潮困难；无性欲；做怪梦；血压升高

▶接上页表格

副作用	镇定作用和发胖	头昏和眩晕	眼花、便秘、口干、心跳加快、尿潴留	常见（或明显）的副作用
大脑受体	组胺（H_1）受体	α肾上腺素能（α_1）受体	草毒碱（M_1）受体	
米氮平	+++	++	0 ～ ++	口干；食欲增加；发胖；便秘；犯困；头昏；注意：如有感染的征兆（例如发烧），请立即就医，这可能表示白细胞的数量正在减少，虽然这种副作用很少见但却非常危险；米氮平也可能导致胆固醇和甘油三酸酯在血液中的浓度上升

a. 表中的级别符号+表示特定的副作用发生的概率，+号越多，概率越大。副作用发生的实际严重程度因人而异，它也取决于剂量。如果在不降低药效的情况下减少剂量，一般都可以减少副作用。

症状，例如早晨醒得过早、无食欲和性欲。忧郁型抑郁症患者也可能会有快感缺乏症，同时还会伴随过多甚至无中生有的罪恶感。快感缺乏症指的是严重缺乏感受快乐或满足的能力。

　　和所有的抗抑郁药物一样，文拉法新也是刚刚才开始用于治疗许多其他的病（包括慢性疼痛和成人注意力缺失症）。请记住，所有的（或者是几乎所有的）抗抑郁药物都可以治许多病，所以并不能说文拉法新对治疗慢性疼痛或成人注意力缺失症更有效。

文拉法新的剂量。有些专家建议在刚开始时每次服用18.75毫克的文拉法新，每天服用两次。这个剂量只是制药商建议的首次剂量的一半，这样做是为了避免反胃。在这之后，每天的剂量可以慢慢增加，每3天增加37.5毫克，直到每天的总剂量达到150毫克或更多为止。大多数患者每天服用的总剂量达到75～225毫克时就会有反应。剂量大往往药效会更好，但也会引发更多副作用。

在刚刚开始介绍SSRI类药物时，我们谈到了药物的半衰期——它指的是药物从体内排出一半所需的时间。文拉法新的半衰期很短，这意味着它几个小时就会从体内排出。因此，你每天必须服两三次药才能保持适当的血药浓度。

制药商最近推出了缓释型的文拉法新，它的名称为Effexor XR。这种药一天只服一次就可以了，可以更方便一些。看看表20-2，你也许会以为这种缓释胶囊更贵，不过要这样想你就错了。举例来说，从表中你可以看到，规格为75毫克的文拉法新胶囊每100颗的批发价是118.66美元，而规格为75毫克的缓释胶囊（Effexor XR）每100颗的批发价却高达217.14美元，差不多高出一倍。我刚开始看到这些数字时，我也自然而然地以为缓释胶囊是常规胶囊价格的两倍。

不过，我们来看看事实吧。假设你的剂量是每天75毫克，你可以选择服用常规胶囊（早上服37.5毫克，晚上服37.5毫克），这样每天的总费用就是2.17美元；你也可以选择服用缓释胶囊，一天一颗。前面已经说过，服用75毫克缓释胶囊每天的费用也是2.17美元。不管选哪种方案，常规胶囊的费用都会很贵，因为患者每天的剂量可能会高达375毫克。如果你将文拉法新的价格和许多普通的三环类抗抑郁药物相比，你会非常吃惊，因为普通药物的药效也很好，但每天所需的费用却不到10美分。

和所有的抗抑郁药物一样，在停服文拉法新时也要慢慢来。建议至少需要2个星期，有些患者可能还需要4个星期。

文法拉新的副作用。465页的表20-12中列出了文拉法新的副作用。从表中可以看出，它的副作用和前面介绍过的SSRI类药物的副作用差不多。文拉法新最常见的副作用是反胃、头痛、犯困、失眠、做怪梦、多汗、紧张不安和容易发抖。文拉法新也会引发和SSRI类药物相同的性功能障碍，例如无性欲和性高潮困难。这类性方面的副作用很常见，和SSRI类药物一样。据说文拉法新的副作用比以前的三环类抗抑郁药物少，不过有些患者服用这种药之后还是会口干头晕。头晕在停药过快时尤其常见。

文拉法新有一种和其他药物不同的副作用——它会使血压升高。不过一般来说，只有在服用大剂量（每天225毫克或更多）时血压才会升高。但是，如果你有高血压的话，你和你的医生就应该小心观察血压，而且你可能不适合服用这种药。每天的剂量小于200毫克时，血压升高的概率只有5%。如果每天的剂量超出300毫克的话，这个概率就会增加到10%或15%了。这时，水银柱上的血压会升高20~30毫米。

文拉法新的药物相互作用。由于文拉法新相对来说是一种新药，它和其他药物相互反应这方面的信息仍然相对有限。文拉法新似乎不大可能和你服用的其他药物产生不良反应。有些药物可能会使文拉法新的血药浓度上升，因此你在服用这类药物时可能需要减少文拉法新的剂量。这类药物包括：

- 某些三环类抗抑郁药物；

- SSRI类抗抑郁药物；

- 甲腈咪胍。

文拉法新也许会使一些强效镇静剂的血药浓度上升。这类镇静剂包括三氟拉嗪、氟哌啶醇和利培酮，因此可能需要减少这类药物的剂量。从理论上来说，这类药物也会使文拉法新的血药浓度上升。

文拉法新决不能和MAOI类抗抑郁药物混合服用，因为这样可能会引发439页介绍的5-羟色胺综合征（高烧危象）。请记住，MAOI类药物的药效需要两周才能从体内消失。因此，如果要停服MAOI类药物改换文拉法新，必须要在两周内不能服用任何药物。相比之下，如果要停服文拉法新改换MAOI类药物的话，只用等一周（期间不能服用药物）即可，因为文拉法新从体内排出的速度要快得多。

米氮平

米氮平于1996年进入美国市场。它也会刺激5-羟色胺受体和去甲肾上腺素受体的活动，不过它的作用机制和文拉法新截然不同。药物上市前的研究结果表示，米氮平不仅可能对中度抑郁门诊患者或严重抑郁住院患者很有效，而且对极其焦虑或紧张的抑郁患者也许还会特别有效。

米氮平的剂量。米氮平的剂量范围是每天15～45毫克。大多数医生一开始都只会开小剂量（每天7.5毫克），然后缓慢增加。因为米氮平可能会使人犯困（这个概率可能超过50%），所以这种药应该在睡觉前服用，只服用一次就可以了，一天的剂量通常为15～45毫克。有些医生声称米氮平在增加剂量后不大可能使人犯困，这和你的想法可能正好相反。这是因为这种药在剂量高时可能会有一些刺激作用。不过，要想知道这种说法是否正确，我们还需要更多的临床案例来证明。

米氮平的副作用。466页的表20-12中列出了米氮平的副作用。从表中可以看出，它和以前的三环类抗抑郁药物一样，也会封锁组胺受体、α肾上腺素能受体和蕈毒碱受体。因此，米氮平的副作用和三环类抗抑郁药物——尤其是阿米替林、氯丙咪嗪、多虑平、丙咪嗪和曲米帕明——极其相似，具体请参见表20-3。常见的副作用包括上面讲过的疲倦（54%的患者有）、食欲增加（17%）、体重增加（12%）、口干（25%）、便秘（13%）和头昏（7%）。请记住，这些数字可能有点夸大，因为它们都没有考虑心理作用。举例来说，有2%的患者服用安慰剂后也说体重增加了，因此米氮平导致体重增加的真正概率应该是12%减2%，即10%。米氮平不大可能导致SSRI类药物（例如百忧解）的常见副作用，例如肠胃不适、失眠、紧张和性功能障碍。

不过，米氮平却有它自己的一些副作用，这些副作用和其他抗抑郁药物的都不一样。它在极少见的情况下可能会使白细胞的数量减少。由于白细胞是对抗感染的，因此这样会使患者很容易受到各种各样的感染。如果你在服用米氮平时发烧了，请务必立即联系医生，让他（或她）给你做个血常规。米氮平有时会使血脂（例如胆固醇和甘油三酸酯）水平升高。如果你过于肥胖、有心脏病，或者胆固醇和甘油三酸酯本来就很高的话，这可能会是个大问题。

米氮平的药物相互作用。由于米氮平是一种相对较新的药，所以目前还几乎没有其药物相互作用方面的信息。不过，它决不能和MAOI类抗抑郁药物混合服用，因为这可能会引发5-羟色胺综合征（高烧危象）。米氮平的镇定效果很强，所以它会增强其他镇定类药物的镇定效果。因此，酒精、强效镇静剂和弱效镇静剂、安眠药、一些抗组胺剂、巴比妥类药物、许多其他的抗抑郁药物以及抗焦虑药物丁螺环酮等药物，都不能和米氮平混合服用。否则，这些药物和米氮平混合在一起会使患者极度犯困，继而影响患者的协调性和注意力，这在开车或操作危险性设备时可能会非常危险。

情绪稳定剂

锂

1949年，一位名叫约翰·凯德的澳大利亚精神病医师发现了一种常见的盐——锂——可以让豚鼠安静下来。于是，他给一位有狂躁症状的患者服用了锂，结果发现这种物质有神奇的镇定效果。他又给另一位狂躁患者服用了锂，测试效果和前一位患者一样。自那时起，锂就慢慢地在全球流行开来。迄今为止，它已经成功解决了许多问题。其中包括：

- 急性躁狂状态。尽管锂可以治疗严重狂躁症，但严重狂躁症患者在其严重的狂躁症状消失之前，一般还是使用药效更强、见效更快的药物。这类其他的药物包括像氯丙嗪这样的安定药（也叫强效镇静剂）和像氯硝西泮和劳拉西泮这样的苯二氮平类药物（也叫弱效镇静剂）。狂躁症得到控制之前一般需使用这类药物；等严重的狂躁症状消失之后，患者才可以停用这类药物继续服用锂，以预防以后情绪再次波动。

- 双相躁郁症患者狂躁和抑郁的情绪反复发作。锂的预防效果非常好，服用锂可以减少狂躁症以后发作的可能性。

- 抑郁症单次发作。如果抗抑郁药物效果不好，有时可以增服小剂量的锂以提高药效。我在本章后面会介绍这种治疗方法和其他的增效法。

- 抑郁症反复发作（无狂躁情绪的患者）。患者在康复后服用锂也许可以预防抑郁症复发。一些研究显示，长期服用锂的预防效果可能和长期服用抗抑郁药物——例如丙咪嗪——的效果差不多。但是，这种预防作用并不一定对所有抑郁患者都奏效。如果患者的家族有明显的双相躁郁症遗传史，锂很可能可以帮助他们预防抑郁症。

- 经常发怒、脾气暴躁或有暴力倾向的患者。

- 精神分裂症患者。这类患者可以同时服用锂和安定药，服这两种药的效果比只服安定药的效果可能要好。精神分裂症患者无论有没有狂躁症或抑郁症的症状，采用这种方法似乎都会有所好转。

请注意，锂有时会有效，但并不是在任何情况下都会有效。和大多数药物一样，它只是一种有用的药，但并不是万能药。

以前已经介绍过躁郁症，这种病有时也可称为双相症。"双相"的意思就是"两极"。双相症患者无法控制自己的情绪，他们往往一会儿欣快无比，一会儿又严重抑郁。狂躁时的症状表现为情绪极度欣快、过于自信夸张、说话滔滔不绝、过度亢奋、性活动增加、睡眠减少、脾气暴躁有暴力倾向、有自毁性的冲动行为（例如不计后果地乱花钱）。这种怪病往往会形成慢性模式，使你的情绪总是无法控制地上下起伏，没有一点规律可言。因此，医生可能会建议你以后永远都一直服用锂（或其他的情绪稳定剂）。

如果你在抑郁时情绪会反常地上下起伏，医生差不多肯定会给你开锂或另一种类似的情绪稳定剂。一些研究表示，抑郁患者如果有明显的狂躁症家庭史，即使自己以前从未有过狂躁情绪，也应该服用锂，这样可以起到预防的效果。不过，大多数医生一开始都会只开一种常用的抗抑郁药，然后他们会仔细地观察患者。尽管抗抑郁药物一般不会使抑郁患者极度欣快或狂躁，但对于有双相躁郁症的患者来说，这种情况有时却会发生。他们在开始服用抗抑郁药物后的24或48小时内就会狂躁起来，这种反应非常快。

根据我的临床经验，患者一般很少在开始服用抗抑郁药后突然狂躁症发作，更不用说发作到危险的程度了，就算是有双相症的患者也不会这样。不过，如果你有狂躁症或者有这种家族病史，则可能会有这种副作用。如果是这样，请务必告知医生，以便在开始服用抗抑郁药物后医生可以仔细地观察你的情况。此外，你的家人也应该警惕有这种可能性。有时旁观者清，家人可能会在患者不自知的情况下发现患者狂躁症发作了。正常的快乐和狂躁开始发作之间的区别虽然很明显，但患者可能意识不到。而且，对于患者来说，那种欣快的感觉一开始实在太好了，他们可能察觉不出来这是药物的危险副作用。

锂的剂量。从表20-2中可以看出，锂的剂量规格是300毫克一片，一般一天需要服用3~6片，需分次服用。医生会告诉你具体服用的方法。一开始你可能需要一天服用3~4次锂。等到情绪稳定后，你也许可以早上服用一天总剂量的一半，睡觉前再服用另外一半。一天只服用两次会方便得多。

现在也有规格为450毫克的缓释胶囊。这种药在肠胃中释放得非常缓慢，所以它们的副作用会少得多，而且服用也更方便，患者不用一天服用几次。不过，它们的价格比普通锂要高一些，所以可能不太划算。而且，许多患者都声称便宜的普通锂其副作用和昂贵的缓释型锂其实差不多。

和其他治疗情绪障碍症的药物一样，锂有时也需要2～3周才会见效。这种药似乎服用的时间越长，效果就会越好。因此，如果你服用的时间长达几年，它的药效可能会非常好。

但不幸的是，有一些患者服用锂的效果虽然很好，但一停药病就会复发，而且如果再次开始服用锂，药效可能会不如刚开始服用时那么好。因此，在停服锂或任何其他药物之前，你都应该先咨询一下医生。

血锂测试。锂的血药浓度过高可能会引发危险的副作用，但如果太低的话又会起不到效果。由于锂发挥药效的条件非常苛刻，所以做血锂测试是非常有必要的，这样才能确定你服用的剂量正好不多也不少。开始的时候，医生会要求你经常做血锂测试，以便确定你服用多少剂量比较合适。等以后你的剂量确定、症状稳定后，就几乎不需要经常做血锂测试了。

门诊患者如果没有严重的狂躁症，医生一般会在开始的一两周内要求患者每周做一两次血锂测试，然后测试的频率改为一月一次。到最后每3个月做一次测试也许就够了。

严重狂躁症患者可能需要做频繁的测试。这是因为要控制严重症状的话，锂的血药浓度一般必须比较高。此外，在狂躁症发作时，患者的身体排出锂的速度可能会加快，因此要想保持适当的血药浓度，患者可能需要服用大剂量的锂。狂躁症发作期间，医生几乎肯定会要求患者在最初的几周内服用锂和一些药效更强的药物，直到症状消失为止。

血锂测试必须在服用锂药片之后的8～12个小时内进行。最佳测试时间是早晨空腹的时候。如果你某个早上准备做测试，但不小心服用了锂药片，那么就不要去测试了！因为测试的结果可能会误导医生，在这种情况下，你应该改天再测试。

体型、肾功能、天气情况和其他因素都有可能影响身体对锂剂量的需求，因此患者在服用锂期间应该定期做血锂测试。医生很可能会将你的血药浓度保持在在0.6～1.2毫克／每立方厘米的样子，不过这也要视症状而定。如果是剧烈的狂躁症发作，医生很可能会将你的血药浓度保持在1.2毫克／每立方厘米左右的位置。如果你的感觉好转了，有些医生可能会降低血药浓度，他们会认为0.4～0.6毫克/每立方厘米就够了，这样完全可以避免抑郁症或狂躁症再次发作。

长期脾气暴躁的患者也可以服用锂，即使他们没有明显的躁郁症症状也可以，这类患者保持较低的锂血药浓度就可能会好转。血药浓度低有一个好处，这就是副作用少。

其他的医检项目。在治疗前，医生可能需要了解你的身体情况，他（或她）会要求你做一系列的血检和尿检。验血一般包括全套血常规、甲状腺功能和肾功能测试、电解质检查和血糖检查。在服用锂时，应每半年或每年检查一次甲状腺功能，因为有些服用锂的患者患上了甲状腺肿（甲状腺肿大或有肿块）。肾功能也必须经常检查，因为有些服用锂的患者报告说肾脏出现异常。在开始服用锂之前，医生可能会要求你做心电图（EGG），如果你年过40或有心脏病史就更需要做心电图了。此外，医生还需要了解你是否在服用其他的任何药物，由为有些药物可能会使你的锂血药浓度升高。这类药物包括某些利尿剂和消炎药，例如布洛芬、萘普生和吲哚美辛。我在后面会介绍一些作用相反、可能会使锂血药浓度下降的药物。

锂的副作用。我在475页的表20-13中列出了锂的副作用，并在同时还列出了它和其他两种情绪稳定剂的副作用对比（另外两种情绪稳定剂我在后面会详细介绍）。从表中可以看出，锂的副作用有很多，不过大多数的副作用都只会让人产生轻微的不适，它们并不危险。

先开始讲锂对肌肉和神经系统的副作用。你要知道，服用了锂的患者中有30%～50%的人手和手指会颤抖。当你的双手不动的时候它们会不自觉地颤抖；更糟糕的是，有时你动手做事的时候它们也会颤抖起来。举例来说，有时双手抖得厉害，让你拿不住咖啡杯，写字也写不好。颤抖的严重程度和剂量有关，如果将锂和某种也会使人颤抖的三环类抗抑郁药物混合服用，患者就会颤抖得更加厉害了。

颤抖正是一些患者停服锂的主要原因之一。如果颤抖非常严重，给你的生活造成了困扰，你可以服用一种控制颤抖的药——普萘洛尔。不过，我的原则是尽可能地避免开多种药；减少剂量也一样会有用。

万一医生真的开了普萘洛尔，而且如果目的只是减少锂导致的手抖现象的话，一般的剂量为每天20～160毫克，需要分次服用。一开始的时候最好服用小剂量，然后再慢慢增加。能发挥药效的最小剂量是最好的。这是因为普萘洛尔本身也有一些副作用，例如减缓心律、降低血压、使人虚弱疲劳、神志不清和肠胃不适。此外，普萘洛尔还会引起呼吸问题，因此有哮喘的患者不得服用这种药。美托洛尔（25～50毫克）和纳多洛尔（20～40毫克）这两种药和普萘洛尔效果差不多，也可以用来治疗锂引起的手抖。

患者在刚开始服用锂的时候可能会容易疲倦，但这种反应一般会随着时间的推移而自行消失。有些患者抱怨说会反应慢或健忘，尤其是年轻的患者更是如此。记忆测试已经证实了这种药会导致健忘。其他有抗胆碱作用的药物也会导致健忘，例如阿米替林。由于经常有患者说他们服用锂之后有健忘的情况，所以许多患者都停服了锂。不过，健忘似乎更容易发生在锂血药浓度比较高的时候，只要减少剂量，一般都会有所改善。

此外，还有些患者抱怨说感觉非常疲倦无力。这种症状往往说明锂的血药浓度过高了，此时需要降低剂量。如果患者感到极度犯困、神志不清、失去协调功能或说话含糊不清，则说明锂的血药浓度已经高到危险的程度了。如果有这类症状，应该立即停药并就医。

一些患者表示他们很担心服用锂之后可能会失去创造性。有些艺术家和作家的灵感源于生活中的大喜大悲，虽然有些痛苦，但却能赋予他们创造性，他们对服用锂尤其担心。事实上，几百年以来，许多著名的画家和诗人都遭受过躁郁症的折磨，你可以从他们的作品中清楚地看到他们的情绪变化。不过，在服用了锂的患者中有3/4的人说自己的创造性似乎没有受到影响，有时他们的创造性甚至还会增加。

现在该讲下一种副作用了，它和消化系统有关。锂会引起肠胃不适或腹泻，这在服药的头几天最痛苦。不过，随着时间的推移，这种副作用一般都会自行消失。随食物服用锂或一天分3～4次服用也许可以缓解副作用，这样肠胃就不会因为一次服用大剂量的锂而受刺激了。此外，缓慢地增加锂的剂量也可以起到缓解的效果。锂也有可能导致上吐下泻，这种情况极其少见，但它可能会使你的身体因为水分流失而脱水。这样会使锂的血药浓度上升，引发中毒反应，然后反过来又引起更严重的呕吐腹泻，周而复始形成恶性循环。如果有这种反应，患者可能需要就医以补充水分，直到这种副作用消失为止。

表20-13

情绪稳定剂的副作用[a]

类　别	锂	丙戊酸	卡马西平
肌肉和神经系统	容易发抖 协调性出现问题 疲倦 反应慢或迟钝 健忘	容易发抖 协调性出现问题 疲倦 体虚	头昏 协调性出现问题 疲倦 体虚
肠胃	肠胃不适 发胖 腹泻	肠胃不适 发胖 肝功能失常 胰腺炎	肠胃不适 肝功能失常 口干
肾	肾性尿崩症（症状为多尿、口渴） 间质性肾炎，导致肾功能不全（一般比较轻微）		抗利尿激素分泌异常综合征（简称 SIADH）
皮肤	皮疹 掉头发 痤疮	皮疹 掉头发	皮疹
心脏	心电图变化		
血液	白细胞数量增加	血小板减少，引起出血	血小板减少，引起出血 骨髓衰竭（极少见）
激素	甲状腺机能减退	月经失调	甲状腺激素水平下降

a. 表格中的信息来源：《临床精神药理学手册》（Manual of Clinical Psychopharmacology）和《精神科药物速查资料》（Psychotropic Drugs Fast Facts）。这两份参考资料非常专业，我在此强烈推荐。

许多服用锂的患者都会发胖，这很不幸；许多患者之所以停服锂，这也是一个主要原因。艾伦·斯查兹伯格博士认为，对于本来就已经很肥胖的人来说，这个问题无异于雪上加霜。肥胖是因为锂会刺激食欲，这一般很难控制。当然，如果你能多动少吃，发胖还是可以避免的，体重也是可以减轻的。但说起来容易做起来难啊！如果发胖的程度非常严重，给你的生活带来了诸多不便，也许你还是应该换一种其他的情绪稳定剂——例如卡马西平，这样会更好。

在服用锂期间，你也可能会口渴多尿。有时，患者会因为尿多尿频而极度口渴，此时必须停服锂。这种反应叫肾性尿崩症（nephrogenic diabetes insipidus，简称NDI），它是因为肾受到了锂的刺激。只要停服锂症状一般都会消失；有时增服某种类型的利尿剂也会有帮助。不过，此时必须仔细观察病人的情况，因为这类利尿剂可能会使锂的血药浓度升高。在服用锂的患者中，有50%～75%的人很可能会有轻微的尿多症状。

锂会对肾造成另一种伤害，这就是"间质性肾炎"，它的意思是肾组织发炎或受到刺激。这种并发症一经报道后，精神病医师就开始警惕起来。后来有研究表明，尽管多年以来，在服用锂的患者中有5%或更多的人有这种问题；但从结果来看，锂对肾的损害程度一般还是非常轻微的。但不管怎样，在服用锂期间，医生会定期查看患者的锂功能。他（或她）会要求你每年验一两次血，验血的项目包括肌酸酐测试和血尿素氮（blood urea nitrogen，简称BUN）。这些测试可以在做常规的锂血浓度化验时进行。如果测试结果表明肾功能有变化，医生可能会找泌尿科医师咨询。此外，医生还会要求你做肌酸酐清除测试。这是一种肾功能检验，它的结果会更准确。你需要从化验室拿一只特殊的瓶子，把自己24小时之内的尿都排在里面。化验的结果可以让医生判断你继续服用锂是否安全。

有时患者会有皮疹，有牛皮癣的患者在服用锂之后往往还会病情恶化。这可能需要找皮肤科医生咨询，改换另一种情绪稳定剂。服用锂也可能会导致痤疮恶化，你可以服用抗生素或视黄酸来治疗，但有时必须得停服锂。一些患者说会掉头发，但一般来说，无论患者是否继续服用锂，他们的头发都会长回来。值得注意的是，服用锂掉头发的患者主要是女性，而且身体上任何部位的毛发都可能会脱落。掉头发有时是甲状腺机能减退的征兆（后面会介绍），因此如果没有缓解的话，医生可能会要求你做甲状腺血化验。

锂可能会使心电图出现很多变化，但这一般都不严重。年龄大一点的患者以及有心脏病的患者在服用锂之前应该做心电图，这个我在前面已经说过。等你服用锂的剂量稳定下来之后，还应该继续做心电图。这样是为了观察心率是否有任何变化，以排除隐患。

从表20-13中可以看出，锂也会使白细胞数量增加。白细胞一般可以抗感染，它的正常数量介于6000~10000。患者在服用锂之后，其白细胞数量往往会增加到12000~15000/每立方厘米，如果只是增加到这个程度，还不算很危险。不过，如果你生病了去看医生，请务必要提醒他（或她）你在服用锂，而且还要让他（或她）知道锂会使白细胞的数量假性虚增。否则，医生可能会错误地认为你有严重感染（虽然你实际上并没有）。

最后要讲的是锂会影响甲状腺功能，有20%的患者都会受到影响。前面已经讲过，其中一个常见的反应就是甲状腺变大（也叫"甲状腺肿"），不过此时甲状腺功能不会有任何变化。其他还有些患者血液中的促甲状腺素（thyroid stimulating hormone，简称TSH）水平会增加，这表示患者的身体正在更进一步地刺激甲状腺。服用锂的患者有5%都会患上甲状腺机能减退，这可能需要采取甲状腺激素替代治疗，即服用甲状腺素治疗（每天0.05~0.2毫克）。甲状腺机能减退在女性患者中更常见，男性患者相对较少。

锂的药物相互作用。从479页的表20-14中可以看出，锂会和许多其他的药物产生相互作用。如果你在服用锂的同时也在服用其他药物，请务必和医生一起查看此表。

表中第一栏的药物是可能会引起锂血浓度上升的药物，它们可能会引发更多的副作用，例如锂中毒。如和这类药同服，锂的剂量可能应该减少，以便将锂血浓度保持在正常范围。可能会导致锂血浓度上升的药物包括一些治疗高血压的常用药物，例如ACE抑制剂、钙通道阻滞剂和甲基多巴。其中钙通道阻滞剂的不良反应尤其严重，它甚至可能会导致锂中毒，使患者产生发抖、失去协调功能、反胃呕吐、腹泻、耳鸣等症状。如果将锂和这类药物混合服，必须谨慎小心。

许多常用的非甾体类抗炎药（non-steroidal anti-inflammatory drugs，简称NSAID）——例如布洛芬——也可能会使锂血浓度上升。此外，一些抗生素同样也会使锂血浓度升高，例如一种常用来治疗阴道炎的抗真菌剂甲硝哒唑。表20-14第一栏中还列出了几种抗痉挛药。如果你正在服用这类药，你可能需要减少锂的剂量。

如果你有高血压，你也许要服用利尿剂（或去水丸）。有些利尿剂会使锂血浓度上升。表20-14中的噻嗪利尿剂会使锂血浓度明显上升，但袢型利尿剂和保钾型利尿剂不会这样。并不是所有的利尿剂都会使锂血浓度上升。例如，从表20-14中可以看到，渗压性利尿剂就会产生相反的效果，它会使锂血浓度下降，这是因为它的作用机制和其他的利尿剂有些不同。

如果你有高血压的话，医生可能会要你少吃盐。不过，低盐饮食会使锂血浓度升高，这是因为肾为了维持正常的盐分，它就会减少盐分排放。由于锂也是一种盐，从化学上来说，它和食用盐非常相似，所以肾排出的锂也会减少。在夏天出汗比较多的时候，你体内的盐分会流失，导致锂血浓度升高。这样，肾也会试图保留盐和锂。如果你出汗比较多的话，请务必多摄取适量的盐，以补充流失的盐分。

相反的情况也有可能发生。从表20-14中可以看出，如果摄取的盐分太多，锂血浓度反而会下降。这是因为肾可以察觉到血液中的盐分过多，因此它会排出多余盐分。于是，肾在排除多余盐分的同时也会排出大量的锂。

表第二栏中的药物作用正好相反，它们会使锂血浓度下降。这样一来，锂可能会失去药效。表中的几种哮喘药都会降低锂血深度。咖啡因也有同样的效果，因此如果你喜欢喝咖啡的话，你可能需要少喝一点或者增加锂的剂量。用来治疗许多皮炎（包括毒葛皮炎）的皮质激素类药物也会使锂血浓度下降。如果你在服用这类药物，也许需要增加锂的剂量，这样才能将锂血浓度保持在正常范围之内。

表20-14还列出了一些其他的药物相互作用。精神病医师以前认为锂和某些安定药（尤其是氟哌啶醇）混合服用会大大增加中毒反应的风险。这种中毒反应叫即抗精神病药恶性综合征（neuroleptic malignant syndrome，简称NMS），它的症状包括肌肉严重僵硬、神志不清、体温升高、多汗、血压升高、心跳加快、呼吸急促、吞咽困难、肾功能和肝功能失常和其他症状。尽管任何服用安定药的患者都有一丝半毫患上NMS的风险，但最近的临床研究表明，如果将安定药和锂混合服用，这种风险可能只会增加一丁点。现在在治疗精神分裂症时，锂常常和安定药一起混合服用，这样可以增强疗效。

表20-14

锂的药物相互作用[a]

注意：由于药物相互作用方面的信息会经常更新，所以此表不可能详尽无遗。如果你需要混合服用锂和任何其他药物，请咨询医生和药剂师，以了解是否有任何药物相互反应

使锂血浓度或毒效应上升的药物

| 血管紧张素转换酶（angiotensin—converting enzyme，简称 ACE）抑制剂
●贝那普利
●卡托普利
●依那普利
●福辛普利
●赖诺普利
●喹那普利
●雷米普利 | 酒精
抗生素
●氨苄西林
●大观霉素
●四环素
抗痉挛药
●卡马西平
●苯妥英
●丙戊酸 | 抗真菌剂
●甲硝唑

钙通道阻滞剂
●地尔硫卓
●硝苯地平
●维拉帕米

利尿剂（袢型）
●依他尼酸
●呋塞米 | 利尿剂（噻嗪）
●氯噻嗪
●氢氯噻嗪

利尿剂（保钾型）
●阿米洛利
●螺内酯

氯胺酮
低盐饮食 | 马吲哚
甲基多巴
非甾体类抗炎药
●双氯芬酸
●布洛芬
●吲哚美辛
●酮洛芬
●吡罗昔康
●保泰松 |

使锂血浓度或毒效应下降的药物

| 乙酰唑胺
支气管扩张剂
●沙丁胺醇
●氨茶碱
●茶碱 | 咖啡因（咖啡、茶、苏打水、巧克力中都有这种物质）
皮质激素类药物
●氢化可的松
●甲泼尼龙 | 渗压性利尿剂
碳酸氢钠
咸食
尿素 |

其他的锂药物相互作用

药物	作用	药物	作用
安定药 ●氯丙嗪 ●氟哌啶醇 ●硫利达嗪	可能会引发锂中毒反应或增加患上抗精神病药恶性综合征（neuroleptic malignant syndrome，简称NMS）的可能性，不过这种情况极少见	洋地黄 羟嗪 三环类抗抑郁药物	心律失常，心跳减缓 心律失常 容易发抖

a. 表格中的某些信息来源于《精神科药物速查资料》（Psychotropic Drugs Fast Facts），213～215 页。这本书是精神科药物治疗方面的权威书。

大多数的安定药孕妇都不能服用，同样，她们也应该尽可能地避免服用锂，因为锂可能会导致胎儿产生心脏方面的缺陷。不过，这个问题应该一分为二来看，选择时还是要权衡一下潜在的利弊。服用锂的孕妇，其胎儿的心脏缺陷——即埃勃斯坦畸形（Ebstein's anomaly，又称三尖瓣下移畸形）——的概率是正常孕妇的20倍，不过这个概率仍然低于1%。其他的出生缺陷也有可能发生，尤其是在怀孕的头3个月服用锂更是如此。此外，锂和一些其他的安定药还会分泌到乳汁中，因此，哺乳期的妇女应该避免服用这类药物。如实在需要服用这类药，则应该停止哺乳。

丙戊酸

丙戊酸一般用于治疗癫痫症，不过最近又获得FDA批准可以用于治疗双相躁郁症，尤其是急性狂躁症。从401~402页的表20-2中可以看出，这种药分为两种：丙戊酸和价格稍高一点的双丙戊酸钠。这两种药效果差不多。一些研究将丙戊酸和锂做了一番对比，结果表明它们同样有效，而且它们的药效都似乎比安慰剂好两倍。丙戊酸和锂一样，似乎都能预防狂躁症在以后发作或者减少发作的可能性。如果患者的躁郁症属于快速循环发作的形式，则服用丙戊酸会特别有效。双相躁郁症的患者无论其发作形式是"混合状态"（即会同时产生狂躁和抑郁情绪）还是普通形式，服用这种药都很有效。丙戊酸在预防和治疗狂躁症这方面很有优势，不过在预防和治疗抑郁症这方面很可能就稍逊一筹了。

丙戊酸的剂量。服用丙戊酸最好逐渐增加剂量，这样可以减少副作用。第一天服用的剂量可能会是250毫克，而且应该随食物一起服用。在第一周，剂量可以缓慢增加到每次服用250毫克，一天服用3次。患者服用的丙戊酸的剂量可能会根据各人的体重、性别和临床症状而略有不同，任何药物都是如此。例如，72千克的男性患者第一次服药的剂量可以是500毫克，一天服用两次。

在第2周和第3周，剂量还可以继续缓慢增加。大多数患者增加到最后，一天的总剂量将达到1200~1500毫克，但需要分次服用（例如，每次400毫克，一天3次）。每个人的剂量情况都不一样，有些患者一天只服750毫克就够了，还有一些患者一天却要服用3000毫克之多。和任何药物一样，丙戊酸有时也得超出正常的剂量范围。

只要在两周内，患者的血药浓度达到治疗所需的浓度，差不多就可以看到一些好转的迹象。如果你服用丙戊酸有效，医生可能会建议你长时间服用，这和锂一样。

验血。医生可能会要求你验血，以便调整你服用丙戊酸的剂量。开始的时候，医生可能会要求你一周验一次血，直到你的剂量和血药浓度趋于稳定为止。在这之后，你一两个月验一次血也许就够了。

抽血应该在大约服药12小时之后进行，这和锂血浓度化验一样。大多数患者服用丙戊酸都是一天两次。因此，可以在早上吃药之前抽血。大多数医生都认为，血药浓度达到50~100微克/毫升就可以起到治疗效果，但还有一些医生认为血药浓度应该达到125微克/毫升才行，尤其是急性狂躁症患者更是如此。当然，血药浓度越高，副作用就会更多。

在治疗之前，医生很可能会要求你验血（用于检查肝酶）、进行出血时间测试和全套血常规（包括血小板数量）。之所以要做这些额外的验血项目，这是因为丙戊酸在极少数的情况下可能会引起肝炎（肝脏发炎）和出血问题。在服用丙戊酸后，医生有时会要求你反复做这些检查，以确定你的身体没有出现任何变化。许多医生认为半年或一年做一次血常规和肝酶检查很可能就够了，只要患者发现任何肝脏发炎的征兆或症状（下面我会介绍）立即能主动地报告就没什么问题。如果你发向自己出血时间过长或容易碰伤，也应该告诉医生。

有15%~20%之多的患者在服药后的前3个月肝酶会暂时增加，不过一般不会升高到严重的程度。但是，如果你的肝酶真的产生了变化，医生很可能会减少丙戊酸的剂量并继续观察你的肝酶情况。此外，医生还需要你了解肝炎的症状，因此以后你只要发现自己有这些症状就可以立即联系他（或她）。黄疸是最具代表性的症状，如果你的尿液颜色变深，皮肤和眼睛都变黄，就表示你得黄疸了。此外，你的大便还会变白。肝脏发炎时，使大便变成褐色的色素会在血液中堆积，于是你的眼睛、皮肤和尿液的颜色都会变深。肝炎还有一些其他的症状，它们包括疲劳、反胃、无食欲、疲惫、虚弱无力。幸运的是，服用丙戊酸只要在极少数的情况下才会引起肝炎，而且就算引起了肝炎一般也可以成功治疗，如果你一开始能立即告诉医生就更容易治疗了。

尽管肝脏发炎一般都很轻微，但不能掉以轻心。你必须仔细观察这类症状，因为从理论上来说，它们可能会恶化成致命的肝功能衰竭。婴儿患上这种并发症的概率相对较大，但成人却几乎不可能。一般只有患者在服用丙戊酸的同时还服用其他抗痉挛药才有可能得肝炎。事实上，有些专家坚持认为，如果成人患者只服用一种抗痉挛药，是不可能得肝炎的。

丙戊酸的副作用。475页的表20－13中列出了丙戊酸的副作用。从一般情况来看，丙戊酸比锂更容易让患者所接受，因为它的副作用比较少。犯困虽然是一种常见的副作用，但如果在晚上睡觉前服用，犯困就不成为问题了。丙戊酸还可能导致肠胃不适，这类反应包括反胃、呕吐、腹部绞痛或腹泻。不过，这种胃肠道的不良反应并不多见，而且只要一天服用两次类似于法莫替丁这样的药一般都会缓解。马克斯曼博士和沃德博士认为，丙戊酸引起肠胃不适的概率（15%～20%）高于服用肠溶型双丙戊酸钠片剂的概率（10%），因此如果这类症状让人痛苦的话，患者改服双丙戊酸钠也许会很有用。

从表20－13中可以看到，丙戊酸也会使患者容易发抖。有时，只要减少剂量或增服β－受体阻断剂就可以缓解症状，这和服用锂一样（请参阅前面有关服用锂引发手抖的内容）。此外，丙戊酸还有一些不太常见的副作用，它们包括失去协调功能和发胖。

有5%的患者服用丙戊酸会生皮疹，这和表20－13中的另外两种情绪稳定剂很相似。有些患者还会掉头发。如果出现这种现象，你应该停药（不过事先要和医生商量），因为头发长回来需要几个月。为什么会掉头发呢？它可能是因为丙戊酸会影响锌和硒的代谢。要想避免这种副作用，你可以服用含有这两种金属元素的维生素补充剂。根据艾伦·斯查兹伯格博士及其同事的建议，善存银片是比较理想的选择。

有20%之多的女性患者在服用丙戊酸后出现月经不调。这可能是因为丙戊酸会使相关激素的血浓度下降，从而导致排卵减少。可矛盾的是，丙戊酸也会导致某些口服避孕药的血药浓度下降，因此从理论上来说，你还是有怀孕的可能。如果你服用口服避孕药，请务必和医生商量。

丙戊酸和一些其他的抗痉挛药一样都可能导致出生缺陷，因此孕妇一般不能服用这种药。它致畸的情况包括兔唇、凝血异常、脊柱裂等。在怀孕后期（最后的3个月），丙戊酸可能会导致胎儿的肝脏中毒，尤其是在血药深度高于60微克/毫升时更是如此。在服用丙戊酸时，如果你觉得自己有怀孕的可能，请务必告诉医生。

20岁以下的女性如要长期服用丙戊酸，请务必慎之又慎。一些研究表示这类女性可能会患上多囊性卵巢症，而且她们的雄激素水平还会增加，不过现在还不清楚这种并发症的实际发病率。

丙戊酸的药物相互作用。丙戊酸的药物相互作用似乎少于锂或卡马西平。丙戊酸会使人犯困，因此它不能和其他镇静剂——例如酒精、强效镇静剂和弱效镇静剂、巴比妥类药物或安眠药——混合服用，否则可能会增强镇定效果，这对需要开车或操作危险性设备时的患者来说是很危险的。此外，丙戊酸还会使巴比妥类药物的血药浓度大幅度上升，使患者极度犯困或产生中毒反应。丙戊酸也会使地西泮的血药浓度上升，这会使中枢神经系统的功能减退，后果是非常严重的。因此，如果要将这类药物和丙戊酸混合服用，必须非常小心。

前面已经讲过，丙戊酸会影响出凝血功能。因此在服用丙戊酸时，如要服用其他可能会影响出凝血功能的药物——例如华法林或阿司匹林，请务必小心。此外，丙戊酸还会使华法林的血药浓度上升，这会使身体更容易流血。

服用丙戊酸时须慎服三环类抗抑郁药物——尤其是去甲替林和阿米替林，否则可能会导致抗抑郁药物的血药浓度上升。医生可能会要求你验血，以查看抗抑郁药物的血药浓度，以便必要时调整剂量。

有一些药物可能会使丙戊酸的血药浓度上升。它们包括：

•抗酸剂；

•非甾体类抗炎药（non-steroidal anti-Inflammatory drugs）——例如阿司匹林、布洛芬等；

•甲腈咪胍；

•红霉素；

•非氨酯，这是一种抗痉挛药；

•锂：丙戊酸也会使锂的血药浓度上升，因此可能会引起中毒反应；

•一些安定药，尤其是类似于氯丙嗪这样的吩噻嗪类安定药；

•SSRI类药物，例如氟西汀和氟伏沙明。

服用丙戊酸时如需服用这类药物中的任何一种，医生可能会要求你减少丙戊酸的剂量。

一些抗痉挛药——例如卡马西平、乙琥胺和苯妥英，可能还有苯巴比妥——可能会使丙戊酸的血药浓度下降，因此可能需要增加丙戊酸的剂量。与此同时，丙戊酸也会使卡马西平、苯妥英、苯巴比妥和普里米酮的血药浓度上升，所以如果这类药物和丙戊酸同服，它们可能都需要减少剂量。躁郁症患者如果很难治疗，可能需要服用多种情绪稳定剂，因此务必注意这些复杂的药物相互作用。

最后要讲的是，抗生素利福平会使丙戊酸的血药浓度下降。这种抗生素用于治疗肺结核；如果你和脑膜炎患者接触密切，也可以服用这类药物，它可以发挥2~4天的预防作用。

卡马西平

卡马西平于20世纪60年代问世，它当时用于治疗某些颞叶癫痫。在20世纪70年代，日本调查人员发现患者在服用锂无效时，服用卡马西平会很有帮助。尽管FDA并没有特别批准卡马西平用于治疗狂躁症和抑郁症，但它对服用锂没有反应的双相躁郁症患者似乎很有帮助，有效率甚至高达50%。在治疗狂躁症时，可以混合服用卡马西平和锂或强效镇静剂，这样可以强加治疗效果。

卡马西平也可以治疗某些快速循环发作的躁郁症。这类患者每年有4次以上的发作期，有时会很难治疗。有些研究也表示，如果躁郁症患者在发作高潮期有愤怒偏执的情绪，也许可以服用卡马西平治疗。一些精神病医师认为，如果患者有边缘型人格障碍症，经常产生强烈的焦虑、抑郁和愤怒情绪，同时还伴有强迫性的自毁行为（例如割腕），服用卡马西平也可能会有所改善。不过，只有一份研究报告认为卡马西平有这种疗效，而且报告者是心理医生而不是患者，所以卡马西平在这方面的疗效还不确定。

许多针对卡马西平的研究其研究对象都是同时还服用其他药物（例如锂或安定药）的患者，他们服用的药对治疗狂躁症也很有效果。因此，艾伦·斯查兹伯格博士和他的同事们认为，这种研究方法很难分析出卡马西平的真正疗效。卡马西平不仅数据有限，而且还有一些专利问题。这种药不能获批成为治疗狂躁症的基础药物其原因也许正在于此——因为没有大量对照良好的研究报告能够有力地证明卡马西平可以安全有效地治疗狂躁症。

卡马西平的剂量。卡马西平的起始剂量是每次200毫克，一天两次，连服两天。然后，可以增加到一次200毫克，每天3次，连服5天。之后的剂量还可以缓慢增加，每5天增加200毫克；最后每天的最大总剂量可以达到1200~1600毫克。

一般来说，卡马西平至少需要一两周才能发挥药效，这和许多的精神科药物都一样。如果服药后有效，医生很可能会建议你长期服用，以免狂躁症复发。

验血。服用卡马西平必须验血，这和前面介绍过的两种情绪稳定剂（锂和丙戊酸）一样。在服药的前两个月，你每周都必须验血。在这之后，每一两个月验一次血就够了。医生可以参考验血结果调整开药的剂量。对于大多数的狂躁症或抑郁症患者来说，卡马西平的血药浓度必须达到6～12毫克/毫升才能发挥药效。任何药物都是剂量越小，副作用越小，卡马西平也是如此；但血药浓度太低会使药物失效。

服用卡马西平可能会使其他药物的血药浓度下降，这是因为卡马西平会刺激肝酶，使肝脏加快将药物排出体内的速度。有一种药物会受到卡马西平的影响，那就是卡马西平！换而言之，你在服用这种药几个星期后，你可能需要加大剂量才能保持正常的血药浓度。这是因为肝脏会更迅速地代谢卡马西平，因此药物排出体内的速度会更快。

在开始服用卡马西平之前，医生很可能要检查某些肝酶在血液中的浓度，而且在你服药期间需要经常检查。这是因为卡马西平可能会使肝酶在血液中的浓度上升，这表示肝脏可能会发炎或受损。丙戊酸对肝脏也有类似的损伤，我们在前面已经讲过。大多数服用卡马西平的患者其肝酶在血液中的浓度都会有某种程度的上升，但这一般都不严重。不过，你仍然要小心任何肝炎的征兆（前面介绍丙戊酸时已经讲过）。

服用卡马西平期间，医生也可能会要求你经常做全套血常规。这是因为卡马西平可能会使红细胞、白细胞或血小板减少。这类细胞都是由骨髓制造出来的，而卡马西平有时会降低骨髓的活跃性。每种血细胞的功能都不同，白细胞的作用是对抗感染。如果体内的白细胞数量不足，人就容易受到感染。前面已经说过，白细胞的正常数量是6000～10000。如果你的白细胞数量低于3000，医生会立即咨询血液专科医师。在服用卡马西平的患者中，大约有10%的人其白细胞数量会下降。一般来说，他们的白细胞数量会低于3500。白细胞数量下降一般不会成为大问题,你没必要担心。如果服用卡马西平有效,只要你的白细胞数量在1000以上,医生一般都会要求你继续长期服用。但如果这个数量降到1000以下就非常危险了。因此,只要你的白细胞数量开始下降,医生都会频繁地检查你的白细胞数量。

服用卡马西平期间,红细胞和血小板的数量也可能会减少。红细胞的功能是输送氧气,而血小板的功能则是凝血。如果红细胞数量降到极低的水平,你可能会贫血。如果血小板少得可怜,你就会很容易出血。艾伦·斯查兹伯格博士和他的同事们认为,血细胞数量的这种变化很正常。他们着重强调,监测血细胞的最佳方法莫过于让患者了解这方面的知识并经常做血常规。服用卡马西平期间,如发现白细胞、血小板或红细胞减少的任何症状,请务必立即告诉医生。这类症状包括发烧、喉咙痛或嘴巴痛(表示有可能感染)、容易擦伤或流血(表示血小板可能减少),或疲劳、嘴唇和指甲发白(表示贫血)。

卡马西平可能会导致骨髓造血功能退化到危险甚至致命的地步,但这种情况极其少见。如发生这种情况,你所有的血细胞都可能会下降到极低的程度。根据最近的预测结果,这种致命的骨髓功能退化发病率介于1/125000~1/10000。这个数据也可以证明这种并发症罕见之极。

卡马西平最初进入市场时,这一可能性让很多医生都心惊胆战,他们不敢用这种药,这也是可以理解的。从现在来看,神经病专科医生是开卡马西平最多的医生,因为这种药对治疗癫痫症和三叉神经痛(面部神经疼痛)极其有效。神经病专科医生对使用这种药有非常丰富的经验,而且他们使用这种药也非常放心。因此,越来越多的精神病医师也终于转变观念,他们也开始放心地使用卡马西平了。

卡马西平的副作用。475页的表20-13中列出了卡马西平的一些常见副作用或明显的副作用。疲倦是最常见的副作用,开始服药的时候尤其如此。有1/3的患者都会感到疲倦,还有一些患者(5%)则感到浑身无力。缓慢增加剂量可以消除这种副作用。一般来说,过一段时间之后,这种困倦感会逐渐消失。困倦感通常不是因为贫血,而是因为药物的镇定作用。

大约有10%的患者说有头晕现象,尤其是在起身时。这是因为人在起身时血液会涌入腿部,造成血压暂时下降。因此,心脏无法向大脑提供足够的血液,所以患者就会头晕。只要缓慢起身并立即运动一下双腿(例如原地走动），一般都可以避免这种副作用。这样可以使血液从腿部流向心脏，然后心脏又可以给大脑提供充足的血液了。

卡马西平有时会引起协调功能问题。据报告，有这种问题的患者达25%之多。患者有点像喝醉酒似的，走路时摇摇晃晃。这往往表示剂量过高了。此外，剂量过高还有其他的症状表现形式，它们包括看东西有重影、说话含糊不清、神志不清、肌肉抽搐、容易发抖、不安、反胃、呼吸减慢或不均匀、心跳加快和血压变化。如果有这类症状，必须立即就医，因为在极端的情况下，剂量过高可能会导致麻木、昏迷甚至死亡。

刚开始服药时可能会反胃呕吐，这一般都是暂时的，只要缓慢增加剂量并随食物服药，这种副作用差不多都会自行消失。不过，卡马西平并不像丙戊酸和锂那样很容易引发这种副作用。大多数患者在服用卡马西平几个星期后，都不会反胃呕吐。

和三环类抗抑郁药物一样，卡马西平有时也会引起口干或眼花。这是因为卡马西平封锁了大脑中的胆碱能受体（也可称为"蕈毒碱受体"）。对于青光眼患者来说，这种抗胆碱作用会成为大问题，因为这类患者的眼内压力偏高，而卡马西平可能会使他们的病情加重。如果你有青光眼，则应该在服用卡马西平或任何有抗胆碱作用的药物时密切观察眼内压力。

还有一种副作用和肾有关，它叫抗利尿激素分泌异常综合征（syndrome of inappropriate secretion of antidiuretic hormone）或水中毒。产生这种副作用后，患者会口渴、神志不清，血液中的钠也会减少。据报告，有5%的患者服用卡马西平会有这类反应。如果你极度口渴，医生可能会要求你做电解质化验，以便查看你体内的钠是否减少。医生可能会减少剂量或者建议你改换其他药物，或者还可能会给你服用一种叫作地美环素的药物。这种药物可以改善血液中纳水平过低的问题。医生很可能要经常查看你的肾功能，这需要检查血尿素氮（blood urea nitrogen，简称BUN）和肌酸酐。

卡马西平对心脏也会有一些不良影响。因此，年龄超过50岁的患者在服药前应该做心电图检查。在服药的剂量固定下来之后，还应该反复做心电图，以确定心脏没有严重的变化。卡马西平可能会使心跳减缓，这一点在年纪大的妇女中尤为常见。如果你有心脏病史，可能最好应该服用另一种对心脏影响较小的情绪稳定剂，例如丙戊酸。

在服用卡马西平的患者中，可能有5%～10%的患者会生皮疹。从表20-13中可以看出，任何一种情绪稳定剂（以及许多的抗抑郁药物）都会引起皮疹，但卡马西平引起皮疹的概率要大一些。不过，如果能避免直射的阳光（这有时可能会使皮疹发作）、服用抗组胺剂或换另一种品牌的卡马西平，有时还是很有帮助的。这是因为你可能是对药片中的某种成分过敏，而不是对卡马西平本身过敏。据报告，服用卡马西平可能会引起两种致命的皮疹，它们分别是莱尔综合征（Lyell's syndrome）和史蒂文斯-约翰森综合征（Stevens-Johnson syndrome），不过这种情况极其罕见。如果你的皮肤产生了任何严重变化，请立即告诉医生。

和许多其他的精神科药物一样，卡马西平也会导致出生缺陷，尤其是脊柱裂。最近还出现了一些其他的胎儿发育异常病例，在怀孕的头3个月服用卡马西平更容易产生这种病例。因此，孕妇服用这种药显然利大于弊。如果将卡马西平与其他的抗痉挛混合服用，这种风险似乎就更大了。如果孕妇确实需要服用卡马西平，根据一些专家的建议，可以增服叶酸，它也许可以减少出生缺陷的风险。

此外，卡马西平还会分泌到乳汁中。哺乳期的妇女其乳汁中卡马西平的浓度大约是血液中浓度的60%，因此如果需要哺乳的话，必须先咨询儿科医生。

卡马西平的药物相互作用。从490～491页的表20-15中可以看出，许多药物都会影响卡马西平的血药浓度，反过来卡马西平也会影响许多药物的血药浓度，因此你和医生应该特别小心。表中第一栏的药物会使卡马西平的血药浓度和毒性增加，如果你服用这类药物，医生可能需要减少卡马西平的剂量。例如，许多像红霉素这样的大环内酯类抗生素都会使卡马西平的血药浓度和毒性增加一倍。

从表20-15中也可以看出，某些药物（例如利尿剂，也叫水丸）和其他的抗痉挛药物可能会使卡马西平的血药浓度下降。为了抵消这一作用，医生可能会增加卡马西平的剂量。

虽然有些药物会使卡马西平的血药浓度上升或下降，但如果你服用其他药物，卡马西平也可能会改变它们的血药浓度。表中第二栏的药物在和卡马西平混合服用时血药浓度可能会下降，这是因为卡马西平会刺激肝酶代谢这些药物。因此，肝脏就会加快排出这些药物的速度。这就好像你明明想让浴缸装满水，却把浴缸塞拔了出来；水可能总是升不到合适的高度。

避孕药是一个值得注意的例子。这种药的血药浓度一旦降低，就可能起不到避孕效果。所以，你就算每天服药也还是有可能怀孕。其他和卡马西平混合服用可能会降低血药浓度的药物包括一些抗抑郁药物、安定药、抗痉挛药、抗生素、甲状腺激素等。

有时药物的相互作用是双向的。某种药可能会使卡马西平的血药浓度下降，但卡马西平反过来也会使这种药的血药浓度下降。例如，如果你服用安定药——例如经常用来治疗狂躁症的氟哌啶醇，氟哌啶醇可能会使卡马西平的血药浓度下降。与此同时，卡马西平又会使氟哌啶醇的血药浓度大幅下降。结果这两种药似乎都不起作用，狂躁症可能也没法有效控制。为了相应地调整剂量，医生可能会要求你验血，以查看这两种药的血药浓度。卡马西平对其他的安定药很可能也会有相同的作用。

表20-15中最后一栏是几种会和卡马西平产生致命的相互作用的药物。尤其要注意的是，卡马西平绝对不能和任何一种MAOI类药物混合服用，因为它们可能会引发致命的5-羟色胺综合征。

尽管表20-15很长，但由于新药物会不断出现，而且药物相互作用方面的信息也会经常更新，所以它不可能详尽无遗。我在前面已经说过，目前研究的药物相互作用只占很小的比例，我们的知识面还正在迅速扩大。也许还有其他的药物会和卡马西平产生严重的相互作用；如果你在服用其他药物，请务必告诉医生。此外，你还应该明确询问你服用的其他药物是否会和卡马西平产生相互作用。

其他的情绪稳定剂

就目前来看，锂、丙戊酸和卡马西平是治疗双相躁郁症的主要药物。不过，最近已经有了一些人工合成的新药，双相躁郁症患者有望在不久的将来使用它们。实际上，这类新药有很多都是用来治疗癫痫的抗痉挛药物。其中至少有两种现已用来治疗双相躁郁症，还有许多其他的抗痉挛药物在今后的几年也肯定会紧随其后。在这类药物中，至少有几种可能会成为治疗双相躁郁症的新型特效药，它们也许可以治疗其他的精神障碍症。

这些新药（以及前面介绍过的3种情绪稳定剂）和抗抑郁药物不一样，

表20-15

卡马西平的药物相互作用[a]

注意：由于药物相互作用方面的信息会经常更新，所以此表不可能详尽无遗。如果你需要混合服用卡马西平和任何其他药物，请咨询医生和药剂师，以了解是否有任何药物相互反应

使卡马西平的血药浓度或毒效应上升的药物

乙酰唑胺	其他类抗生素	SSRI类抗抑郁药物	钙通道阻滞剂	锂
大环内酯类抗生素	•多西环素	•氟西汀	•地尔硫卓	美西律
•阿奇霉素	•四环素	•氟伏沙明	•维拉帕米	泼尼松龙
•克拉霉素	•酮康唑	•舍曲林	达那唑	丙氧芬
•红霉素	•异烟肼	•其他	右旋丙氧吩	特非那定
•醋竹桃霉素	抗痉挛药	其他类抗郁药物	降脂药	维洛沙秦
•其他大环内酯类抗生素	•丙戊酸	•奈法唑酮	•吉非贝齐	
		•甲腈咪胍	•异烟酸	
			•烟酰胺	
			•烟碱	

使卡马西平的血药浓度下降的药物

抗痉挛药	利尿剂
•乙琥胺	芬太尼
•苯妥英	强效镇静剂
•普里米酮	•氟哌啶醇
巴比妥类药物	美沙酮
•苯巴比妥	
•其他	

以下药物在和卡马西平混合服用时其血药浓度可能会下降

对乙酰氨基酚	抗抑郁药物	弱效镇静剂	肌松药
抗生素	•安非他酮	•阿普唑仑	•泮库溴铵
•多西环素	•丙咪嗪	•氯硝西泮	•维库溴铵
•环孢霉素	•其他	•其他	芬太尼
抗痉挛药	安定药	皮质激素类	甲苯哒唑
•苯巴比妥	•氟哌啶醇	•地塞米松	美沙酮
•普里米酮	•其他	•甲泼尼龙	口服避孕药
•苯妥英		•泼尼松龙	茶碱
•丙戊酸			甲状腺激素
			华法林

▶ 接上页表格

卡马西平其他的药物相互作用	
药物	作用
氯氮平	会增加骨髓抑制的可能性
洋地黄	会导致血药浓度升高，可能引发中毒反应（包括心率减缓）
MAOI类抗抑郁药物	5-羟色胺综合征（发烧、癫痫发作、昏迷）

a. 表格中的某些信息来源于《精神科药物速查资料》(Psychotropic Drugs Fast Facts)，213～215页。这本书是精神科药物治疗方面的权威书。

它们不会使大脑中的5-羟色胺、去甲肾上腺素和多巴胺水平上升。相反，它们似乎会刺激一种叫做γ-氨基丁酸（gamma-amino butyric acid，简称GABA）的递质或抑制一种叫作谷氨酸盐（glutamate）的递质，而大脑中大部分的神经都需要使用GABA和谷氨酸盐。刺激GABA的抗痉挛药物很容易使人犯困。这类药物包括前面介绍过的丙戊酸以及加巴喷丁、噻加宾、氨己烯酸和几种其他的药物。抑制谷氨酸盐的抗痉挛药物往往刺激性很强，会让人焦虑不安。这类药物包括非氨酯、拉莫三嗪、托吡酯等。

这些药物为什么能治疗癫痫症或双相躁郁症呢？它们是如何起效的？到目前为止，我们还没有确切的答案，但我们知道大脑中的GABA系统和谷氨酸盐系统之间似乎存在着此消彼长的关系。刺激GABA的药物或抑制谷氨酸盐的药物为什么可以治疗癫痫症或双相躁郁症呢？原因也许就在于此吧。

大多数的抗痉挛药物也会抑制大脑神经膜上的钠转运系统。我想你已经知道，我们吃的食盐中就含有钠，它是一种离子，溶于水后会携带微小的正电荷。当神经膜中的离子通道打开时，像钠和钾这样的正离子就会突然涌入神经膜，于是就产生了神经电脉冲。我们可以说，正是离子的流动使神经产生了电脉冲。由于这类药可以抑制钠通道，它们就可以使神经减少刺激，因此大脑中的神经传导也许能够得以稳定。几乎所有的抗痉挛药物都有这种功能，所以它们有时也可称为"钠阻断剂"。这类新药之所以能够治疗癫痫症或双相躁郁症，也许原因在于它们的纳阻断作用。

当然，所有新药的疗效和副作用都有待发现，这些新型抗痉挛药物也不例外。哪一种药可能会对癫痫症患者和双相躁郁症患者最有效呢？我们不知道，因为目前还需要做大量的试验。不过，有一种药的呼声很高，它就是加巴喷丁。因为它用药安全，副作用极少，甚至和其他药物混合使用一般也不会产生中毒反应。除此以外，它还不需要验血，这和前面介绍过的3种情绪稳定剂截然不同。

迄今为止，FDA只批准了加巴喷丁用于治疗癫痫症。尽管官方还没有批准它用于精神障碍症，但许多精神病医师已开始给服用其他药物无效的双相躁郁症患者开加巴喷丁。至于这种药的最终疗效如何，这还需要临床应用和对照研究来证明。

1997年发表的有关加巴喷丁用于治疗情绪障碍症的研究报告至少有8份，以后发表的这方面的报告肯定会有更多。在这些研究报告中，研究者认为许多双相躁郁症患者在服用加巴喷丁后效果都很好。加巴喷丁似乎也有抗抑郁和抗焦虑的效果，它也许可以用于治疗慢性疼痛（例如偏头痛）、经前期综合征（premenstrual syndrome，简称PMS）、恐慌症和社交恐惧症。

加巴喷丁的剂量。加巴喷丁在治疗癫痫时一般的剂量为每次300～600毫克，一天服用3次，这样一天的总剂量就是900～2000毫克。在双相躁郁症的研究报告中，这种药的日平均剂量是1700毫克左右，不过有些调查者给出的日剂量高达3600毫克。

加巴喷丁从肠胃吸收，但它不受食物的影响。不过，抗酸剂Maalox会使胃部吸收的加巴喷丁减少20%。因此，如果服用了抗酸剂Maalox，你得至少再等两个小时才能服用加巴喷丁。

患者服用加巴喷丁5～7个小时后，身体将排出一半的剂量。因此这种药必须一天服用几次，它不能一次服完全部的剂量。如果一次服用大剂量的加巴喷丁，血液只会从肠胃中吸收一部分的剂量。例如，如果一次服用400毫克，血液只会吸收75%；所以不如一次服用100毫克，让身体百分之百吸收。不过从实际情况来看，这不会成为问题，因为加巴喷丁本来就是一天服用几次，一次的剂量都不会很大。

男性和女性的代谢情况不同，那他们的剂量是否也应该不同呢？现在还没有迹象表明男性和女性的剂量应该不同。不过，70岁以上的老年患者所需的剂量可能只能是年轻患者的一半，这是因为肾功能会随着年龄而老化。肾是排出加巴喷丁的器官，所以肾功能较弱的患者需要减少剂量。

加巴喷丁和锂、丙戊酸、卡马西平不同，它似乎不需要验血。这也是它的另外一个优势。

加巴喷丁的副作用。495页的表20–16中列出了一些主要的副作用。你可以看到其中有前面提到过的犯困以及头晕、容易发抖、协调功能问题、发胖和一些视力方面的副作用。所有的这些副作用都会在剂量高时加重，在剂量低时减轻。总的来说，加巴喷丁的副作用还是非常少的，和市面上其他的情绪稳定剂相比就更是如此了。

表20–16中的数据源于一些调查，调查对象为癫痫患者，在服用加巴喷丁之前他们已服用了其他的一种或多种抗痉挛药物。因此，加巴喷丁引起的副作用实际上还要小一些。要想更准确地估算任何副作用，最好的办法莫过于将患者分为两组，一组服用安慰剂，一组服用加巴喷丁，然后将加巴喷丁组的副作用比例减去安慰剂组的副作用比例。例如，服用加巴喷丁组的患者有11%的人感觉疲劳，而服用安慰剂组的患者有5%的人有这种副作用。这两个数字的差为6%——它就是加巴喷丁引起疲劳的真正比例。这样估算更准确一些。

对于孕妇来说，几乎所有的精神科药物都应该慎服，加巴喷丁也不例外。尽管没有对照良好的研究报告能说明加巴喷丁对胎儿的影响作用，但根据观察，怀孕的老鼠和兔子服用加巴喷丁会导致胎儿畸形。虽然动物不能等同于人类，但孕妇还是应该慎服加巴喷丁，除非患者极度需要而且能够冒着牺牲胎儿的风险。我们目前还不知道加巴喷丁是否会进入乳汁，不过许多药物都会进入乳汁；因此，哺乳期的妇女很可能不能服用这种药。当然，你事先还是应该和医生探讨一下服药的风险。

加巴喷丁的药物相互作用。加巴喷丁有一个独特的特点，这也正是它的优势——它不通过肝代谢，它只是通过肾原封不动地直接排入尿液。因此，它似乎不大可能和其他药物产生不良反应。也许你还记得前面的内容，那就是所有的抗抑郁药和情绪稳定剂都会和许多其他的药物产生复杂的相互反应。这是因为这些药物都需要相互争夺肝中的某些代谢酶。不过对加巴喷丁来说，这不是个问题，因此加巴喷丁和其他药物混合使用会更安全一些。事实上，许多专家都认为加巴喷丁和其他药物根本不会产生代谢性相互作用。所以，双相躁郁症或癫痫症患者如果病情严重，而且服用其他药物都没效的话，他们可以同时服用加巴喷丁和其他的情绪稳定剂，这正是加巴喷丁的一大优势。

加巴喷丁的优点无疑是非常诱人的，但它有没有缺点呢？有时，新药是看不出什么问题的，只有在广泛使用一段时间后，等最初的激动都逐渐消退，它们的缺点才会凸现出来。加巴喷丁也不例外。一些神经病专科医生和精神病医师认为，这种药也许对癫痫症或双相躁郁症都没有什么特别的疗效，他们对此深表忧虑。我有一位同事在加巴喷丁的用药方面经验非常丰富。她说她主要是给情绪焦虑的失眠患者开这种药，因为它镇定放松的效果非常好，而且不会形成依赖性。可惜的是，我的同事并不认为这种药是什么灵丹妙药。她觉得它不可能成为双相躁郁症患者首选的情绪稳定剂，不过将它和其他药物混合使用也许会有特别的效果。

另外还有一种新的抗痉挛药——拉莫三嗪，FDA也批准了它用于治疗癫痫。如果双相躁郁症难以治疗，也可以使用拉莫三嗪，这和加巴喷丁一样。艾伦·斯查兹伯格博士及其同事认为，目前针对精神病患者的拉莫三嗪用药调查极少，虽然有一些报告将这种药说得神乎其神，但一般都只是传闻。此外，拉莫三嗪有一些明显的副作用，有的还很可怕。其中的典型例子就是皮疹和皮肤过敏，在服用拉莫三嗪的成人患者中，这种发病率高达5%，甚至更高。虽然这些皮疹并不危险，但拉莫三嗪可能引起一种极其危险甚至会致命的皮肤过敏，它就是史蒂文斯-约翰森综合征（Stevens-Johnson syndrome），其发病率为1%～2%。这种皮肤过敏一般常见于儿童（成人比较少见），因此16岁以下的患者不应服用拉莫三嗪。服用拉莫三嗪时如果剂量过高，或者将它与其他药物——例如丙戊酸——混合服用，则很可能会增加患上这种致命的皮肤过敏的可能性。拉莫三嗪在上市前的试验中，有5位患者服药后因肝功能衰竭或多器官功能衰竭而死。

拉莫三嗪可能引起许多其他的副作用，例如头痛、颈痛、反胃呕吐、头晕、失去协调功能、犯困、失眠、容易发抖、抑郁、焦虑、脾气暴躁、癫痫发作、口齿不清、健忘、流鼻涕、皮疹、发痒、重影、眼花、阴道感染等。除此以外，拉莫三嗪还会和其他药物产生许多相互作用，因为它需要通过肝脏代谢。它的副作用太多了（尤其是一些致命的副作用），因此必须慎用。即使患者服用一些知名的情绪稳定剂（前面已介绍过）没有效果，还是应该对拉莫三

表20-16

加巴喷丁的副作用

注意：表中的信息摘录于 1998 年版的《医生案头参考手册》(Physician's Desk Reference，简称 PDR)。在这些调查中，调查对象为癫痫患者，在服用加巴喷丁或安慰剂之前，他们已至少服用了一种治疗癫痫的药物。因此，如果你没有服用其他药物，你的副作用可能会少一些。本表中的副作用仅为常见的

	加巴喷丁 (543人)	安慰剂 (378人)
消化系统		
发胖	2.9%	1.6%
口干	1.7%	0.5%
肠胃不适	2.2%	0.5%
精力方面		
疲劳	11.0%	5.0%
犯困	19.3%	8.7%
神经系统		
头晕	17.1%	6.9%
协调功能问题	12.5%	5.6%
容易发抖	6.8%	3.2%
说话含糊不清	2.4%	0.5%
健忘	2.2%	0.0%
眼睛		
眼球震颤	8.3%	4.0%
重影	5.9%	1.9%
眼花	4.2%	1.1%

嗪持保守态度，应该等我们对这种药有了更多的了解之后再用。

服用的抗抑郁药物无效该怎么办

采取任何治疗（包括药物治疗和心理治疗）都需要观察疗效，我建议你试试第2章中的抑郁程度测试。这一点我已经反复强调过多次。你可以一周测试一次或多次，测试后不妨记录一下结果。结果可以表明治疗是否有效以及有效的程度。得分越低，就表示治疗的效果越好。治疗的最终目的是让你的得分降到正常的范围，也就是理论上快乐的范围。

如果药物无效或者收效甚微，那么你该怎么做呢？

（1）确保服药的时长和剂量都合乎标准。你可以问问自己：

- 剂量够吗？

- 服药的时长够吗？

（2）确保自己没有服用其他可能会影响抗抑郁药物药效的药物。请记住，一些其他的药物可能会使抗抑郁药物的血药浓度下降，即使你服用了足量的抗抑郁药物也一样有可能失效。如果你在服用任何其他的药物，请告诉医生。

（3）你和医生可能会考虑采取增效法（后面将具体介绍）。

（4）如果以上步骤都考虑过但仍然无效，你可以停药再换另一种抗抑郁药。

（5）和单一的药物治疗方法相比，本书中介绍的心理疗法无论是单独运用还是和抗抑郁药物合用一般都更有效。

我们具体来看看每一条吧。第一，你必须确保剂量足够。且不论什么原因，抗抑郁药物的血药浓度过低会降低药效。不过，剂量太高也有可能会降低药效。这是因为剂量过高时产生的副作用可能会抵消抗抑郁效果。抗抑郁药物的剂量问题非常关键，因为药物代谢的速度因人而异。换而言之，假设药物相同剂量相同，不同的人服用后血药浓度会相差很多。事实上，三环类抗抑郁药物就是这样的；两个不同的人如果服用相同的药相同的剂量，他们的血药浓度可能会相差30

倍。即使这两个人的性别、身高和体重都相同，也可能会有这种差别。

血药浓度之所以会千差万别，这是因为各人的肠胃吸收药物的方式不一样，从血液中排出药物的速度也不一样。其中有基因的原因。例如，西欧和美国有5%～10%的白种人缺乏一种P450基因家族中的肝酶——CYP2D6，20%的亚洲人缺乏肝酶CYP2C19。这类酶可以代谢许多药物，其中包括多种抗抑郁药物。如果人缺乏其中的任何一种酶，他们体内某种抗抑郁药物的血药浓度可能会相当高，因为他们的肝酶排出药物的速度会比正常人慢。

肝病、肾病或心脏病这类疾病可能会影响抗抑郁药物的血药浓度。此外，年龄也很关键。一般来说，老人和小孩服用绝大多数的药物（包括抗抑郁药物）都应减少剂量。举例来说，你也许还记得，65岁以上的老人在服用西酞普兰、氟西汀或帕罗西汀这几种SSRI类药物时，他们的血药浓度可能会比服用同样剂量的年轻人高出1倍左右。有时，性别也会影响血药浓度。我在前面提到过，男性在服用氟西汀或舍曲林时，他们的血药浓度可能会比服用同样剂量的女性低30%～50%。

气候、个人习惯或患者服用的其他药物，有时会影响抗抑郁药物或情绪稳定剂的血药浓度。举例来说，你在夏天流汗很多，锂的血药浓度可能就会升高，所以医生此时可能会减少剂量。如果你经常抽烟，在服用三环类抗抑郁药物时，身体就会因为尼古丁的作用而加速药物的分解。因此，你可能需要增加这类抗抑郁药物的剂量。其他还有许多药物也可能会使三环类抗抑郁药物加速分解，我在表20-6中列出了这些药物。这张表中还有一些药物会减缓三环类抗抑郁药物的代谢，从而导致血药浓度过高。请记住，这类药物相互作用是双向的：抗抑郁药物或情绪稳定剂可能会影响你服用的其他药物，你服用的其他药物反过来也会影响抗抑郁药物或情绪稳定剂。

要判断某个特定的药物是否无效，你首先应该和医生一起确保该药物的剂量没有问题。如果你在服用其他药物，则应该了解是否有药物相互作用。医生可能会要求你验血，以查看你的血药浓度是否合乎标准。服用情绪稳定剂和三环类、四环类抗抑郁药物一般都需要做血药浓度测试，而表20-2中对其他类型的抗抑郁药物则不做要求。

如果血药浓度正常，而且服药的时间也足够长，但抗抑郁药物仍然不起作用，医生可能会给你换一种不同类型的抗抑郁药物，他（或她）也有可能尝试增效法。增效法需要增加一点点其他的药物，这样可以提升抗抑郁药物的药效。500～505页的表20-17中列出了几种当前常用的增效法。本书受篇幅限制，无法详述所有的增效法；因此我只能介绍其中的一两种，以便你能大概地了解一下。

采用抗抑郁药物增效法时，一般会使用两种药，它们分别是锂（本节已介绍过）和甲状腺激素碘塞罗宁。如果你服用的抗抑郁药效效果不佳，医生可能会给你增开锂碳酸盐（每天600～1200毫克）或碘塞罗宁（每天25～50毫克），需要服用几周。前面已经讲过，锂一般用于治疗双相躁郁症，而碘塞罗宁则用于治疗甲状腺机能减退。但是，在这一应用中，它们的目标是一致的——无论是添加小剂量的锂，还是添加小剂量的碘塞罗宁，都是为了增强抗抑郁药物的药效。不过，我们现在还不知道锂和碘塞罗宁为什么有时能增强抗抑郁药物的药效。

增服碘塞罗宁通常需要1～4周才能看到效果。如果它对你有效，医生可能会要求你继续再增服两个月。在这之后，他（或她）很可能会让你在一两周之内逐渐停服增效药。

锂用于增效法时，它的剂量需要根据验血结果来调整，以便让你的血药深度保持在0.5～0.8mEq/L。这一浓度比狂躁症患者所需的治疗浓度要低一点。不过，浓度低有一个好处，这就是副作用少。增服锂一般需要两个星期才能见效。根据报告，服用三环类药物、SSRI类药物和MAOI类药物时增服锂效果比较好。研究表明，在服用抗抑郁药物无效的患者中，有50%～70%的人增服锂会好转。如果你的抑郁症没有好转，医生很可能会要求你停服锂和抗抑郁药物，改换另一种药物。

患者的抑郁症难以治疗时，一些医生会采用抗抑郁药物结合疗法。举例来说，有一种新方法就是在三环类药物不起作用时增服SSRI类药物，或者在SSRI类药物不起作用时增服三环类药物。这种结合疗法可以使三环类抗抑郁药物的血药浓度大幅上升，因此医生可能会先减少三环类药物的剂量；然后在你开始增服SSRI类药物后，他（或她）会验血查看你血液中三环类药物的浓度。此外，医生还可能会要你做心电图，以确保你的心脏没有不良反应。

MAOI类药物也可以和三环类抗抑郁药物结合，这也是一种抗抑郁药物结合疗法。这种治疗是专家级医师采用的高级疗法，它需要你和医生之间密切配合。你可能还记得前面讲过，MAOI类药物和其他抗抑郁药物或锂混合服用可能会引发危险的反应。尽管《医生案头参考手册》（Physician's Desk Reference）一书反对这种结合疗法，但斯查兹伯格博士及其同事们认为，有些患者如果服用单一的药物无效，不妨试试这种结合疗法，也许效果会很不错，而且这样用药也很安全。为确保用药安全，一些调查者提出了以下几点：（1）MAOI类药物和三环类药物应同时开始服用；（2）避免服用氯丙咪嗪；（3）在可以和MAOI类药物混合服用的三环类药物中，阿米替林和曲米帕明似乎是最安全的；（4）常用的处方类MAOI药物有两种——苯乙肼和反苯环丙胺，前者似乎比后者更安全，更适合和三环类药物混合服用。

表20-17中列出了许多增效法。我在抗抑郁药物结合治疗和增效法这方面没什么经验，不过我并不认为它们会很有效。我针对一些患者试过锂或甲状腺增效法，不过患者似乎并没有好转，所以我后来就没用过这种方法了。不过，如果患者服用过几种不同化学类别的抗抑郁药物，而且一次只服用一种，剂量和服药时长都没有问题；但还是没有效果的话，也许可以试试抗抑郁药物结合疗法或增效法。

如果你服用了一种抗抑郁药物，剂量和服药时长都正常，但还是没有反应，那接下来该试试什么抗抑郁药物呢？这时，许多医生都会给你换另一种类型完全不同的抗抑郁药物。也许这样会对你有效。这种想法很有道理，因为不同的抗抑郁药物对大脑的作用也会略有不同。如果你服用像氟西汀这样的SSRI类药物无效，医生可能会让你试试三环类抗抑郁药物，比如丙咪嗪。这是因为氟西汀只会刺激大脑中的5-羟色胺系统，而丙咪嗪则会刺激多种系统。

在改换另一种药物之前你得停服现在的药物，但一般都需要慢慢来，以免产生任何停药反应。抗抑郁药物不会让人上瘾，因此患者不可能有欲罢不能的感觉。不过，停药还是得一步一步来，不然可能会产生让人不适的停药反应。例如，如果停服三环类抗抑郁药物太快，你可能会失眠或肠胃不适。这一点前面已经说过。

此外，从一种药物改换到另一种药物，期间可能还必须等待一段时间，这我在前面也已说过。这是因为两种药混合在一起可能会有危险的反应，第一种药停服一段时间后它的药效可能还在。最典型的例子就是停服SSRI类药物（例如氟西汀）改换MAOI类药物（例如反苯环丙胺）。这两种药物结合在一起可能会引起前面讲过的5-羟色胺综合征，这可能会置人于死地。而且，这两种药排出人体的速度都非常慢，因此在停服一种药改换另一种药时，必须在

表20-17

抗抑郁药物增效表

注意：第一列是小剂量添加到抗抑郁药物中可以增强抗抑郁药效效果的几种药物，第二列是它们的剂量。后面的三列是抗抑郁药物3种主要的类型。打钩符号（✓）表示精神病学杂志发表了一些关于有关这种增效法的报告，而且表示认可。有些结合疗法非常危险，最好应该由专家级医师给药，并且只能用于研究领域。表中的部分数据来源于《临床精神药理学手册》(Manual of Clinical Psychopharmacology)

增效药	增效剂量	抗抑郁药物类型			说明
		TCA	SSRI	MAOI	
氨基酸					
纤维醇	每次6克，一天两次	见说明	见说明	见说明	纤维醇是大脑中磷脂酰肌醇 (phosphatidylinositol, 简称PI) 的前体。目前还没有有关使用纤维醇作为增效药的报告，但它似乎有抗抑郁效果，很可能会在不久的将来用于增效
L—色氨酸	每天2～6克	✓		✓	色氨酸 (tryptophan) 是大脑中5—羟色胺的前体。L—色氨酸结合MAOI或SSRI，可能会引起5—羟色胺综合征
苯丙氨酸	每天0.5～5克	✓			苯丙氨酸是大脑中多巴胺和去甲肾上腺素的前体，它添加到抗抑郁药物中的增效效果不太好，有多家权威机构不建议这种用法

▶接上页表格

抗抑郁药物类型					
增效药	增效剂量	TCA	SSRI	MAOI	说明
抗抑郁药物					
安非他酮	一般为低剂量，但每天的剂量高达300毫克也可以。		✓		安非他酮和SSRI类药物混合服用时可以消除SSRI类药物在性方面的副作用。有些传闻声称它也许可以增强SSRI类药物的效果，但还没有这方面对照良好的报告。安非他酮和氟西汀结合使用可能会引起癫痫发作，这类病例已发生过多次
丁螺环酮	每天15～45毫克		✓		根据一项开放性试验证明，丁螺环酮可以增强氟西汀的药效。不过，目前还没有双盲试验可以证实这一说法。丁螺环酮可能也可以消除SSRI类药物在性方面的副作用
MAOI类药物	苯乙肼每天15毫克（或更多）；阿米替林每天150毫克（或更多）	✓			《医生案头参考手册》(Physician's Desk Reference，简称 PDR) 指出，MAOI类药物应该禁止和三环类药物合用，但如果由专家级医师用药，则会相对较安全。不过目前还没有双盲试验可以证明这种结合疗法的效果。这两类药应该同时开始服用。在和MAOI类药物混合服用的 TCA 类药物中，阿

▶ 接上页表格

抗抑郁药物类型					
增效药	增效剂量	TCA	SSRI	MAOI	说明
抗抑郁药物（续）					
					米替林和曲米帕明可能是最安全的，而苯乙肼和异卡波肼则似乎是最安全的MAOI类药物
SSRI类药物	首先应该减少TCA类药物的剂量；去甲替林的建议剂量为每天30毫克，丙咪嗪的建议剂量为每天50～75毫克	✓			请参阅下面TCA栏中的说明
TCA类药物	服用SSRI类药物的患者增服TCA药物时，如果增服的药物是去甲替林，则起始剂量为25毫克；如果是丙咪嗪，则起始剂量为50毫克；3天后可以增加25毫克		✓	✓	请参阅上面关于MAOI类药物和TCA类药物结合治疗的说明。一些报告声称，地昔帕明可以增强SSRI类药物的药效。不过，SSRI类药物可能会使地昔帕明的血药浓度大幅度上升，继而引发副作用中毒反应，所以患者必须检查TCA类药物的血药浓度。患者采用TCA类药物和SSRI类药物的结合疗法时，必须密切注意心电图的变化
曲唑酮	每天25～300毫克		✓		氟西汀和安非他酮这两种药容易引起失眠，因此可以睡觉前增服100毫克的曲唑酮。不过，曲唑酮也可能会增强SSRI类药物的效果

▶ 接上页表格

抗抑郁药物类型						
增效药	增效剂量	TCA	SSRI	MAOI	说明	
食欲抑制药						
芬氟拉明	每天20～40毫克		✓		这是一种类似于安非他明的药物，它可能会使大脑释放更多的5-羟色胺。这会使一些患者刺激过度	
激素						
雌激素					雌激素用于治疗女性抑郁患者已有几年的历史，它可以单独使用也可以结合其他的抗抑郁药物。不过它的效果不可靠，结合其他的抗抑郁药物治疗也没有保障	
碘塞罗宁	每天12.5～25毫克；然后每天慢慢增加，直到 50毫克	✓	✓	✓	一些研究表示它配合TCA类药物效果很好，但还有一些研究却持相反意见。女性患者采用这种结合疗法的效果可能比男性好。此外，病例报告也认为SSRI类药物和MAOI类药物配合它可以增强药效。一般在1～4周内可以看到结果。如果效果好，患者可以继续服药两个月。心脏病或高血压患者应该慎用	

▶ 接上页表格

抗抑郁药物类型					
增效药	增效剂量	TCA	SSRI	MAOI	说明
情绪稳定剂					
锂	每天600~1200毫克，分次服用	✓	✓	✓	根据一些开放性试验和双盲试验的结果，小剂量的锂也许可以增强抗抑郁药物的药效，这个概率大约有50%。试验只要两三周就够了，如果有效，可以继续采用结合疗法。这种结合疗法可能还可以预防复发。此外，锂也可以和卡马西平或丙戊酸结合使用，这种疗法专门针对难以治疗的双相躁郁症，尤其是发作属于快速循环的类型（即每年发作几次）
兴奋剂					
安非他明	起始剂量为每天5毫克			✓	在一项研究中，一些难治型抑郁患者采用了MAOI类药物添加安非他明或匹莫林的结合疗法。有些患者的反应很好，但却有20%的患者却出现了狂躁症的症状（过于欣快）。这种结合疗法也许很危险，甚至可能会引起高血压危象。请另参见甲基苯丙胺的说明

▶ 接上页表格

抗抑郁药物类型					
增效药	增效剂量	TCA	SSRI	MAOI	说明
兴奋剂（续）					
甲基苯丙胺	起始剂量为每天5毫克	✓			服用任何兴奋剂都有可能上瘾。这种药尤其容易上瘾，它和抗抑郁药物配合使用也许很危险。至于它是否能用于治疗任何其他的精神障碍症（单独用或结合其他药物），目前还有许多争议。而且，这种药如果剂量大、服药时间长还可能会让人性格暴躁，甚至会产生一种类似于偏狂型精神分裂症的精神错乱
哌甲酯	起始剂量为每天5毫克	✓			这种结合疗法会使TCA的血药浓度↑，因此必须检查血药浓度。另请参见甲基苯丙胺的说明
匹莫林	起始剂量为每天37.5毫克，或每天18.75毫克			✓	请参见甲基苯丙胺的说明
β-受体阻断剂					
吲哚洛尔	第一周每天两次，每次为2.5毫克；之后可以增加，每天两次，每次5毫克，持续3周		✓		吲哚洛尔会封锁β-受体并刺激5-HT$_{1A}$受体。它一般用来治疗高血压，因此应该注意血压。它的副作用有头晕、疲劳、不安、焦虑、易怒和失眠

一段时间内不能服用任何药物。如果要停服氟西汀（一种SSRI类药物）改换反苯环丙胺（一种MAOI类药物），则应该至少等待两周。不过，有些药物在改换时不需要等待，具体情况请咨询医生。

假设你试过了所有的这些方法，但还是没有取得理想的抗抑郁效果，那该怎么办呢？从我的经验来看，这种情况并不少见。我见过许多患者试过所有类型的药物，而且治疗了几年，结果还是严重抑郁。我很早就意识到药物并不是万能的，因此我投入了大量的精力用于研究新式精神疗法，这也正是我在本书中介绍的方法。我希望患者会有更多的治疗方法，不要只局限于药物治疗。

根据我的经验，患者不应该想着一片药丸就能解决问题。一片药丸就能给你带来快乐，这是不现实的。相比之下，只要患者愿意运用认知疗法，再由一位认真负责、富有同情心、具有创新精神的心理医生悉心辅导，一般都会明显好转。

医生可能会使用的其他药物

本书中介绍的多种抗抑郁药物都是我个人认为治疗抑郁症比较有效的药物。我现在准备再介绍几种你可能不大愿意服用的药物，不过我说的也不一定准；也许你会服用。

弱效镇静剂

一些医生喜欢使用弱效镇静剂或镇静剂来治疗紧张和焦虑感。弱效镇静剂包括许多我们熟悉的药物，例如阿普唑仑、甲氨二氮卓、氯硝西泮、氯拉卓酸、地西泮、劳拉西泮、奥沙西泮和普拉西泮。如果你有抑郁症，可以将弱效镇静剂添加到医生开给你的药物中。大多数抑郁患者都会有焦虑的情绪，所以这种用法非常普遍，这让我觉得很遗憾。

我一般不推荐弱效镇静剂，因为它会让人上瘾，而且它的镇定效果也许会加重你的抑郁症。从我的经验来看，要想成功地治疗焦虑症，不使用这类药物，差不多也可以。我有两位在业界非常受人尊敬的同事，他们都来自加拿大，一位是伊丽莎白女王二世健康科学中心的亨利·威斯特拉博士，另一位是达尔豪斯大学的雪莉·斯图尔特博士。最近，这两位同事查阅了采用认知疗法和药物疗法治疗焦虑症这方面的全球资料。他们仔细阅读了许多临床研究结果，最后一致推荐使用认知行为疗法治疗焦虑症——因为药物疗法效果不理想。他们认为，在治疗焦虑症时，患者不服用药物只采用认知行为疗法也非常有效，而且治疗效果可以维持很长时间。相比之下，弱效镇静剂缓解情绪的效果有限，而且维持的时间也很短，时间一长它们就会失效，而且这种药很难停服。

尽管劳拉西泮、甲氨二氮卓、瑞特维尔（加拿大有售）、地西泮、阿普唑仑等弱效镇静剂的镇定效果非常神奇，差不多一服药就见效；但问题的关键在于它们的放松效果无法持久。这种药几小时后一离开你的身体，你很可能又会开始紧张起来。此外，如果你每天都服用这种药，一旦连续服用几个星期后，你会很难停药，因为会有停药反应。最常见的停药反应症状有焦虑、紧张和失眠。可笑的是，你一开始服药也正是因为有这些症状。因此，有了这些停药症状后，你会以为你仍然需要服药，因此你又开始服药了。于是，药物依赖性就这样产生了。不过，抗抑郁药物治疗焦虑症也很有效，同样有效的还有本书介绍的认知行为疗法，这些疗法都不会形成依赖性。所以，我在治疗抑郁患者或焦虑症患者时，一般都会避免使用弱效镇静剂。

我不敢使用弱效镇静剂治疗焦虑症还有一些其他的原因。先介绍一个关键的治疗原则，那就是焦虑症患者要想战胜恐惧，首先必须正视恐惧并体验恐惧。例如，如果你有恐高症，你可能得爬到梯子上面，在那里站着，慢慢地等到恐惧消失为止。我有很多患者都是通过这种方式正视恐惧后有了明显的好转，甚至是完全治愈。我可以给你许许多多这样的例子。焦虑症患者一旦这样正视恐惧后，他们往往会觉得轻松了很多，因为他们会发现，原来他们的恐惧根本没那么可怕。如果你只是服用镇静剂，没有正视恐惧，可能就不会有这样的效果。就算你真的借助镇静剂正视恐惧了，药物也会削弱这种积极的心理作用。事实上，如果医生给焦虑症患者开镇静剂，患者可能会真的视恐惧为洪水猛兽，惟恐避之不及，他们会认为这种不适的症状必须用药控制住。而新型暴露疗法正好与此相反，因而它治疗焦虑症的效果会好得多。

如果医生一直给你开弱效镇静剂或建议你服用这类药物，你应该要和他（或她）分析一下利弊。请记住，你是消费者，而医生是为你服务的人。你有权直截了当、有理有节地讨论治疗方法。毕竟，医患之间的合作和协作关系是非常重要的。

镇静剂

许多处方安眠药也有镇定效果，但它们很容易被滥用。这种药在你按常规剂量服用几天后甚至还有可能失效，于是你需要的剂量可能会越来越大，不然会睡不着。再到后来，你就产生了耐药性和药物依赖性。如果每天服用，这类药可能会破坏你正常的睡眠模式。停服安眠药甚至还可能导致严重失眠，所以只要你停服这种药，你就会误以为你需要更多的药。最后，你的失眠就越严重了。

不过，失眠患者其实可以试一些具有镇静效果的药物，这类药不需要增加剂量。在我看来，失眠的抑郁症患者服用这类药物最好不过了。这类药物一般有3种，它们分别是曲唑酮（25~100毫克）、多塞平（25~100毫克）和苯海拉明（25~50毫克）。前两种是抗抑郁药物，它们需要医生开处方；而苯海拉明是抗过敏药，现在可以在药店里买，它不需要医生开处方。在服用任何这类药物之前，请先咨询医生，即使是服用非处方药也应先咨询，以免它们会和你正在服用的其他药物产生危险的药物相互作用。请记住，许多非处方药——例如苯海拉明——以前都是处方药，因为它们和处方药一样都有一定的危险性。新型抗痉挛药加巴喷丁也有镇定、抗焦虑的效果，而且这种药没有依赖性，一些医生也开这种药用于治疗失眠。

有些失眠的人是因为有个人问题才难以入睡。个人问题的类型多种多样，它可能是学习问题、工作问题、和家人或朋友有矛盾等。有些人选择了逃避，他们不愿正面去解决。然后，他们的身体就产生了一些症状。有的人焦虑不安，有的人失眠，还有一些人的身体会出现非器质性疼痛。

我一直认为，正视问题、解决问题总比逃避要好得多，而服用镇静剂或安眠药则正是逃避行为。在我们的文化中，患者和医生都喜欢立竿见影的疗法。开药是轻而易举的事，一下子就能把问题赶走。所以，有很多人都在服用安眠药和弱效镇静剂，这种浮躁求快的态度要负很大一部分责任。

兴奋剂

那像哌甲酯和安非他明这样的兴奋剂怎么样呢？这类药以前经常用于减肥，它们可以产生暂时的刺激作用，让人兴奋起来（这方面很像可卡因）；但它们也会形成依赖性，这相当危险。正所谓爬得越高，跌得越重，等你的情绪从高处跌到低处时，你可能会崩溃，甚至会陷入深深的绝望。这种药长期服用有时会让人偏激，产生攻击性的暴力行为，症状有点像精神分裂症。

我没有为抑郁患者（或任何其他患者）开过兴奋剂，因为我不放心这类药物。不过，这方面还存在着很大的争议。一些精神病医师在特定的情况下会给抑郁症老年患者开兴奋剂，而且这种药经常用于治疗有多动症的儿童和青少年。如果医生建议你服用兴奋剂，你应该和他（或她）分析一下利弊。如果你不喜欢这种疗法，你也可以另外再找一位医生。

任何事物都有例外情况。我的原则也是如此。由于兴奋剂有提振精神的效果，一些医生会在开三环类抗抑郁药物后增开哌甲酯。对于某些极为懒散、一点动力也没有的患者来说，这种结合疗法也许会很有用。不过，哌甲酯会抑制肝脏分解大多数的三环类抗抑郁药物，因此会导致这类药物的血药浓度上升。这可能会引起更多副作用，在这种情况下也许应该减少三环类抗抑郁药物的剂量。

安定药

那安定药（又称强效镇静剂）怎么样呢？这类药用得比较久的有氯丙嗪、氯普噻吨、氟哌啶醇、氟奋乃静、洛沙平、美索哒嗪、吗茚酮、奋乃静、匹莫齐特、替沃噻吨、硫利达嗪和三氟拉嗪。这类药还有一些新药，它们包括氯氮平、奥氮平、喹硫平、利培酮、舍吲哚和齐拉西酮。这些药物一般用于治疗精神分裂症、狂躁症等精神疾病，大多数的抑郁症患者和焦虑症患者都没有必要使用它们。以前市面上有过抗抑郁药物和安定药合二为一的药物，但大多数临床研究证明这种配方治疗抑郁症效果平平。

只有少数抑郁症患者适合安定药，这包括有妄想症的抑郁患者——这类患者对外部世界的看法歪曲错误、极不现实。例如，抑郁患者可能会以为自己的体内有虫子，或者认为有人在谋害自己。抑郁症老年患者似乎更容易有这种妄想症。抑郁患者如果极其暴躁，老是走来走去，有时也可以服用安定药。不过，强效镇静剂可能会加重抑郁症，因为它有时会使人犯困疲倦。

不过，许多安定药和大多数的抗抑郁药都不同，因为它可能会产生一种不可逆转的副作用，这就是迟发性运动障碍症。它的表现形式是脸部、嘴唇和舌头反常运动；患者会不由自主的做一些重复动作，例如反复咂嘴或扭曲面部；

有时手臂、腿部和躯干也会有这种反常的动作。此外，强效镇静剂还会导致其他一些可怕的副作用，不过它们都是可以恢复的。总而言之，这种药不到万不得已不要使用，除非你认为值得冒险。

复方用药

复方用药指的是一次给某位特定的患者开多种精神科药物。这种用药的理论是：如果一种药效果好，那么两三种或更多种药肯定会更好。医生可能会结合一种抗抑郁药物和另一种抗抑郁药物，甚至还会结合其他类型的药物——例如强效镇静剂和弱效镇静剂。最后患者服用的药有一大堆，喝药就像喝调制的鸡尾酒似的。

复方用药在以前是不受人欢迎的。不过现在这种用药方法却开始被大众所接受了，许多精神科医师都会习惯性地给精神病患者开两种或多种药物。相比之下，家庭医生反倒不愿意给抑郁患者一次开多种精神科药物。这是因为家庭医生一般都比较关心你的健康问题，他们不会为了让你的情绪好转就急于下猛药。

不过在某些情况下，复方用药治疗情绪障碍症还是很有帮助的。比如说我前面介绍的几种增效法，它们也许可以增强某种抗抑郁药物的药效。此外，我还讲过如果第一种药有副作用的话，患者可以增服第二种药消除副作用。如果患者的病不止一种，而且都需要治疗，那么合理的复方用药也许是非常有用的。例如，精神分裂症患者可能也有抑郁症，他（或她）服用安定药和抗抑郁药物可能会好转。双相躁郁症患者一般需要服用锂，但在抑郁情绪袭来时也许还可以服用抗抑郁药物。如果他们的狂躁症发作了，医生可能除了开锂之外，还要开安定药或弱效镇静剂，不然无法缓解急性症状。这些，我在前面已经讲过。

尽管有些类似于这样的特殊情况需要复方用药，但我在治疗抑郁症或焦虑症时，一般都不愿意采用复方用药，因为它不仅副作用多、药物相互作用多，而且费用还偏高。此外，复方用药还会让患者误以为所有的问题都可以用药物来解决。患者可能会服用一两种药来治疗抑郁，再服用另外的一两种药来消除抗抑郁药物的副作用，接下来还会服用一两种药来治疗焦虑症。于是，他们会没完没了地服药。例如，如果患者容易发怒，他（或她）可能会另外服用像情绪稳定剂这样的药物，让自己的怒气平息下去。

最后患者可能会相当被动，几乎和活人试验没什么两样了。你也许以为我危言耸听，不过这样的患者我见多了。他们服用了一大堆的药物，不仅没看到什么疗效，还引来了一大堆的副作用。我有两种疗法可以治疗他们：(1) 认知疗法(不服药)；(2)认知疗法＋仅一种药物。我已经成功治疗了许多这样的患者。

我觉得有些精神病医师太依赖药物了。为什么会这样呢？其中一个原因就是大多数精神病学培训课程都会重点介绍抑郁症的生物学理论，会过于强调药物治疗抑郁症和其他障碍症的重要性。而且，许多精神病执业医师的再教育项目都是由制药公司赞助的，这类研讨会的主题差不多总是药物。精神病学杂志也差不多总是充斥着制药公司花了大价钱刊登的广告，他们没完没了地吹嘘各种抗抑郁新药或抗焦虑新药的好处。我可从没见过这类杂志刊登过最新心理疗法的广告，原因很简单，没人付钱登这种广告！此外，制药公司还资助了许多经常刊登在精神病学杂志上的药物治疗研究项目。这可能会造成一些利益冲突，已有人对此表示担忧。

我可不是在煽动患者！这不是个非此即彼的问题。显而易见，制药业做了许多出色的研究工作，精神病医师和饱受精神障碍症折磨的患者都因此而受益良多。不过，我担心的是，这种对药物的重视有时似乎太过了。现在有一些新型的心理疗法（其中包括认知行为疗法），对抑郁症患者和焦虑症患者都很有效。遗憾的是，一些精神病医师却没有受过这方面的专业培训。在这类精神病医生看来，如果患者服药没效果，他们可能就应该加大药量或增开另一种药物，因为他们在学校里老师就是这样教的。如果患者说有副作用，他们可能会增开一些消除副作用的药物——因为他们在学校里老师就是这样教的。有时，这会导致患者服用的药越来越多，剂量越来越大，真正的疗效越来越少。到了这个时候，你就该放弃复方疗法了。

我以前做过精神科住院医生，那时我认为只要我能对症下药，保准个个患者都能药到病除。在那时，我们用各种各样的药治疗患者，差不多没用什么心理疗法。不过，经过多次失败的临床经历，我终于得到了一个教训，那就是这种疗法还远远不够——许多患者怎么服药都没效，不管我用了多少药，不管是单一用药还是复方用药，结果都会失败。

更糟糕的是，大多数精神病医师并不要求患者在就诊后做抑郁程度测试（类似第2章中的测试），所以也没法跟踪病情。因此，即使患者事实上没有明显好转，精神病医师也可能会误以为药物正在起效。在我看来，患者就诊后必须做心理评估，如果不这样治疗，那简直就是反科学的。这种不测试就治疗的疗法，不仅会使有效的疗法不能得以广泛运用，甚至会阻碍这一行的发展。

有些精神病医师和许多患者，他们几乎都对抑郁症的这种生物学理论和治疗方法深信不疑。他们可能还会怀疑其他疗法的价值，有时几乎过于迷信。许多知名的精神病医师都痛陈过这一弊端。心理疗法和药物疗法之争愈演愈烈，不过有时这更像是一场权力争夺赛，似乎背离了理智寻找真理的初衷。值得庆幸的是，现在已经涌现出了一股健康的潮流，人们已经渐渐意识到当前所有的精神科药物药效有限。此外，人们也越来越深刻地认识到，药物结合新型心理疗法（包括认知行为疗法和其他疗法）的疗效通常比单一的药物疗法更好。

不过，抗抑郁药物肯定还是可以帮助一些患者的。但同时我们也应该看到，许多患者服药无效。如果患者服药后没有反应，我一般会换一种疗法，比如使用认知疗法或者使用认知疗法结合抗抑郁药物（一次只服用一种）的疗法。大多数患者在生活中都有这样那样的问题，我们所有人几乎都需要有一个富有同情心、可以为我们疗伤的朋友，我们希望能和这样的朋友谈心。只用药物就能治疗抑郁症和焦虑症，这种想法固然很诱人，但它的效果却往往差强人意。

说句公道话，只强调心理疗法也同样是一种偏见。我个人给一些患者试过许多心理干预法，但他们始终不见好转。几个星期后，他们的抑郁程度测试（第2章中的测试）得分仍然不变。有时，我得给他们开抗抑郁药，同时仍继续采用各种心理疗法。几个星期后，他们的抑郁症和焦虑症往往会开始好转，心理疗法也突然开始见效了。在这种情况下，我是非常乐意用药的。

复方用药还有最后一个问题，这就是许多患者都是唯唯诺诺的。即使他们吃了一大堆的药觉得不舒服，有时也许会以为"医生肯定没错"。这种心理是可以理解的。医生读了很多年的书，而患者在这方面的知识一般都很有限。而且，患者一般都很尊敬医生，对他们惟命是听。不过，在精神病学和心理学这方面，治疗方法却是非常主观的，和用药极其精确、标准相当程式化的内科药物治疗相比，它太多变了。你对治疗的感觉至关重要，你有权把你的感觉告诉医生。

当然，这些用药规则只能代表我个人的观点，你的医生可能会有不同的看法。精神病学仍然是一门结合了艺术和科学的学问；也许有一天，"艺术"的重要地位也许会不复存在。如果你对治疗方法有疑问，你可以问医生。你可以表达你的顾虑，让医生用容易理解的简单术语将疗法解释清楚。毕竟，承担风险的是你的大脑和身体，医生可是毫发无损。要想治疗成功，合作精神是非常重要的。只要你和医生能够找到一种理性合理、容易理解并能双方接受的疗法，你就更有可能恢复健康，而医生的努力也不会白费。

注释:

❶　从表20-6中可以看出，肠胃不适的患者比例比平均比例20%～30%要低一些，这是因为表中的比例是真正的比例，它减去了服用安慰剂产生反应的患者比例。

❷　MAOI类药物会使血压升高到危险的程度，但只有在你服用了禁忌药物或吃了禁忌食物的时候才会这样，这一点我在后面会详细介绍。不过一般来说，MAOI类药物只会使血压略微下降。

❸　俄罗斯轮盘赌（Russian roulette）是一种残忍的赌博游戏。与其他使用扑克、色子等赌具的赌博不同的是，俄罗斯轮盘赌的赌具是左轮手枪和人的性命。俄罗斯轮盘赌的规则很简单：在左轮手枪的六个弹槽中放入一颗或多颗子弹，任意旋转转轮之后，关上转轮。游戏的参加者轮流把手枪对着自己的头，扣动扳机；中枪的当然是自动退出，怯场的也为输，坚持到最后的就是胜者。旁观的赌博者，则对参加者的性命压赌注。这种游戏据说最早可以追溯到克里米亚半岛，可是它的真正流行还是到了第一次世界大战。当时白天打了败仗的沙俄军官和士兵到了夜里便借酒浇愁，于是"俄罗斯罗盘赌"便成了最好的"助兴节目"。虽然屡屡有人惨死在枪下，这种惊险刺激的游戏却在俄罗斯越来越流行，直至赢得"俄罗斯轮盘赌"的"美名"。

❹　如果患者的抑郁症很难治或很棘手，这只是说明患者对常见的疗法不起作用。如果医生试了许多抗抑郁药物没有效果，他（或她）可能会自然而然地认为你的抑郁症很难治。事实上，你也许再换一种疗法会很有效。在我治疗的患者中，有许多人在找我之前都治疗了许多年，他们吃了很多药物都没有效果。但是，在这些"难治"型患者中，有许多人采用我在本书中描述的认知疗法都康复了。没有任何一种疗法会适用于所有人。因此，我们应该有各种各样的疗法（包括许多不同的药物和心理疗法），这一点非常重要。"因人而异"这个词用在抑郁症治疗这方面就再合适不过了。

❺　症状为无节制地暴食，而后自责，想方设法地催吐，患者多为减肥的年轻女性。

参 考 文 献

1 Schatzberg A F,Cole J O,DeBattista C.临床精神药理学.第3版.华盛顿特区：美国精神病学出版社,1997

2 Baxter L R,Schwartz J M,Bergman K S,et al.强迫症治疗：药物疗法和行为疗法引起的尾状核葡萄糖代谢率变化.综合性精神病学纪要,1992,49:681~689

3 Simons A D,Garfield S L,Murphy G E.认知疗法和药物疗法的起效过程.综合性精神病学纪要,1984,41:45~51

4 Antonuccio D O,Danton W G,DeNelsky G Y.抑郁症治疗的心理疗法和药物疗法对比：挑战传统观念，用事实说话.专业专理学：研究与实践,1995,26（6）:574~585

5 Dobson K S.认知疗法治疗抑郁症的疗效综合分析.咨询心理学与临床心理学杂志,1989,57（3）:414~419

6 A E Bergin,S L Garfield.心理治疗和行为改变手册.见：Hollon S D,Beck A T.认知行为疗法.纽约：John Wiley&Sons出版公司, 1994.428~466

7 Robinson L A,Berman J S,Neimeyer R A.抑郁症心理治疗：对照良好的研究报告总览.心理学公报,1990,108:30~49

8 Scogin F,Jamison C,Gochneaut K.轻微抑郁症和中度抑郁症老年患者治疗：认知阅读疗法和行为阅读疗法疗效对比.咨询心理学与临床心理学杂志,1989,57:403~407

9 Scogin F,Hamblin D,Beutler L.适用于老年抑郁患者的阅读疗法：新型自助疗法.老年医学,1987,27:383~387

10 Scogin F,Jamison C,Davis N.老年抑郁症患者采用阅读疗法两年后疗效跟踪调查.咨询心理学与临床心理学杂志,1990,58:665~667

11 Scogin F,Jamison C.抑郁症成年患者采用认知阅读疗法的结果.咨询心理学与临床心理学杂志,1995,63:644~650

12 Smith N M,Floyd M R,Jamison C,et al.阅读疗法治疗抑郁症3年跟踪调查.咨询心理学与临床心理学杂志,1997,65（2）:324~327

13 Burns D D,Nolen-Hoeksema S.认知行为疗法的处理方式、功课规则和疗效.咨询

心理学与临床心理学杂志,1991,59（2）:305~311

14 Burns D D,Auerbach A H.自助功课有助于抑郁症治疗吗.精神病学年报,1992,22（9）:464~469

15 Dessain E C,Schatzberg A F,Woods B T.马普替林用于治疗抑郁症:癫痫症新视角.普通精神病学档案,1986,43:86~90

16 Maxmen J S,Ward N G.精神科药物速查资料.第2版.纽约:W.W.Norton&Co出版公司出版,1995

17 Arky R.医生案头参考手册.第52版.新泽西州蒙特维尔：医疗经济出版公司,1998

18 Preskorn S H.选择性5-羟色胺再摄取抑制剂的临床药理学.临床药物动力学,1997,增刊1:1~21

19 Westra H A,Stewart S H.认行行为疗法和药物疗法治疗焦虑症的利弊分析.临床心理学评论,1998,18（3）:307~340

20 Levine J,Bark Y,Conzales M,et al.纤维醇治疗重度抑郁症:对照良好的双盲试验.美国精神病学杂志,1995,152:792~794

21 Joffee R T,Shuller D R.丁螺环酮增强5-羟色胺再摄取抑制剂药效的开放式研究.临床精神病学杂志,1993,54:269~271

22 Nelson J C,Price L H.锂或地昔帕明增强氟西汀药效的研究.美国精神病学杂志,1995,152:1538~1539

23 Weiburg J B,Rosenbaum J F,Biederman J,et al.氟西汀与非MAOI类抗抑郁药物配合使用可使难治型患者起效：初步报告.临床精神病学杂志,1989,50:447~449

24 Nerenberg A A,Cole J O,Glass L.曲唑酮可能会增强氟西汀的药效:病例系列.临床精神病学杂志,1992,53:83~85

25 Joffee R T,Levitt A J,Bagby R M,et al.患者服用锂和三碘甲腺氨酸是否有效的指征：服用三环类药物无效的患者可以采用的抗抑郁药物增效法.英国精神病学杂志,1993,163:574~578

26 Fawcett J,Kravitz H M,Zajeda J M,et al.治疗难治型抑郁症:中枢神经兴奋剂增强单胺氧化酶抑制剂疗效的可能性.临床精神病药理学杂志,1991,11:127~132

医药中英文名对照表

β–受体阻断剂（Beta–blocker）

A

中文名	英文名	商品名	中文名	英文名	商品名
阿米洛利	amiloride	Midamor	阿米替林	amitriptyline	Elavil或Endep
阿莫沙平	amoxapine	Asendin	阿普唑仑	alprazolam	Xanax
阿奇霉素	azithromycin	Zithromax	阿司咪唑	astemizole	Hismanal
阿司匹林	aspirin		氨茶碱	aminophylline	Mudrane
氨苄西林	ampicillin	Omnipen	氨己烯酸	vigabatrin	Sabril
安定药	antipsychotic		安非他酮	bupropion	Wellbutrin
安非他明	amphetamine	Dexedrine	奥氮平	olanzapine	Zyprexa
奥沙西泮	oxazepam	Serax	奥西那林	metaproterenol	Alupent或Metaprel

B

中文名	英文名	商品名	中文名	英文名	商品名
巴比妥类药物	barbiturates		巴比妥酸盐	barbiturate	
百忧解	prozac		倍氯米松	beclomethasone	
苯巴比妥	phenobarbital	Donnatal	苯丙胺	benzedrine	
苯丙氨酸	Phenylalanine		苯二氮平类药物	benzodiazepines	
苯海拉明	diphenhydr–amine	Benadryl	苯甲曲秦	phendime–trazine	Plegine
苯那普利	benazepril	Lotensin	苯肾上腺素	phenylephrine	
苯妥英	phenytoin	Dilantin	苯乙肼	phenelzine	Nardil
苄非他明	benzphetamine	Didrex	吡罗昔康	piroxicam	Feldene
丙吡胺	disopyramide	Norpace	丙咪嗪	imipramine	Tofranil
丙戊酸	valproicacid	Depakene	丙氧芬	propoxyphene	Darvon
保泰松	phenylbutazone	Butazolidin	布洛芬	ibuprofen	Advil或Motrin

C

中文名	英文名	商品名	中文名	英文名	商品名
茶碱	theophylline	Bronkaid或Theo–Dur	雌激素	estrogen	
醋竹桃霉素	troleandomycin	Tao			

药物中英文名对照表

D

中文名	英文名	商品名	中文名	英文名	商品名
大观霉素	spectinomycin	Trobicin	对乙酰氨基酚	acetaminophen	Tylenol
达那唑	danazol	Danocrine	地尔硫卓	diltiazem	Cardizem
地高辛	digoxin	Lanoxin	地美环素	demeclocycline	Declomycin
地塞米松	dexamethasone	Decadron	地昔帕明	desipramine	Norpramin或Pertofrane
地西泮	diazepam	Valium	碘塞罗宁	liothyronine	T3或Cytomel
丁螺环酮	buspirone	BuSpar	东莨菪碱	scopolamine	Transderm
多巴胺	dopamine	Intropin	多塞平	doxepin	Adapin或Sinequan
多西环素	doxycycline	Vibramycin			

E

中文名	英文名	商品名	中文名	英文名	商品名
恩卡尼	encainide				

F

中文名	英文名	商品名	中文名	英文名	商品名
法莫替丁	famotidine		反苯环丙胺	tranylcypromine	Parnate
非氨酯	felbamate	Felbatol	非那根	phenergan	
芬氟拉明	fenfluramine	Pondimin	芬太尼	fentanyl	Duragesic
芬特明	phentermine	Adipex或Fastin	芬妥胺	phentolamine	
奋乃静	perphenazine	Trilafon	呋塞米	furosemide	Lasix
福辛普利	fosinopril	Monopril	氟奋乃静	fluphenazine	Prolixin
氟伏沙明	fluvoxamine	Luvox	氟卡尼	flecainide	Tambocor
氟康唑	fluconazole	Diflucan	氟哌啶醇	haloperidol	Haldol
氟西汀	fluoxetine	Prozac	氟烷	halothane	Fluthane

G

中文名	英文名	商品名	中文名	英文名	商品名
钙通道阻滞剂	calcium channel-blocker		胍那决尔	guanadrel	Hylorel
胍乙啶	guanethidine	Ismelin			

H

中文名	英文名	商品名	中文名	英文名	商品名
红霉素	erythromycin	Pediazole又称erythrocin	灰黄霉素	griseofulvin	Fulvicin
琥珀酰胆碱	succinylcholine		华法林	warfarin	Coumadin
环孢霉素	cyclosporine	Sandimmune或Neoral	环苯扎林	cyclobenzaprine	Flexeril

J

中文名	英文名	商品名	中文名	英文名	商品名
吉非贝齐	gemfibrozil	Lobid	加巴喷丁	gabapentin	Neurontin
甲氨二氮卓	chlordiazepoxide	Librium	甲苯哒唑	mebendazole	Vermox
甲苯磺丁脲	tolbutamide	Orinase	甲基苯丙胺	methamphetamine	Desoxyn
甲基多巴	methyldopa	Aldomet	甲泼尼龙	methylprednisolone	Medrol
甲腈咪胍	cimetidine	Tagamet	甲硫哒嗪	thioridazine	Mellaril
酮康唑	ketoconazole	Nizoral	甲硝哒唑	metronidazole	Flagyl
间羟胺	metaraminol	Aramine	戒酒硫	disulfiram	Antabuse
金刚烷胺	amantadine		肼屈嗪	hydralazine	Apresoline
酒精	alcohol				

K

中文名	英文名	商品名	中文名	英文名	商品名
卡马西平	carbamazepine	Tegretol	卡托普利	captopril	Capoten
康泰克	contac		抗酸剂	antacide	
抗组胺剂	antihistamine		可待因	codeine	
可卡因	cocaine		可乐定	clonidine	Catapres
克拉霉素	clarithromycin	Biaxin	克他命	ketamine	
口服降糖药	oralhypoglycemicdrug		奎尼丁	quinidine	
喹那普利	quinapril	Accupril	喹硫平	quetiapine	Seraquel
考来烯胺	cholestyramine	Questran			

L

中文名	英文名	商品名	中文名	英文名	商品名
L-色氨酸	L−tryptophan		拉莫三嗪	lamotrigine	Lamictal
劳拉西泮	lorazepam	Ativan	类固醇吸入剂	steroidinhaler	
雷米普利	ramipril	Altace	锂	lithium	Eskalith
利福平	rifampin	Rifadin	利尿剂	diuretic	
利舍平	reserpine	Serpasil	利培酮	risperidone	Risperdal
氯丙咪嗪	clomipramine	Anafranil	硫利达嗪	thioridazine	Mellaril
氯氮平	clozapine	Clozaril	氯丙嗪	chlorpromazine	Thorazine
氯霉素	chloramphenicol	Chloromycetin	氯拉卓酸	clorazepate	Tranxene
氯噻嗪	chlorothiazide	Diuril	氯普噻吨	chlorprothixene	Taractan
螺内酯	spironolactone	Aldactazide	氯硝西泮	clonazepam	Klonopin
洛沙平	loxapine	Loxitane			

M

中文名	英文名	商品名	中文名	英文名	商品名
麻黄碱	ephedrine		吗啡	morphine	MSContin
吗茚酮	molindone	Moban	吗氯贝胺	moclobemide	
马普替林	maprotiline	Ludiomil	马吲哚	mazindol	Sanorex
梅太德林	methedrine	speed或crank	美沙酮	methadone	Dolophine
美索哒嗪	mesoridazine	Serentil	美托洛尔	metoprolol	Lopressor
美西律	mexiletine	Mexitil	咪康唑	miconazole	Monistat
咪唑类药物	imidazoles		米氮平	mirtazapine	Remeron

药物中英文名对照表

N

中文名	英文名	商品名	中文名	英文名	商品名
纳多洛尔	nadolol		萘普生	naproxen	
奈法唑酮	nefazodone	Serzone	赖诺普利	lisinopril	Prinivil或Vestril
拟交感胺	sympathomimeticamines		拟交感神经剂	sympathomime-ticagent	

P

中文名	英文名	商品名	中文名	英文名	商品名
帕罗西汀	paroxetine	Paxil	哌甲酯	methylphenidate	Ritalin
哌替啶	meperidine	Demerol	哌唑嗪	prazosin	Minipress
泮库溴铵	pancuronium	Pavulon	匹莫林	pemoline	Cylert
匹莫齐特	pimozide	Orap	普拉西泮	prazepam	Centrax
普里米酮	primidone	Mysoline	丙氯拉嗪	prochlorperazine	Compazine
普罗帕酮	propafenone	Rythmol	普罗替林	protriptyline	Vivactil
普萘洛尔	propranolol	Inderal	泼尼松龙	prednisolone	Delta-Cortef

Q

中文名	英文名	商品名	中文名	英文名	商品名
齐拉西酮	ziprasidone		替马西泮	temazepam	Restoril
强效镇静剂	majortranquilizer	Neuroleptic	羟嗪	hydroxyzine	Atarax或Vistaril
羟甲唑啉	oxymetazoline	Afrin	氢氯噻嗪	hydrochlorothiazide	Dyazide或Alsoril
氢化可的松	hydrocortisone	Cortef	去甲替林	nortriptyline	Aventyl
去甲肾上腺素	norepinephrine	Levophed	曲唑酮	trazodone	Desyrel

R

中文名	英文名	商品名	中文名	英文名	商品名
瑞特维尔	Ritrovil		弱效镇静剂	minortranquilizer	

S

中文名	英文名	商品名	中文名	英文名	商品名
赛庚啶	cyproheptadine	Periactin	噻加宾	tiagabine	Gabitril
噻嗪类利尿剂	thiazidediuretic		三氟拉嗪	trifluoperazine	Stelazine
曲米帕明	trimipramine	Surmontil	三唑仑	triazolam	Halcion
舍曲林	sertraline	Zoloft	舍吲哚	sertindole	Serlect
沙丁胺醇	albuterol	Proventil或Ventolin	肾上腺素	epinephrine	Adrenalin
水合氯醛	chloralhydrate	Noctec	双丙戊酸钠	divalproexsodium	Depakote
双硫仑	disulfiram	Antabuse	双氯芬酸	diclofenac	Voltaren
双羟萘酸丙咪嗪	imipraminepamoate	Tofranil-PM或Tofranil缓释片	四环素	tetracycline	Achromycin
司来吉兰	selegiline	Eldepryl			

T

中文名	英文名	商品名	中文名	英文名	商品名
他克林	tacrine	Cognex	泰诺	tylenol	
炭片	charcoaltablets		特非那定	terfenadine	Seldane
替沃噻吨	thiothixene	Navane	筒箭毒碱	tubocurarine	
酮康唑	ketoconazole	Nizoral	酮洛芬	ketoprofen	Orudis
托吡酯	topiramate	Topamax			

W

中文名	英文名	商品名	中文名	英文名	商品名
维库溴铵	vecuronium	Norcuron	维拉帕米	verapamil	Calan或Isoptin
维洛沙秦	viloxazine		维生素B6	pyridoxine	
伪麻黄碱	pseudoephedrine		文拉法新	venlafaxine	Effexor

X

中文名	英文名	商品名	中文名	英文名	商品名
吸入剂	inhalant		西沙必利	cisapride	Propulsid
西酞普兰	citalopram	Celexa	纤维醇	inositol	
硝苯地平	nifedipine	Procardia	溴法罗明	brofaromine	
吲哚洛尔	pindolol	Visken			

Y

中文名	英文名	商品名	中文名	英文名	商品名
烟碱	nicotinamide		烟酰胺	niacinamide	
苯丙醇胺	phenylpropanolamine	Acutrim	洋车前子	psyllium	Metamucil
洋地黄	digitalis	Crystodigin或Lanoxin，又称digoxin	洋地黄毒苷	digitoxin	Crystodigin
依那普利	enalapril	Vasotec	伊曲康唑	itraconazole	Sporanox
胰岛素	insulin		乙琥胺	ethosuximide	Zarontin
乙氯维诺	ethchlorvynol	Placidyl	乙酰唑胺	acetazolamide	Diamox
异丙肾上腺素	isoproterenol	Isuprel	异卡波肼	isocarboxazid	Marplan
异烟肼	isoniazid	INH或Nydrazid	异烟酸	isonicotinicacid	
异丙烟肼	iproniazid		吲哚美辛	indomethacin	Indocin
右美沙芬	dextromethorphan		右旋苯异丙胺	dextroamphe-tamine	Dexedrine
右旋丙氧吩	dextropropoxyphene	Darvon	育亨宾	yohimbine	
依他尼酸	ethacrynicacid	Edecrin			

Z

中文名	英文名	商品名	中文名	英文名	商品名
左旋多巴	L-dopa	Sinemet或levodopa			